医贵精诚

重在实践

米烈汉题

米烈汉教授为本书题词

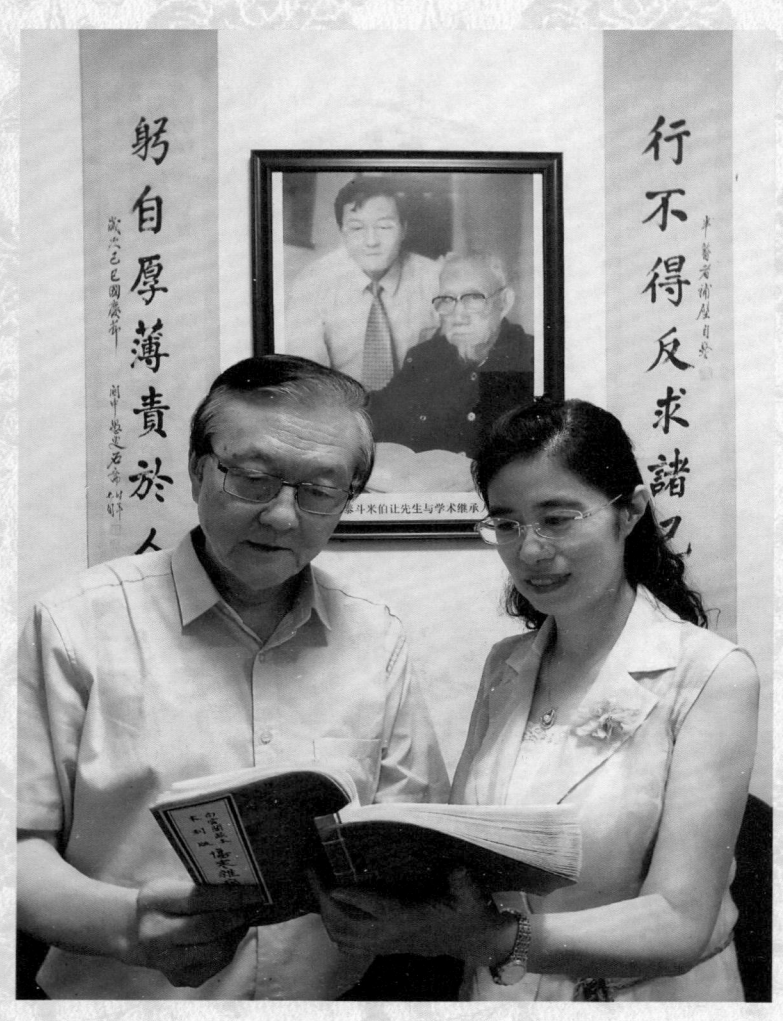

全国老中医药专家学术经验继承指导老师米烈汉教授和
学术继承人沈璐主任医师

长安米氏内科流派证治丛书

风湿病临证思辨录

主 编　沈　璐

副主编　许建秦　呼兴华　路　波

编　委　朱海慧　张冠杰　何　晶　杭　程

　　　　程红卫　李春梦　王红波　张　顺

　　　　胡海兵　李　群

世界图书出版公司

西安　北京　广州　上海

图书在版编目(CIP)数据

风湿病临证思辨录/沈璐主编.—西安:世界图书出版
西安有限公司,2020.10

(长安米氏内科流派证治丛书)

ISBN 978-7-5192-7018-6

Ⅰ.①风… Ⅱ.①沈… Ⅲ.①风湿性疾病—中医
临床—经验—中国—现代 Ⅳ.①R259.932.1

中国版本图书馆 CIP 数据核字(2020)第 191840 号

书　　名	风湿病临证思辨录	
	FENGSHI BING LINZHENG SIBIAN LU	
主　　编	沈　璐	
责任编辑	胡玉平	
装帧设计	绝色设计	
出版发行	世界图书出版西安有限公司	
地　　址	西安市高新区锦业路 1 号都市之门 C 座	
邮　　编	710065	
电　　话	029 - 87214941　029 - 87233647(市场营销部)	
	029 - 87234767(总编室)	
网　　址	http://www.wpcxa.com	
邮　　箱	xast@ wpcxa.com	
经　　销	新华书店	
印　　刷	西安牵井印务有限公司	
开　　本	787mm×1092mm　1/16	
印　　张	20.75　插页 2	
字　　数	350 千字	
版次印次	2020 年 10 月第 1 版　2020 年 10 月第 1 次印刷	
国际书号	ISBN 978 - 7 - 5192 - 7018 - 6	
定　　价	68.00 元	

医学投稿　xastyx@163.com ‖ 029 - 87279745　029 - 87284035

(如有印装错误,请寄回本公司更换)

前 言

  风湿病是一个既古老，又发展迅猛的新兴学科，其临床特点是病情复杂，表现多样，多器官损害，病程长，患者痛苦大，易丧失劳动力，严重影响人们健康。大量的风湿病患者需要请专科医师及时的诊断和治疗，此学科近年来发展十分迅速，有大量的指南不断涌现。同时，风湿病在我国古代历家著作中又有大量宝贵的资料记载，在当今时代，把中西医诊治的精粹同时掌握，是临床从事风湿病专科医生必备的职业诉求。鉴于此，笔者在跟随米氏流派代表传承人米烈汉先生的学习过程中，秉承师训，认真研读古代医籍，收集当今最新的诊疗指南，与同道共同编写此书，意在抛砖引玉，希望对从事风湿病的同门有所帮助，对风湿病的常见病，多发病种做一回顾和总结。米老师认为风湿性疾病正如《内经》所云"荣之虚则不仁，卫之虚则不用，荣卫俱虚，故不仁不用，其状令人痹不知痛，弱不能举"。相当于现代医学所说的免疫功能低下，治疗时需辨证求因，审因立法，分清主次，依法定方，加减有度，遵循异病同治，同病异治的原则。

  我有幸跟随米烈汉老师学习，在跟师学习中，聆听老师谆谆教导，受益匪浅。耳濡目染，对老师高尚的医德医风、严谨的治学态度、科学的研究方法、精湛的诊治特色有了更加深刻的认识，同时为自己所从事的中医药研究奠定了良好的基础。

  本书分为总论和各章两大部分，总论概述了风湿病的病因病机、辨证论治、外治疗法、运动疗法及临床保健；各章详细论述了类风湿性关节炎、系统性红斑狼疮、干燥综合征、多发性肌炎与皮肌炎、硬皮病、成人斯蒂尔病、痛风、白塞病、骨关节炎、强直性脊柱炎十大常见风湿病的中西医诊治，中医篇以国家中医药管理局诊疗方案为蓝本，纳入历代名医的诊疗经验及中药研究进展，西医篇以最新诊疗指南为蓝本，纳入最新的专家推荐意见及评价标准，意在为风湿病的临证提供实用的思路和辨证治疗方案，但限于笔者才疏学浅，加之此书稿成书时间紧迫，编写疏漏之处，在所难免，敬请贤达指正。

沈　璐
2020 年秋

目 录

总 论

风湿病是一类侵犯关节、肌肉、韧带、滑囊、血管、骨及全身各器官，以疼痛为主要表现的疾病。《内经》最早以"痹证"病名记载此类疾病，对后世产生了巨大的影响。"痹"的含义较为丰富，既可以表示疾病的病名症状，也可以表示病机。表示病名如《说文解字》曰："痹，湿病也。"宋代王贶《全生指迷方》曰："若始觉，肌肉不仁，久而变生他证，病名曰痹。"这里的"痹"是指病名而言。表示症状如《内经》云："荣气虚则不仁，卫气虚则不用，荣卫俱虚，故不仁不用，其状令人痹不知痛，弱不能举。"这里的"痹"是指麻木不仁的症状。表示病因病机如《素问·痹论》记载："风寒湿三气杂至合而为痹。"

对于这一类疾病的命名，大家熟知的是痹证、痹病，经中华医药学会风湿病分会多次学术研讨，决定提出以"风湿病"命名取代"痹病"，既有较为严谨的内涵和外延，也符合中医疾病的命名原则。中医风湿病是人体营卫失调、感受风寒湿热之邪，合而为病；或日久正虚，内生痰浊、瘀血、毒热，正邪相搏，使经络、肌肤、血脉、筋骨，甚至脏腑的气血痹阻、失于濡养，而出现的以肢体关节和（或）肌肉疼痛、肿胀、酸楚、麻木、重着、变形、僵直及活动受限等症状为特征，甚至累及脏腑的一类疾病的总称。这一概念的提出，更加符合现代临床实践。

现代医学的"风湿"一词来自希腊"rheuma"，是流动的意思，指冷湿黏液从头部流下至内脏、四肢发生病变的一类疾病。

中医学的风湿常用"痹"字来描述，其"痹"意为"蒸架"，与"疒"联合起来表示"一种肌体僵硬症状"，既患者肌肉僵硬不能活动，只有呼吸还在正常进行，活像一个只能透气的蒸架。

由此我们可以看出，风湿病的大体症状是一类使人体活动受限的疾病。

一、病因病机

风湿病的发生，正气不足是内因，是本；风、寒、湿、热邪等外邪侵袭是外在因素，是标。病久气血运行不畅，内生痰瘀。故其病因病机可概括为正虚、邪侵、痰浊瘀血三个方面。

1. 正 虚

正气不足，指人体的精、气、血、津液等物质不足，以及脏腑的功能低下，是风湿病发生的先决条件。

（1）营卫气血虚弱 营卫调和，营行脉中，卫行脉外，气血调畅，濡养四肢经络，脏腑功能正常。营卫不和，营血不足，卫气不能御邪，邪气乘虚而入，侵犯四肢肌肉、经络、脏腑、流注筋骨血脉，搏结于关节，痹阻经络而发生痹阻不通的症状。《类证治裁·痹证》云："诸痹，良由营卫先虚，腠理不密，风寒湿乘虚内袭，正气为邪气所阻，不能宣行，因而留滞，气血凝涩，久而成痹。"《金匮要略·中风历节》云："少阴脉浮而弱，弱则血不足，浮则为风，风血相搏，即疼痛如掣。"《圣济总录·历节风》云："历节风者，由血气衰弱，为风寒所侵……"平素气血两虚，或大病产后气血不足，风、寒、湿、热、燥、火之邪乘虚而入，则发为风湿之病。

卫气在表，营血不足，卫气不能抗邪，邪伤人体，初起表现为寒热症状和肢节疼痛。邪为风寒性质，营卫闭阻，则恶风恶寒，关节游走疼痛，遇寒加剧。明代秦景明《症因脉治·痹症论》云："寒痹之因，营气不足，卫外之阳不固，皮毛空疏，腠理不充，或冲寒冒雨，露卧当风，则寒邪袭之，而寒痹作矣。"

有关营卫气血失调而致的风湿病可见于皮痹、肌痹、脉痹之中。皮痹相当于西医风湿病中的硬皮病，隋代巢元方《诸病源候论·风不仁候》云："风不仁者，由荣气虚，卫气实，风寒大于肌肉，使血气行不宣泄，其状搔之皮肤如隔衣是也。"即因本病初起营卫不和，风寒湿邪侵袭人体皮毛，发生皮寒，皮肤发硬或者麻木如虫行，或皮肤隐疹，即局限性硬皮病，若除皮损外，皮痹不已传入内脏，发生系统性硬化症（SSc），中医认为是气血失调所致。

肌痹主要包括西医风湿病中的多发性肌炎（PM）、皮肌炎（DM）、重症肌无力及流感病毒引起的肌炎或进行性肌营养不良等病。中医认为其发病与荣卫气血虚弱关系密切，如《素问·逆调论》云："人之肉苛者，虽近衣絮，尤尚苛也，是谓何疾？岐伯曰：荣气虚，卫气实也，荣气虚则不仁，卫气虚则不用，荣卫俱虚则不仁且不用，肉如故也。"肉苛即肌肉麻木不仁之症，是肌痹主要症状之一。

脉痹是以正气不足，六淫杂至，侵袭血脉，致血液枯涩，脉道闭阻而引起的以肢体疼痛、肌肤不仁、皮色黯黑或苍白、脉搏微弱或无脉等为特征的一类风湿病，相当于西医的血栓性静脉炎、大动脉炎、雷诺病及血栓闭塞性脉管炎。《素问·举痛论》记载："脉泣则血虚，血虚则痛。"《灵枢经·痈疽》记载："营卫稽留于经脉之中则血泣而不行，不行则正气从之而不通，壅遏而不得行。"

（2）脏腑阴阳内伤　脏腑内伤，是风湿病发生、发展的重要原因，同时也是风湿病经久不愈，内传入里的结果。五脏各有所主，肺主皮毛，肺虚则腠理不密，卫外不固；脾主肌肉，脾虚则肌肉失养；肝主筋，肝虚则筋爪不荣，筋骨失韧；肾主骨，肾虚则骨髓失充，骨质不坚。五脏内伤，血脉失畅，邪气乘虚而入，发为风湿病。

在风湿病中，脏腑内伤以肝、脾、肾三脏最为主要。肝主筋，肾主骨，脾主肌肉，风湿病的病变累及以筋骨肌肉为多。肾为先天之本，藏精生髓，在体为骨，为作强之官；肝为罢极之本，藏血主筋，统司筋骨关节；脾为后天之本，气血生化之源，主四肢肌肉。如先天禀赋不足，或房劳过度、饮食劳倦、起居失常、情志不畅，以及胎孕经产，使气血精液耗伤，皆可致三脏功能亏损，阴阳失调，外邪乘虚侵袭，而发风湿病。如以肝肾虚为主，则见关节疼痛，筋脉拘急，腰酸膝软；若以脾虚为主，则见肌肉关节酸楚疼痛，肌肤麻木不仁，痿软无力，脘腹胀满，食少便溏。《内经》认为："五脏皆有所合，病久而不去者，内舍其合也。"风湿病初起表现在皮肉筋骨，病久不愈内传入脏，而致脏腑痹，脏腑痹阻，气血运行不畅，使肢体关节症状愈加严重，形成病理上的恶性循环。

肺主气，朝百脉，司皮毛。肺气虚衰，肺卫不固，病邪由皮毛侵袭肺脏，肺之宣肃受阻，肺气郁闭，而成肺痹。肺司呼吸，为气之主；肾主纳气，为气之根。肺气久虚，可伤及肾气；肾的精气不足，摄纳无权，又影响肺的呼吸功能，出现气息短促、动则尤甚等肾不纳气的证候。肺朝百脉，为相傅之官，佐心气以行血。若肺气虚弱，则血行无力，可致心血瘀阻，出现胸闷、气促、心悸、唇色青紫等症。相反，若心气不足，或心阳不振，血液运行不畅，则可使肺络瘀阻，发生咳嗽、喘息、气促、胸闷憋气等肺失宣降等症。西医类风湿关节炎（RA）伴发的肺纤维化、系统性红斑狼疮（SLE）伴发的胸腔积液、结节性多动脉炎伴发的肺内多发结节、系统性硬化症引起的肺动脉高压及 PM 引起的胸膜增厚等，均可见肺痹表现。

心主血脉。风湿病日久，心气不足，推动血液运行无力，血行涩滞，脉络痹阻，出现胸闷气短，心悸怔忡，进一步发展成心阳虚衰，出现心痹重证，症见胸闷、真心痛、口唇发绀、脉结代等危候。《素问·痹论》所说的"心痹者，脉不通，烦则心下鼓，暴上气而喘"就属于这种病变。西医风湿病中风湿性心内膜炎和心瓣膜病、类风湿引起的心包炎和心肌病、SLE引起的心包炎、心肌病及心内膜炎、冠状动脉病变，均可见心痹表现。

脾司运化，主肌肉。风湿病病程一般都冗长，长期服用各种中西药可使脾气受损，脾之运化水谷和水湿功能受到影响，运化失健，纳谷不运，出现食后腹胀；吸收障碍则腹泻便溏，甚则完谷不化；水湿阻碍气机，湿浊停留体内则产生水肿、痰饮，这就是脾痹，即"诸湿肿满，皆属于脾""脾为生痰之源"。除此之外，"肌痹不已，复感于邪，内舍于脾"，也可发生脾痹。西医风湿病中系统性硬化症、SLE、PM、干燥综合征（SS）、白塞病等引起的食管功能障碍、胃溃疡、肠道功能紊乱，可见脾痹表现。

肾主骨，生髓。风湿病累及骨、关节多常见，并且风湿病多与遗传相关，与肾为先天之本密切相关。风湿病后期常见肾虚之表现。《内经》所说的"骨痹不已，复感于邪，内舍于肾"，即指骨痹日久不愈，肾气受损，致肾痹。另外，其他五体痹反复不愈，最终均可出现肾痹。肾痹表现为四肢关节和脊柱疼痛变形，骨重难举，腰背酸痛，步履艰难。《圣济总录·肾痹》曰："肾痹，其证善胀，尻以代踵，脊以代头。盖肾者胃之关，关门不利，则胃气不行，所以善胀，筋骨拘迫，故其下挛急，其上踡屈，所以言代踵代头也。"在西医风湿病中RA、强直性脊柱炎（AS）、骨关节病、骨质疏松等，在疾病发展的某一阶段，临床表现与肾痹相似。

肝藏血，主筋。肝痹多由筋痹不已，复感外邪，内舍于肝所致。临床以肝气郁结为主要表现，症见两胁胀痛，甚则胁下痞块、腹胀如鼓等，以及肝主筋功能失调的表现，症见筋挛节痛、阴缩等。《内经博议》云："凡七情过用，则亦能伤脏气为痹，不必三气入舍于其合也……所以然者，阴静则神藏，躁则消之……用力不息而致乏竭，则痹聚在肝……肝痹者，肝气郁而血不荣筋之症也。脉滑为风热合邪……涩则血滞，故病积。"西医风湿病中出现肝损害即属此痹。

阴阳失调对风湿病的发病及转归起决定性的作用。首先，人体禀赋不同，阴阳各有偏盛偏衰，加之所感受的邪气有偏盛不同，致发生风湿病有寒热的不同表现。《素问·痹论》云："其寒者，阳气少，阴气多，与病相益，故寒也；其热者，阳气多，阴气少。病气胜，阳遭阴，故为痹热。"其次，肾主骨，肝主筋，故痹病久而不愈多有伤及肝肾者。若伤及肝肾之阴，则会出现关节烦痛或骨蒸潮热，腰膝酸软，筋脉拘急，关节屈伸不利和（或）肿胀变形。若伤及肝肾之阳，则表现为关节冷痛、肿胀变形，疼痛昼轻夜重，足跟疼痛，下肢无力，畏寒喜暖，手足不温等。

在风湿病的发病中，正气不足是发病的重要原因，并且在整个病情演变和转归中起着举足轻重的作用。

2. 外感六淫之邪

外邪侵及人体是风湿病发生的重要因素。六淫之邪致痹之说早在《内经》中就已提出，《素问·痹论》云："风寒湿三气杂至合而为痹。"由"杂至""合而"可以看出外感风、寒、湿三邪是合而侵袭人体而致病的，这三邪之中，风气盛者为行痹，由于风性善行数变，故表现为关节游走疼痛；寒邪盛者为痛痹，寒为阴邪，其性滋滞，主收引，使气血凝滞不通，发为痛痹；湿邪盛者为着痹，湿为阴邪，重浊黏滞，阻碍气血运行，着痹表现为肢体重着，痛处不移。如果这三邪中二邪气都偏盛，表现出的症状就较单种邪盛的病情复杂。如《伤寒论·辨太阳病脉证并治》云："伤寒八九日，风湿相搏，身体疼烦，不能自转侧，不呕不渴，脉浮虚而涩者，桂枝附子汤主之。"又云："风湿相搏，骨节疼烦，掣痛不得屈伸，近之则痛剧，汗出短气，小便不利，恶风不欲去衣，或身微肿者，甘草附子汤主之。"这两条都是风湿杂合而致病，前者是身体疼烦，不能自转侧，乃由于风湿稽留肌表；后一条则为风湿内侵，留着关节，故出现骨节疼烦，掣痛不得屈伸之症。

风寒湿这三气致风湿病中，以寒湿痹阻为最常见证候，清代陈修园《医学从众录·风痹痿》曰："痹者，闭也，风寒湿杂至而为痹，与痛风相似，但风则阳受之，痹则阴受之，虽行痹属风，痛痹属寒，着痹属湿，而三气之合，自当以寒湿为主。"清代陈念祖在《时方妙用·痹》中也同样陈述了这一观点，其曰："深究其源，自当以寒与湿为主。盖风为阳邪，寒与湿为阴邪，阴主闭，闭则郁滞而为痛，是痹不外寒与湿，而寒与湿必假风以为帅，寒曰风寒，湿曰风湿，此三气杂合之谈也。"

在寒与湿二者之中，主要致病的是湿邪。汉代的《说文解字》及《神农本草经》都说过："痹，湿病也。"湿邪是风湿病的主因，在古今的认识上基本一致。

除了上面三种邪气可致风湿病，热邪与湿邪相合亦可致关节痛，阻滞经脉，引发气血不通。吴鞠通在《温病条辨》指出："湿聚热蒸，蕴于经络，寒战热炽，骨骱烦疼，舌色灰滞，面目萎黄，病名湿痹，宣痹汤主之。"除热与湿邪可致风湿，还有暑邪、燥邪均可致关节痛，清代叶天士在《临证指南医案·卷七·痹》中阐述："有暑伤气，湿热入络而为痹者。"燥邪伤人，患者出现涕泪俱干，唇舌干燥之症，谓之燥痹，与西医之 SS 相仿。

3. 痰浊、瘀血内生

由外感寒湿、饮食不节、阳气虚弱等原因，导致肺脾肾功能失常引起，其中尤以脾失健运致湿聚成痰。感受寒邪，血液遇寒收引，瘀血阻于脉络，或久病正虚，血运无力，脉不通则血不流，都可致瘀血。痰浊瘀血留着关节骨骱，闭阻经络，遂致关节肿大、变形，疼痛加剧，皮下结节。

痰瘀作为病因，其偏重不同临床表现亦有不同。以痰浊为主，痰湿流注关节，则关节肿胀，肢体麻木，四肢沉重，兼见咳喘、咳痰；以瘀血为主，则表现肌肉、关节刺痛，部位固定不移，甚至瘫痪，兼见颜面青紫，肌肤甲错，唇舌青紫。如痰瘀互结，痹阻经脉，留于肌肤，则见痰核、硬结或瘀斑。在风湿病的中晚期，可见到痰瘀互结的证候。

综上所述，风湿病是内因与外因互相作用的结果。营卫气血失调和脏腑功能紊乱是风湿病形成的内在基础，六淫杂感是外在因素，痰浊瘀血既是机体在病邪作用下的病理产物，也可作为病因作用于人体。这些错综复杂的病因侵犯人体的皮、肉、筋、脉、骨及五脏六腑，形成了皮痹、脉痹、骨痹及五体痹等不同的痹证表现，虚实、寒热等相互夹杂，使风湿病缠绵冗长，治疗颇为棘手。

4. 米烈汉教授对风湿痹证的认识

风湿痹证指正气不足，风、寒、湿、热等外邪侵袭人体，痹阻经络，气血运行不畅所导致的，以肌肉、筋骨、关节发生疼痛、麻木、重着、屈伸不利，甚至关节肿大灼热为主要临床表现的病证。因风湿致病较多故名之曰风湿痹证，本病与西医的 RA、AS、骨性关节炎（OA）等疾病相类似。

米烈汉教授认为风湿痹证的内在因素和病变的基础是正气不足，正虚腠理空虚，营卫不固，为外感邪气创造了条件，且正虚无力驱邪外出，病邪稽留而病势缠绵。痹病的外在因素是感受风寒湿热外邪，阻滞经络，痹阻气血，引起肌肉、筋骨、关节等部位酸痛、麻木、重着、肿胀、屈伸不利或关节肿大、变形。风、寒、湿、热之邪往往相互为虐成病。风为阳邪开发腠理，又具穿透之力，寒借此力内犯，风又借寒凝之积，使邪附病位，而成伤人致病之基。湿邪借风邪的疏泄之力，寒邪的收引之能，而入侵筋骨肌肉，风寒又借湿邪之性，粘着、胶固于肢体而不去。风、热均为阳邪，风盛则化热，热盛则生风，狼狈相因，开泄腠理而让湿困于人，又因湿而胶固不解。痹病日久不愈，气血津液运行不畅之病变日甚，血脉瘀阻，津液凝聚，痰瘀互结，闭阻经络，深入骨骱，出现皮肤瘀斑、关节肿胀畸形等症，甚至深入脏腑，出现脏腑痹的证候。初病属实，久病必耗伤正气而虚实夹杂，伴见气血亏虚、肝肾不足的证候。

米烈汉教授认为痹证的辨证应辨明寒热、虚实，治疗在补益脏腑，通达气血的同时还要注意筋骨并治。痹证寒热错杂居多，而又必有所偏，或偏于热，或偏于寒。偏寒者关节必冷痛而畏风寒，局部多发凉，热敷则痛减。关节拘挛，肿势多不显著，而痛却较剧。偏热者，其关节常有热感，扪之觉热，甚或局部皮肤焮红，局部仍恶风寒，仍喜热敷。痹证虚实互见亦颇多，故辨治还需认清标本主次。标实指外邪与痰湿瘀血互结，本虚则以肝肾亏损、脾胃虚弱为主。攻邪可投通络散结、祛痰化湿、疏风散寒之品，固本则需注重益气养血、补肾滋肝、强筋健骨。临床上标本同治，或先治其标或首固其本均有之，须根据具体病情酌裁。风邪盛则痛游走，寒邪盛则痛甚苦，湿邪盛则痛重着，其病久者每兼气血痰湿胶结。故疏散外邪同时，还要注意酌配祛痰通络、活血散瘀之品，方能使关节受损症状迅速缓解。因肝主筋，肾主骨，脾主四肢，又主肌肉，心主血脉，故痹证导致的肢体、关节等局部变形和损伤与此四脏所主的筋骨肉脉有密切关系。故治疗尤需要注重调理脏腑。常拟补肝肾、健脾胃、益气养血、荣筋壮骨法收效。痹在皮脉则受邪浅，一般易治；痹在筋骨则受邪深，则痛久难愈，故需审形认证，循法进退，缓图求功。另外，米烈汉特别强调痹症患者应适度活动病损关节，并加强全身锻炼，提高机体的防御能力、避免受邪，同时改善皮肉、筋骨、关节的功能，促进痹症的康复。

二、辨证论治

（1）风寒痹阻证

【临床表现】肢体关节冷痛，游走不定，遇寒则痛剧，得热则痛减，局部皮色不红，触之不热，关节屈伸不利，恶风畏寒，舌质淡红或黯红，舌苔薄白，脉弦紧或弦缓或浮。

【诊断要点】主症：肢体关节冷痛，屈伸不利，痛无定处。次症：①恶风畏寒，四末不温；②遇寒痛剧，得热痛减。舌脉：舌质淡红，舌苔薄白，脉浮或弦紧或弦缓。具备上述主症，或兼次症1项及舌脉表现者，即可诊断。

【治疗原则】祛风散寒，温经通络。

【代表方剂】

·防风汤（《宣明论方》）：防风、麻黄祛风散寒；肉桂温经散寒；当归、秦艽、葛根活血通络，解肌止痛；当归有"治风先治血，血行风自灭"之意；茯苓健脾渗湿；姜、枣、甘草和中调营。诸药共奏祛风散寒、活血通络之功。

·乌头汤（《金匮要略》）：方中以乌头、麻黄温经散寒，两药配合能搜剔入骨之风寒，为方中主药；辅以黄芪益气固表；芍药、甘草、蜂蜜缓急止痛解毒。诸药合用而奏温经散寒、逐痹止痛之效。

·麻黄附子细辛汤（《伤寒论》）：方中麻黄、细辛祛风散寒；附子温经助阳，散寒止痛。诸药配伍，祛风散寒，温经助阳。

（2）寒湿痹阻证

【临床表现】肢体关节冷痛、重着，痛有定处，屈伸不利，昼轻夜重，遇寒痛剧，得热痛减，或痛处肿胀，舌质胖淡，舌苔白腻，脉弦紧、弦缓或沉紧。

【诊断要点】主症：肢体关节冷痛，重着。次症：①痛有定处，昼轻夜重；②常于天寒雨湿季节发作，得热痛减，遇寒痛剧。舌脉：舌质胖淡，舌苔白腻，脉弦紧、弦缓或沉紧。具备上述主症，或兼次症1项及舌脉表现者，即可诊断。

【治疗原则】温经散寒，祛湿通络。

【代表方剂】

·附子汤（《金匮要略》）：方中重用附子以温经通阳，散寒祛湿，通络止痛；人参、白术、茯苓益气健脾渗湿；参附同用，温补元阳，以祛寒湿；芍药、附子同用，温经和营止痛。全方共奏温经散寒、祛湿止痛之功。

·乌头汤（《世医得效方》）：适宜寒湿之重症。方中用乌头、附子、肉桂、细辛、川椒之大辛大热之剂，乃"离照当空、阴霾自除"之意；再配独活、秦艽、白芍、甘草以和血脉，通经络，引药直达病所。

·舒经汤（《普济方》）：适宜寒湿之轻证。方中用姜黄、羌活以温经通络、散寒除湿；海桐皮、白术除湿而护脾；当归、赤芍活血通络；甘草调和诸药。病在上肢者，可加桑椒、桂枝；病在下肢者，可加独活、牛膝。

·海桐皮汤（《圣济总录》）：方中用海桐皮、防己化湿通络；侧子（即附子之边生者）、麻黄、肉桂温经散寒；天冬甘寒反佐辛热；丹参活血通络；以生姜为使。共奏温经散寒、除湿通络之功。

·桂附姜术汤（《痹证防治》）：方中以桂枝、附子、干姜温经散寒；党参、白术健脾渗湿；片姜黄、海桐皮祛湿通络；白芍、甘草和血通络，缓急止疼；大枣、甘草调和诸药。湿盛者，加苍术、云茯苓；挟风者，加荆芥、防风。

（3）风湿痹阻证

【临床表现】肢体关节肌肉疼痛、重着、游走不定，或有肿胀，随天气变化而作，恶风不欲去衣被，汗出，头痛，发热，肌肤麻木不仁，或身体微肿，肢体沉重，小便不利，舌质淡红，舌苔薄白或腻，脉浮缓或濡缓。

【诊断要点】主症：①肢体关节肌肉疼痛，重着，痛处游走不定；②肢体关节肌肉疼痛，肿胀，屈伸不利，恶风。次症：①发热，或头痛，或汗出；②肌肤麻木不仁；③身体微肿，或小便不利，困倦乏力。舌脉：舌质淡红，舌苔薄白或腻，脉浮缓或濡缓。具备上述主症，或兼次症1项及舌脉表现者，即可诊断。

【治疗原则】祛风除湿，通络止痛。

【代表方剂】

·羌活胜湿汤（《内外伤辨惑论》）：方中以羌活、独活为主药，羌活善祛上部风湿，独活善祛下部风湿，两者相合，能散周身风湿，舒利关节而通痹。防风、藁本发汗止痛，而祛肌表风湿，为辅药；佐以川芎活血祛风止痛，合蔓荆子升散在上的风湿而止头痛；使以炙甘草调和诸药。诸药合用，主治风湿痹阻证。

·苏羌达表汤(《重订通俗伤寒论》)：本方适用于风湿俱盛者。方中以苏叶、防风、羌活、白芷祛风胜湿；以杏仁、生姜、茯苓皮、橘红祛湿化痰。若肿胀沉重甚者，加苍术、防己、蚕沙、薏苡仁；若痛甚，舌暗红者，可加川芎、乳香、没药等活血理气之品；若麻木者，可加天麻、蕲蛇。

·蠲痹汤(《医学心悟》)：方中以羌活、独活、桂枝、秦艽、海风藤、桑枝祛风除湿通络；辅以当归、川芎、木香、乳香，理气活血止痛；并以甘草调和诸药。诸药合用，祛风湿，止痹痛。偏风盛者，可加防风；偏湿盛者，可加防己、苍术、薏苡仁；兼寒者，加制附子。痛在上肢者，可加威灵仙、姜黄；痛在下肢者，可加牛膝、续断。

·防风天麻散(《宣明方论》)：方中防风、天麻宣痹止痛，祛风胜湿；草乌、羌活、白芷、荆芥祛风除湿，通利关节；当归、川芎祛血中风邪，养血行血。诸药相合，共达祛风除湿、活血通络之功效。

(4)湿热痹阻证

【临床表现】关节或肌肉局部红肿、疼痛、重着，触之灼热或有热感，口渴不欲饮，烦闷不安，溲黄，或有发热，舌质红，苔黄腻，脉濡数或滑数。

【诊断要点】主症：关节或肌肉局部红肿、灼热，疼痛、有重着感。次症：发热，口渴不欲饮，步履艰难，溲黄，烦闷不安。舌脉：舌质红，苔黄腻，脉濡数或滑数。具备上述主症，加舌脉表现或再兼次症，即可诊断。

【治疗原则】清热除湿，宣痹通络。

【代表方剂】

·二妙散加味(《丹溪心法》)：二妙散以黄柏苦寒，清热燥湿；配苍术辛温，加强燥湿之力。加草薢、防己清热利湿，通络止痛；防风、威灵仙、桑枝、地龙祛风通络；当归、牛膝养血活血；忍冬藤、连翘、秦艽清热解毒通络。诸药合用，共奏清热除湿、通络止痛之功，为治疗湿热痹阻证之常用方剂。

·宣痹汤(《温病条辨》)：方中以防己清热利湿，通络止痛；蚕沙、薏苡仁、赤小豆祛除水湿，疏利经络；连翘、栀子、滑石增强清热利湿之效。本方具有清热利湿、通络止痛之功，多用于湿热痹阻证中湿偏盛的证候。

·加减木防己汤《温病条辨》：本方以木防己为主，祛风除湿，配石膏清热；薏苡仁、通草、滑石清利湿热；杏仁开肺气以宣散湿邪；佐桂枝温经通络，助气化以行水湿。全方具辛开苦降、清化宣利之功效。热重于湿者，去桂枝，加知母且重用石膏；湿盛于热，可加苍术、草薢；风盛加羌活、防风、海桐皮；亦可酌加秦艽、桑枝、牛膝、威灵仙等以通络止痛。

·当归拈痛汤(《兰室秘藏》):方用防风、苦参、黄芩祛风燥湿清热为主;配羌活祛风胜湿;猪苓、茵陈、泽泻清热利湿;苍术、白术燥湿健脾;知母清热;升麻、葛根清热解肌,当归活血止痛,人参补脾益气为佐;甘草调和诸药为使。

·白虎加苍术汤(《伤寒论》):方用知母、石膏清热;苍术苦温燥湿;佐粳米、甘草养胃和中。本方具有清热燥湿之功,临床可加黄柏、秦艽、虎杖、忍冬藤、威灵仙等加强清热通络止痛之功效。

(5)热毒痹阻证

【临床表现】关节疼痛,灼热红肿,痛不可触,触之发热,得冷则舒,关节屈伸不利,或肌肤出现紫红色斑疹及皮下结节,高热烦渴,心悸,面赤咽痛,溲赤便秘,甚则神昏谵语,舌红或绛,苔黄,脉滑数或弦数。

【诊断要点】主症:关节红肿,疼痛剧烈,触之发热,得冷则舒,高热烦渴。次症:关节屈伸不利,或肌肤出现紫红色斑疹及皮下结节,心悸,面赤咽痛,溲赤便秘,甚则神昏谵语。舌脉:舌红或红绛,苔黄,脉滑数或弦数。具备上述主症和舌、脉表现,结合次症1项者,即可诊断。

【治疗原则】清热解毒,凉血通络。

【代表方剂】

·清瘟败毒饮(《疫疹一得》):此方系白虎汤、黄连解毒汤、清热地黄汤三方加减而成。具有清热解毒、凉血滋阴之功效。此方重用石膏以退热,佐水牛角、黄连、黄芩泻上焦之火,牡丹皮、栀子、赤芍泻肝经之火,生地黄、知母、玄参滋阴抑火。诸药配伍,共奏清热解毒之功。

·犀角地黄汤(《备急千金要方》):本方以水牛角为主药,重在清热解毒凉血,配以生地黄养阴清热,壮水制水,佐以牡丹皮、赤芍旨在加强清热凉血化瘀。诸药合用,为治疗热毒入营血之主方,具有清热解毒、凉血化瘀之功效。若有毒盛发斑,可加玄参、金银花、大青叶等疗效更佳。

·四妙勇安汤(《验方新编》):本方用大剂量玄参、金银花、甘草以清热解毒,其中玄参具有滋阴清热之功,加当归活血和营。临床用于痹病出现关节红肿热痛,溃烂流脓,热毒炽盛而阴血耗伤者。疼痛剧烈者酌加乳香、没药等活血止痛之品。

·仙方活命饮(《校注妇人良方》):本方中金银花、天花粉清热解毒消肿;防风、白芷散风消肿;穿山甲、皂角刺消肿排脓;当归尾、赤芍、乳香、没药凉血活血;陈皮理气化滞。全方具有清热解毒、消肿溃坚、活血止痛之功。

(6)寒热错杂证

【临床表现】肢体关节肿胀、疼痛,活动欠利,自觉局部灼热,全身却感肢冷畏寒，脉紧数，舌苔黄白相间；关节红肿热痛，或伴见结节红斑，但局部畏寒，喜热，且得寒痛不减，苔黄或白，脉弦或紧或数，关节冷痛，沉重，局部喜暖，但伴有身热不扬，口渴不喜饮；肢体关节疼痛较剧，逢寒更甚，局部畏寒喜暖、变形，屈伸不便，伴见午后潮热，夜卧盗汗，舌质红，苔薄白；又如，寒邪所致之典型痛痹症状，但舌苔色黄；或临床一派热痹表现，但观其舌苔色白而厚，皆属寒热错杂之象。

【诊断要点】主症：关节肿痛，局部灼热，肢冷畏风寒；关节红肿热痛，局部畏寒，得暖则舒；关节冷痛，筋脉拘急，口干苦，烦躁；肌肉关节冷痛拘急，麻木不仁，潮热，盗汗。次症：皮肤红斑，四肢末梢遇冷变白；关节疼痛，自觉局部发热，触之不热；关节作痛，自觉局部怕冷，但触之发热；发热，口干，喜热饮或不欲饮。舌象：舌淡苔薄黄或舌红苔白，或舌苔黄白相间。具备上述主症1项，或次症2项及舌象者，即可诊断。

【治疗原则】温经散寒，清热除湿，通络止痛。

【代表方剂】

·白虎加桂枝汤(《金匮要略》)：石膏清热解肌；桂枝温通经络；知母润燥滋阴；甘草、粳米益胃和中。共为清热泻火、温通经脉之剂。多用于热重于寒之寒热错杂证。也可加用防己、地龙、僵蚕、桑枝等清热通络止痛之药。

·防风饮(《奇效良方》)：麻黄、防风、杏仁解表散风；川芎、当归、熟地黄养血活血通络；肉桂散寒；生石膏、黄芩解肌清热，甘草调和诸药。具有祛风散寒、清热通络止痛之功，用于关节肿痛、疼痛游走不定、恶寒发热等寒热错杂之痹。

·桂枝芍药知母汤(《金匮要略》)：桂枝、麻黄发散风寒；白术健脾除湿；附子助麻黄温经散寒止痛；防风佐桂枝祛风通络；知母除热于中；芍药、生姜、甘草调和营卫。全方共奏温经散寒、清热通络之效，用于寒重热轻之寒热错杂风湿病。

·大秦艽汤(《素问病机气宜保命集》)：秦艽味苦辛性平，为通痹之良药，攻一身之风，因其性平，故外邪阻滞经络，不论寒热，均可用其通络，舒筋止痛；羌活、独活、防风、细辛、白芷祛风散寒通络；黄芩、石膏、生地黄清热凉血；当归、熟地黄、白芍、川芎养血柔筋，并制风药之燥；白术、茯苓、甘草健脾除湿和中。本方寒热错杂并用，祛风散寒，清热通络，佐以养血柔筋。适用于风湿病寒热错杂证表现为寒热并重时。

·小活络丹(《太平惠民和剂局方》)：川乌、草乌温经活络，祛风散寒；制南星燥湿活络，以祛络中之痰；乳香、没药行气活血，以化络中之瘀血；地龙通经活络，引药达病所，寒热错杂证，寒重热轻，有瘀血症状时，用其祛风除

11

湿，化痰通络，活血止痛。

（7）瘀血痹阻证

【临床表现】肌肉、关节刺痛，部位固定不移，痛处拒按，日轻夜重，局部肿胀或有硬结、瘀斑，面色紫黑，肌肤甲错或干燥无光泽，口干不欲饮，舌质紫暗，或有瘀斑，舌苔薄白或薄黄，脉沉涩或细涩。

【诊断要点】主症：肌肉、关节刺痛，痛处固定不移，久痛不已。次症：痛处拒按或日轻夜重，局部肿胀，可有瘀斑或硬结，或面部黧黑，肌肤甲错或干燥无光泽，口干不欲饮。舌脉：舌质紫暗或有瘀斑，脉细涩或沉涩。具备上述主症，或兼见某项次症及舌、脉表现者，即可诊断。

【治疗原则】活血化瘀，舒筋通络。

【代表方剂】

·身痛逐瘀汤（《医林改错》）：方中秦艽、羌活祛风除湿；桃仁、红花、当归、川芎活血祛瘀；没药、五灵脂、香附行血止痛；牛膝、地龙疏通经络以利关节；甘草调和诸药，治疗瘀血痹阻证十分适宜。

·活络效灵丹（《医学衷中参西录》）：方中当归活血补血；丹参活血通脉；乳香、没药活血祛瘀止痛，对于各种瘀血作痛颇有疗效。对于寒凝气滞所致之血瘀可加桂枝、附片、姜黄；血虚气虚所致瘀血，可加鸡血藤、何首乌、黄芪、人参等；痰瘀并见加半夏、胆南星，或与二陈汤并用；阴虚血瘀加生地黄、玄参、知母、地骨皮等。诸药合用，共奏活血祛瘀、通经止痛之功。

·桃红四物汤（《医宗金鉴》）：本方桃仁、红花、熟地黄、当归、川芎、白芍养血活血，化瘀通络，使瘀血消散，脉络通畅，疼痛可止。由于外邪侵袭所致的瘀血痹阻证候，宜再加威灵仙、秦艽、豨莶草、羌活、薏苡仁等祛风湿、通经络之品，则疗效更佳。

·大黄䗪虫丸（《金匮要略》）：本方以大黄、䗪虫为君，破瘀散结，清热活血；以虻虫、水蛭、蛴螬、干漆、桃仁、杏仁加强破瘀散结之功为臣；干地黄、芍药、黄芩养血和血清热为佐；甘草调和诸药为使。本方为治疗血痹阻络内有瘀血之证。

（8）痰浊痹阻证

【临床表现】关节肿胀，甚则关节上下肌肤漫肿，肢体疼痛麻木，皮下可见硬结，伴见头晕，头重如裹，胸脘满闷，恶心，纳呆，泛吐痰涎，眼睑浮肿色暗，舌体胖色暗，苔白腻，脉沉弦滑。

【诊断要点】主症：关节肿胀，关节上下肌肤漫肿。次症：头晕，头重如裹，胸脘满闷，恶心，纳呆，泛吐痰涎，眼睑浮肿。舌脉：舌体胖，苔白腻，脉沉弦滑。具备上述主症之一，兼次症及舌、脉表现者，即可诊断。

【治疗原则】化痰行气，通络除痹。

【代表方剂】

·导痰汤（《校注妇人良方》）：本方以二陈汤加胆南星、枳实燥湿化痰，为治痰之有效方剂。胆南星化风痰，枳实破滞气，临床使用可加入姜汁、竹沥导出四肢之痰浊。

·半夏白术天麻汤（《医学心悟》）：方中茯苓、白术、甘草、大枣健脾化湿；半夏、橘红除痰祛浊；天麻平肝息风；生姜调和脾胃，兼制半夏之毒，共奏健脾燥湿、化痰祛风之功。若眩晕较甚者，可加僵蚕、胆南星以加强化痰息风之力；头痛甚者，加蔓荆子、白蒺藜等祛风止痛；呕吐甚者，可加代赭石、旋覆花以镇逆止呕。

·苓桂术甘汤（《伤寒论》）：方中茯苓为君，取其甘淡性平，健脾利湿，化饮。饮属阴邪，非温不化，故以桂枝为臣，温阳以化饮；苓、桂相伍，一利一温，颇具温化渗利之效；湿源于脾，脾阳不足，则湿聚为饮，故以白术为佐，健脾燥湿，脾气健运，则湿邪去而不复聚；使以甘草，调药和中。药仅四味，配伍精当，温而不热，利而不峻，实为治痰饮之和剂。

（9）痰瘀痹阻证

【临床表现】肢体关节肌肉疼痛，关节常为刺痛，痛处不移，甚至关节变形，屈伸不利或僵硬，关节、肌肤色紫暗、肿胀，按之稍硬，有痰核硬结或瘀斑，肢体顽麻，面色暗黧，眼睑浮肿，或胸闷痰多，舌质紫暗或有瘀斑，舌苔白腻，脉象弦涩。

【诊断要点】主症：肢体肌肉关节刺痛，固定不移，关节疼痛，肌肤局部紫黯、肿胀，按之稍硬，肢体顽麻或重着。次症：关节疼痛僵硬变形，屈伸不利，有硬结或瘀斑，面色黧黑，眼睑浮肿，或胸闷多痰。舌脉：舌质紫暗或瘀斑，舌苔白腻，脉象弦涩。具备上述主症之一，兼次症及舌脉表现者，即可诊断。

【治疗原则】活血化瘀，化痰通络。

【代表方剂】

·阳和汤（《外科全生集》）合桃红四物汤（《医宗金鉴》）：本方对痰凝血滞之证，有养血温阳、宣通血脉、祛痰化瘀之功。方中用熟地黄大补阴血；鹿角胶乃有形精血之属以赞助之；配合肉桂、炮姜温阳散寒而通血脉；麻黄、白芥子助姜、桂以散寒化痰滞；桃仁、红花、当归、赤芍、川芎以活血通络，祛瘀止痛。二方合用为治疗痰瘀痹阻之良剂。因本证易与风寒湿外邪相合流注关节肌肉，可酌加威灵仙、独活、木瓜以加强祛风湿功能。亦可将肉桂改为桂枝，其温通血脉、和营通滞之力更优于肉桂，以助本方效能。对痰瘀互结留恋病所者，可用破血散瘀搜风之品，如炮山甲、土鳖虫、蜈蚣、乌梢蛇等。

·双合散(《杂病源流犀烛》)：方中桃红四物汤活血化瘀，二陈汤合白芥子、竹沥、姜汁涤痰通络，名为双合，实乃祛痰与化痰熔为一炉，为痰瘀并患的常用良方。

·身痛逐瘀汤(《医林改错》)合二陈汤(《太平惠民和剂局方》)：本方具有活血行气、祛瘀通络、宣痹止痛之功效。其中桃仁、红花、川芎、当归活血化瘀，兼以养血；二陈汤以燥湿化痰；没药、五灵脂、地龙、香附具有祛瘀通络、理气活血的功能；秦艽、羌活则祛风湿强筋骨，通经络利关节，止周身疼痛，羌活又善治上半身筋骨关节病变；牛膝可活血通络，引血下行，使瘀血祛，新血生，并补益肝肾，使骨健筋舒；甘草调和诸药而守中宫。两方合用宜治痹久不愈、痰瘀互结、疼痛不已者。若痰留注关节、皮下结节，可酌加制南星、白芥子以豁痰利气；如痰瘀不散，疼痛不已，酌加炮山甲、白花蛇、蜈蚣、土鳖虫以搜风散结，通络止痛；痰瘀痹阻多损伤正气，若神疲乏力、面色不华，可加黄芪；肢凉畏风者，加桂枝、附子、细辛、防风以温经通痹；若久病不已，有痰瘀化热之象，可酌加忍冬藤、黄柏、连翘、牡丹皮等以清热通络。

(10)气血双虚证

【临床表现】关节肌肉酸痛无力，活动后加剧，或肢体麻木，筋惕肉瞤，肌肉萎缩，关节变形；少气乏力，自汗，心悸，头晕目眩，面黄少华，舌淡苔薄白，脉细弱。

【诊断要点】主症：关节肌肉酸痛无力，活动后加剧，或肢体麻木，少气乏力，心悸。次症：头晕目眩，面黄少华，肢体麻木，筋惕肉瞤，或肌肉萎缩，或关节变形。舌脉：舌淡苔薄白，脉细弱。具备上述主症和舌、脉表现，及次症1项者，即可诊断。

【治疗原则】益气养血，活络祛邪。

【代表方剂】

·八珍汤(《瑞竹堂经验方》)：本方是补气养血的基本方，方中人参与熟地黄相配，益气养血，共为君药；白术、茯苓健脾渗湿，助人参益气补脾；当归、白芍养血和营，助熟地黄滋养心肝，均为臣药；川芎为佐，活血行气，使地、归、芍补而不滞；炙甘草为使，益气和中，调和诸药；若加入桑寄生、木瓜、桂枝、威灵仙、鸡血藤等，既有补气养血、扶正祛邪之功，又有蠲痹通络之效。

·独活寄生汤(《备急千金方要方》)：本方用党参、茯苓、甘草、地黄、川芎、当归、白芍寓八珍汤之意，益气补血以扶正；独活、秦艽、防风祛风湿止痹痛；配以杜仲、牛膝、桑寄生既能补肝肾以壮气血生化之源，又可壮筋骨以除顽痹；细辛、桂心发散风寒，通经活络。诸药合用共奏益气养血、扶正祛邪之功。

·三痹汤(《校注妇人良方》)：为独活寄生汤去桑寄生，加黄芪、川续断、大枣。本方作用与独活寄生汤相似，但加了黄芪、大枣，益气补血之力更强，以达到扶正祛邪之目的。

·黄芪桂枝五物汤(《金匮要略》)加当归：《时方妙用》称此方为治虚痹之总方。方中黄芪益气固表，配当归为当归补血汤之意，二药合用，益气补血，正气盛则外邪自除；桂枝祛寒温经通络；芍药可佐诸药温燥之性。诸药合用可扶正祛邪。

(11)气阴两虚证

【临床表现】患者关节肌肉酸沉疼痛，麻木不仁，抬举无力，局部肿胀、僵硬、变形，甚则筋肉挛缩，不能屈伸，皮肤不仁或呈板样无泽，或见皮肤结节瘀斑，伴形体瘦弱，面㿠白浮红，倦怠无力，心悸气短汗出，眼鼻干燥，口干不欲饮，舌胖质红或有裂纹，苔少或无苔，脉沉细无力或细数无力。

【诊断要点】主症：①关节疼痛、肿胀、僵硬、变形，甚则筋肉挛缩；②肌肉酸楚疼痛，麻木不仁，抬举无力，活动后加重；③形体瘦弱，气短乏力，易汗出。次症：神疲倦怠，心悸，眼鼻干燥，口干不欲饮，皮肤不仁或呈板样无泽，皮肤结节或瘀斑。舌脉：舌质红或淡红，舌上有裂纹，舌苔少或无苔，脉沉细无力或细数无力。凡具备上述主症①③或②③，兼次症某项及舌脉表现者，即可诊断。

【治疗原则】益气养阴，活血通络。

【代表方剂】

·生脉散(《内外伤辨惑论》)合黄芪桂枝五物汤(《金匮要略》)：生脉散是益气养阴的代表方剂，益心气、养血脉，合黄芪桂枝五物汤，对阴阳形气不足、久治不愈、气阴两虚的顽痹患者两方合用，用参、芪补益正气，配白芍、五味子、麦冬、生姜、大枣以护阴血助营气，佐以桂枝以通心阳。诸药配合，共奏益气养阴、养血荣筋、调营和卫、祛邪除痹之功。

·生脉散(《内外伤辨惑论》)合白虎加桂枝汤(《金匮要略》)：生脉散、白虎汤两方相合有益气生津清热之用，配桂枝以解肌达表，调和营卫。对迁延日久之顽痹，气阴耗损，复感外邪，或邪郁化热，郁于肌表，邪深不散而见虚热汗出、骨节烦痛、肌肉酸楚者，选用此方药为宜。临床可酌加忍冬藤、葛根、海桐皮，以舒筋通络，热邪明显时将桂枝换为桑枝为妥。

(12)阴虚内热证

【临床表现】患肢骨节烦痛，昼轻夜重或活动后加重，局部轻微红肿、变形，甚至不红不肿，屈伸不利，筋肉挛缩，局部皮肤潮红或暗红，触之微热而痛，伴形体消瘦，长期低热，五心烦热，盗汗，咽痛，口干喜冷饮，头晕耳鸣，双目干涩或目赤齿衄，虚烦不寐，大便干结，舌质红或红绛，舌体瘦小有裂纹少津，苔少或苔薄黄，脉细数。

【诊断要点】主症：①关节剧痛，烦热，屈伸不利，筋肉挛缩；②局部红肿，甚则不红不肿；③长期潮热盗汗，五心烦热，咽干痛，喜冷饮。次症：头晕、耳鸣、目干涩，虚烦不寐，大便干结，形体瘦弱。舌脉：舌质红或红绛，舌体瘦小有裂纹，苔少或苔薄黄，脉细数。凡具备上述主症①②或②③，兼次症某项及舌脉表现者，即可诊断。

【治疗原则】滋阴清热，活血通络。

【代表方剂】

·青蒿鳖甲汤加味(《温病条辨》)：本方为清虚热的代表方，用于热病后期，邪热未尽，深伏阴分，阴液已伤。方中鳖甲咸寒滋阴，直入阴分以退虚热，青蒿芳香，清热透络，引邪外出，共为主药；生地黄、知母益阴清热，协助鳖甲以退虚热，牡丹皮凉血透热，协助青蒿以透泄阴分之伏热，共为佐使药；另加入活血通络的桑寄生、当归、络石藤。合而用之，共奏滋阴清热、活血通络之功。

·知柏地黄汤(《医宗金鉴》)：方中熟地黄滋肾填精为主；辅以山茱萸养肝肾而涩精，山药补益脾阴而固精，三药合用，以达到肾、肝、脾三阴并补之功，又配茯苓淡渗脾湿，以助山药之益脾，泽泻清泄肾火，并防熟地黄之滋腻；牡丹皮清泄肝火，并制山茱萸之温，共为佐使药，三补三泻，相辅相成，加入黄柏苦寒清热，知母养阴清热。全方具有滋补而不留邪，降泄而不伤正之特点，用之治疗痹病阴虚内热者尤为适宜。

(13)气虚血瘀证

【临床表现】患者肌肉关节刺痛，痛处固定拒按，往往持久不愈，或局部有硬结、瘀斑，或关节肿大畸形，肌肤麻木，甚或肌萎着骨，肌肤无泽，面色黧黑或有斑块，气短乏力，头晕汗出，口干不欲饮。妇女可见闭经、痛经，舌质黯淡有瘀斑或瘀点，脉沉涩或沉细无力。

【诊断要点】主症：①肌肉关节刺痛，痛处固定不移，或局部有硬结、瘀斑，或关节肿大畸形，面色黧黑；②气短乏力，头晕汗出，肌肤麻木。次症：肌肤干燥无泽，肌萎着骨，口感不欲饮，妇女闭经、痛经。舌脉：舌质黯淡有瘀斑或有瘀点，舌脉沉涩或沉细无力。凡具备上述主症①②或兼次症某项及舌、脉表现者，即可诊断。

【治疗原则】益气活血通络。

【代表方剂】

·补阳还五汤(《医林改错》)：本方用于风湿病正气亏虚，脉络瘀阻，筋脉肌肉失养。方中黄芪用量独重，以大补元气，使气旺血亦行，祛瘀而不伤正，为方中主药；辅以当归尾、川芎、赤芍、桃仁、红花、地龙活血通络。合而为剂，可使气旺血行，瘀去络通，诸症自可渐愈。若脾胃虚弱者，可加党参、白术以补气健脾，若偏寒者加制附子以温阳散寒。

· 圣愈汤（《兰室秘藏》）：加桃仁、红花。本方补气养血，是治气虚血瘀痹之良方。方中党参、黄芪补气，当归、赤芍、熟地黄、川芎养血活血；加桃仁、红花意在增强化瘀之力。若病在上肢加羌活、防风；病在下肢加牛膝、地龙、苍术、黄柏。

· 黄芪桂枝五物汤（《金匮要略》）：本方治血痹之肌肤麻木不仁，是振奋阳气、温运血行的方剂。以黄芪益气固表为主药；辅以桂枝温经通阳，助黄芪达表面运行气血；佐以芍药养血和营，使以生姜之辛散；姜、枣同用以调和营卫。若兼血虚加当归、鸡血藤补血；兼气虚重则倍用黄芪，加党参以补气；筋骨痿软加杜仲、牛膝以强壮筋骨；久病入络、筋挛麻痹较甚者，加地龙、蕲蛇等通络散风；瘀痛重者，加桃仁、红花、丹参以活血消瘀；下肢痛加牛膝，上肢痛加羌活；腰痛重者加狗脊。若以本方治产后腰痛，重用黄芪、桂枝则效果显著。

· 二味参苏饮（《正体类要》）：方中人参大补以扶正祛邪，气足则血行通畅而瘀血自去；苏木活血通络。二药配伍共奏补气活血、通络止痛之功。

· 黄芪桃红汤（《医林改错》）：方中黄芪补气，桃仁、红花活血化瘀。三药相配可治气虚血瘀之周身痹痛。如气虚多汗心悸者，可加生脉散益气敛汗，养阴生津；腰背痛加牛膝、川续断；下肢重痛加独活、生薏苡仁、苍术。本方加川芎、归尾、威灵仙即为《类证治裁》的桃红饮，治风湿病有血瘀者。

（14）肝肾阴虚证

【临床表现】筋肉关节烦疼，入夜尤甚，肌肤麻木不仁，步履维艰，筋脉拘急，屈伸不利，腰膝酸软无力，日久则关节变形，形体消瘦，或头晕目眩，咽干口燥，耳鸣如蝉，或失眠多梦，健忘，盗汗，五心烦热，两颧潮红；男子遗精，女子月经量少；舌红少苔，脉细数或弦细数。

【诊断要点】主症：①筋肉关节烦疼，肌肤麻木不仁；②筋脉拘急，屈伸不利，腰膝酸软无力，关节变形。次症：形体消瘦，或头晕目眩，咽干口燥，耳鸣如蝉，或失眠多梦，健忘，盗汗，五心烦热，两颧潮红；男子遗精，女子月经量少。舌脉：舌红少苔，脉细数或弦细数。凡具备上述主症①②或兼次症某项及舌、脉表现者，即可诊断。

【治疗原则】滋补肝肾，强壮筋骨。

【代表方剂】

· 大造丸（《景岳全书》）：本方适用于风湿病日久，出现五心烦热、口干咽痛、齿龂肌衄、形羸肌瘦、舌红脉细等肝肾俱损、阴虚水亏诸症。方中用紫河车大补先天亏损；以龟甲、熟地黄、天冬、麦冬补水以配火，黄柏直折肾中阴火，使水火得以平衡；杜仲、牛膝壮筋骨通脉络治腰膝酸软。

·左归丸(《景岳全书》)：本方具有养阴补肾、填精益髓之功。主治眩晕耳鸣、腰膝酸软、五心烦热、潮热盗汗、口干咽痛、遗精。本方由六味地黄丸演变而来，但方中不用牡丹皮清肝火、泽泻清肾火、茯苓渗脾湿，而增加了菟丝子、枸杞子以滋补肝肾，龟甲胶以育阴潜阳，鹿角胶以峻补精血，怀牛膝以强筋健骨。故本品补肝肾、益精血的作用较六味地黄丸强。

(15)肝肾阳虚证

【临床表现】筋骨肌肉与关节冷痛、肿胀，酸僵麻木，昼轻夜重，下肢筋脉挛缩，屈伸不利，腰膝酸软无力，足跟疼痛，形寒肢冷，畏寒喜暖，手足不温，面色㿠白，自汗，口淡不渴，毛发脱落或早白，齿松或脱落，或面浮肢肿，或小便频数，男子阳痿，女子月经后衍量少，舌质淡或胖嫩，舌苔白滑，脉沉弦无力。

【诊断要点】主症：筋骨肌肉与关节冷痛、肿胀、酸僵麻木，昼轻夜重，下肢筋脉挛缩，屈伸不利，腰膝酸软，足跟疼痛，下肢无力。次症：形寒肢冷，畏寒喜暖，手足不温或面色㿠白，口淡不渴，毛发脱落或早白，齿松或脱落，或面浮肢肿，或小便频数，或女子月经量少衍期。舌脉：舌质淡或胖嫩，苔白滑，脉沉弦无力。凡具备上述主症之一和舌脉表现，或兼次症之一者，即可诊断。

【治疗原则】温补肝肾，祛寒除湿，散风通络。

【代表方剂】

·独活寄生汤(《千金要方》)：本方具有祛风湿、止痹痛、益肝肾、补气血之功。主治风寒湿三气痹着日久，而致肝肾不足、气血两虚者。方中以独活、细辛专入足少阴肾经，搜风寒，通血脉；配以秦艽、防风舒经升阳，祛风化湿；桑寄生补肝肾、益气血、祛风冷；又配杜仲、牛膝壮肾健骨，强筋固下；更用当归、芍药、川芎、地黄活血补阴；以人参、桂心、茯苓、甘草益气补阳。全方主旨是用辛温以散之，甘温以补之，使肝肾强，气血足，风湿除，筋骨壮，而腰膝痹痛自愈。

·附子汤(《宣明论方》)：本方具有温阳益肾、散风祛湿散寒、活血通络之效。主治因肾阳不足、风寒湿之邪深侵而致的骨痹。方中附子大辛大热，温阳散寒疗痹痛为主药；防风、独活、细辛、草薢祛风散寒除湿，山茱萸、牛膝、肉桂益肾温阳，共为辅药；川芎、当归活血通络，黄芪、白术、枳壳补气行气，石菖蒲芳香性温，可祛湿通窍治耳聋，菊花清利头目，天麻祛风通络，共为佐药；生姜辛温发散、散寒通络为使药。

·补肝汤(《奇效良方》)：本方具有补肝肾、温阳祛寒、舒筋脉缓挛急之功。主治肝痹。方中乌头散寒止痛为主药；附子温助肾阳，逐寒燥湿，肉桂助肾阳，暖下焦，温通血脉，山茱萸补肝肾，共为辅药；独活祛风湿、止痹痛，薏苡仁、甘草、白茯苓健脾祛湿，防风、细辛祛风散寒，柏子仁养血安神明目，共为佐药，大枣缓和诸药为使药。

·五加皮酒（《奇效良方》）：本方具有补肝肾、壮筋骨、和中缓急、止痹痛之效，主治筋痹。方中五加皮益肝肾、壮筋骨、强腰膝、祛风湿，为主药；蜀椒主治风寒湿痹、历节疼，并去贼风挛急；秦椒辛温，祛寒痹，且疗腹中冷痛；乌头辛热，补下焦命门之阳虚，强筋骨，主治风寒湿痹，拘挛节痛，共为辅药；当归、丹参、川芎养血活血通脉；炙甘草、干姜、肉桂温中宣通血脉止腹痛；薏苡仁舒筋利节，健脾祛湿；火麻仁缓脾润肠；木通宣通血脉，祛湿利节。上述诸药共为佐药，以酒辛散活络，通行十二经为使药。

（16）营卫不和证

【临床表现】汗出，微恶风寒，肌肉、筋骨、关节作痛，肌肤麻木不仁或有身热头痛，项背强急，咳嗽痰白，舌质淡，苔薄白，脉浮缓。

【诊断要点】主症：①汗出，微恶风寒；②肌肉、筋骨、关节作痛，肌肤麻木不仁。次症：身热头痛，项背强急，咳嗽痰白。舌脉：舌质淡，苔薄白，脉浮缓。凡具备上述主症之一和舌脉表现，或兼次症之一者，即可诊断。

【治疗原则】调和营卫，解肌通络。

【代表方剂】

·桂枝汤（《伤寒论》）：桂枝温通卫阳，解肌发表；芍药益阴敛营，桂治卫强，芍治营弱。二药相合，调和营卫。生姜辛温，助桂解肌；大枣甘平，益气和中；甘草可调和诸药。共呈调和营卫、解肌通络、滋阴和阳之剂。

·桂枝加葛根汤（《伤寒论》）：解肌舒筋，主治太阳表虚证兼项背强直。

·桂枝加厚朴杏子汤（《伤寒论》）：桂枝汤原方加厚朴、杏仁。解肌发表，下气平喘。

·黄芪桂枝五物汤（《金匮要略》）：桂枝汤加益气固表之黄芪，益气温经，和经通痹。

·玉屏风散（《丹溪心法》）：防风、黄芪、白术可益气同表止汗，主治表虚自汗，易感风邪。

·牡蛎散（《太平惠民和剂局方》）：黄芪、麻黄根、牡蛎固表敛汗。

三、外 治

（1）药物外治

白芥子散 白芥子35g，研细末，食醋调涂患处，布裹，每日换一次。

回阳玉龙膏　炒草乌35g，干姜105g，赤芍35g，白芷35g，煨南星35g，肉桂17.5g。共研极细末，热酒调熬，每日一换。

锅巴盐热浴　对以踝关节及手指关节疼痛、活动障碍为主的患者，采取1%锅巴盐溶液热浴的方法。每晚一次，每次半小时，15d为一疗程，休息5d。

筋骨汤浴　透骨草35g，伸筋草35g。加水3000ml，煎至2500ml，每天洗两次，连洗1~3个月。

（2）针刺疗法

指关节疼痛、功能障碍者　主穴取合谷、内关、外关，配穴取太渊、三间、大陵、中渚、神门、后溪、阿是。

肘关节疼痛、功能障碍者　主穴取曲池、曲泽、尺泽，配穴取合谷、手三里、少海、内关、外关、阿是。

肩关节疼痛、功能障碍者　主穴取肩髃、肩髎、肩井，配穴取商阳、曲池、合谷、阿是。

髋关节疼痛、功能障碍者　主穴取环跳、秩边、髀关，配穴取风市、阳陵泉、委中、足三里、丘墟、上次髎、阿是。

膝关节疼痛、功能障碍者　主穴取膝眼、阳陵泉、阴陵泉、足三里、委中，配穴取鹤顶、梁丘、绝骨、阿是。

踝关节疼痛、功能障碍者　主穴取丘墟、商丘、解溪、昆仑，配穴取行间、太溪、太冲、内庭、照海、申脉、绝骨、三阴交、足三里、阿是穴。

四、临床保健

·加强锻炼，增强身体素质：经常参加体育锻炼，如保健体操、练气功、太极拳、做广播体操、散步等，大有好处。凡坚持体育锻炼的人，身体强壮，抗病能力强，很少患病，其抗御风寒湿邪侵袭的能力比一般没经过体育锻炼者强得多。风湿病在病情控制后可以参加一些低强度的日常劳动，并坚持体育锻炼以增强体质，提高抗病能力。

·避免风寒湿邪侵袭：春季正是万物萌发之际，也是RA的好发季节。所以，要防止受寒、淋雨和受潮，关节处要注意保暖，不穿湿衣、湿鞋、湿袜等。夏季暑热，不要贪凉受露，暴饮冷饮等。秋季气候干燥，但秋风送爽，天气转凉，要防止受风寒侵袭。冬季寒风刺骨，注意保暖是最重要的。患者出汗较多时，需用干毛巾及时擦干，衣服汗湿后应及时更换，避免受风寒湿侵犯。有些职业是工作在水湿潮冷的环境中的，如井下、露天作业等，一定要注意使用劳动保护用品，劳动或劳动后，不可趁身热汗出便入水洗浴。被褥应勤洗晒，以保持清洁和干燥。

·注意劳逸结合：饮食有节、起居有常，劳逸结合是强身保健的主要措施。临床上，有些 RA 患者的病情虽然基本控制，处于疾病恢复期，往往由于劳累而重新加重或复发，所以要劳逸结合，活动与休息要适度。

·保持正常的心理状态：有一些患者是由于精神受刺激，过度悲伤，心情压抑等而诱发本病的；而在患了本病之后，情绪的波动又往往使病情加重。这些都提示精神（或心理）因素对本病有一定的影响。因此，保持正常的心理状态，对维持机体的正常免疫功能是重要的。风湿病患者要保持良好的精神状态，正确对待疾病，切不可急躁焦虑。

·预防和控制感染：有些 RA 患者是在患了扁桃体炎、咽喉炎、鼻窦炎、慢性胆囊炎、龋齿等感染性疾病之后而发病的。人们认为这是由于人体对这些感染的病原体发生了免疫反应而引起本病的。所以，预防感染和控制体内的感染病灶也是重要的。注意预防流感、上呼吸道感染等感染性疾病：流感等感染性疾病会造成人体免疫力大幅度下降，容易导致风湿病出现或复发。有关节病的人、老年人、体弱者和体内有结核、胆囊炎等慢性感染病的患者，在阴冷天气更要注意预防流感，流感发生季节尽量不要往人群聚集的地方去，防止受寒受凉引发或加重风湿病。

·注意保持居室温暖和干燥：居住的房屋要通风、向阳，保持空气新鲜。不要在水泥地板及风口处睡卧。有关节病等风湿病的人，在天气寒冷时要注意保持居室内的温暖和干燥，注意给关节营造一个温暖的环境。

·洗漱宜用温水，睡前洗脚，最好将双足浸入中药洗方汤药中，不但可以促使下肢血流通畅，还可以消肿痛，除风湿。

·风湿病急性期或急性发作期，有明显的红、肿、热、痛者，要卧床休息2～3周，肾虚及腰椎病患者应禁止性生活。

·注意摄取蛋白质：风湿病患者在饮食方面要按自己所患病症的轻重，遵照医嘱，调理饮食和忌口。营养鲜牛奶、大豆等食物都含有丰富的蛋白质，对于预防关节炎等风湿病、缓解小关节炎疼痛，都具有明显作用。

·争取早期诊断、早期治疗：虽然风湿病无法根治，且致残率比较高，但如果获得早期诊断及早期的治疗，是可以控制病情发展甚至治愈的。所以，若能普及本病的一般知识，医生和患有关节肿痛症状的患者对本病保持足够的警惕性，就能提高诊疗水平，控制病情发展，减少致残率，恢复劳动能力。

五、运动疗法

1. 运动疗法的原则

（1）一般原则　根据病情和关节功能障碍的程度，酌情适当运动，不要强求。伴有消耗性疾病、发热及心、肺、肝、肾病时，不要进行全身性锻炼，适当活动关节即可。

（2）动静结合 关节及身体运动（活动）锻炼，应以动为主，动静结合；整体与局部锻炼相结合；以主动运动为主，被动运动为辅。急性期要适当休息，避免炎症加重，以助炎症的消退。当关节炎症和疼痛减轻后，即应做一些不使关节肿痛加重的活动，以增加肌力，防止关节挛缩、强直及肌肉失用性萎缩。

（3）适宜的运动量 运动锻炼要遵循量力而行、循序渐进、坚持不懈、恢复关节功能与体力的原则施行。每日活动量（强度）由小到大，逐渐增加；活动时间由短到长，次数由少渐多，达到患者自身每天适当的活动量时，长期坚持锻炼，持之以恒。若头一天活动后关节僵硬或肿胀、热感和（或）疼痛加重持续在 2h 以上，翌日晨间仍不消失并出现疲乏、无力时。说明运动量过大或方式不当，应暂停运动锻炼 1～2d 后，再试进行。可在每天上午和下午进行运动锻炼，每次一个项目，15～30min，以心率 120/min 左右为宜；或分次活动上下肢关节，累计每天达 2h 为宜。

2. 运动疗法的项目

体力和整体锻炼 可选择适合患者病情的训练，如打太极拳、做体操、跳舞、散步、快步走、慢跑、爬楼梯或爬坡、爬山、打羽毛球、打乒乓球、打高尔夫球、蹬自行车或三轮车、游泳、园艺劳动及游戏等。

肌力锻炼 肌力是指肌肉于收缩时能产生最大力的强度。通常 RA 患者在全天卧床时，肌力每周下降 10%～15%，即每天下降 1%～3%。卧床 3～5 周肌力减少一半，肌耐力也减退，肌肉失用性萎缩以股四头肌和背伸肌最为明显。

肌力锻炼的方法：①手指的精细动作训练，如编织、刺绣、装订、握球、弹球、珠算、写字、打字、叠纸、插板、结解绳结、开锁、分拣、抓握、组装、缝纫、弹琴、整容、剃须、塑像、绘画、书法、下棋、搭积木及日常生活中手的操作等；②手腕活动训练，如做油彩画、粉刷、锤打、钉钉、提举、打乒乓球、移动物具等；③肩肘屈伸与外展内收训练，如打各种球类、刨木、拉锯、磨砂、绘画、书法等旋肩活动；④髋膝屈伸训练，如上下台阶或楼梯（由矮到高，数量由少到多）、骑车或蹬车、儿童跑爬玩耍等；⑤足踝运动训练，如蹬车、脚踏缝纫机或风琴。

静力锻炼 是指肌肉收缩时肌长度不变，无关节活动，可保持并恢复肌力。主动或被动伸展肢体、伸直关节、仰卧、侧卧、抬高上下肢和用力绷紧肌肉等。如收缩股四头肌，每次收缩 5～10s，间隔 20s，重复 5～10 次，每天练习 2～3次。亦可用弹性带、橡胶带或弹簧锻炼握力、捏力和拉力等，牵引增加负荷以每次加重 0.5kg 为宜，或请他人帮助进行肌力锻炼。

动力锻炼　是指肌肉的向心性收缩伴有关节的正常活动与肢体移动。主动肌力锻炼，如屈曲肘关节以收缩肱二头肌，站立位向各方向弯腰收缩髂腰肌及上述耐力锻炼的项目等。被动肌力锻炼，如叩击四肢肌肉、揉捏、按摩、牵拉；抗阻力，如弹性带和髋部 8 字形纽带、滑轮、等速收缩训练器；抗负荷，如沙袋、砝码、哑铃、弹球、手球、拉力器、步行器、牵引器、提举重物等，逐渐加重 1~2kg 至最大重力耐受量为止。每 1~3d 或隔 2~3d 锻炼一次。

被动运动锻炼　是靠他人和自己健康的肢体或器械帮助的外力进行锻炼，以防止关节、肌腱、韧带和关节囊的挛缩，增强肌力和体力，改善并恢复关节功能。除采用以上运动种类方法外，机械运动如握球、弹球、手球、哑铃、握力器、拉力器、重力靴、绑腿、脚踏板、手杖、拐杖、夹板、牵引手法、牵引器、轮椅、自行车、步行器、旋转器、滑行艇、沙袋、矫形鞋、矫形器及护关节器具等。

3. 运动项目的选择及注意事项

·锻炼时要注意禁忌证：严重的消耗性疾病、心力衰竭、肺部疾患、发热所致感染、泌尿系感染、膀胱或直肠异常、未控制的癫痫、感染的伤口及各种皮肤病。

·参加锻炼的患者要小心应用止痛药和非甾体抗炎药（NSAID），这些药物不仅能减轻炎症造成的疼痛，也会掩盖锻炼中组织损伤造成的疼痛。

·一般关节不同炎症期做不同锻炼。急性期以休息为主，轻微在关节活动范围内的活动，每日数次；亚急性期进行主动关节活动范围内的活动、等长收缩；慢性期进行关节活动范围内的活动、伸展性锻炼、有氧锻炼。

·锻炼时要考虑全身情况，特别是心肺功能状态和关节破坏的程度。

·区别疼痛类型：应区别关节疼痛来源于炎症还是机械性结构紊乱或两者兼有之。炎症性疼痛的关节只能进行关节活动范围内的活动锻炼。机械性结构紊乱的关节为轻度时，进行关节活动范围内等长、等张、低冲击性需氧锻炼。

六、饮食保健

《内经》指出："形不足者，温之以气；精不足者，补之以味。"首先，风湿病患者饮食应全面，营养均衡，不可偏食。一般来说，除痛风性风湿病外，风湿病患者的饮食禁忌不算太多，这有利于患者全面吸收营养。患者宜选用高蛋白、高维生素及容易消化的食物，再加上合理的营养搭配及适当的烹调，以满足肌体对营养及能量的需要，有利于疾病的康复。

对过去曾明显诱发和加重自己病情的食物应该避免食用，其他食物都可以吃，要吃得丰富多彩，才能保证营养全面、合理。当然，不要过多进食肥腻食物、海产品及过酸、过咸的食品。由于风湿病是慢性病，患者处于长时间的慢性消耗中，因此，要注意改善患者的营养摄入，促进患者食欲。要注意选择高蛋白、高维生素和易消化的食物，应注意菜肴的色香味，也可以增加餐饮量或次数，以供给足够能量。

急性期的患者最好忌食生冷、辛辣等刺激性强的食品。有些风湿病患者喜欢服用一些药酒，认为酒具有活血化瘀的作用，可以止痛消肿，其实这应根据个人体质及病情区别对待。酒性辛热，能祛寒散邪，如是寒湿体质或证属寒湿内阻的，可饮用一些药酒；而南方湿热较重，如伴有湿热之象的患者，则不宜饮酒，因为酒性原本湿热，热重伤肝，湿重伤脾，如再浸入附子、川乌、细辛一类的热药，会加重内热和肿痛。糖类及脂肪也应少食，因为此类食物久食、多食容易损伤脾胃，导致痰湿滋生，加重病情。另外，处于急性期有关节肿胀的患者，食盐用量应比正常人少，因为盐摄入过多会造成水钠潴留，停滞于关节，会加重关节的肿胀程度。

再者，风湿病患者在配制药膳时，应遵循中医急则治标、缓则治本的原则，根据不同病情采用不同的方法。一般来说，行痹患者宜用葱、姜等辛温发散之品；寒痹患者宜用胡椒、干姜等温热之品，忌食雪糕、冰棍等冰冻生冷的食物；湿痹患者宜用茯苓、冬瓜、薏苡仁等健脾祛湿之品；热痹患者宜用绿豆、冬瓜等食物，不宜饮酒及进食辛辣刺激性食物。

(1) 避免加重风湿病症状食物

高脂肪类　脂肪在体内氧化过程中，会产生酮体。过多的酮体，对关节有较强的刺激作用，患者不宜多吃高脂肪类食物，如牛奶、肥肉等，炒菜、烧汤也宜少放油。

海产类　患者不宜多吃海产品，如海带、海参、海鱼、海虾等，因其中含有尿酸，被人体吸收后，能在关节中形成尿酸盐结晶，使关节症状加重。

过酸、过咸类　如花生、白酒、白糖，以及鸡、鸭、鱼、肉、蛋等酸性食物摄入过多，超过体内正常的酸碱度，则会使体内酸碱度一过性降低，乳酸分泌增多，且消耗体内一定量的钙、镁等离子，而加重症状。同样，若吃过咸的食物如咸菜、咸蛋、咸鱼等，会使体内钠离子增多，也会加重患者的症状。

高甜食品　高甜食品会加重关节病情，据观察关节炎患者常吃甜食会加重病情，若常吃高甜食物，就会影响肾与膀胱经，从而加重关节炎患者的病情。对 RA 患者的相关研究发现，不吃甜食的一组，经同样药物治疗，症状缓解，关节疼痛、肿胀、僵硬得以改善，有的甚至明显好转；而吃糖多的一组，半数患者的上述症状没有任何改善，有的还呈现病情加重趋势。由此可见，关节炎患者不可多用高甜食物。

（2）食疗方药

防风祛湿粥　防风 20g，防己 15g，粳米 100g，薏苡仁 50g。防风、防己水煎取汁，加入粳米、薏苡仁熬粥，分次食用。用于风湿较盛、关节疼痛呈游走性、疼痛较剧的患者。

赤小豆粥　赤小豆 30g，白米 15g。用于风湿病出现肢体沉重、关节屈伸不利的患者。

麻子煮粥　冬麻子 250g，粳米 100g，葱、椒、盐及豆豉适量。冬麻子捣碎后用水过滤取汁，加入粳米煮成稀粥，下葱、椒、盐及豆豉。患者空腹食用。适用于老年风湿病患者。

补虚正气粥　炙黄芪 30～60g，人参 3～5g 或党参 3～5g，粳米 60～90g。先将炙黄芪、人参或党参切成薄片，用冷水浸泡半小时，入砂锅煎沸，然后改用小火煎成浓汁，取汁后，再加冷水，如上法煎再取汁，去渣，将第一次、第二次所取的药汁合并，分两份于每日早晚同粳米加水适量煮粥，人参也可做成参粉，调入黄芪粥中煮，然后服食。主要适用于体质虚弱、关节酸痛、脾胃功能失调者。

第一章

类风湿关节炎

类风湿关节炎（rheumatoid arthritis，RA）是以对称性多关节炎为主要临床表现的异质性、系统性自身免疫疾病。本病以关节滑膜的炎症为病变基础，累及关节及其周围组织如软骨、韧带、肌腱及其相连的骨骼。病变反复持续发作，最终可导致进行性关节破坏，引起畸形、强直，导致不同程度的功能障碍，严重者可致残。其次病变还可使浆膜、心、肺、皮肤、眼、血管等的结缔组织发生广泛的炎症，造成多脏器损害，所以又称类风湿病。中医对 RA 的认识最早见于《内经》，《素问·痹论》指出"风、寒、湿三气杂至，合而为痹，其风气胜者为行痹，寒气胜者为痛痹，湿气胜者为着痹也……所谓痹者，各以其时重感于风寒湿者也。"本病属于中医学"痹证"范畴，在病名上有"历节""白虎""鹤膝风""顽痹"等不同称谓。1981 年，焦树德教授在"中华全国中医学会内科学会成立暨首届学术交流会"上提出"尪痹"作为独立的病名。1997 年中国国家标准《中医临床诊疗术语·中医病证治法术语》将 RA 统一命名为"尪痹"[1]。流行病学显示，全球各人种总发病率为 1% ~2%，男女之比为 1∶2.5，以 30 ~50 岁为发病高峰。我国 RA 患病率约为 0.2% ~0.36%[2]。保守估计，目前在我国成年 RA 总患者数逾 500 万，已经成为一个社会问题。

一、病因病机

（一）现代医学认识

1. 病　因

感染和环境因素　外界环境中的细菌、支原体、EB 病毒等一直被认为与

RA 的发病有关，但未获得直接证据。实验证实 RA 的关节滑液中有多种病原微生物的 DNA 成分，这已是不争的事实，且某些支原体衍生的超抗原具有诱导产生 T 细胞依赖的细胞因子作用，能加速 II 型胶原免疫的小鼠产生关节炎症；RA 的组织病理学变化亦与莱姆病的关节改变类似。这些间接地表明了环境因素在 RA 发病中的作用。受寒、受潮、劳累、营养不良、外伤、精神刺激可能诱发和加重本病。

遗传因素　本病有家族聚集现象。另外，单卵双生子的共同发病率高达 30%～50%。流行病学调查亦显示人白细胞抗原（HLA）- DR_4、DR_1 表型发病率增高，且与疾病的严重程度相关。

性激素　RA 发病率在女性和男性中发病率为 2∶1～3∶1，提示性激素可能参与发病。另外，女性 RA 患者在妊娠期内病情可减轻，分娩后 1～3 个月易复发，提示孕激素水平下降或雌 - 孕激素失调可能与 RA 的发病有关。

其他因素　近年随机因素（stochastic factors）在 RA 发病中的作用受到关注，主要包括体细胞突变、后生效应及与生理过程相关的随机变化三个方面，但随机因素的作用很难通过试验重复得到。另外，寒冷、潮湿、疲劳、外伤、吸烟及精神刺激等可能与 RA 发病有关，常作为 RA 的诱发因素，但大多数患者发病前无明显诱因可查，尚需严格的流行病学研究来明确。

2. 发病机制

（1）遗传因素　RA 发病具有较为明显的家族遗传性。研究发现，RA 的发生与一组由遗传决定的 MHC II 分子有关，HLA 的 DR、DP 和 DQ 正位于此区域，特别是 HLA-DR。在 RA 患者的基因内，都有特殊 HLA-DR 关键性结构成分编码的核苷酸序列。目前认为与 RA 相关的易感基因包括 HLA-DR_4 基因、肿瘤坏死因子（TNF）基因、球蛋白基因、TCR 基因等，其中 HLA-DRB1 * 04 亚型的 B 链第 3 高变区 70～74 位点有相同的氨基酸序列，称之为"共享表位"，携带该序列的 HLA 分子能与相同或相似的抗原肽结合，导致某些 T 细胞的活化，参与致病。

（2）环境因素　除遗传易感因素外，环境因素对 RA 的发病亦起到重要作用。有研究发现，多种病毒感染，如风疹病毒、细小病毒 B19、HBV、HCV、HHV6、EB 病毒等，均可诱导 RA 的发生，其机制为：在特定遗传背景下（具 HLA-DRB1 * 04 等易感基因），感染具有"共同基序"的外来病原体（如 EB 病毒），通过"分子模拟机制"与携带"共享表位"的 HLA 分子结合，取代了 T 辅助细胞信号与 TNF 受体家族信号系统反应，激活了 T 淋巴细胞、核因子（NF）- κB、JNK、STAT 等，造成免疫功能紊乱。

然而，尽管研究 CD4 T 细胞与 EBV 抗原之间的反应提示了 RA 和病毒感染之间存在必然的联系，目前尚缺乏更直接的证据证明之间的关联性。

（3）RA 患者体内免疫学变化

RA 是以 T 淋巴细胞特别是 Th1 细胞介导为核心的自身免疫功能紊乱性疾病，伴活性异常的 B 淋巴细胞和高表达的自身抗体，导致了滑膜关节的炎症发生，各种炎症因子又可加重免疫紊乱和炎症的反复发作，形成恶性循环，因此，研究 RA 发生发展过程中免疫细胞和细胞因子的改变有助于研究其发病机制，并且可从此方面研究相应药物治疗。

RA 致病机制在 T 淋巴细胞的表现主要为 Th1/Th2 的失衡，且效应性 T 淋巴细胞的激活是导致 RA 炎症反应的首发环节。Th1 细胞激活后，引起一系列的炎症反应，同时可抑制 Th2 细胞的分化，而 Th2 细胞具有抗炎效应，可通过分泌白细胞介素（IL）- 4、5、10、13 等，抑制单核细胞，促进抗炎细胞因子释放。因此，调节 Th1/Th2 的平衡应是治疗 RA 的重点。

B 淋巴细胞在 RA 发病过程中参与了自身抗体的产生、细胞因子的分泌、抗原提呈和 T 淋巴细胞的激活等重要环节，其类风湿因子（RF）是针对人或动物 IgG 分子 Fc 片段上抗原表位的特异抗体，可与自体、异体或异种 IgG 形成免疫复合物，并激活补体系统诱发炎症反应。RF 在 RA 诊断中具重要作用。

其他细胞因子也参与了 RA 的发病机制：

HLA-G　即人类白细胞抗原 G，为非经典 HLA Ⅰ 类抗原，可抑制 NK 细胞和 CTL 介导的细胞裂解，抑制 T 细胞，促进 Th2 细胞增殖，降低 Th1/Th2 的比值，有利于 RA 的转归。

IL-17　为 Th17 细胞的表达产物，在 RA 患者体内高表达，其浓度与疾病严重程度一致，可与 IL-1、TNF-α 协同刺激关节滑膜细胞表达 IL-6、IL-8、基质金属蛋白酶（MMP）等，增强 MMP-1、3、13，促进软骨蛋白多糖及胶原的降解，造成 RA 发病进程中的关节破坏。IL-17 自身可刺激 RA 的发生。

血管内皮细胞生长因子（VEGF）　VEGF 可调控血管生长，在 RA 患者体内，大量滑膜细胞的增生压迫血管，导致血管流量减少，局部需氧量增加，关节腔内缺氧及滑膜组织持续缺氧，使滑膜细胞大量表达缺氧诱导因子（HIF），HIF 可上调 VEGF，使滑膜内血管增生，形成血管翳。因此，在治疗 RA 的过程中，可通过抑制 VEGF 来抑制血管生成。

在 RA 的炎症反应过程中，还有大量的细胞因子高表达，这些细胞因子与炎症的发生发展有密切联系，因此研究 RA 细胞因子对理清其机制具有重要意义。

（二）中医学认识

"尪痹"是焦树德教授在学习、继承前人各种论述的基础上，参考近代文献，结合多年临床体会，对各种痹病的病因、证、脉、治等，对于有肢体变形、关节肿大疼痛、僵化、筋缩肉蜷、不能屈伸、骨质受损的痹病系统而统一称谓。"尪"字与"尩""尪"通用。其字意是指足跛不能行，胫曲不能伸，骨质受损，身体羸弱的废疾而言。例如《金匮要略》中说的"诸肢节疼痛，身体尪羸……"就是指关节肢体弯曲变形、身体羸弱、不能自由行动而渐成废人的疾病。"痹"即《内经》"痹论"所谈"风寒湿三气杂至合而为痹"的痹病。因此说，"尪痹"就是指具有关节变形、骨质受损的痹病。"尪痹"不但包括 RA，而且也包括现代医学中其他一些有关节疼痛、肿大变形的疾病，其中以 RA 最为多见，临床观察也主要以 RA 为主。现代多数医家认同"尪痹"以"外感正虚"为重要病机。具体分类如下。

正气不足　本病发病的基础在于人体禀赋不足，素体气虚，或因饮食不节，涉水冒雨，起居失于调节，引起气血不足，肌肤失养，腠理空虚，卫外不固，外邪易于入侵，阻塞气血经络，留注于经络、关节、肌肉，而致本病。或因房劳过度内伤肾气，精气日衰，则邪易妄入，又因过逸之人，缺少锻炼，正气渐虚，筋骨脆弱，久致肝肾虚损，气虚血亏，后天失于濡养，稍有外感，邪易乘虚而入，与血相搏，阳气痹阻，经络不畅，瘀痰内生，留注关节，留连于筋骨血脉，使气血不畅而成痹病。

外感诸邪　《内经》所谓"风寒湿三气杂至合成为痹"的论点，是中医对 RA 六淫致病最早的论述，目前多将其分为感受风寒湿邪而发的风寒湿痹，以及因感受湿热之邪或风寒湿邪化热而发的湿热痹。

七情郁结　七情过极则致肝的疏泄、藏血、濡养功能异常，脏腑、筋膜失养，容易发为本病。此时风、寒、湿等邪气侵袭人体，导致气血不通，经络闭阻容易发为本病。尤其女性多发病，肝主情志主藏血，女子以肝血为本，若肝气疏泄失常，气机不调，气血不和，决定女子首先受累，故本病以女子多见、易发病。此外，《灵枢·平人绝谷》言："五脏安定，血脉和利，精神乃居。"情志过极皆是火，火热之邪致病疼痛剧烈，故而情志过极皆是火也是痹病发生的重要条件。

瘀血痰浊　人体正气不足，脏腑气血阴阳失调，产生瘀血与痰饮。这些病理产物能直接或间接作用于人体，在痹病的发病中起着不可忽视的作用。例如，《医门法律》曰："风寒湿三痹之邪，每借入胸中痰为相援。"《类证治裁·痹论》曰："必有湿痰败血瘀滞经络。"饮食所伤，湿聚化痰；情志郁结、气滞血瘀或跌仆伤致瘀血阻滞。瘀血痰浊既阻滞气血经脉，又相互影响，相互作用，使瘀血痰浊互相交结，胶着于经络血脉和肌肤筋骨关节，使 RA 顽固难愈，成为顽痹，经久不愈。

传化分型　痹病日久，正气虚弱，或可由五体传变，由皮肤影响肌肉血脉筋骨等，形成皮痹、肉痹、筋痹、脉痹、骨痹之五体痹。或表里相传，分为心痹、肺痹、脾痹、肝痹、肾痹，之五脏痹。此外，脏腑间也可传变，如《素问·玉机真脏论》曰："肺痹，发咳上气，弗治，肺即传而行之肝，病名曰肝痹。"总之，痹病日久，多为纵深发展，病多沉重，治疗也难。

综上所述，正气不足，使人体易感受六淫之邪，形成瘀血痰浊，而使 RA 发病；反之外感六淫之邪以及瘀血痰浊又可伤及正气，正气更虚，由此互相影响，加重病情，难以根除。病程日久，又可见关节肿大，屈伸不利，皮肤红斑结节，气血阴阳耗损，又易复感外邪使病情加重。由于 RA 病因繁乱，病机复杂，临床表现纷繁缭乱，病程缠绵日久，所以临床用药应当仔细辨证，谨慎用药，标本兼顾，才可取得良好的治疗效果。

二、临床诊断

（一）辨病诊断

1. 临床表现

RA 为一系统性自身免疫病，临床表现多种多样，虽然以关节症状为主，但全身表现及脏器受累亦不少见。RA 起病多隐匿，但部分患者起病急剧。隐匿起病者，发病初期症状不典型，可表现为一个或几个关节肿胀或疼痛。起病急剧者，几天或数周内出现典型的关节症状。RA 的病程大致可分为三类：第一类为间歇型，即病情呈间歇性发作，两次发作之间可有数个月的缓解期，占15% ~ 20%；第二类为长期临床缓解，两次急性发作之间病情缓解可长达数年甚至数十年之久，约占10%；第三类则为进展型，占65% ~ 70%，自发病以后，临床表现没有明显的缓解征象，病情持续发展。除关节症状外，部分患者可伴有乏力、体重下降、低热、肌肉酸痛等全身症状。

（1）关节表现　RA 的关节症状既具有一定的共同点，也存在临床表现的多样性。受累的关节主要为有滑膜的可动关节，以手、腕、足小关节受累多见，也可出现肩、肘、膝、髋等大关节炎症；手关节炎多累及近端指间关节，而远端指间关节较少受累；脊柱除颈椎受累多见外，其余胸、腰及骶髂关节极少受累；关节症状多呈对称性，也可表现为不对称。根据起病时受累关节的数量，RA 可分为单关节炎型（单一关节受累，约占20%）、少关节炎型（<3 个关节受

累，约占 44%）和多关节炎型（≥3 个关节受累，约占 35%）。RA 的关节症状通常有以下几种表现形式。

晨僵 晨僵是指患者清晨出现关节部位的紧束感和僵硬感，这种感觉在活动后可明显改善。晨僵是许多关节炎的表现之一。但是，在 RA 中最为突出，晨僵出现在 95% 以上的 RA 患者，持续 1h 以上者意义较大。晨僵可作为评价本病病情活动的指标之一，只是主观性很强。其他病因的关节炎也可出现晨僵，但不如本病明显和持久。

关节痛及压痛 多呈持续性、对称性，常见部位是近端指间关节、掌指关节、腕关节，也可累及肘、膝、足等。关节痛及压痛常常是 RA 发病的最早症状。

关节肿 关节肿常呈对称性，可见于任何关节，但以双手近端指间关节、掌指关节及腕关节受累最为常见。主要是由于关节腔积液、滑膜增生及组织水肿而致。

关节畸形 常出现于病程中晚期，由于滑膜增生、软骨破坏，或关节周围肌肉萎缩及韧带牵拉的综合作用引起关节半脱位或脱位。关节畸形最常见于近端指间关节、掌指关节及腕关节，如屈曲畸形、强直、天鹅颈样畸形及纽孔花畸形等。

关节功能障碍 由于关节炎症的持续存在，导致受累关节局部的损害和修复反复进行，最终使增生的滑膜发生纤维化及钙化，导致关节强直，初期以纤维化强直为主，晚期则为骨性强直，关节功能完全丧失。关节功能障碍按轻重程度可分为四级。Ⅰ级：能正常进行各种工作和日常生活活动；Ⅱ级：能正常进行各种日常生活活动和某些特定工作，其他工作受限；Ⅲ级：能正常进行各种日常生活活动，不能胜任工作；Ⅳ级：各种日常生活和工作活动均受限。

（2）关节外表现 关节外表现是 RA 临床表现的重要组成部分，某些全身表现如乏力、发热、消瘦、贫血等可先于关节表现出现于发病的早期。同时，关节外表现往往与关节症状伴发，有些关节外受累会导致严重的后果，甚至危及患者的生命。

类风湿结节 为 RA 特征性的皮肤表现，具有诊断价值。类风湿结节见于 20%~30% 的患者，多发于皮下，呈椭圆形或半球形，质地较硬，一般为直径数毫米至数厘米的硬性结节，不易活动，无疼痛或触痛。多发于尺骨鹰嘴下方、膝关节及跟腱附近等易受摩擦的骨突起部位，有时也可见于眼、肺、心包和其他内脏浆膜等处。此外，临床上可见到一种特殊类型的浅表性类风湿结节，多见于手指、前臂、尾骨及踝关节附近，其体积较小，多发，分布浅表。类风湿结节的出现多预示病情较重，常伴有滴度较高的 RF。

血管炎　发生率约为 25%，多见于病程较长者。血管炎是重症 RA 的表现之一，患者多伴有淋巴结病变及骨质破坏。组织中有免疫复合物沉积，血清 RF 阳性、冷球蛋白阳性及补体水平下降。血管炎可累及大、中、小血管，但以坏死性小动脉或中等动脉血管病变为主。小血管炎与多种临床表现有关，如类风湿结节、皮疹、甲周皮肤梗死、指（趾）坏疽、皮肤溃疡、紫癜、网状青斑或肝脾肿大等。累及大动脉时的表现类似于结节性多动脉炎，出现神经系统受累表现，如单发或多发性神经炎、巩膜炎、角膜炎、视网膜血管炎等。多部位的血管炎提示广泛的病变，预后不良。另外，血管炎的表现常有波动性，其活动性与关节滑膜炎的活动性并不一致，如系统性血管炎为 RA 的首发症状，预后不佳，要治疗积极。

心脏病变　RA 患者合并心脏病变以心包受累最为常见，主要表现为心包炎和心包积液，但也可出现心内膜炎及心肌炎。有心包炎临床表现的 RA 患者约占 10%，但超声心动图发现大约 50% 的 RA 患者有心包积液和其他心包异常，但无临床症状。心包积液多为无症状性或中等积液，极少出现心包压塞。另外，RA 还可造成心脏瓣膜损害，主要为主动脉瓣关闭不全。肉芽肿病变（如类风湿结节）或弥漫性纤维化可引起心肌损害，还可引起房室传导阻滞或其他传导系统疾患。

胸膜和肺病变　RA 患者常见的胸膜和肺损害包括胸膜炎、肺间质纤维化、肺类风湿结节、间质性肺炎、肺血管炎及肺动脉高压。其中肺间质纤维化及胸膜炎最为常见。肺间质纤维化见于约 11% 的患者，急性期的病理改变为淋巴细胞和浆细胞浸润，慢性期可见广泛的肺间质纤维化。患者临床症状多表现为干咳、气短，双肺底可闻及散在的细小水泡音。肺功能检查显示肺活量下降，肺功能受损的程度与病情发展及关节外表现成正比。胸腔积液多见于 RF 阳性、有类风湿结节及男性患者，多无典型临床表现，往往在影像学检查下发现。另外，类风湿结节可出现于肺内，多分布于肺的外围和上叶，可单发或多发，大小不一，结节中可形成空洞，诊断需与结核球、肿瘤、感染等相鉴别。RA 患者出现非尘肺而有尘肺样表现时，称为 Caplan 综合征。

肾脏病变　RA 患者较少出现肾实质的病变。少数患者可出现肾脏受损，主要由淀粉样变、血管炎和药物引起。肾淀粉样变发生率约为 5%~15%，表现为持续性蛋白尿，肾组织活检可见淀粉样蛋白沉积，并可有血清中抗淀粉蛋白 P 抗体阳性。血管炎可引起肾小球性肾炎，可出现轻度的一过性肾小球滤过率降低，但发生肾功能衰竭的极少。另一类常见的肾损害主要与治疗的药物有关。NSAID 可引起间质性肾炎并导致急性肾衰竭的发生，尤其在老年患者，应慎用这类药物。慢作用抗风湿药，如金制剂、青霉胺、环孢素 A 等均有较强的肾毒性，可引起肾小球损害，出现蛋白尿、血尿、肾功能不全。

消化系统表现 RA 患者中多伴有不同程度的消化道症状，如恶心、厌食、反酸、胃痛等，严重者可出现消化性溃疡及穿孔，甚至危及生命。消化系统病变的发生可能是 RA 本身和各种抗风湿药物(如 NSAID、糖皮质激素等)综合作用的结果，两种在临床上难以区分。另外，如血管炎累及胃肠道，可引起消化道出血、肠梗阻等严重症状，预后较差。

神经系统损害 神经病变可分为中枢性和外周性两种。中枢性病变多继发于颈椎破坏后的脊髓或脑干损伤，外周性病变多由于外周神经受压引起。腕管综合征为常见的外周神经受损表现。免疫复合物和补体等致炎因子引起的血管炎或神经末梢变性及脱髓鞘也是 RA 神经病变的原因之一，患者可伴发感觉型周围神经病、混合型周围神经病、多发性单神经炎等。

造血系统损害 RA 患者贫血常见，多为正细胞性或小细胞性贫血。贫血的原因主要有：铁的利用障碍、慢性失血、营养不良、自身免疫性溶血及药物对骨髓的抑制等。贫血的程度通常与 RA 病情的活动性有关。血小板增多常见于活动性 RA 患者，其程度与活动性滑膜炎的关节数量和关节外表现相关。30%的患者可有淋巴结肿大，且多有病情活动、RF 阳性和红细胞沉降率(ESR)增快。淋巴结活检可见生发中心 CD8 + T 细胞浸润。淋巴滤泡散在性均匀增生是本病的特点，并有助于与淋巴瘤的鉴别。

眼部受累 RA 可直接累及结膜、角膜、巩膜和前葡萄膜。10% ~ 35% 的 RA 患者可出现角结膜干燥的症状，如眼部异物感、少泪、畏光，Schirmer 试验和角膜染色阳性。这种眼干症状一般出现于关节症状之后，属继发性病变。血管炎相关的巩膜炎亦不少见，表现为眼红、眼痛，但很少影响视力。另外，RA 药物治疗也会引起不良反应，如糖皮质激素可引起白内障和青光眼，金制剂可在角结膜沉积，抗疟药易引起视网膜病变等。

其他关节外表现 约 30% 的患者可出现继发性 SS，表现为眼干、口干，血中抗 SSA 抗体阳性。另有部分患者在病程中出现听力下降，可能与药物或耳骨关节受累有关。

2. 临床诊断

(1)诊断标准 目前通常采用美国风湿病学会(ACR)1987 年的诊断标准(表 1 - 1)。但对于不典型及早期 RA 易出现误诊或漏诊。2010 年 ACR 和欧洲抗风湿病联合会(EULAR)提出了新的分类标准和评分系统(表 1 - 2)。患者按照表中所示标准评分，6 分以上可确诊 RA；小于 6 分目前不能确诊 RA，但患者有可能在将来满足诊断标准，需密切观察。新标准纳入了炎症标志物 ESR、C 反应蛋白（CRP）和抗环瓜氨酸多肽（CCP）抗体，提高了诊断的敏感性，为早期诊断和早期治疗提供了重要依据，但这并不是诊断标准，临床工作中仍应结合不同患者的具体表现，降低误诊率。

（2）病变活动分期

急性活动期　以关节的急性炎症表现为主，晨僵、疼痛、肿胀及功能障碍显著，全身症状较重，常有低热或高热，ESR 超过 50mm/h，白细胞计数超过正常，中度或重度贫血，RF 阳性，且滴度较高。

表 1-1　ACR 1987 年 RA 的诊断标准

| ① 晨僵至少持续 1h（病程 ≥6 周）。 |
| ② 3 个或 3 个关节肿胀 ≥6 周。 |
| ③ 腕、掌指或近端指间关节炎中，至少有一个关节肿胀（病程 ≥6 周）。 |
| ④ 对称性关节炎病程 ≥6 周。 |
| ⑤ 类风湿结节 |
| ⑥ 血清 RF 阳性 |
| ⑦ RA 影像学改变，必须包括骨质侵蚀或受累关节及其邻近部位有明确的骨质脱钙 |

注：凡符合上述 7 项者为典型的 RA；符合上述 4 项者为肯定的 RA；符合上述 3 项者为可能的 RA；符合上述标准不足 2 项而具备下列标准 2 项以上者（a. 晨僵；b. 持续或反复的关节压痛或活动时疼痛至少 6 周；c. 当前或过去曾发生关节肿胀；d. 皮下结节；e. ESR 增快或 CRP 阳性；f. 虹膜炎）为可疑的 RA

亚急性活动期　关节处晨僵、肿痛及功能障碍较明显，全身症状多不明显，少数可有低热，ESR 异常但不超过 50mm/h，白细胞计数正常，中度贫血，RF 阳性，但滴度较低。

慢性迁延期　关节炎症状较轻，可伴不同程度的关节强硬或畸形，ESR 稍增高或正常，RF 多为阴性。

稳定期　关节炎症状不明显，疾病已处于静止阶段，可留下畸形并产生不同程度的功障。

（3）临床分期

早期　绝大多数受累关节有肿胀及活动受限，但 X 线片仅显示软组织肿胀及骨质疏松。

中期　部分受累关节功能活动明显受限，X 线片显示关节间隙变窄或不同程度骨质侵蚀。

晚期　多数受累关节出现各种畸形，或强直，活动困难，X 线片显示关节严重破坏脱位或融合。

（4）特殊类型 RA

缓和的血清阴性对称性滑膜炎伴凹陷性水肿综合征（syndrome of remitting seronegative symmetric synovitis with pitting edema，RS3PE） 是一种病因未明的特殊类型关节炎，好发于老年男性，基本病理改变为滑膜炎，以屈（伸）肌腱鞘滑膜炎为特征。临床表现为对称性腕关节、屈（伸）肌腱鞘及手关节的急性炎症，伴手背部凹陷性水肿，双侧肘、肩、髋、膝、踝及足关节均可受累，RF 阴性，对 NSAID 反应差，小剂量糖皮质激素有显著疗效。

Felty 综合征 RA 伴发肝、脾、淋巴结大，以及贫血、白细胞减少和血小板减少者称之为 Felty 综合征。本综合征少见，约占 RA 患者的 1%。常发生于 RA 病程晚期。患者全身症状显著，关节炎症及畸形明显，特别是中老年患者。肝脾中等度肿大，常伴有脾功能亢进和肝硬化及门静脉高压的临床表现。脾切除通常只能收到暂时效果。其产生原因可能是类风湿血管炎累及肝脾血管引致脾功能亢进，或存在抗血细胞抗体。分子生物学研究发现，伴有 Felty 综合征的患者 HLA-DR$_4$ 阳性率明显升高。

回纹型风湿病（panlindromic rheumatism，PR） 有学者也称之为复发性风湿症。表现为反复发作性关节及关节周围组织红、肿、热、痛。疼痛较剧烈而无法行走，症状在数小时内可达高峰，但每次发作在数小时至数天内出现或消失。多表现为膝、腕、肩、手等小关节炎症；可有手指、腕关节或肌腱处皮下结节；但很少有发热等全身症状，发作间期也无任何症状；有的可伴有 ESR 升高，50% 患者 RF 呈现阳性，滑膜液检查表现为非特异性急性炎症反应，无结晶。多数患者反复发作自行缓解，30%～40% 患者数年甚至 10 多年后演变为典型的类风湿关节关。

3. 相关检查

（1）实验室检查

血常规 病情较重或病程长者，红细胞和血红蛋白有轻至中度降低，贫血，大多属正常细胞、正常色素型，约 25% 为缺铁性贫血。Felty 综合征患者可见全血细胞减少。

ESR 和 CRP 可作为判断 RA 活动程度和病情缓解的指标。在 RA 活动期 ESR 增快，CRP 升高；经治疗缓解后下降。

自身抗体

RF：是抗人或动物免疫球蛋白（Ig）G 分子 Fc 片段抗原决定簇的特异抗体。RF 可分为 IgM 型、IgG 型、IgA 型和 IgE 型。约 70%～80% RA 患者可检测到

RF，血清中主要是 IgM 型 RF。IgG-RF 多固定于组织内，IgG-RF 阳性常见于有类风湿结节、类风湿血管炎及 Felty 综合征的患者。除 RA 外，RF 阳性还见于 SS、SLE、混合性结缔组织、PM、Grave 病、病毒性肝炎、结核、麻风、亚急性感染性心内膜炎等疾病；此外 1% ~5% 健康人群也可呈阳性，但健康人及非 RA 患者 RF 滴度较低，且很少有 IgG-RF。

瓜氨酸相关蛋白抗体：包括抗核周因子（APF）、抗角蛋白抗体（AKA）、filaggrin 等抗体。APF 抗体检测底物为人颊黏膜上皮细胞；AKA 采用间接免疫荧光法，以大鼠食管上皮为底物，检测 AKA；filaggrin 是构成真核细胞骨架细胞细丝间的基质蛋白，从人体表皮中提取 filaggrin 抗原以此来检测 RA 患者血清中的 AFA 抗体。目前研究认为 APF、AKA、filaggrin 等共同靶抗原位点主要为 CCP，故又称之为瓜氨酸相关蛋白抗体。荟萃分析显示抗 CCP 抗体诊断 RA 的灵敏度为 77.3%（95% CI 63.1% ~89.2%），特异性 93.85%（95% CI 85.5% ~98.1%）。

其他自身抗体：Sa 抗原存在于人体正常组织如脾、胎盘和 RA 患者的血管滑膜翳中。抗 Sa 抗体主要为 IgG 型，多出现于疾病的头几个月内，故可用于 RA 的早期诊断，其滴度与病情活动性有一定相关性。RA33 抗原是从 HeLa 细胞或腹水 Ehrilich 瘤细胞核中提取，可检测 RA 患者血清中抗 Sa 抗体。

滑膜液检查　RA 滑膜液微混浊，黏稠度低，滑液中白细胞升高，一般为 5000 ~50000/μl，中性粒细胞 >50%，白蛋白 >40g/L，透明质酸酶 <1g/L，镜下可见巨噬细胞、多形核细胞及其残留碎片（Reiter 细胞）。

遗传标记　$HLA-DR_4$ 及 $HLA-DR_1$ 亚型。

多数活动期患者有轻至中度正细胞低色素性贫血，白细胞数大多正常，有时可见嗜酸性粒细胞和血小板增多，血清 IgG、IgM、IgA 可升高，血清补体水平多数正常或轻度升高，60% ~80% 患者有高水平 RF，但 RF 阳性也见于慢性感染（如肝炎、结核等）及其他结缔组织病和正常老年人。其他如 AKA、APF 和抗 CCP 抗体等自身抗体对 RA 的诊断有较高的诊断特异性，但灵敏度仅在 30% 左右。

（2）影像学检查

X 线片　关节 X 线片可见软组织肿胀、骨质疏松及病情进展后的关节面囊性变、侵袭性骨破坏、关节面模糊、关节间隙狭窄、关节融合及脱位。X 线片分期：Ⅰ期正常或骨质疏松；Ⅱ期骨质疏松，有轻度关节面下骨质侵袭或破坏，关节间隙轻度狭窄；Ⅲ期关节面下有明显的骨质侵袭和破坏，关节间隙明显狭窄，关节半脱位畸形；Ⅳ期上述改变合并有关节纤维性或骨性强直。胸部 X 线片可见肺间质病变、胸腔积液等。

计算机断层扫描（CT）检查　胸部 CT 可进一步提示肺部病变，尤其高分辨

CT(HRCT)对肺间质病变更敏感。

磁共振成像(MRI)检查 手关节及腕关节的 MRI 检查可提示早期的滑膜炎病变,对发现 RA 患者的早期关节破坏很有帮助。

超声 关节超声是简易的无创性检查,对于滑膜炎、关节积液及关节破坏有鉴别意义。研究认为其与 MRI 有较好的一致性。

(3)特殊检查

关节穿刺术 对于有关节腔积液的关节,关节液的检查包括关节液培养、RF 检测、抗 CCP 抗体检测、抗核抗体(ANA)等,并做偏振光检测以鉴别痛风的尿酸盐结晶。

关节镜及关节滑膜活检 对 RA 的诊断及鉴别诊断很有价值,对于单关节难治性的 RA 有辅助的治疗作用。

(二)辨证诊断

风湿痹阻证 肢体关节疼痛、重着,或有肿胀,痛处游走不定,关节屈伸不利,舌质淡红,苔白腻,脉濡或滑。

寒湿痹阻证 肢体关节冷痛,局部肿胀,屈伸不利,关节拘急,局部畏寒,得寒痛剧,得热痛减,皮色不红,舌胖,舌质淡暗,苔白腻或白滑,脉弦缓或沉紧。

湿热痹阻证 关节肿痛,触之灼热或有热感,口渴不欲饮,烦闷不安,或有发热,舌质红,苔黄腻,脉濡数或滑数。

痰瘀痹阻证 关节肿痛日久不消,晨僵,屈伸不利,关节周围或皮下结节,舌暗紫,苔白厚或厚腻,脉沉细涩或沉滑。

气阴两虚证 关节肌肉酸痛无力,活动后加剧,或肢体麻木,筋惕肉瞤,肌肉萎缩,关节变形;少气乏力,自汗,心悸,头晕目眩,面黄少华,舌淡苔薄白,脉细弱。

肝肾不足证 关节肌肉疼痛,肿大或僵硬变形,屈伸不利,腰膝酸软无力,关节发凉,畏寒喜暖,舌红,苔薄白,脉沉弱。

(三)鉴别诊断

1. 现代医学鉴别诊断

OA OA 又称增生性或肥大性关节炎,属于退行性关节病。多在 50 岁以上发病,以进行性关节软骨退行性变化及关节边缘和软骨下骨增生性骨赘为特征。以负重关节受累为主,如膝、腰椎、髋。部分患者伴有远端指间关节骨刺(Heberden 结节)、近端指间关节骨刺(Bouchard 结节)及第一掌骨头部增生(方形手)等特征性改变,严重者使手指弯曲如蛇形(蛇形手)。关节无红肿,无游走现象及肌肉萎缩。并发滑膜关节炎时，亦可出现 ESR 增快、RF 低度阳性、关节滑膜肿胀等征象，但一般炎症较轻，病情有自发缓解倾向。

银屑病关节炎　银屑病关节炎好发于 30～40 岁年龄，关节症状与皮肤症状可同时加重或减轻，亦可在银屑病多次反复加重后出现关节症状，关节疼痛程度常比 RA 轻，关节病变多发生在手指末端指间关节，远端关节和邻近的指甲多同时受累。拇指指间关节及足趾趾间关节、骶髂关节和脊柱亦可受累。骨赘多发生于椎体的前面和侧面。RF 阴性。

AS　发病在 15～30 岁，男性多见，30 岁以后很少发病，而 RA 以中年人最多（35～45 岁），女性多于男性。本病有明显家族史，以中轴关节（颈、胸、腰、骶髂关节）病变为主，呈上行性进展。其炎症初起自肌腱与骨附着部，侵犯关节少，不对称，大关节发病多于小关节，下肢发病多于上肢。淋巴细胞抗原 HLA-B_{27} 阳性率 90% 以上。RF 阴性，X 线检查提示为骶髂关节炎、脊柱有特征性竹节状改变。

SLE　SLE 是一种累及多系统、多器官，有多种自身抗体的自身免疫性疾病，多发于青年女性，患病年龄以 20～40 岁居多。某些 SLE 临床以对称性多关节炎为突出表现，且 RF 可能阳性，极似 RA。而某些 RA 有发热、贫血、白细胞减少、皮肤血管炎，且 ANA 可能阳性，又极似 SLE。遇到这种情况连续地检测 ANA、抗双链 DNA（ds-DNA）抗体、RF 是非常必要的。若连续 3 次 ANA 体阴性，支持 RA 诊断；抗 ds-DNA 抗体阳性，支持 SLE 诊断；高滴度 RF，支持 RA 诊断。当然，综合临床鉴别也是非常重要的。此外 DM、硬皮病等，也可出现上述类似情况，一时鉴别有困难时，可边治疗边观察，缓下诊断。本病的关节炎病变一般为非侵蚀性。

反应性关节炎　本病起病急，发病前常有肠道或泌尿道感染史。以大关节（尤其下肢关节）非对称性受累为主，一般无对称性手指近端指间关节、腕关节等小关节受累。可伴有眼炎、尿道炎、龟头炎及发热等，HLA-B_{27} 可呈阳性而 RF 阴性，患者可出现非对称性骶髂关节炎的 X 线改变。

痛风性关节炎　痛风性关节炎是由原发性或继发性高尿酸钠血症（血尿酸 > 7mg% 或 > 0.42μmol/L）导致的关节滑膜炎及关节周围炎。多发于男性，常有家族史，起病急，常以夜间突发的𬛿趾关节肿痛起病，炎症关节部红肿的皮色中略带紫色，剧痛难忍，有时伴有发热。一般 3～5d 肿痛渐渐缓解或另一关节又复发。少数患者反复发作，渐渐累及趾、腕、掌指等小关节，在受累关节附近皮下组织出现痛风后，穿刺或活检可见大量尿酸盐结晶。体表痛风结节好发部位是外耳，尤其以耳轮和对耳轮多见；其次为尺骨鹰嘴、膝关节囊和肌腱；少数见于指、掌、脚、眼睑、鼻软骨、角膜或巩膜。痛风结节特征是突出表皮呈淡黄色或白色圆或椭圆形结节，数目 1～10 余个不等，质地硬韧或较柔软，随体积增大，表皮变薄或损伤而破溃，可流出白色尿酸盐结晶。秋水仙碱治疗有显效。

感染性关节炎　感染性关节炎是指由某些致病微生物在关节腔内感染引致的关节炎，如结核杆菌、淋球菌、乙型肝炎病毒、风疹病毒及螺旋体等，均可引致关节腔内感染。此类关节炎常以某一个或两个大关节感染为特征，常有一些伴随症状。如结核性关节炎，一般均有低热、盗汗、乏力、食欲减退等中毒症状及结核病史，结核菌素皮试呈强阳性，RF 阴性，抗结核治疗有效；化脓性关节炎，常伴有高热、少数伴有寒战，白细胞计数升高等全身毒血症状，滑液呈脓性；由蜱传播的疏螺旋体引致的关节炎（Lyme 病），我国东北林区有发现。

Reiter 综合征　以无菌性尿道炎、眼结膜炎和多发性关节炎为基本特征，可伴有皮肤黏膜及其他器官病变。多见于成年男性，常有不洁性交或腹泻病史。关节病变好发于负重大关节，但指、趾小关节也常受累，呈非对称性发病，骶髂关节受累，RF 持续阴性，HLA-B$_{27}$ 阳性。

2. 中医学鉴别诊断

尪痹与行痹　行痹最突出的特点是疼痛之处游走不定，有时痛在上肢，有时痛在下肢，或在肌肉，或在关节，各处走窜，为三邪中风邪偏盛所致。经疏风散邪、化湿祛寒法治疗，疼痛可以缓解，不会出现尪痹的关节肿大变形、不能屈伸、骨质受损等症。

尪痹与痛痹　痛痹是以剧烈的疼痛为其特点。肢体关节或筋骨肌肉有严重的疼痛，痛处固定遇寒加重，为三邪中寒气偏盛所致。与尪痹之疼痛不同处在于，痛痹之痛发自骨内，痛如虎咬，夜间痛重。

尪痹与着痹　着痹的特点是受病的肢体、关节或筋骨肌肉，感到沉重明显，举动费力，自觉似带有重物，或有局部肿胀，或有顽麻不仁。虽也有疼痛，但以沉重感为明显。此为三邪侵入，湿邪偏盛所致。无尪痹的"肘膝肿大，臂骨行细小"或只有"两膝肿大……不能屈伸，骨行腿枯细"等症。

尪痹与热痹　热痹的特点是患病的关节或肢体某处红、肿、热、痛且拒按，局部发热或兼有全身发热、痛处喜凉爽、口渴、汗出、尿黄赤、大便秘等。此为三气之邪从阳化热所致。尪痹寒邪化热时虽然可出现关节疼痛而热，局部可略有发热，皮肤可略有发红，喜将患处放到被外，但肢体在被外放久受凉，又可加重疼痛，而又赶紧缩回被内，没有关节红、肿、热、痛之症。尪痹虽也有口干咽燥、五心烦热、小便黄、大便干、舌质红、苔黄厚而腻等症，但比热痹为轻，脉常滑数或弦滑数，尺脉多沉小。热痹病程短，无关节变形，并且关节疼处红肿甚剧，皮肤也赤红灼热，尪痹病程较长，关节可变形，关节局部热象不显。

三、临床治疗

（一）辨病治疗

1. 一般治疗

急性期全身症状严重，关节肿痛明显，此时应以卧床休息为主，并保持关节于功能位置。在缓解期，应尽早进行关节功能锻炼，运动量应量力而行，循序渐进，以避免长期卧床导致的肌肉萎缩、关节强直。应适当补充营养，增加优质蛋白和高纤维素食物。

2. 药物治疗

（1）NSAID　NSAID 的主要使用目的在于抗炎止痛，是通过抑制环氧合酶（cyclooxygenase，COX）减少前列腺素合成而起到抗炎止痛的作用。起效较快，能在较短时间内缓解症状，是治疗 RA 的首选药物。NSAID 的品种很多，包括以下几种。

水杨酸类　阿司匹林（asprine）0.6 ~ 1.0g，3 ~ 4 次/天。

吲哚衍生物　吲哚美辛（消炎痛，indomethacin）25mg，2 ~ 3 次/天；舒林酸（sulindac）200mg，1 ~ 2 次/天。

丙酸衍生物　布洛芬（ibuprofen）0.3 ~ 0.6g，3 ~ 4 次/天；芬必得 0.3g，2 次/天；萘普生（naprosyn）0.2 ~ 0.4g，2 ~ 3 次/天。

灭酸类　扶他林（diclofenac）25mg，2 次/天；奥湿克 1 ~ 2 片，2 次/天。

吡唑酮类　安乃近。

昔康类　吡罗昔康（piroxcam）20mg，每晚 1 次；美洛昔康（meloxicam）7.5mg，1 ~ 2 次/天。

昔布类　塞来昔布（celecoxib）100 ~ 200mg，1 ~ 2 次/天。

根据现有的循证医学证据和专家共识，NSAID 使用中应注意以下几点：

· 注重 NSAID 的种类、剂量和剂型的个体化。

· 尽可能用最低有效量、短疗程。

· 一般先选用一种 NSAID，应用数日至 1 周无明显疗效时应加到足量，如仍然无效则再换用另一种制剂，避免同时服用 2 种或 2 种以上 NSAID。

· 对有消化性溃疡病史者，宜用选择性 COX-2 抑制剂如塞来昔布，或其他 NSAID 加质子泵抑制剂。

· 老年人可选用半衰期短或较小剂量的 NSAID。

· 心血管高危人群应谨慎选用 NSAID，如需使用，建议选用对乙酰氨基酚或萘普生。

· 肾功能不全者应慎用 NSAID。

· 注意血常规和肝肾功能的定期监测。

（2）糖皮质激素　糖皮质激素适用主要目的在于慢作用药物起效前的"桥治疗"，虽然可显著减轻临床症状，但长时间使用可引起水盐代谢和糖、脂肪、蛋白质代谢紊乱，以及严重感染等不良反应。但在下述情况可考虑适当使用。如急性发作期伴有发热、多关节肿痛，用 NSAID 无效者；或伴有严重关节外表现（如血管炎、心包炎、胸膜炎、神经系统病变、重度巩膜炎、Felty 综合征等）等。使用糖皮质激素的剂量，可依据病情的严重程度及病程而定。对于慢性关节炎药物难以控制的 RA 患者，宜用小剂量维持，一般泼尼松为 5～10mg/d；病情严重者短时间内可给予中等或大剂量，待取得疗效后再调整剂量至最小；对全身症状已控制，仅留 1～2 个关节症状较重者，可行关节腔内注射治疗，常用制剂如醋酸曲安奈德每次 2.5～10mg 或乙酸倍他米松 1.5～6.0mg。一年内同一关节内用药一般不得超过 3～5 次。最近有文献资料提示早期活动性 RA 短时间内口服小剂量糖皮质激素（相当于泼尼松 5～10mg/d）能延缓（放射学）关节侵蚀，尤其是对早期发生关节侵蚀患者。全身用药者建议每天加服钙剂 1500mg，维生素 D 400～800U 以预防骨质疏松。

（3）改善病情的抗风湿药（disease-modifying anti-rheumatic drugs，DMARD）

氨甲蝶呤（methotrexate）　氨甲蝶呤为二氢叶酸还原酶抑制剂，可使细胞内叶酸减少，核蛋白合成减少，从而抑制淋巴细胞增殖和炎症反应。氨甲蝶呤治疗 RA 疗效肯定，而且小剂量治疗毒副反应较轻，因此，常作为治疗 RA 的首选DMARD。用药剂量 7.5～25mg，每周一次，口服或注射。氨甲蝶呤常见的不良反应包括恶心、纳差、口炎、脱发、骨髓抑制等，联合叶酸的补充疗法有助于减轻上述不良反应，降低氨甲蝶呤的停药率。氨甲蝶呤严重的不良反应包括肝脏损害和肺部病变。因此有慢性活动性乙型肝炎、酒精性肝病等肝脏疾患者应慎用，对氨甲蝶呤用药总剂量超过 1.5～2.0g 后，应注意监测肝功能。肺部病变发生率很低，与使用剂量无关，一旦出现呼吸困难、低氧血症者应立即停药，对症处理或使用糖皮质激素。

来氟米特（leflunomide）　来氟米特系噁唑类衍生物。作用机制包括以下几个方面：通过竞争抑制二氢乳清酸脱氢酶活性，从而抑制嘧啶的生物合成；抑制酪酸激酶的活性，从而抑制致炎细胞的信息传导；抑制 TNF-β 的激活，阻止致炎因子 TNF-α、IL-1 的表达；抑制抗体的产生和分泌。该药用于治疗 RA 取得了较好疗效。国内多中心研究评价来氟米特与氨甲蝶呤随机对照临床试验，结果显示其疗效接近于氨甲蝶呤。常见的不良反应包括腹泻、皮疹、白细胞减少、肝功能异常、高血压等。

抗疟药（antimalarials）　具有改变细胞内酸性微环境稳定溶酶体的功能；抑制由 PHA 反应诱导的 TNF-α、干扰素（IFN）- γ 合成；减少自身抗体的形成和淋巴细胞的增殖；减少炎症渗出，减轻关节症状，防止关节挛缩等效用。可使 40% ~ 60% 患者病情获得好转，对早期和轻症 RA 有良好的疗效。常用抗疟药有磷酸氯喹和羟氯喹。用法：磷酸氯喹 150 ~ 200mg/d，硫酸羟基氯喹 300 ~ 400mg/d。常见不良反应有恶心、呕吐，血细胞水平下降，神经肌肉症状，心脏毒性，长期使用可在角膜蓄积，致角膜损害、视网膜炎，严重者可引起视力减退甚至失明。因此，在服药期间，应定期进行眼科检查，一旦出现视网膜病变，应立即停药，并服用大量的维生素 C、硫酸软骨素、氯化铵等促进氯喹排泄的药物。

柳氮磺吡啶（sulfasalazine，SSZ）　可抑制白细胞移动，降低蛋白溶解酶活性；抑制多种细胞因子如 IL-6、IL-1、TNF 等。推荐剂量 1.5 ~ 3.0g/d。常见不良反应为胃肠道和神经系统反应，如恶心、呕吐、腹泻、头痛、眩晕等，其他有皮疹、男性精子数减少和骨髓抑制等。

青霉胺　青霉胺可使 RF 所含二硫键解聚，抑制胶原纤维的交联，抑制中性粒细胞及 T 淋巴细胞功能，从而发挥免疫抑制和阻止关节破坏作用。宜从小剂量开始治疗，缓慢加量至 0.25 ~ 0.5g/d。不良反应有恶心、呕吐、口腔溃疡、味觉异常、血细胞水平下降、蛋白尿、血尿，重症肌无力，偶尔出现 Goodpasture 综合征。

金制剂（gold salt）　疗效肯定，但作用机制不清楚。有研究发现能抑制 Ig 的生成，抑制抗原诱导的炎症反应。金制剂有口服金和注射金两种。注射金常用的有硫代苹果酸钠（aurothiomalate）、硫代葡萄糖金和放射性胶体金（可做关节腔内注射）。口服金制剂金诺芬（auranofin）商品名为瑞得，是一种磷化氢金的羟基化合物，一般剂量为每日口服 6mg。常见的不良反应有皮疹、口腔炎、腹泻、蛋白尿、全血细胞减少等。

硫唑嘌呤（azathioprine）　硫唑嘌呤是 6 - 巯基嘌呤的衍生物，在体内可干扰嘌呤核苷酸的形成和 DNA 合成，故该药具有抗炎效能，减少 RF 的生成和改善病情。每日口服 1.0 ~ 2.0mg/kg。但不良反应较多，为非首选治疗药物。常见的不良反应有胃肠道不适、骨髓抑制、肌无力，肝毒性及流感样症状。

环磷酰胺（cyclosprine）　环磷酰胺为一种周期非特异性烷化剂，能抑制 DNA 合成，抑制各种细胞增殖，特别对 IL-2 依赖的某些免疫细胞。常用剂量每日口服 1.0 ~ 2.0mg/kg，静脉注射为 200mg，每两周一次。环磷酰胺的不良反应较大，非治疗 RA 的首选和常用药物，当出现严重血管炎、间质性肺炎等严重情况时可选用。常见不良反应包括胃肠道症状、脱发、骨髓抑制、出血性膀胱炎、不育等。

环孢素（cyclosporin） 环孢素作用于 CD4 + 早期活化过程，抑制 IL-2 和其他细胞因子分泌，阻止细胞免疫对 RA 的致病作用；还可抑制细胞因子诱发的 B 细胞活化。环孢素的毒性较大，最突出的是肾毒性，常致血清肌酐升高和近端肾小管分泌功能障碍；其他的还有肝损害、胃肠道不适、皮疹、高血压等。

2008 年 FDA 发表有关非生物 DMARD 和生物 DMARD 治疗 RA 建议中，强调根据患者的病程、疾病活动度和有无预后不良因素采取不同的治疗策略。该建议将病程分为小于 6 个月（相当于疾病早期）、6～24 个月（相当于中期病程）、大于 24 个月（为慢性病程）。不良的预后包括高滴度 RF 阳性、HLA-DR$_4$ 阳性、抗 CCP 抗体阳性、多关节受累、影像学显示骨侵蚀表现、健康评价问卷（HAQ）评分较低等。对于病程早期、病情低度活动不伴有不良预后因素的患者建议应用包括羟氯喹、氨甲蝶呤、来氟米特、柳氮磺吡啶的治疗。不论病程长短，病情活动且伴有不良预后因素的患者，建议对这一类有关节侵蚀高危患者应早期积极采用氨甲蝶呤、来氟米特或联合两种及两种以上 DMARD。常用的联合治疗方案包括氨甲蝶呤与羟氯喹、氨甲蝶呤与柳氮磺吡啶、氨甲蝶呤与来氟米特、氨甲蝶呤与柳氮磺吡啶及羟氯喹等。在执行中仍应全面评价和综合分析患者全身情况和病情，选择个体化治疗药物、治疗方案和药物剂量。

（4）生物制剂

抗炎性细胞因子生物制剂

TNF 拮抗剂：包括英利昔单抗（infliximab）、依那西普（etanercept）和阿达木单抗（adalimumab）。英利昔单抗是人鼠嵌合型抗 TNF 单克隆抗体，它能与可溶性 TNF 和细胞膜表面的 TNF 高亲和力结合，从而使 TNF 丧失生物活性。用法：每次 3mg/kg，第 0、2、6 周及以后每 8 周一次静脉应用。依那西普是一种完全人源化的重组可溶性 TNF p75 受体二聚体融合蛋白，与人体内源性的可溶性受体相似，能与血浆中可溶性 TNF 和细胞膜表面的 TNF 高亲和力结合并中和其作用，且可以与 TNF 结合。用法：25mg 皮下注射，每周两次。阿达木单抗是完全人源化的单克隆 TNF 抗体。TNF 拮抗剂可抑制滑膜细胞增生，减少软骨细胞、纤维细胞和软骨细胞释放基质金属蛋白酶，抑制滑膜细胞、内皮细胞、巨噬细胞释放前列腺素，阻止炎症细胞的迁移和聚集，减少 IL-1、IL-6 和 IL-8 释放，能缓解炎症关节症状和防止关节破坏。有研究证实 TNF 拮抗剂与氨甲蝶呤合用较单用氨甲蝶呤疗效好。目前推荐在两种 DMARD（其中之一为氨甲蝶呤）充分治疗后无效或不耐受的 RA 中使用。

IL-1 受体拮抗剂(IL-1Ra):临床试验显示重组 IL-1Ra(anakinra)能有效改善 RA 患者的体征和实验室指标。建议用于 TNF 抑制剂治疗失败后,可以单独应用或与氨甲蝶呤联合应用。用法:100mg/d,皮下注射。

抗 IL-6 受体单克隆抗体:为完全人源化抗 IL-6 受体单克隆抗体(atlizumab),在治疗 RA 的临床试验中证实有效。用法:4~10mg/kg,每 4 周一次。

去 B 细胞治疗

利妥昔单抗(美罗华,Rituxan):是人鼠嵌合的抗 CD20 单克隆抗体,它包含人 IgG1 和鼠可变区的 κ 恒定区。CD20 为前 B 细胞和成熟 B 细胞上表达的抗原分子,应用利妥昔单抗能暂时性去除 CD20 + B 细胞亚群。常见的不良反应包括血小板减少、发热、皮疹、轻度低血压、无症状室性早搏。

B 淋巴细胞刺激物(B lymphocyte stimulator,BlyS):包括 BAFF、TALL-1,THANK,TNFSF13B 等,为 285 氨基酸的 TNF 家族,能特异性刺激 B 淋巴细胞活化。目前有不少研究尝试针对 BlyS 抗体和抗 CD22 抗体以抑制 B 淋巴细胞的活化从而去除 B 淋巴细胞。

抑制 T 细胞活化生物制剂 CTLA4(cytotoxic T-lymphocyte antigen-4)CTLA4 表达在活化的 T 细胞表面。CTLA4-Ig(Abatacept)为 CTLA4 - 人 IgG1 的 Fc 段融合蛋白,能抑制第二信号共刺激分子 CD28 和 B7-1/B7-2 活化 T 细胞,从而抑制 T 细胞活化。建议用于 DMARD 充分治疗后无效或 TNF 抑制剂治疗失败后。用法:10mg/kg 静脉输注,每周一次。

(5)植物药制剂

雷公藤 雷公藤多苷 30~60mg/d,分 3 次饭后服。主要不良反应是性腺抑制,导致精子生成减少、男性不育和女性闭经。雷公藤还可引起纳差、恶心、呕吐、腹痛、腹泻等,可有骨髓抑制作用,出现贫血、白细胞及血小板减少,并有可逆性肝酶升高和血肌酐清除率下降,其他不良反应包括皮疹、色素沉着、口腔溃疡、指甲变软、脱发、口干、心悸、胸闷、头疼、失眠等。

青藤碱 青藤碱 20mg,饭前口服,每次 1~4 片,每日 3 次。常见不良反应有皮肤瘙痒、皮疹等过敏反应,少数患者出现白细胞减少。

白芍总苷 常用剂量为 600mg,每日 2~3 次。毒副作用小,其不良反应有大便次数增多,轻度腹痛、纳差等。

3. 最新治疗

静脉注射免疫球蛋白(intravenous immunoglobulin,IVIG) IVIG 可通过独特型网络抑制自身抗体的产生;可结合活化的补体,阻止其与靶细胞结合,从而避免组织损伤和破坏。同时可以提高患者对感染的抵抗力。研究证实，IVIG 有助于减少糖皮质激素的用量。常用量为每日 300 ~ 400mg/kg，连用 5d，以后每月一次维持治疗。主要禁忌证为 IgA 缺乏症。不良反应常发生在用药过程中或用药后很短时间内，包括发热、寒战、肌痛、腹痛和胸痛，真正的过敏反应不多见。

骨髓移植治疗（BMT） 实际上是一种强化免疫抑制治疗，对某些临床治疗困难的 RA 患者，应用自体造血干细胞移植可得到缓解。在自体造血干细胞移植患者中，大多数没有发现明显移植相关并发症。据国外学者研究总结，对移植后患者进行 7 ~ 21 个月的观察，有近 70%（8/12 例）的患者处于缓解状态，只有 2 例患者治疗无效，而且这 2 例患者对其他各种抗风湿药物也均无治疗反应。此法因费用昂贵，远期疗效尚待进一步观察。

4. 外科治疗

外科治疗的目的是消除疼痛、延缓肌腱或软骨破坏、增加或减少关节活动，以改善功能、矫正畸形、增加稳定性。RA 多侵犯数个关节。确定手术顺序的一般原则：下肢手术为先，上肢手术为后；下肢手术以脚趾、髋、膝为先，后足、踝关节为后。早期手术方法主要是滑膜切除术；中期可行软组织松解和肌腱、韧带重建；晚期为关节切除或截骨术、关节置换术及关节融合术。手术治疗分为预防性、治标性和重建性三种，根据手术部位、软组织情况和疾病分期制定手术方案。

滑膜切除术 是 RA 早期手术治疗最重要的方法。滑膜切除可缓解疼痛、肿胀，延缓软骨破坏，适用于大的滑膜关节。手术时机为关节疼痛、没有明显的结构破坏、药物治疗 6 个月以上无效。目前，关节镜下滑膜切除术是标准术式。RA 晚期行关节镜下滑膜切除术失败率高，不建议采用。

对仅有 1 ~ 2 个关节受损较重、经药物治疗无效者可试用滑膜切除术。肌腱重建术应与滑膜切除术联合应用，且滑膜切除术越早、越彻底，肌腱重建手术的必要性就越小。

关节置换术 全关节置换技术的进展，使 RA 的手术指征明显扩大。对关节软骨和软骨下骨中到重度破坏的关节，全关节置换术可使关节疼痛消失、畸形矫正和功能改善。最适用于多关节受累的终末期关节炎病变患者，特别是同侧髋或踝及对侧膝、髋或踝关节均受累者，但其他关节病变不能影响患膝术后的功能康复锻炼。

关节融合术 关节融合术的适应证逐渐减少，一般作为关节置换术失败的挽救措施。对小关节病变、非中心关节或活动要求低的关节，在要求关节稳定或关节成形效果不好时应用。

其他手术　小关节的手术还包括关节囊和韧带折叠术、关节囊和韧带成形术、肌腱固定术。在关节囊折叠和成形术均不能应用时，则宜采用肌腱固定术，达到关节稳定。后期病变静止，关节明显畸形时可行截骨矫正术和小关节成形术。需要注意的是，术后应坚持长期功能锻炼。一旦伤口愈合、疼痛减轻即开始积极主动的功能锻炼。术后理疗可以早期进行，保护关节功能，避免软组织挛缩。术后用药：手术并非病因治疗，术后选择合适的抗风湿药物并适时进行个体化用药治疗是手术疗效的重要保证。

（二）中医治疗

1. 辨证论治

（1）风湿痹阻证

治法：祛风除湿，通络止痛。

方药：蠲痹汤加减（独活、寄生、牛膝、杜仲、白芷、制草乌、三七粉、当归、何首乌、熟地黄、赤白芍、甘草）。

加减：关节肿者，加生薏苡仁15g、防己10g、萆薢10g以利湿；痛剧者，加制附片10g、细辛3g以通阳散寒；或加乳香8g、红花8g以活血止痛；痛以肩肘等上肢关节为主者，可选加片姜黄10g；痛以膝踝等下肢关节为主者，选加川牛膝10g。

中成药：复方夏天无片，每次2片，每日3次。

（2）寒湿痹阻证

治法：温经散寒，祛湿通络。

方药：乌头汤加减（麻黄、芍药、黄芪、制川乌、甘草）。

加减：关节肿胀者加白芥子9g；关节痛甚者加细辛3g、乌梢蛇10g、露蜂房5g；关节僵硬者加莪术9g、丹参15g。

中成药：痹痛定胶囊，每次3粒，每日3次。

（3）湿热痹阻证

治法：清热除湿，活血通络。

方药：偏热者用白虎加桂枝汤加减（知母、桂枝、甘草、石膏先煎），偏湿者用宣痹汤加减（防己、滑石、连翘、山栀、薏苡仁、蚕沙、法半夏）。

加减：伴发热者加青蒿15g；关节肿甚者加土茯苓15g、猪苓15g以化湿消肿；关节痛甚者加海桐皮15g、延胡索15g、片姜黄10g。

中成药：四妙丸，每次1袋，每日2次。

（4）痰瘀痹阻证

治法：活血行瘀，化痰通络。

方药：小活络丹＋白芥子加减（制川草乌、当归、川芎、白芍、香附、胆南星、地龙、乳香、没药）。

加减：关节肿胀，局部发热者可加虎杖 15g、山慈姑 9g；关节不温者，可加干姜 6g、细辛 3g；皮下结节者，加连翘 15g、土贝母 15g；关节肿痛日久，加用破血散瘀搜风之品，如炮山甲 9g、蜈蚣 2 条、乌梢蛇 10g 等。

中成药：盘龙七片，每次 3 片，每日 3 次。

（5）气阴两虚证

治法：益气养阴，活血通络。

方药：四神煎加减（生黄芪、石斛、金银花、远志、川牛膝、秦艽、生地黄、赤芍、川芎、僵蚕）。

加减：关节触热加草河车 10g、络石藤 15g；症见皮下结节或瘀斑者，酌加当归 15g、鸡血藤 15g。

中成药：痹祺胶囊，一次 4 粒，每日 2～3 次

（6）肝肾不足证

治法：补益肝肾，蠲痹通络。

方药：独活寄生汤加减（桑寄生、炒杜仲、怀牛膝、细辛、茯苓、当归、川芎、白芍、生熟地黄、补骨脂、鸡血藤、乌梢蛇、蜈蚣、地龙、生甘草）。

加减：偏于肾阴不足，症见潮热盗汗，五心烦热，选加知母 10g、黄柏 10g、炙龟甲 10g；偏于肝阴不足，症见肌肤麻木不仁，筋脉拘急，屈伸不利，重用白芍 30g、选加伸筋草 15g、木瓜 10g；四末不温者，加制附片 9g、鹿角胶 10g。

2. 外治疗法

中药熏洗、熏蒸等　根据病情及临床实际，选择中药外敷、中药离子导入、中药泡洗、中药熏治、中药全身浸浴、中药穴位贴敷等。辨证选用外用药物，如偏寒湿痹阻者，酌情选用祛风散寒除湿、温经通络药物；偏湿热痹阻者，酌情选用清热除湿、宣痹通络之品；偏痰瘀痹阻者，酌情选用活血行瘀、化痰通络之品等。

推荐方案：中药蒸汽熏蒸患处。每天 1 次。肢体关节畏风、怕凉，偏寒湿痹阻者，酌情选用祛风散寒除湿、温经通络药物，可用药物全身熏洗疗法，每次 30min，每天 1 次。肢体关节肿胀热甚；偏湿热痹阻者，酌情选用清热除湿、宣痹通络之品，可用药物全身熏洗疗法，每次 30min，每天 1 次。

中药外敷　对于风寒湿痹予以散寒止痛膏；风湿热痹予以清热止痛膏；对

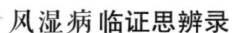

于痰瘀痹阻予以化瘀止痛膏。

中药穴位注射　根据病情可选用此疗法,正清风痛宁注射液每次2ml,每日1次。

小针刀　根据病情可选用此疗法,隔3d一次,5次一疗程。

康复疗法　根据病情,可进行关节康复治疗,每日1次,每次20min。

拔罐疗法　疼痛部位用3~5个火罐,每次留罐5min。

手法治疗　根据病情,可配合手法按摩治疗。

3. 针灸疗法

根据病情,可辨证选取肩髃、肩髎、曲池、尺泽、手三里、外关、合谷、环跳、阳陵泉、昆仑、太溪、解溪等穴位;或根据疼痛肿胀部位采取局部取穴或循经取穴。针刺时根据寒热虚实不同配合针刺泻法、补法,或点刺放血、穴位注射。

（三）国医大师诊疗经验

1. 朱良春经验[3]

朱良春教授认为顽痹的发生、发展与肝肾、督脉的关系至为密切。经云:"肾为水火之脏,督统一身之阳。"顽痹的发生与卫阳空疏,屏障失固,病邪乘虚而入有关,而"卫出下焦",故肾督亏虚乃本病的关键。又"肾主骨、肝主筋",筋骨既赖肝肾精血的充养,又赖肾督阳气的温煦,若肝肾精亏,肾督阳虚,不能充养、温煦筋骨,则使筋挛骨弱,邪留不去,痰浊瘀血逐渐形成,终使关节变形,活动受限,而成顽痹。故曰:"久病多虚,久病多瘀,久痛入络,久必及肾。"治疗特点:益肾壮督以治本,蠲痹通络以治标,尤善用虫药;辨证、辨病结合;辨治重点痛肿僵挛;活动期以三型分治;热痹佐用热药。

2. 路正志经验[4]

路正志教授辨证立足于正邪对比,痹证的发生主要责之于正气不足和感受风、寒、湿、热诸邪。素体虚弱、正气不足、腠理不密、卫外不固是引发痹证的内因。痹证的发生还与气候条件、生活环境、个体体质、产后、外伤等因素有密切关系。另外,其感邪部位的深浅,治疗的恰当与否,以及是否复感外邪等,对病情转归和预后都有直接影响。因此,分清RA正邪的孰强孰弱,对决定其立法方药有重要意义。正邪对比主要立足于正气虚弱、邪淫杂感、痰浊血瘀等几个方面。

3. 周仲瑛经验[5]

周仲瑛教授认为痹证应分寒热而治,相机辨证论治;痹证日久,风寒湿三气与痰瘀相搏结,当用虫类搜剔逐邪。痹证后期,多见骨质疏松及破坏,活动功能障碍，腰脊僵痛，关节强直变形，筋痿骨弱废用，胫瘦腿软而膝部肿大，治当培补肝肾，强壮筋骨，兼以祛邪、益气、养血、祛风、行气活血之品。周仲瑛强调痹证病位可能在肢体、关节，应根据病位所在选药。同时，还应选用相应的藤类药通络引经，以增药效。尤其注意谨慎掌握应用川乌、草乌、番木鳖、雷公藤有毒药物。

4. 张琪经验[6]

张琪教授认为痹证之发病多由正虚邪袭，治疗勿忘扶正祛邪。RA 与其他痹证不同，以痹多夹湿、热邪致痹多见，并且痹病日久多夹血瘀。张教授认为痹证以疼痛为主要表现，其病机乃气血痹阻不通，久而成瘀，瘀阻进一步加重痹阻，使疼痛加重，甚至肢体变形，活动受限。张琪教授创制有治痹十方，组方均加入活血通络之剂方可见功。除此以外，张琪教授强调：痹证日久，指趾肿痛，关节变形，甚至无以自理者，乃是病邪久留不去，深入关节筋骨，此时要采用虫类药物搜风剔邪。但此类证候往往病程长，肝肾虚弱，气血两虚，因此在使用虫类药物的基础上，适当加入当归、白芍等补肝肾、益营血、在祛邪的同时施以扶正之法。

四、预后转归

大约 10% ~20% RA 患者疾病快速进展，在 1~2 年内发展成严重残疾；约有 10% 患者病情较轻，能自行缓解；其他大部分 RA 患者表现为慢性反复发作。若经早期积极正确治疗，可使 80% 以上患者病情缓解。一般来说，RF 阴性、起病症状较轻、HLA-DR$_4$ 阴性的患者，预后较好。RA 的主要结局为肢体残疾，严重影响患者生活质量，对家庭和社会造成严重的经济负担。在 RA 自然病程中，5~10 年致残率为 60%，病程 30 年的致残率为 90%，寿命缩短约 10~15 年；而伴关节外表现者 5 年生存率仅为 50%。因此，进展性 RA 被看作与Ⅳ期淋巴瘤、三支冠状动脉病变有相似严重预后的疾病。

五、预防调护

1. 预 防

注意保暖 几乎大部分 RA 患者都对气候变化十分敏感。因此患者注意避风寒潮湿，养成良好的起居习惯，随天气变化及时增减衣被；潮湿是诱发本病的重要因素，忌汗出当风，或睡于风口，或卧于地上，或露宿达旦等。

睡眠充足 有的患者因为疼痛剧烈而无法入眠，吃一些止痛镇静药物，这时需要保证充足的睡眠，能够使受损关节更好地康复。

做好感染病灶的预防和治疗　很多因素都可能诱发 RA，像扁桃体炎、肺结核、咽炎和细菌病毒感染等，一旦患上这些疾病就要及时治疗，防止诱发 RA。

2. 调　护

心理调摄　不少患者都是由于精神刺激、劳累过度或心情郁闷而使病情加重。抑郁是 RA 患者最常见的精神症状，严重的抑郁有碍疾病的恢复。故应减轻患者精神负担，帮助患者增强战胜疾病的信心，保持心情愉快。抑郁严重时须配合抗抑郁药物治疗。

饮食护理　本病发作期间如表现为热甚者，忌食辛辣刺激及助热生湿的食物，如葱蒜、牛肉、羊肉、狗肉、鸡肉等。关节肿胀热甚者，饮食宜清淡，忌食肥甘厚味及辛辣之品，禁饮酒，应多食清淡蔬菜、水果；寒冷潮湿、季节交替、过度劳累是疾病发作的重要诱因，日常起居应避风寒、慎劳累；有骨质疏松者，应多食牛乳，注意保证充足的营养。

关节护理　病情活动期应注意休息，减少活动量，尽量将病变关节固定于功能位，如膝关节、肘关节应尽量伸直。病情稳定时应及时注意关节功能锻炼，避免关节僵硬，防止肌肉萎缩，恢复关节功能。慢走、游泳锻炼全身关节功能；捏核桃或握力器，锻炼手指关节功能；双手握转环旋转，锻炼腕关节功能；脚踏自行车，锻炼膝关节；滚圆木，踏缝纫机，锻炼踝关节等。

六、研究进展

1. 病因病机

鲁贤昌[7]认为，RA 发病，气血虚弱是内因，为本；风寒湿侵袭是外因，是标，二者合而为痹。邓兆智[8]认为 RA 的发生是先天禀赋不足或素体正气亏虚，复感风寒湿之邪，气血不行，关节痹涩；或风寒湿热之邪留滞筋骨关节，久之损伤肝肾阴血，筋骨失养所致。闫小萍[9]认为，RA（痹）的病因病机特点是肾虚为先，风寒湿邪深侵入肾，导致形体尪羸。患者多因先天禀赋不足或后天失养，遗精滑精、房劳过度、劳累过极、产后失血、月经过多等而致肾虚，正不胜邪，寒湿深侵入肾，经络痹阻，气血不行，关节闭塞，而造成骨损、筋挛、肉削，成为尪痹难愈之疾。娄多峰[10]提出并创立了"虚邪瘀病因说"与"虚邪瘀病理说"。认为正虚是 RA 发病的内因，起决定作用；邪侵是发病的主要条件；虚、邪、瘀相互搏结，不通、不荣并见是发病的病理关键。房定亚[11]认为湿热瘀毒互结是 RA 急性期的主要病机。王衍全[12]认为 RA 多因风、寒、湿、热之邪外袭，或伏邪内生转化，继发痰、瘀，以致诸邪夹杂痹阻为患，或加之素体营卫气血阴阳不足，肾、肝、脾、肺亏虚不调而具有易感倾向。病势主要在于半表半里。其病机有气血不足、营卫失调、脾胃虚弱、湿浊内生、痰热互结、脉络阻滞等。赵健雄[13]指出风寒湿邪侵犯机体，经络阻滞，气机运行不畅，久之则正气亏虚，关节痹阻益甚。因此，辨治 RA 应抓住"风、寒、湿、瘀、虚"等特点。姜泉[14]提出湿热证候在 RA 病程中贯穿始终，认为湿热瘀是活动期 RA 的核心病机。马晓晶[15]总结冯兴华教授对 RA 病因的认识，认为痹证病因不仅为外感风、寒、湿、热邪，同时也可由单独内伤七情、饮食失节后疾病发展而致病。金实[16]认为，RA 发病以正虚、气血不足为本，感受风寒湿邪为标，病情缠绵难愈，发病时关节肿胀、酸重疼痛，湿邪、痰瘀贯穿病程始终。

2. 分型证治

宫险峰[17]认为，RA 临床可分为六型：风寒湿型、风湿热型、寒热错杂型、气血亏虚型、脾肾阳虚型、肝肾阴虚。郭宪章[18]认为，应分为风寒湿型、风湿热型、痰瘀交阻型、气血两虚型、肝肾虚损型五型。杨国军[19]将本病分为外虚内损、湿热互结、痰瘀交阻、阳虚寒盛四型。王英旭等[20]进行的回顾性研究中纳入 126 例活动期 RA 患者，将其分为湿热阻络、寒热错杂、痰瘀互结、风寒湿阻、肝肾不足和气阴两虚六型。万军[21]在调查的 490 例 RA 患者中，湿热瘀阻型比率最大（62.0%），其余为痰瘀痹阻型（10.4%）、风湿痹阻型（9.6%）、气血两虚型（8.6%）、肝肾不足型（8.0%）、寒湿痹阻型（1.4%）。不同证候的患者关节压痛数与关节肿胀数分析提示，湿热瘀阻证关节压痛及肿胀数最多，风湿痹阻证最少，显示湿、热、瘀病证因素在活动期 RA 中多见。姜泉等[22]对 475 例患者进行了 RA 证型分布规律的回顾分析，提示最常见的为湿热痹阻型（41.7%），其次为湿热痹阻合并瘀血阻络型（10.9%）、湿热痹阻合并肝肾气血两虚型（7.6%）、痰瘀痹阻型（6.1%）、寒湿痹阻型（4.2%）、肝肾两虚型（3.6%）、气阴两虚型（3.2%）、瘀血阻络型（2.7%）。杨大赋[23]将本病分为三型论治：寒湿型，治宜温经散寒，祛风胜湿，当归四逆汤合小活络丸加减；阴虚湿热型，治宜育阴祛湿，通络止痛，猪苓汤合桂枝芍药知母汤加减；正虚邪恋型，治宜补肝肾，活血通络，阳和汤加减。郭会卿[24]依据娄老理论将痹病分为三型：风湿热型，治宜清热解毒、疏风除湿，活血通络；风寒湿型，治宜祛风通络、散寒除湿，活血养血；瘀血型，治宜活血化瘀，行气通络。郗中明[25]将痹病分为六型：风寒湿阻型，治宜散寒除湿，祛风通络，蠲痹汤加减；风湿热瘀型，治宜清热通络，祛风除湿，白虎桂枝汤加减；痰瘀互结型，治宜化痰祛瘀，通络止痛，桃红四物汤合二陈汤加减；肾虚寒凝型，治宜以温肾壮阳，散寒通络，右归丸加减；气血亏虚型，治宜补益气血，通痹止痛，八珍汤加减；肝肾阴虚型，治宜补肝益肾，通络止痛，六味地黄汤加减。

3. 分期证治

李如意[26]按病期辨证类型分为三个阶段。①急性活动期：风湿热型治以祛风清热，利湿通络，四妙散加味；风寒湿型治以祛风散寒，除湿通络，桂枝附子汤加减。②恢复期：瘀热伤阴型治以养阴清热，化瘀通络。③缓解期：脾肾亏虚型治以健脾补肾，选用参苓白术散合金匮肾气丸加减；肝肾阴虚型治以滋养肝肾，取六味地黄汤加减。

4. 专方治疗

陈乃钱[27]用五藤汤(雷公藤、青风藤、海风藤、鸡血藤、络石藤、当归、羌活、独活各10g，甘草、川芎各6g，红花5g)治疗 RA 32 例，并与扶他林、泼尼松片治疗的 26 例做对照。两组均治疗 1 个疗程(3 个月)。治疗组总有效率为 93.8%，对照组总有效率为 69.2%。杨光辉[28]自拟逐痹解毒汤(蜀羊泉、藤梨根、三桠苦、肿节风、僵蚕、蜈蚣、莪术、生薏苡仁、桂枝、白芍、络石藤、生甘草)治疗患者 38 例，治疗 8 周后 ACR 20 改善为 68.42%，ACR 50 改善为 36.84%，ACR 70 改善为 7.89%，说明逐痹解毒汤能显著改善活动性 RA 的临床症状、生活能力、ESR 和 CRP。李振[29]自拟除痹消痛汤[黄藤 10g，知母 10g，黄芪 10g，白术 10g，当归 10g，川芎 10g，白芍 10g，熟地黄 10g，淫羊藿 10g，益母草 10g，全蝎(研末冲剂)5g，乌蛇 15g，胆南星 6g，神曲 15g，甘草 6g]治疗 300 例 RA 患者，其中临床治愈 171 例，显效 81 例，有效 42 例，无效 6 例，总有效率达 98%。吉建[30]自拟顽痹汤(黄芪 30g，桂枝 12g，川芎 12g，当归 12g，赤白芍各 15g，防己 15g，青风藤 15g，海风藤 15g，伸筋草 12g，透骨草 15g，千年健 15g，补骨脂 12g，女贞子 12g)治疗 RA 48 例，临床痊愈 16 例，显效 15 例，有效 13 例，无效 4 例，有效率为 91.6%。陈国治等[31]自拟秦知汤[秦艽、豨莶草、穿山甲(先煎)各 15g，桑枝、土茯苓、薏苡仁各 30g，知母 20g，牡丹皮、地骨皮、威灵仙各 10g，白芥子、全蝎各 6g]治疗 RA 52 例，并与吲哚美辛、雷公藤片治疗 34 例做对照，两组均以 2 个月为一疗程，连用两个疗程，治疗组总有效率 92.3%。对照组总有效率 61.8%。赵和平等[32]采用乌蚌煎(闹羊花 1g，青风藤、杜仲、牛膝、桑寄生、鸡血藤、白芍、炙甘草各 20g，制川乌、制草乌、当归、乌梢蛇各 12g，葛根、黄芪各 30g，麻黄 10g，桂枝 15g，水蛭 15g)。上药浓缩成煎膏，每日 3 次，每次 50ml，口服。治疗 RA 44 例，并与雷公藤片治疗的 30 例进行对照观察，两组均以 1 个月为一疗程，连续治疗 3 个疗程，治疗组总有效率 93.2%，对照组总有效率 63.3%。刘殿选等[33]拟活血化瘀通痹汤(当归 15g，桃仁 10g，红花 10g，鸡血藤 20g，桑枝 10g，桂枝 15g，威灵仙 10g，防风 10g，全蝎 6g，蜈蚣 3 条，赤芍 10g，千年健 10g，黄芪 30g，白术 10g，制香附 6g，甘草 6g）治疗 RA 230 例，总有效率 96.85%。对照组用类风湿关节炎片治疗 150 例，总有效率 92.67%。韦光业[34]临床运用乌头汤［制川乌、生麻黄、豨莶草、白芍、甘草、黄芪、全蝎、蜈蚣、徐长卿、白芥子、白花蛇（研粉冲服）、当归、桂枝、牛膝、寄生、乳香、没药、络石藤、海风藤］治疗 RA，总有效率 95.7%，与西药组相比，总有效率高 11.7%。马文辉等[35]运用清痹汤加减（忍冬藤 60g，败酱草 30g，土茯苓 21g，络石藤 18g，青风藤 30g，老鹳草 30g，丹参 30g，香附 15g）治疗湿热瘀阻型 RA 30 例，结果提示清痹汤能较快改善和消除关节红、肿、热、痛等症状，无明显毒副作用，具有很好的近期疗效。张杜英辉[36]选用独活寄生汤加减治疗 RA 30 例，结果表明独活寄生汤加减方治疗 RA 在改善症状等方面疗效显著，在控制疾病活动的炎性指标方面亦有确切疗效，同时独活寄生汤加减方有着良好的安全性，无明显毒副作用，依从性好。张云山[37]观察了 130 例患者，治疗组在西药治疗基础上服用祛风通络饮加减（桑寄生、独活、鸡血藤、秦艽、防风、川芎、知母、赤白芍、茯苓、地龙、当归、熟地黄、桂枝）治疗，总有效率为 95.4%，明显优于对照组 24.6%，并且不良反应发生率明显低于对照组。王倩等[38]将 40 例寒湿痹阻型 RA 患者分为 20 例 NSAID 与 20 例桂枝芍药知母汤（薏苡仁 30g，透骨草 15g，生姜 4 片，白芍 12g，桂枝 10g，鸡血藤 30g，全蝎 3g，知母 10g，麻黄 10g，南蛇藤 30g，炙甘草 6g，附子 9g，防风 10g、白术 9g）治疗，提示桂枝芍药知母汤治疗寒湿痹阻型 RA 效果较佳，无不良反应及并发症发生。

5. 复方治疗

陈岳祥等[39]研究复方粉背雷公藤治疗 RA 的临床疗效，发现复方粉背雷公藤能明显缓解 RA 患者关节疼痛症状，显著提高患者的生活质量，同时患者 ESR、CRP、RF 等实验室指标也有所改善。本方中粉背雷公藤具有祛风除湿、舒筋活络、消炎止痛等作用，辅以补血活血、舒筋活络之鸡血藤，凉血活血之生地黄，共同达到治疗 RA 的目的。张玮琛等[40]在常规治疗的基础上外用复方乌黄凝胶，观察其对风寒湿阻型 RA 的疗效。以关节疼痛、压痛、关节肿胀及活动指数等为观察指标，以血肌酐、尿素氮、丙氨酸氨基转移酶及血尿常规等为安全指标，发现联合治疗组在缓解患者关节疼痛、压痛及改善关节活动等方面明显优于常规治疗组，急性炎症指标 CRP、ESR 也明显下降，且治疗后肝肾功能、血尿常规、心电图无异常，局部皮肤过敏反应发生率低，停药后过敏反应消失。这一研究提示复方乌黄凝胶可通过祛风散寒除湿、化痰通络止痛达到协同常规治疗的作用。王承德[41]观察了复方风湿宁片治疗 RA 的疗效，与对照组相比，复方风湿宁片在改善关节肿胀、晨僵等方面优于对照组。实验室检查提示，复方风湿宁片可降低 ESR 和 CRP，显著提高 IgA、IgM 含量，且无明显不良反应发生，表明复方风湿宁片可通过消炎止痛、抑制滑膜炎性改变，达到改善患者临床症状、提高患者生活质量的目的。周新尧等[42]观察清热活血煎剂（黄柏、赤芍、丹参等组成的复方）对 RA 患者手关节影像学的影响。与氨甲蝶呤联合清热活血煎剂的对照组相比，以上两种给药方式，患者手关节的影像学进展并没有统计学差异，提示清热活血煎剂可能在抑制关节炎患者的骨关节破坏方面起着一定的作用。

6. 中西医结合治疗

高新娅等[43]应用自拟藤虫煎合并氨甲蝶呤、雷公藤等治疗 RA 32 例，总有效率为 90.63%。董敬仁等[44]治疗 RA 79 例，用自拟痛必宁胶囊与吡罗昔康等联合作为治疗组，用芬必得作为对照组，结果显示，治疗组总有效率 97.50%，对照组总有效率 91.60%，两组对比有显著差异。刘洪波[45]采用右归饮加减为主，加西药（氨甲蝶呤、吲哚美辛、地塞米松）治疗本病 60 例，并设以上西药为对照组对照。结果显示，治疗组总有效率 91.67%，对照组总有效率 83.05%，明显优于对照组，而毒副作用的发生率、糖皮质激素应用时间均低于对照组。禹旭[46]对 4 例 RA 患者，给予黄芪注射液、川芎嗪注射液静脉滴注，正清风痛宁片、双氯芬酸钠、倍他米松口服，疗程 1~2 个月。结果显示，有效率达 85.7%，临床症状及实验室指标均较治疗前有明显改善。付新利等[47]采用辨证论治联合来氟米特的治疗方法治疗难治性 RA 28 例，并分别与单纯西药组和中药组做对照，结果显示三组均可不同程度地改善 RA 的临床症状、体征和主要炎性活动指标，但联合治疗组的疗效最为明显，且总体疗效为 92.86%，较单用中药组有统计学显著差异。

7. 中药成分治疗

目前，在临床上使用化学药物治疗 RA 已取得了一定的成效，短期疗效尤为显著，但易反复，不良反应多。近年来，中药抗 RA 作用已成为研究热点，大量的药理学研究表明，中药的主要有效成分，如苷类、生物碱、黄酮及萜类等具有抗炎、镇痛和免疫调节等作用，中药复方在抗 RA 方面的效果显著，其化学成分多样，药理活性广泛，具有疗效可靠，且具有毒性低、取材广、价格低等优点。具体参见表 1 - 2。

表1-2　常用于治疗 RA 的中药及其有效成分和中成药

大类	主要成分	药物	中成药
苷类	雷公藤多苷	雷公藤	雷公藤片、雷公藤多苷片、昆明山海棠片
苷类	木瓜苷	木瓜	镇痛活络酊、活血风寒膏、风湿骨康片
苷类	刺五加苷	五加皮、刺五加	筋骨跌打丸、天麻壮骨丸、风湿追风膏、活络片、风湿骨活络消痛片
苷类	白芍总苷	白芍	骨筋丸胶囊、风湿骨痛丸、追风丸
苷类	三七总皂苷	三七	华佗风痛宝胶囊、华佗风痛片
萜类	伸筋草	伸筋草	复方伸筋胶囊、骨宁风湿痹痛胶囊、清络通痹药酒
萜类	青蒿	青蒿	十四味羌活风湿清丸
生物碱	乌头碱	川乌、附子、雪上一枝蒿	保安万灵丹、大活络丹、风湿骨痛胶囊、伸筋活络酒、风湿麻木丸、天麻杜仲丸、三七伤药片
生物碱	青藤碱	青风藤	痹克颗粒、祛风舒筋丸、风湿止痛药酒
生物碱	马钱子碱	马钱子	痹祺胶囊、伸筋丹、祖师麻膏
生物碱	龙胆碱	秦艽	骨筋丸胶囊、天麻壮骨丸、秦川通痹片
生物碱	马兜铃酸	寻骨风	杜仲壮骨胶囊、伸筋丹、伤湿镇痛膏、复方风湿药酒、益肾蠲痹丸
生物碱	川芎嗪	川芎	祛风骨痛巴布膏、天麻壮骨丸、风湿活络丸
香豆素	香豆素	独活	伤筋正骨酊、镇痛活络酊、筋骨跌打丸、活血风寒膏
黄酮类	黄酮类	桑寄生	风湿骨康片、风湿追风酒、壮骨关节丸

55

（1）苷 类

雷公藤多苷 雷公藤多苷（TG）是以植物雷公藤根茎为原料去皮从根芯提取的总苷制成的片剂。临床应用 TG 治疗 RA 已有 30 年历史，近期研究发现 TG 可能通过影响 RA 患者体内的细胞因子 IL-4、IL-6、IL-8、IL-10 水平而起到抗炎、抑制免疫的作用[48]。研究还发现，TG 联合氨甲蝶呤治疗 RA 是通过下调外周血清 TNF-α 及 IL-6 表达而实现的[49]。雷公藤多苷不仅在基础研究方面取得了进展，在临床治疗方面也取得了显著疗效。杨竹[50]随机将 146 例 RA 患者分为 TG 组和氨甲蝶呤组，结果发现 TG 组较氨甲蝶呤组在关节症状方面有明显改善，不良反应发生率则明显较低。王永强[51]将 126 例 RA 患者随机分为 TG 联合氨甲蝶呤组 76 例和氨甲蝶呤组 50 例，结果提示 TG 联合氨甲蝶呤起效较快，能有效缓解患者病情，改善关节功能，且并未增加不良反应发生率，提示联合用药可在一定程度改善 RA 患者的预后。潘祝萍等[52]研究以 TG 联合氨甲蝶呤治疗活动期 RA，并与来氟米特联合氨甲蝶呤方案比较，结果表明 TG 联合氨甲蝶呤对 RA 患者的症状、体征和实验室指标等改善显著，疗效及不良反应发生率与氨甲蝶呤联合来氟米特方案相当。

白芍总苷 白芍的药效成分主要为一组糖苷类物质，包括芍药苷、羟基芍药苷、芍药花苷、芍药内酯苷和苯甲酰芍药苷，统称为白芍总苷（TGP）。TGP 在多个环节影响细胞免疫、体液免疫及炎症过程，具有免疫调节、抗炎镇痛及保肝和保护血管内皮细胞等作用。吴婵媛等[53]研究发现 TGP 对滑膜成纤维细胞的增殖及其 IL-1 的表达抑制有双向调节的作用，TGP 通过调节细胞增殖和细胞因子分泌而起到治疗作用。万琦兵等[54]临床治疗 RA 31 例，结果提示 TGP 治疗 RA 的作用机制可能与其降低患者血清 TNF-α 和 IL-6 含量、抑制炎性反应有关。白富梁等[55]临床收治 60 例 RA 患者，分别采用 TGP（30 例）和氨甲蝶呤（30 例）治疗，结果提示 TGP 临床治疗 RA 效果显著，明显降低了不良反应发生率。但一些临床医师发现，TGP 单用效果较弱，所以临床治疗时与西药联合用药，既能增强药效改善患者症状，同时可降低肝损害。陶黎[56]临床研究 52 例 RA 患者，发现较之单用来氟米特治疗 RA，联合 TGP 后，患者的临床整体治疗效果明显改善，联合用药组治疗总有效率为 92.4%；另外，联合用药组不良反应较单药组低，提示 TGP 联合来氟米特治疗 RA 疗效显著，安全可靠。李志军等[57]临床治疗 204 例 RA 患者发现氨甲蝶呤与来氟米特的联合治疗方案治疗中重度 RA 疗效确切，同时联合应用 TGP 可以明显降低肝功能异常的发生率，增加患者的依从性与耐受性，并且可能存在协同治疗作用。李兴锐等[58]将 120 例患者分为治疗组 60 例采用 TGP 和 TG 治疗，对照组 60 例采用氨甲蝶呤联合醋氯酚酸治疗，结果提示 TGP 联合 TG 降低了传统用药过程中出现的毒性和不良反应，尤其是肝损和胃脘部不适的发生率显著降低，可能是由于 TGP 保肝作用对抗了 TG 的肝损伤作用，为临床提供一种安全有效的联合用药方法。

　　木瓜苷　　木瓜的主要有效成分为木瓜苷（glucosides of cheanomeles speciosa, GCS），具有较强的抗炎、镇痛和免疫调节等药理作用。GCS 作用的主要靶细胞是关节滑膜细胞[59]，它可显著降低佐剂性关节炎（adjuvant arthritis, AA）大鼠致炎关节滑膜细胞的前列腺素 E_2（PGE_2）和 TNF-α 的水平，抑制细胞亢进的代谢、增殖和分泌功能而达到其治疗 RA 作用[60]。杨德才等[61]对木瓜治疗 300 例 RA 患者临床观察发现，木瓜对 RA 治疗总有效率达到85.26%，显效率达53%，与诺松对照组比较，两者疗效无显著差异，证明其对 RA 具有良好的治疗作用。

　　刺五加多糖　　五加皮和刺五加均为临床常用中药，五加皮参与了机体的体液免疫，可激发 T、B 淋巴细胞的生物学功能，对 T、B 淋巴细胞增殖反应有增强效应[62]；可显著促进脾 IgM 分泌细胞产生，明显提高 NK 细胞活性以及增强 ConA 刺激脾细胞产生 HL-2[63]。刺五加具有较强的调节免疫功能，研究显示，刺五加多糖（ASPS）具有极强的免疫调节及抗氧化活性，对淋巴细胞增殖有抑制作用。刺五加皂苷（ASS）可提高免疫功能，对血液内淋巴细胞增殖具极强的促进作用[64]。

　　此外，前文提到的含白芍总苷的白芍；含三七总皂苷的三七以及含薯蓣皂苷的穿山龙在抑制 IL-1、TNF-α 和 PEG_2 方面都呈现出了很好的活性，证明其对 RA 具有良好的治疗作用[65-67]。

（2）生物碱类

　　乌头碱　　含乌头碱的中药有川乌、草乌、附子、雪上一枝蒿等，镇痛效果的有效成分为乌头碱类生物碱，朱凡等[68]采用冰醋酸所致小鼠腹腔疼痛模型研究乌头碱醇质体的镇痛作用，结果表明：乌头碱醇质体能延长小鼠扭体的潜伏期，减少扭体次数，说明乌头碱醇质体对冰醋酸引起的疼痛有明显的镇痛作用。徐红萌等[69]实验发现附子通过 κ 阿片受体介导，对神经病理性疼痛大鼠产生镇痛作用。周丽娜等[70]研究表明，乌头桂枝汤对 RA 引起的疼痛有很好的作用。张宏等[71]研究发现，川乌水煎液能显著减少冰醋酸所致小鼠扭体次数，并延长小鼠扭体潜伏期，明显提高小鼠热板痛阈值，并且其镇痛作用与川乌的煎煮时间和给药量呈显著相关性。辜学敏等[72]研究表明甘草附子汤对大鼠佐剂性关节炎有治疗作用，说明附子具有良好的抗 RA 作用。川乌临床上多用于治疗风湿性关节炎及 RA 等炎症疾病。毛理纳等[73]研究发现，乌头汤能够显著抑制二甲苯所致小鼠耳肿胀程度，及蛋清所致大鼠足趾肿胀。毛小平等[74]研究发现，制川乌按不同比例与水牛角配伍后，均对巴豆油和鸡蛋清分别致小鼠耳肿胀和足趾肿胀有明显的抑制作用。

青藤碱　青风藤为防己科植物青藤或毛青藤等的藤茎，青藤碱（sinomennine，SIN）是其主要有效成分，实验证明 SIN 主要通过以下作用机制来抗 RA：SIN 能显著降低大鼠关节浸液内 NO、PGE 及细胞因子 IL-1β 和 TNF-α 水平[75]；抑制血清中促炎症细胞因子 IL-1β 和 IL-6 的产生[76]；抑制活动性 RA 患者中血清 TNF-α、IL-1β 的产生从而减少滑膜炎症[77]；Ou 等[78]研究表明，SIN 通过抑制与细胞黏附分子 147（CD147）紧密相关的金属蛋白酶－2（MMP-2）和 MMP-9 的表达，从而显著降低 CD147 的活性，进而抑制活性的人单核细胞白血病（THP-1）细胞的侵入及转移发挥治疗 RA 作用。大量实验证实多种含生物碱的药物具有明显的抗炎和镇痛药效，为各含生物碱的药物用于 RA 的治疗提供了实验依据。另有含士的宁的马钱子[79]及龙胆碱的秦艽[80]等都是常用的治疗 RA 的药物，研究证明有显著疗效。

马兜铃酸　①寻骨风为马兜铃科多年生攀缘草本植物绵毛马兜铃的根茎，用于风湿痹痛、肢体麻木、筋骨拘挛、跌打损伤疼痛。陈铎葆等[81]采用热板实验、扭体实验观察寻骨风的镇痛药效，采用佐剂性关节炎实验观察寻骨风的抗炎药效，结果显示其有很好的镇痛抗炎药效。刘菊福等[82]研究证实寻骨风注射液对醋酸所致的扭体反应、二甲苯所致小鼠耳郭肿胀及大鼠酵母性关节炎均有抑制作用。申庆亮等[83]对寻骨风镇痛消炎作用有效部位的研究显示，寻骨风主要抗炎镇痛部位在总生物碱。②马兜铃酸毒副作用较大，主要是致肾小管上皮细胞 DNA 损伤、肾间质纤维化以及致肿瘤作用，可给患者带来不可逆的肾脏损害，极大地限制了含马兜铃酸中药的使用，如关木通、广防己在很多中成药中已被禁止使用。

其他　Hwang TL 等[84]发现双氢青蒿素能明显抑制蛋白激酶 B（Akt）及 NF-κB 转录因子的活化而促进关节滑膜细胞凋亡。双氢青蒿素与 NSAID 布洛芬配伍能加强其降低 AA 大鼠关节滑膜 IL-1、TNF-α 表达的能力，从而缓解 RA 症状[85]。有学者[86]研究证实，在 RA 滑膜细胞中，青蒿琥酯显著抑制 LPS 诱导的 NF-κB 活化从而抑制 TNF-α 分泌治疗 RA 滑膜炎症。崔向军等[87]用青蒿琥酯治疗 87 例活动性 RA 临床观察表明，青蒿琥酯治疗 RA 有较好的临床疗效，其治疗作用不亚于羟氯喹。独活常用于治疗 RA，其主要成分为香豆素类，另外含量较高的就是挥发油类。孙文畅等[88]研究表明独活挥发油能够阻断炎症反应下的 PEA 下降，升高 PEA 水平，能抑制 TNF-α、iNOS、IL-6 mRNA 表达。范莉等[89]研究表明，独活挥发油高、低剂量可显著抑制蛋清所致的大鼠足肿胀，具有良好的抗炎作用；独活挥发油高剂量组可显著减少醋酸所致的小鼠扭体次数，镇痛率可达 76.8%。王爱武等[90]研究表明独活寄生汤可明显抑制佐剂性关节炎大鼠原发性和继发性足趾肿胀、抑制毛细血管通透性增加、减轻小鼠耳郭肿胀度，减少小鼠扭体反应次数及福尔马林致痛试验第二时相的疼痛强度。独活挥发油的抗炎作用研究为研制较为理想的抗炎镇痛新药提供了药理学基础，使独活这味古老的中药发挥出更大的作用。桑寄生的主要有效成分为黄酮类。桑寄生传统主要用于风湿痹证、崩漏经多、妊娠漏血、胎动不安等证。桑寄生的配伍临床上常用于治疗风湿性关节炎及 RA 等疾病。陈有岭[91]采用自拟黄芪熟地黄寄生汤(黄芪、桑寄生、熟地黄、乌梢蛇、乳香等)加减内服配合外敷治疗 RA，呈现出显著的疗效，且不良反应明显减少和减轻。巨鲜婷[92]采用小鼠热板法、扭体法、腹腔毛细血管通透法和耳肿胀法对不同剂量桑寄生浸膏的抗炎和镇痛作用进行观察，结果显示桑寄生浸膏具有显著的镇痛和抗炎作用，效果与阿司匹林相近，可作为治疗风湿用药。

此外，还有很多中药及其有效成分都具有一定的抗 RA 作用，如豨莶草具有降 ESR、促进 RF 转阴的作用[93]。女贞子[94]、菟丝子[95]、生黄芪[96]治疗 RA 也有独特疗效，有待于进一步更为深入的研究。

8. 其他疗法

赵庆平[97]自拟祛痹灵(生草乌头、生川乌头、生马钱子、樟脑、三七、钻地风、红花、当归尾、丹参、五加皮、杜仲、木瓜、延胡索、鸡血藤加 50% 酒精浸泡)，使用频谱治疗机，将药物离子通过阿是穴及肿胀明显处导入治疗 RA 120 例，痊愈 80 例，显效 38 例，无效 2 例。高百锋[98]采用食盐、钻天风、钻骨风、透骨草、雪莲花等八十余味药物合成结晶体，构筑成窖缸，窖缸内可容患者裸体密闭于内，只露头部，取仰卧位恒温控制在 $37.5℃ \sim 38.5℃$，每日 2h，30d 为一个疗程，经盐窖疗法治疗 58 例，近期疗效总有效率达 100%，远期疗效总有效率为 91.38%，常铁军等[99]用复方消痹药浴包(土茯苓、海桐皮、忍冬藤、汉防己、红花、青风藤、当归、川芎、赤芍、牛膝、生地黄、知母、补骨脂、续断、天南星等各 20g)洗浴治疗 108 例，临床愈显率 77.8%，总有效率 92.6%。周四雄等[100]采用传统的发泡疗法治疗 RA 36 例，用"斑乌合剂"(将斑蝥、红花各 10g，生川乌、生草乌、秦艽、豨莶草、鸡血藤各 15g，苏木 12g，老鹳草 20g 用 75% 医用酒精 600ml 浸泡 3 ~ 4d，过滤装瓶密封备用，局部外搽受累关节皮肤，每日 1 ~ 4 次)与外用药双氯芬酸钠凝胶治疗的 33 例作对比观察，治疗组总有效率 91.66%，对照组总有效率 60.60%。李琴[101]将乳香、没药、天花粉、冰片等药研末，取适量药物用姜汁调和成糊状，均匀摊于纱布敷贴于疼痛关节处，用穴位热疗器(如 TDP)照射患处，治疗本病 60 例，显效 48 例，有效 12 例，无效 0 例。沈国伟等[102]以祛风散寒、除湿通络、活血化瘀为原则，药用制川草乌、羌独活、桂枝、当归尾、川芎、白芷、川椒、防风、鸡血藤、威灵仙,水煎浸洗患处治疗 RA 42 例,有效率为 92.8%。

七、诊疗参考

1. RA 诊断标准与指南

(1)2009 ACR/EULAR RA 分类标准(表 1-3)

表 1-3　ACR/EULAR 2009 年 RA 分级标准和评分系统

评估项目		得分
受累关节数(0~5 分)		
1	中大关节	0
2~10	中大关节	1
1~3	小关节	2
4~10	小关节	3
>10	至少一个为小关节	5
血清学抗体检测(0~3 分)		
RF 或抗 CCP 抗体均阴性		0
RF 或抗 CCP 抗体至少一项低滴度阳性		2
RF 或抗 CCP 抗体至少一项高滴度阳性		3
滑膜炎持续时间(0~1 分)		
<6 周		0
≥6 周		1
急性期反应物(0~1 分)		
CRP 或 ESR 均正常		0
CRP 或 ESR 增高		1

注意事项:受累关节指关节肿胀疼痛,小关节包括掌指关节、近端指间关节、第 2~5 跖趾关节、腕关节,不包括第一腕掌关节,第 1 跖趾关节和远端指间关节;大关节指肩、肘、髋、膝和踝关节。血清学高滴度阳性指 >3 倍正常值

(2)2013 年 EULAR 更新的 2010 版 RA 治疗 14 条建议

·在诊断 RA 后应尽早开始 DMARD 治疗。

·治疗目标是缓解病情或降低疾病活动性。

·应频繁监测,假如治疗最多达 3 个月未能获得缓解,或者治疗最多达 6 个月却未能达到治疗目标,应调整治疗方案。

·一线治疗策略应包含氨甲蝶呤。

·当患者存在氨甲蝶呤禁忌证或不能耐受时，可考虑将柳氮磺吡啶或来氟米特纳入治疗方案。

·早期采用传统 DMARD 联合治疗，是初始氨甲蝶呤单药治疗的合理替代选择。

·可考虑添加一种小剂量糖皮质激素作为初始治疗的一部分，最多用到 6 个月；在临床可行的情况下，应尽可能快地减少剂量。

·假如未能达到治疗目标，可考虑改用另一种合成性 DMARD 方案；假如患者具有不良预后特征，可考虑加用一种生物性 DMARD。

·假如患者对传统 DMARD 治疗（伴或不伴同步糖皮质激素治疗）的应答不充分，应在氨甲蝶呤治疗基础上加用一种生物性 DMARD，后者可以是 TNF 抑制剂、阿巴西普或托珠单抗。

·对生物性 DMARD 应答不充分的患者应转为使用另一种生物性 DMARD。第一种 TNF 抑制剂治疗失败的患者可改用另一种 TNF 抑制剂。

·对于生物性 DMARD 治疗失败的患者，可考虑 Tofacitinib 治疗。

·对于持续缓解的患者，首先应减少糖皮质激素的用量。假如缓解仍能维持，可考虑缩减生物性 DMARD 治疗，尤其是当患者同时还使用至少一种合成性 DMARD 时。

·对于持久、长期缓解的患者，可由医生与其商议是否减少传统合成性 DMARD 的剂量。

·在调整治疗时，应考虑到结构性损害进展、并发症、安全性及疾病活动性等因素。

（3）早期 RA（ERA）诊断——"中国标准"　在 1987 年 ACR 标准的基础上，进行了一项前瞻性全国多中心临床研究，提出了仅有 5 条的 ERA 分类标准（表 1 - 4）。

表 1 - 4　早期 RA（ERA）分类诊断标准

·14 个关节区中至少 3 个以上关节区关节炎

·腕、掌指或近端指间关节至少 1 处关节肿胀

·晨僵 ≥30min

·RF 阳性

·抗 CCP 抗体阳性

满足以上 5 条中的 3 条可以归类为 ERA

（4）2015 年 ACR 关于 RA 的治疗指南　2015 年 ACR 关于 RA 的治疗指南主

要针对 DMARD、糖皮质激素、生物制剂、小分子药物的应用和高风险人群应用生物制剂和 DMARD 等问题，为 RA 患者的治疗提供了全面详细的指导意见。与 2012 年的指南相比，该版指南采用了国际公认的方法—推荐分级的评价、制定与评估系统（GARDE 系统），并通过 PICO 原则收集更可信的循证研究[103]（表 1-5~表 1-7）。

表 1-5　针对长病程 RA 患者的推荐意见

针对长病程 RA 患者的推荐意见	证据水平	推荐强度
1. 无论疾病活动度如何，均采取目标治疗策略而不是非目标治疗策略	中度	强烈推荐
2. 既往未用 DMARD 的低疾病活动度患者，DMARD 单药治疗（首选氨甲蝶呤）优先于 TNF 抑制剂	低度	强烈推荐
3. 既往未用 DMARD 的中高度活动度患者：		
DMARD 单药治疗（首选氨甲蝶呤）优于托法替尼	高度	酌情推荐
DMARD 单药治疗（首选氨甲蝶呤）优于 DMARD 联合用药	中度	
4. 若 DMARD 单药治疗后仍处于中高度活动度，则应联合 DMARD 或加用 TNF 或非 TNF 抑制剂或托法替尼（无先后之分，可联合或不联合氨甲蝶呤），而非继续 DMARD 单药治疗	中至极低度	强烈推荐
5. TNF 抑制剂治疗后仍处于中高度活动度，且未同时服用 DMARD 的患者，应联合 1 种或 2 种 DMARD，而非继续 TNF 抑制剂单药治疗	高度	强烈推荐
6. 单一 TNF 抑制剂治疗仍处于中高度活动度：		
非 TNF 抑制剂优于另一种 TNF 抑制剂，可联合或不联合氨甲蝶呤	低至极低度	酌情推荐
非 TNF 抑制剂优于托法替尼，可联合或不联合氨甲蝶呤	极低度	
7. 单一非 TNF 抑制剂治疗仍处于中高度活动度的患者，推荐使用非 TNF 抑制剂优于托法替尼，可联合或不联合氨甲蝶呤	极低度	酌情推荐
8. 先后使用两种及以上 TNF 抑制剂治疗仍处于中高度疾病活动度的患者，应首选非 TNF 抑制剂，而非另一种 TNF 抑制剂或托法替尼，可联合或不联合氨甲蝶呤	极低度	酌情推荐
9. 应用多种 TNF 抑制剂治疗仍处于中高度疾病活动度的患者，如果不选择非 TNF 抑制剂，托法替尼优于另一种 TNF 抑制剂，可联合或不联合氨甲蝶呤	低度	酌情推荐
10. 至少使用过 1 种 TNF 抑制剂和 1 种非 TNF 抑制剂后仍处于中高度活动度：		
首选另一种非 TNF 抑制剂优于托法替尼，可联合或不联合氨甲蝶呤	极低度	酌情推荐
若仍处于中高度疾病活动度托法替尼优先于另一种 TNF 抑制剂，可联合或不联合氨甲蝶呤	低度	

续表

针对长病程 RA 患者的推荐意见	证据水平	推荐强度
11. 使用 DMARD、TNF 抑制剂、非 TNF 抑制剂治疗后仍处于中高度活动度的患者，应加用短疗程、小剂量糖皮质激素	高至中度	酌情推荐
12. DMARD、TNF 或非 TNF 抑制剂治疗时疾病复发的患者，应加用最短疗程、最小剂量糖皮质激素	极低度	酌情推荐
13. 若患者病情缓解：		
DMARD 治疗逐渐减量	低度	酌情推荐
TNF 抑制剂、非 TNF 抑制剂、托法替尼逐渐减量（请同时参考第 15 条推荐意见）	中至极低度	
14. 若疾病活动度低：		
继续 DMARD 治疗	中度	强烈推荐
继续 TNF 抑制剂、非 TNF 抑制剂、托法替尼治疗而非停用药物	高至极低度	
15. 即使患者病情缓解，RA 的治疗仍不能停止	低度	强烈推荐

注：指南采用 GRADE 证据质量分级：证据水平分为高度、中度、低度、极低度；推荐强度分为强烈推荐、酌情推荐

表 1-6 针对症状性早期 RA 患者的推荐意见

针对长病程 RA 患者的推荐意见	证据水平	推荐强度
1. 无论疾病活动度如何，均采取目标治疗策略而不是非目标治疗策略	低度	强烈推荐
2. 对于既往未用 DMARD 的低疾病活动度患者：		
DMARD 单药治疗（首选氨甲蝶呤）优于二联用药	低度	强烈推荐
DMARD 单药治疗（首选氨甲蝶呤）优于三联用药	低度	
3. 对于既往未用 DMARD 的中高度活动度患者：		
DMARD 单药治疗优于二联用药	中度	酌情推荐
DMARD 单药治疗优于三联用药	高度	
4. 若 DMARD 单药治疗后（联合或未联合糖皮质激素）仍处于中高度活动度，联合 DMARD 或 TNF 抑制剂或非 TNF 抑制剂（无先后之分，可联合或不联合氨甲蝶呤），而非继续 DMARD 单药治疗	低度	强烈推荐
5. 若 DMARD 治疗仍处于中高度活动度：		
TNF 抑制剂单药治疗优于托法替尼单药治疗	低度	酌情推荐
TNF 抑制剂 + 氨甲蝶呤优于托法替尼 + 氨甲蝶呤	低度	
6. 若 DMARD 治疗仍处于中高度活动度，则加用小剂量糖皮质激素	中度	酌情推荐
若生物制剂治疗仍处于中高度活动度，则加用小剂量糖皮质激素	低度	
7. 若疾病病情复发，应加用最短疗程和最小剂量的糖皮质激素	极低	酌情推荐

注：指南采用 GRADE 证据质量分级：同上

表 1-7　针对伴不同危险因素 RA 患者的推荐意见

高风险因素	推荐意见	证据水平	推荐强度
充血性心力衰竭			
充血性心力衰竭	联合 DMARD 或非 TNF 抑制剂或托法替尼均优于 TNF 抑制剂	中至极低度	酌情推荐
TNF 抑制剂治疗时出现心力衰竭恶化	联合 DMARD 或非 TNF 抑制剂或托法替尼均优于另一 TNF 抑制剂	极低度	酌情推荐
乙型肝炎			
活动性乙肝感染并正接受或既往接受有效的抗病毒治疗	推荐意见与未合并乙型肝炎的患者一致	极低度	酌情推荐
丙型肝炎			
丙型肝炎感染并正在接受或既往接受有效的抗病毒治疗	推荐意见与未合并丙型肝炎的患者一致	极低度	强烈推荐
丙型肝炎感染但未正在接受或既往未接受有效的抗病毒治疗	DMARD 优于 TNF 抑制剂	极低度	酌情推荐
既往有恶性肿瘤病史			
既往有治疗或未治疗的皮肤肿瘤（非黑色素瘤或黑色素瘤）病史	黑色素瘤患者使用 DMARD 优于生物制剂	极低度	强烈推荐
	黑色素瘤患者使用 DMARD 优于托法替尼		
	非黑色素瘤患者使用 DMARD 优于生物制剂		
	非黑色素瘤患者使用 DMARD 优于托法替尼		
淋巴增生性疾病并已接受治疗	利妥昔单抗优于 TNF 抑制剂	极低度	强烈推荐
	联合 DMARD 或阿巴西普或妥珠单抗优于 TNF 抑制剂	极低度	酌情推荐
恶性实体肿瘤并已接受治疗	推荐意见同无该表现者	极低度	酌情推荐
既往严重感染病史			
既往发生严重感染	联合 DMARD 优于 TNF 抑制剂	极低度	酌情推荐
	阿巴西普优于 TNF 抑制剂		

引自 2017 ACR RA 治疗指南

2. RA 疗效评价和临床缓解标准

疗效评价通常采用 2002 年 ACR 制订的 ACR20、ACR50 和 ACR70 评价标准。以 28 个关节计数法评价关节疾病活动性（DAS28 评分）。ACR20 定义为压痛及肿胀关节数有 20% 的改善以及下列 5 项中至少 3 项有 20% 的改善：疼痛视觉模拟评分（VAS）、疾病总体状况医生评价 VAS 评分、疾病总体状况患者评价 VAS 评分、HAQ 评分、CRP 或 ESR。ACR50 和 ACR70 采用相同的标准分别定义为 50% 及 70% 改善。

DAS28 评分：DAS28 = [0.56 × sqrt（t28）+ 0.28 × sqrt（sw28）+ 0.70 × Ln（ESR）] × 1.08 + 0.16

得分：2.6 以下定义为疾病缓解，2.6 ~ 3.2 为疾病轻微活动，3.2 ~ 5.1 为疾病中度活动，> 5.1 为疾病严重活动。

临床缓解标准：

· 晨僵时间 < 15min。

· 无乏力。

· 无关节痛（通过询问病史得知）。

· 活动时无关节压痛或疼痛。

· 软组织或腱鞘无肿胀。

· ESR（魏氏法）：女性 < 30mm/1h，男性 < 20mm/1h。

至少达到以上 6 项中的 5 项，并持续至少两个月，且无血管炎、心包炎、胸膜炎，或肌炎或无法解释的近期体重减轻或发热。

3. 疾病疗效评价（2002 年 ACR 评价方法）

（1）完全缓解　①炎症性关节痛消失；②无晨僵；③无疲劳；④关节检查中未发现滑膜炎；⑤影像学资料不提示骨关节进行性破坏；⑥ESR 或 CRP 水平正常。

（2）ACR70

Ⅰ. 触痛关节数减少 ≥ 70%。

Ⅱ. 肿胀关节数减少 ≥ 70%。

Ⅲ. 以下 5 条中 3 条好转 ≥ 70%：①患者对疼痛的评估；②患者对疾病活动的整体评估；③医生对疾病活动的整体评估；④患者对活动能力的自我评估（HAQ）；⑤急性时相反应物（ESR 或 CRP）。

（3）ACR50

Ⅰ. 触痛关节数减少 ≥ 50%。

Ⅱ. 肿胀关节数减少 ≥ 50%。

Ⅲ. 以下 5 条中 3 条好转 ≥ 50%：①患者对疼痛的评估；②患者对疾病活动的整体评估；③医生对疾病活动的整体评估；④患者对活动能力的自我评估

（HAQ）；⑤急性时相反应物（ESR 或 CRP）。

　　（4）ACR20

　　Ⅰ. 触痛关节数减少≥20%。

　　Ⅱ. 肿胀关节数减少≥20%。

　　Ⅲ. 以下 5 条中 3 条好转≥20%：①患者对疼痛的评估；②患者对疾病活动的整体评估；③医生对疾病活动的整体评估；④患者对活动能力的自我评估（HAQ）；⑤急性时相反应物（ESR 或 CRP）。

参考文献

[1]国家标准《中医临床诊疗术语》宣讲资料. 中医病证治法术语[J]. 中医诊断学杂志专集，1997（3）：42.

[2]葛均波，徐永健. 内科学[M]. 8 版. 北京：人民卫生出版社，2013：808.

[3]朱建华，朱良春. 虫类药应用发挥[J]. 中国中医药学报，1993，8（3）：46.

[4]黄梦媛，张华东，陈祎，等. 路志正教授益气养血蠲痹疗痹的经验[J]. 中国中医风湿病学杂志，2011，13（4）：366 - 367.

[5]周宁. 周仲瑛痹痿辨治探讨[J]. 新中医，1999，（6）：5.

[6]张佩青. 国医大师张琪[M]. 北京：中国医药科技出版社，2011：199 - 200.

[7]陈利群. 鲁贤昌治疗类风湿性关节炎经验[J]. 浙江中医学院学报，2002，26（2）：41.

[8]叶雪英. 邓兆智教授治疗类风湿性关节炎经验介绍[J]. 现代中医药，2006，26（1）：6.

[9]刘继刚. 闫小萍治疗类风湿性关节炎的经验[J]. 辽宁中医杂志，2002，29（12）：711.

[10]娄高峰，娄玉钤. 娄多峰治疗风湿病经验撷菁[J]. 辽宁中医杂志，2006，33（2）：147 - 148.

[11]杨超前，何红英. 房定亚治疗类风湿关节炎的经验[J]. 山西中医，2000，16（2）：6.

[12]程少丹，左瑞庭. 王衍全教授治疗类风湿性关节炎经验[J]. 河南中医，2004，7（24）：1 - 2.

[13]吴瑛. 赵健雄教授治疗类风湿性关节炎经验[J]. 甘肃中医学院学报，2006，23（1）：1 - 2.

[14]姜泉. 清热活血法治疗活动期类风湿关节炎临床与机制研究[D]. 福建中医药大学，2012.

[15]马晓晶. 冯兴华教授痹证学术思想及从肝论治痹证法治疗偏头痛的临床研究[D]. 中国中医科学院，2013.

[16]金实. 类风湿关节炎治疗四法则[J]. 江苏中医药，2008，40（1）：6 - 7.

[17]宫险峰. 类风湿性关节炎辨证治疗临床体会[J]. 光明中医，2008，23（7）：613 - 614.

[18]康新民，段瑜. 郭宪章先生辨证论治类风湿性关节炎经验[J]. 甘肃中医，2010（2）：18 - 19.

[19]杨国军. 中医分型辨治类风湿性关节炎 60 例[J]. 现代中医药，2009，29（2）：28 - 29.

[20]王英旭，周晓莉，崔丽，等．活动期类风湿关节炎中医证候分布研究[J]．中医临床研究，2014，10（6）：1－3.

[21]万军．类风湿关节炎中医证候与疾病活动度相关性的临床研究[D]．北京中医药大学，2014.

[22]姜泉，蒋红，曹炜，等．475例类风湿关节炎患者中医临床证候分析[J]．中医杂志，2007，48（3）：253－255.

[23]杨大赋．中医辨证治疗类风湿性关节炎112例疗效观察[J]．中医药临床杂志，2006，18（2）：175.

[24]郭会卿．娄多峰教授治疗类风湿性关节炎120例[J]．中医研究，2006，19（5）：57－59.

[25]郜中明．中医辨证治疗类风湿性关节炎82例[J]．四川中医，2006，24（8）：64.

[26]李如意．中医分期辨证治疗类风湿性关节炎60例[J]．甘肃中医学院学报，2006，23（1）：39.

[27]陈乃钱．五藤汤治疗类风湿性关节炎疗效观察[J]．实用中医药杂志，2006，2（7）：407.

[28]杨光辉．逐瘀解毒汤治疗类风湿关节炎38例临床观察[J]．上海中医药大学学报，2006，20（2）：27－28.

[29]李振．除痹消痛汤治疗类风湿性关节炎300例[J]．社区医学杂志，2006，4（6）：596.

[30]吉建．顽痹汤治疗类风湿性关节炎48例[J]．河南中医，2006，26（3）：50.

[31]陈国治，林惠卿，陈国平．秦知汤治疗类风湿性关节炎52例临床观察[J]．山西中医，2005，21（4）：13－14.

[32]赵和平，杨东威，王素梅等．乌蚌煎治疗类风湿性关节炎的临床观察[J]．湖北中医杂志，2005，27（1）：25－26.

[33]刘殿选，刘向敏．活血化瘀通痹汤加味治疗类风湿关节炎[J]．光明中医，2006，21（8）：77－78.

[34]韦光业．中医药治疗类风湿关节炎120例的疗效观察[J]．医学信息，2010，23（3）：136.

[35]马文辉，刘敬虾，姚博．清痹汤加减治疗湿热瘀阻型类风湿关节炎30例[J]．光明中医，2012，27（8）：1546－1548.

[36]张杜英辉．独活寄生汤加减治疗类风湿关节炎的临床观察[D]．南京中医药大学，2013.

[37]张云山．中药复方治疗类风湿关节炎的疗效观察[J]．世界最新医学信息文摘，2013，（11）：55－56.

[38]王倩，王暖凤．经方治疗寒湿痹阻型类风湿关节炎20例体会[J]．中国药物经济学，2014，（1）：241－242.

[39]陈岳祥，胡建方，乔艳，等．复方粉背雷公藤治疗类风湿关节炎的临床观察[J]．华南国防医学杂志，2009，23（2）：4.

[40]张玮琛，靳湘，王杨，等．复方乌黄凝胶治疗类风湿关节炎的疗效观察[J]．中国医院

药学杂志，2010，30（19）：1674.

[41]王承德.复方风湿宁片治疗类风湿性关节炎临床研究[J].中国社区医师，2011，13（17）：153.

[42]周新尧，王雷，余卫，等.清热活血方药治疗类风湿关节炎1年后双手X线变化临床观察[J].中国骨伤，2011，24（12）：992.

[43]高新娅，陈大雨.中西医结合治疗类风湿性关节炎32例疗效观察[J].光明中医，2006，21（1）：38.

[44]董敬仁，陈昱.中西医结合治疗类风湿关节炎疗效观察[J].祖国医学，2006，15（1）：56.

[45]刘洪波.中西医结合治疗类风湿性关节炎60例[J].陕西中医，2003，24（3）：208-209.

[46]禹旭.中西医结合治疗类风湿性关节炎84例[J].中医药临床杂志，2004，16（1）：57-58.

[47]付新利，张立亭.中药联合来氟米特治疗难治性类风湿关节炎[J].山东中医药大学学报，2005，29（3）：197-199.

[48]曹学梅.雷公藤多苷对类风湿关节炎患者血清细胞因子水平的影响[J].中国药业，2013，22（7）：21-22.

[49]谭晴心，肖琴.雷公藤多贰联合氨甲蝶呤治疗类风湿关节炎疗效评价及对TNF-α、IL-6的影响[J].中国中医药信息杂志，2010，17（9）：7-8.

[50]杨竹.雷公藤片治疗类风湿性关节炎74例[J].中国药业，2011，20（14）：76-77.

[51]王永强.雷公藤联合氨甲蝶呤治疗类风湿关节炎的疗效观察[J].中国基层医药，2013，20（11）：1678-1679.

[52]潘祝平，林顺平，林旋.雷公藤多苷联合氨甲蝶呤治疗类风湿关节炎短期疗效观察[J].风湿病与关节炎，2014，（3）：17-20.

[53]吴婵媛，曾小峰.白芍总苷对类风湿关节炎滑膜细胞增殖及分泌作用的研究[J].中华风湿病学杂志，2007，11（10）：620-622.

[54]万琦兵，杨惠琴.白芍总苷治疗类风湿关节炎31例[J].安徽中医学院学报，2012，31（6）：25-26.

[55]白富梁，赵波.白芍总苷治疗类风湿关节炎临床研究[J].黑龙江医学，2014，7（38）：835.

[56]陶黎，练颖，官晓红等.来氟米特联合白芍总苷胶囊治疗类风湿关节炎52例[J].中国医药指南，2013，11（17）：403-404.

[57]李志军，徐亮，向培等.白芍总苷对氨甲蝶呤联合来氟米特治疗类风湿关节炎所致肝功能异常的影响[J].中华风湿病学杂志，2013，17（3）：169-172.

[58]李兴锐，陈茂红，王和融.白芍总苷合雷公藤多苷治疗类风湿关节炎60例[J].安徽中医学院学报，2011，30（3）：16-18.

[59]唐丽琴，魏伟，王晓玉.IL-1α对佐剂性关节炎大鼠滑膜细胞功能的影响及木瓜苷的作

用[J]. 中国药理学通报，2009，25（1）：44 - 47.

[60]Wang N，Dai M，Wang H，et al. Antinociceptive effect of glucosides of Chaenomeles speciosa [J]. Chin J Pharmacol Toxicol，2005，19（3）：169 - 174.

[61]杨德才，王志兴，郑传胜，等. 木瓜丸治疗类风关、强脊炎、骨关炎300例临床疗效观察[J]. 中华临床医药，2003，4（23）：71 - 73.

[62]张莅峡，胡庆和，刘泓，等. 红毛五加多糖对机体免疫功能的影响[J]. 中药材，1994，17（5）：36.

[63]江之泉，章崇杰，汪成孝，等. 红毛五加多糖对小鼠免疫功能的增强作用[J]. 华西药学杂志，1993，8（4）：211.

[64]林峰. 刺五加多糖（ASPS）对小鼠免疫功能的影响[J]. 中成药，2011，10（6）：28 - 30.

[65]朱蕾，魏伟，郑咏秋. 白芍总苷对胶原性关节炎大鼠滑膜细胞的作用及机制[J]. 药学学报，2006，41（2）：166 - 170.

[66]姚茹冰，郭郡浩，赵智明，等. 三七总皂苷对佐剂性关节炎大鼠腹腔巨噬细胞产生炎性细胞因子的影响[J]. 中国微循环，2007，11（5）：330 - 332.

[67]张伟峰，刘宝山. 薯蓣皂苷的药理作用研究进展[J]. 世界中西医结合杂志，2010，5（6）：543 - 545.

[68]朱凡，刘小平. 乌头碱醇质体的制备及抗炎镇痛作用研究[J]. 武汉理工大学学报，2011，33（8）：30 - 33.

[69]徐红萌，姜慧卿. 附子对神经病理性疼痛大鼠的镇痛作用[J]. 中华麻醉学杂志，2005，25（5）：381 - 384.

[70]周丽娜，黄敏珠. 乌头桂枝汤对类风湿性关节炎镇痛机制的研究[J]. 药物研究，2000，9（6）：11 - 12.

[71]张宏，彭成. 川乌煎煮时间、剂量与药效的相关性研究[J]. 中药药理与临床，2006，22（5）：30 - 32.

[72]辜学敏，陆彦，苏小茹. 甘草附子汤对AA大鼠氧自由基代谢影响的配伍规律研究[J]. 2008：19 - 20.

[73]毛理纳，洪素兰，罗予，等. 乌头汤的镇痛抗炎作用[J]. 河南医学研究，1994，3（4）：325 - 327.

[74]毛小平，杨红松，陈凌云，等. 制川乌、水牛角配伍的实验研究[J]. 云南医学院学报，1998，21（10）：17 - 18.

[75]杨德森，刘芳，曾繁典，等. 青藤碱对大鼠佐剂性关节炎治疗作用及机制的研究[J]. 中国中药杂志，2005，30（17）：1361 - 1363.

[76]Zhou Y，Wong YF，Wang J，et al. Sinomenine ameliorates arthritis via MMPs，TIMPs，andcytokines in rats [J]. Biochem Biophys Res Commun，2008，376（2）：352 - 357.

[77]王勇，钟兵，方勇飞，等. 青藤碱对类风湿关节炎患者炎性细胞因子及抗环瓜氨酸肽抗体的影响[J]. 第三军医大学学报，2005，27（15）：1573 - 1575.

[78]Ou YQ，Chen LH，Lin XJ，et al. Sinomenine influences capacity for invasion and migration in

activated human monocytic THP-1 cells by inhibiting the expression of MMP-2，MMP-9，and CD147［J］. Acta Pharmacol Sin，2009，30（4）：435 - 441.

［79］王振，周子朋，郑福增. 马钱子制剂治疗类风湿关节炎的研究进展［J］. 风湿病与关节炎，2012；1（2）：62 - 64.

［80］杨桂枝，田汉文，杨琴，等. 秦艽对佐剂性关节炎大鼠滑膜的影响［J］. 中药药理与临床，2008；24（2）：50 - 52.

［81］陈铎葆，徐冰，李兵，等. 寻骨风对抗炎、镇痛作用的研究［J］. 基层中药杂志，2001，15（1）：9 - 10.

［82］刘菊福，李德风，张毅，等. 寻骨风注射液的药理作用研究［J］. 中成药，1993，15（5）：33 - 34.

［83］申庆亮，唐启令，郑凌云. 寻骨风镇痛消炎作用有效部位研究［J］. 时珍国医国药，1999，10（3）：173 - 174.

［84］Hwang TL，Li GL，Lan YH，et al. Potent inhibition of superoxide anion production in activated human neutrophils by isopedicin，a bioactive component of the Chinese medicinal herb Fissistigma oldhamii［J］. Free Radic Biol Med，2009，46（4）：520 - 528.

［85］许赤多，刘纯，吴南辉，等. 二氢青蒿素通过 Akt 信号途径诱导类风湿关节炎滑膜细胞凋亡［J］. 广东医学，2009，30（7）：1043 - 1045.

［86］刘鹏，叶玉津，许韩师，等. 青蒿琥酯对类风湿关节炎滑膜细胞 TNF-α 分泌的抑制作用及其机制研究［J］. 中国药物与临床，2007，7（7）：520 - 523.

［87］崔向军，王燕燕，侯晓强，等. 青蒿琥酯治疗类风湿关节炎临床观察［J］. 中国医院药学杂志，2007，5（27）：645 - 646.

［88］孙文畅，杨隆河，邱彦，等. 独活挥发油对 N - 脂肪酰基乙醇胺水解酶的抑制作用及抗炎作用研究［J］. 中国中药杂志，2011，36（22）：3161 - 3165.

［89］范莉，李林，何慧风. 独活挥发油抗炎、镇痛药理作用的研究［J］. 安徽医药，2009，13（2）133 - 134.

［90］王爱武，刘娅，雒琪等. 独活寄生汤抗炎、镇痛作用的药效学研究［J］. 中国实验方剂学杂志，2008，14（12）：61 - 64.

［91］陈有岭. 自拟黄芪熟地黄寄生汤治疗类风湿性关节炎 140 例［J］. 陕西中医，2007，28（5）：538 - 539.

［92］巨鲜婷. 桑寄生浸膏的抗炎和镇痛作用研究［J］. 杨凌职业技术学院学报，2012，11（2）：5 - 8.

［93］曹忠贞. 朱晓鸣治疗顽痹经验［J］. 中医杂志，2000，（7）：39 - 51.

［94］杜宝容. 女贞子治疗类风湿性关节炎［J］. 中医杂志，1998，（9）：51.

［95］兰友明，兰义明，鲍雪娇. 菟丝子治疗类风湿性关节炎［J］. 中医杂志，2000，（10）：5841.

［96］袁波. 重用黄芪治痹证［J］. 新中医，1997，29（4）：491.

［97］赵庆平. 自拟祛痹灵离子导入治疗痹证 120 例疗效分析［J］. 现代医药卫生，2004，20

（23）：2546 – 2547.

[98]高百锋.盐窨疗法治疗类风湿性关节 58 例［J］.中医外治杂志，2000，9（1）：51

[99]常铁军，张俊红.复方消痹药浴包洗浴治疗类风湿性关节炎活动期 108 例临床观察［J］.中医杂志，2003，44（4）：267.

[100]周四雄，左玉初.发泡疗法治疗类风湿性关节炎 36 例［J］.湖南中医杂志，2000，16（5）：351.

[101]李琴.中药外用治疗类风关 60 例［J］.陕西中医，2004，25（6）：526 – 527.

[102]沈国伟，许丽羚.42 例类风湿关节炎的中药外洗疗效观察［J］.天津中医药，2003，20（1）：81.

[103]徐丽玲，苏茵.2015 年美国风湿病学会类风湿关节炎的治疗指南［J］.中华风湿病学杂志，2016，20（1）：69 – 70.

（呼兴华）

第二章

系统性红斑狼疮

系统性红斑狼疮（SLE）一种病因不明的以全身免疫异常而致多器官受累为特征的疾病。因患者体内有多种自身抗体及其免疫复合物，广泛沉积于全身各组织、器官，故而 SLE 不是一种单一的疾病，而是许多因素引起的一组症候群。SLE 主要的临床特点是两侧面颊有水肿性红斑，鼻梁上的红斑常与两侧面颊部红斑相连，形成一个蝴蝶状的皮疹，与被狼咬伤的面部瘢痕相似，就形象地把这个病称之为红斑狼疮。SLE 发病常累及皮肤、四肢各关节、心、肺、肾、神经系统、血液系统等，病程中易出现多种并发症或合并症，尤以皮肤和肾脏损害显著。中医古籍无此病名，依据本病的临床表现，归属于中医"阴阳毒""蝶疮流注""阳毒发斑""痹证""虚劳"等范畴。本病每 10 万人中有 70 ~ 100 人发病。男女之比为（1 ~ 2）: 10，发病高峰在 15 ~ 40 岁生育期。另据美国学者调查表明，在 18 岁以上的女性中，每 10 万人中有 372 例 SLE 患者，估计每 10 万人中每年的新发病患者为 1.8 ~ 7.6 例[1]。

一、病因病机

（一）现代医学认识

1. 病 因

关于 SLE 的病因和发病机制迄今尚不明确，一般认为是多因素的，主要涉及遗传、感染、性激素，其中遗传因素十分重要，其近亲发病率高达 5% ~ 10%，且与 HLA-DRW2、DRW3 密切相关。此外环境因素也很重要，紫外线能激发病情发作，内分泌的影响能解释女性发病率高的原因，同时雌激素水平会影响抗体的产生和免疫复合物的消除。根据目前流行的学说可归纳为以下几方面。

遗传因素　基因易感性是 SLE 重要的危险因素。有关的证据如下：①SLE 患者的所有亲属中约 27% 患一种自身免疫病；②SLE 患者的一级亲属中 1.7%～3% 发生 SLE，而健康者的一级亲属中仅有 0.25%～0.3% 患 SLE；同卵双生比异卵双生的患病一致率高 10 倍；④同卵双生之间及父母和子女之间的临床表现相似。

内分泌因素　SLE 好发于育龄期妇女，儿童和老年的 SLE 发生并不明显。男性睾丸发育不全患者常发生红斑狼疮，在红斑狼疮患者中无论男女均有雌酮羟基化产物增高。实验研究提示，红斑狼疮动物模型 NZB/NZW 鼠，雌性鼠病情较雄性重，用雄激素治疗可使病情缓解，而用雌激素治疗可使病情恶化，提示雌激素在发病中有影响。

慢性病毒感染　在狼疮性肾小球肾炎患者活检肾组织内皮细胞中观察到了包涵体，在 SLE 患者中，可见对麻疹病毒、风疹病毒的抗体滴度增高，对副流感病毒、腮腺炎病毒和 EB 病毒的抗体滴度亦升高。

药物因素　已有明确报道，肯定可诱发 SLE 的药物有肼屈嗪（肼苯哒嗪）、普鲁卡因胺、异烟肼（雷米封）、氯丙嗪、甲基多巴等。可能诱发的药物有苯妥英钠、青霉胺、奎尼丁、普萘洛尔（心得安）、氧烯洛尔（心得平）、硫氧嘧啶、三甲双酮、乙琥胺、利血平、卡托普利、甲巯咪唑（他巴唑）、呋喃妥因、酒石酸盐，用于整形的硅氧胶等。未肯定的药物有磺胺药、灰黄霉素、保泰松、口服避孕药、青霉素、四环素、扑米酮（扑痫酮）等。

物理因素　紫外线照射可使照射处皮肤细胞核中的 DNA 变化，有人认为紫外线先使皮肤细胞受伤害，抗核因子得以进入细胞内，与细胞核发生作用，产生皮肤损害。约 1/3 的 SLE 患者对日光敏感。寒冷和强烈电光照射亦可诱发或加重本病，有些局限性红斑狼疮（DLE）经曝晒后可演变为 SLE，由慢性型演变为急性型。

其他　环境是促成人体免疫功能变化的一个重要因素。综合目前研究结果，肯定与 SLE 发病有关的因素有紫外线、染发剂（含芳香族胺）；很可能与 SLE 发病有关的因素：①化学物质，如食物染料、酒石酸、肼类；②食物，如芹菜、欧芹、无花果、蘑菇、烟熏食物、豆荚类、苜蓿类、新芽；③严重的生理或心理压力；④感染，如寄生虫、细菌、病毒感染。可能与 SLE 发病有关的因素有烟草、石棉、氯乙烯、硅石、硅酮多聚物、某些免疫接种等。

以上感染、药物、化学、物理、精神等因素等，均可视为环境因素。其中，感染可通过分子模拟诱发特异性免疫反应，并扰乱免疫调节；药物或毒物可影响细胞性免疫应答和自身抗原的免疫原性；精神压力使神经内分泌系统失调或波动，从而影响免疫细胞功能。此外，饮食可影响炎症介质的产生，紫外线等物理或化学因素可引起炎症，诱导细胞凋亡和组织损伤。这些环境因素对易感患者的影响可能差别很大，这可进一步解释疾病的异质性及复发与缓解的交替过程。这也可解释相似种族人群中发病率的差异。

2. 发病机制

按照 SLE 免疫异常的表现分为五个阶段。第一阶段，由于遗传、性别和外部环境因素影响抗原提呈和免疫应答，使个体易感 SLE。具有足量易感因素的个体将发展到第二阶段，其特征为持续存在异常的抗原表达，包括 DNA/抗 DNA 复合物中低甲基化的 DNA（CpG DNA）以及其他 DNA/蛋白和 RNA/蛋白自身抗原，这些抗原通过 Toll 样受体活化参与先天免疫的细胞（树突状细胞）和获得性免疫的细胞（B 细胞），活化的细胞随之激活 T 淋巴细胞。当抗原提呈细胞（APC）将自身抗原提呈给 T 和 B 淋巴细胞时获得性免疫系统同时发挥作用，其后 B 淋巴细胞成熟为浆细胞并分泌自身抗体。与此同时，抑制性网络（调节和抑制性 T 细胞、吞噬细胞、独特型网络）也已就位以抑制有害的免疫反应。第三阶段，临床上健康的个体血清中开始出现自身抗体，免疫复合物形成。第四阶段是临床疾病期，平均发生在第三阶段 3 年后。自身抗体和免疫复合物攻击组织引起补体活化和其他致炎反应，出现 SLE 症状和体征。第五阶段发生在慢性炎症和慢性氧化损伤数月和数年之后，出现肾和肺瘢痕组织形成、动脉斑块沉积和血栓形成，组织发生不可逆转的损害。很可能在每一个阶段只有部分个体进展到下一阶段，而另一些则不发展。

（二）中医学认识

中医文献中并无"系统性红斑狼疮"病名，近现代医家依据临床表现归类，若见皮疹（面赤斑斑）、面青、关节痛（身痛如被杖）等，命名为"阴阳毒"；若因五脏受损（心悸、气短、乏力）为主的，命名为"心悸""心痹"；或出现多处关节疼痛为主的，命名为"痹证"；或出现咳喘为主的，命名为"咳嗽""喘证"或"肺痹"；出现抽搐、痉挛为主的，命名为"痉证"；或出现胁痛为主的，命名为"胁痛""肝痹"；病变累及肾脏，出现全身水肿的，命名为"水肿""肾痹"；SLE 病变晚期，损及五脏，气血阴阳亏虚，命名为"虚损"等。

1. 病因病机

禀赋不足　SLE 患者多属先天素体禀赋不足，阴阳失调，肾阴本亏，此为发病之本。正如《医宗金鉴》谓："人感受邪气难一，因其形藏不同，或从寒化，或从热化，或从虚化，或从实化，故多端不齐也。"SLE 多见育龄期妇女，而女子以肝为先天，易受情志所伤，郁热伤阴，青壮年正值气火旺盛之时，故多为阴虚内热之体，热毒等外邪易于侵袭。阴虚为本，火旺为标，若加房事不节，重伤阴水，相火妄动。水亏于下，火炎于上，火热消灼，真阴愈亏，病久则气阴暗耗，损及肾阳，而为气阴不足，阴阳两虚之候。此外，红斑狼疮的素体不足，还可在疾病的治疗过程中得到证实。例如，SLE 急性发作期，邪气盛正气虚，若经积极治疗，病情稳定后，则有五脏虚损的表现，常可见有脾肾阳虚、肝肾阴虚、心肺气虚、肝血亏虚等。经用补五脏的药物善后，病情会逐渐稳定，明显提高了疗效。这些虚损的表现固然与疾病的消耗有关，但其素体不足也是不可忽视的。

六淫外袭　六淫可称为外邪。由于六淫与气象、时令直接关联，所以常见的六淫引起的疾病往往有明显的季节性和区域性。针对 SLE 而言，春季多风，而风性轻扬、多变，SLE 患者可因为感染等外来性疾病所诱发，引起病情加重或复发。另外 SLE 患者出现关节肌肉酸痛，游走性关节疼痛，都符合中医风邪为病的病性特点。冬季气候寒冷，SLE 患者皮肤不能耐受寒冷，临床上常见因受冷而发生冻疮性红斑及接触冷风刺激而出现双手的"雷诺现象"。暑性炎热，日光强烈，SLE 患者受紫外线照射常发生皮肤的红斑加重，甚至引起全身各系统的症状明显加重。长夏久居潮湿环境，感受湿热之邪，SLE 患者的皮肤病变中可出现湿性红斑，或狼疮肾引起的浮肿及浆膜腔积液等症状，都是"水湿内停""水湿泛溢"之象。秋季多燥，自然界中相对湿度低，环境干燥，此时由于长波紫外线对人体的影响，引起 SLE 患者的皮肤红斑加重，若遇 SLE 患者内有真阴不足，六淫化火，外火引动内火，则狼疮发作，或壮热，或虚热，外能伤肤损络，内传损及营血、脏腑、三焦，病情渐深渐重。总之，外感六淫之邪，常使红斑狼疮引发或加重，在生活中应避免六淫侵袭，在治疗上要注意祛除六淫之邪气。

情志失调　在正常情况下，是人体精神活动的外在表现，如果外界各种精神刺激程度过重或持续时间过长，造成情志的过度兴奋和抑制时，就会导致人体的阴阳失调，气血不和，经脉阻塞，脏腑功能紊乱而发生疾病。正如《灵枢·寿夭刚柔》云："忧、恐、愤怒伤气，气伤脏，乃病脏……"情志引起的疾病主要是引起五脏气机失调的病证。SLE 患者病久不愈，长期精神紧张，思想负担过重，常常可见情志变化过大，容易引起五脏亏虚，气血逆乱，运行不畅，瘀血痰湿等病理产物内生，阻滞三焦，而引起病情反复或加重。

饮食劳倦　SLE 患者因饮食而发病者，多是过食辛辣，肥甘厚味，使体内生热、生湿、生痰，热毒内盛或痰湿阻滞气血，使体内气血不畅，闭阻而成病；或因过食生冷，损伤脾胃，脾胃乃后天之本，气血生化之源，气血生化不足，五脏亏虚，三焦阻滞而成本病。此外，劳累是诱发红斑狼疮的一个重要原因，常因劳累过度，由劳而倦，由倦而耗伤气血，气血不养五脏，脏腑功能失调而发红斑狼疮；或因房劳过度，命相火动，水亏于下，火炎于上，阴火消灼，肾水亏枯，肾火无以为养，内火升浮燔灼，机体状热骤起，而引起 SLE 急性发作。

日毒、药毒　SLE 患者易见皮肤损害为先。尤其日光曝晒或过服阳热之品导致热毒内盛，除损伤皮肤外，伤津耗液，炼液成痰，灼伤五脏，阻滞气机，气血闭阻而发病或加重病情。此外，药毒所致的类似"风毒"表现，或外发肌肤，或窜犯心营，或引动肝风，症见皮肤瘙痒、情志不畅等。

综上所述，SLE 由于素体不足、五脏亏虚的易感体，因以上某种原因诱发而发病，就使体内形成了代谢性病理产物（抗体、免疫循环复合物等），如中医所认识的瘀血、痰饮、水湿等。其中瘀血的形成主要是脏器亏虚，气虚运血无力，形成血瘀，或热邪炼血，使血液的质地异常而形成瘀血。痰饮、水湿乃水液的生成、转输、排泄障碍，可以阻滞三焦气机转枢，而出现各种复杂多变的症状。例如，上焦宣肃失司及由之引起的通调作用受阻，或可造成 SLE 患者卫气失去卫外功能，反复外感，临床出现咳嗽、咯痰、气短、胸闷，相当于狼疮性肺炎、狼疮性胸膜炎等；肺失宣布，气血闭阻于心脉，神明失主和血脉不利，临床可见部分 SLE 患者神志思维异常、思维混乱，表现如精神异常、失眠多梦、神志不宁、惊悸怔忡、气短胸闷、心痛胸痹、脉结代等，相当于狼疮性心肌炎、狼疮性心包炎、狼疮性脑病的部分症状等；若气血闭阻于肝脏，肝病疏泄失职，临床表现有胁痛、黄疸、头痛、头晕、抽搐、瘛疭、忧郁胆怯，或中风不语、惊厥晕仆等，相当于狼疮性肝炎、狼疮性神经血管病变。再如，中焦气化无力，脾失运化，不能升清降浊，湿邪内犯，临床多见呕吐、泄泻、乏力、便溏、四肢无力、血细胞减少，相当于狼疮性胃肠道损害、狼疮性血液系统损害等；或者下焦之水积聚，小便不利，下肢浮肿、蛋白尿等。

总之，本病的基本病因病机为素体禀赋不足，肝肾亏虚，复感六淫外感之邪，或因劳累、情志所伤、阳光、生产等，以致真阴不足，瘀热内盛，痹阻脉络，外侵肌肤，内损脏腑。病位在经络血脉，以三焦为主，与心、脾、肾密切相关，可及心、肝、肺、脑、皮肤、肌肉、关节、营血，遍及全身多个部位和脏腑。

二、临床诊断

（一）辨病诊断

1. 临床表现

（1）全身表现　发热、乏力、体重减轻等。

（2）皮肤黏膜表现　红斑（颊部红斑或盘状红斑）、光过敏、脱发、雷诺现象、口腔溃疡、荨麻疹、皮肤血管炎等。

颊部红斑　面颊部出现蝶形水肿性红斑，日光或紫外线照射可以诱发并加重皮损。皮疹最初发生在颊部，逐渐可扩展到鼻梁，一般不累及鼻唇沟，表现为融合成片的红斑，少数可扩展至整个面部。皮疹有的边缘清楚，有的较模糊，可伴有表面糜烂、渗出、鳞屑和结痂，皮疹较重的患者可伴有眶周水肿和受累的皮肤水肿。

盘状红斑　多见于面部、头皮、耳、颈部和上肢的伸侧。面部的每个部分均可以受累。盘状红斑很少出现在手掌，这种情况一旦发生，则可能意味着病情的加重。皮疹的出现可以早于也可以伴随或晚于 SLE 的诊断，日光或紫外线照射可诱发皮疹。

脱发　临床表现为梳理时头发大量脱落，头发脆性增加，失去光泽、枯黄和易折断，剩余的头发长几毫米至 3cm，呈不规则排列，无法与其他部分头发梳理在一起。外观混乱。以前额、顶部的头发尤为明显。

黏膜损害　开始时在颊黏膜、上颚或牙龈出现出血点，继而发展成浅的痛性溃疡，直径约 1～2cm，底部不光滑，呈浅灰色，周围伴有红晕。有时溃疡部位疼痛显著，可使患者感到吞咽困难，甚至有些 SLE 患者最初的主诉就是反复发作的咽喉疼痛。

光过敏　日光照射可导致 SLE 患者出现皮疹或使原有的皮疹加重，大多数患者再次经日光曝晒后皮疹可复发。

色素改变　SLE 患者可出现皮肤色素沉着或色素脱失。以前者多见。

紫癜　瘀斑和出血点的出现多与血小板减少有关。

皮肤血管炎、溃疡和坏疽　伴有活动性血管炎的 SLE 患者可出现坏死性溃疡、手指和末梢坏疽以及皮肤梗死，这些患者一般伴有高滴度的 ANA 和抗 ds-DNA 抗体、IgG 水平升高及补体水平降低。

雷诺现象　寒冷、吸烟和情绪变化等因素常可诱发雷诺现象。发作时间自数分钟至数小时不等。

（3）骨骼肌肉系统表现

关节病变　表现主要包括僵硬、疼痛和关节肿胀。累及部位以近端指间关节、腕关节和膝关节最为常见，其次为踝关节、肘关节和肩关节，再次为跖趾关节和髋关节。受累的关节常为对称性，但也有 25% 的患者为非对称性。

肌肉病变　病变主要累及近端肌肉，以三角肌和股四头肌为主，通常在疾病加重时明显。

骨病变　无血管性骨坏死，又称无菌性骨坏死或缺血性骨坏死。病变可发生于多个部位，尤其以股骨头最为多见。其他部位如肱骨头、股骨髁、胫骨平台、舟状骨、距骨、月状骨也可累及。最主要的临床表现为受累关节疼痛。疼痛常为隐匿性，呈进行性加剧，可伴有关节僵硬，活动范围受限。

（4）心血管系统表现

心脏病变　包括心包、心肌、心内膜及冠状动脉。心包病变中以心包炎最为常见，狼疮性心包炎的临床表现主要为胸骨后或心前区疼痛，疼痛在体位改变及呼吸、咳嗽、吞咽时加剧，坐位或前倾体位时减轻，有时放射到左肩、背部、颈部或上腹部；患者常伴有发热和心动过速；仅有少数患者可闻及心包摩擦音。多数患者的心包积液量较少，少数患者为中量或大量，积液量大时，患者可出现呼吸困难及相应的体征。SLE 患者出现心功能不全相当多见，或表现为左室功能障碍，或表现为充血性心力衰竭，后者临床少见。

SLE 患者合并有血管炎　当供应心脏传导系统的血管受累时，可引起传导系统功能障碍，出现各种心律失常。此外，约有 50% SLE 患者可伴有高血压，近年来高血压的患病率呈上升趋势。引起高血压最常见的原因是 SLE 肾脏病变，而高血压又可加重肾脏病变，二者形成恶性循环。

血管病变　SLE 血管病变的临床表现多样，血管病变可发生于病程的任何阶段，各组织器官均可受累，其中以皮肤血管病变最为常见，包括瘀斑、紫癜、荨麻疹、大疱性病变、坏疽、甲周红斑、网状青斑及雷诺现象等。其他器官病变主要表现为血管原因导致的组织失去正常功能。

（5）呼吸系统表现　在 SLE 中，呼吸系统受累相当多见，病变累及胸膜、肺实质、气道、肺血管和呼吸肌等处，其临床表现可有胸痛、咳嗽、呼吸困难等。

胸膜受累　胸膜炎的主要症状是胸痛和胸腔积液。其胸痛可以是单侧或双侧，以双侧多见，多位于肋膈边缘，疼痛随呼吸运动或体位变化而加重，可持续数天，当出现胸腔积液时，疼痛会有所减轻。胸腔积液一般在 400～1000ml，大量积液较少见，积液可发生于单侧或双侧。

横膈受累　表现为双侧膈肌抬高，肺容积减小，同时常感到呼吸困难，平卧时症状加重，抬高头部可减轻。

肺实质受累　急性狼疮肺炎的临床表现主要有急性起病，发热、严重呼吸困难、干咳、咯血、呼吸急促及胸痛；体检可发现发绀和双下肺湿啰音；胸片可见弥漫性肺泡浸润，以下肺为主，约 50% 出现胸腔积液。所有患者均发生低氧血症，狼疮肺炎可并发肺出血。慢性狼疮肺炎起病分为两种类型，大部分患者缓慢起病，起始症状不特异，小部分患者由急性狼疮肺炎发展而来。临床表现为持续的运动时发绀，以及胸痛、无诱因的咳嗽和双下肺湿啰音。

肺血管受累　肺出血、肺动脉高压、肺栓塞。

（6）肾脏表现　肾脏病变是 SLE 发病及住院的主要原因，见于 40% ~ 70% 的患者。肾脏病变通常在 SLE 前两年内发生，而在 5 年后发生率明显减低。疾病在临床和组织学表现上具有显著的异质性。几乎半数患者表现为无症状的尿液异常，如血尿和蛋白尿。30% 的患者可见肾病和（或）肾炎综合征。少数患者（< 5%）会出现慢性肾功能不全、快速进展的肾小球肾炎或肺 - 肾血管炎综合征。

（7）神经系统表现　神经系统的各个部分均可受累，临床表现多种多样，包括头痛、头晕、注意力下降、各种运动障碍、颅内压增高、癫痫、卒中，甚至昏迷状态。

（8）血液系统表现　血液系统异常较为多见，可为 SLE 患者的主要症状。其主要临床表现包括贫血、白细胞减少、血小板减少和磷脂抗体综合征。

贫血　贫血常见，可发生于多数 SLE 患者的疾病进程中。SLE 出现贫血的机制多样，包括慢性病性贫血、溶血（免疫或微血管病性）、失血、肾功能不全、药物、感染、脾功能亢进、骨髓增生异常、骨髓纤维化和再生障碍性贫血。其中一个常见原因是慢性炎症引起。

白细胞减少　在 SLE 中常见，可为其主要临床表现，且通常与疾病活动相关。据报道，约 50% 的患者白细胞计数低于 $4.5 \times 10^9/L$，尤见于那些有活动性疾病的患者，但重度白细胞减少（中性粒细胞计数 $< 0.5 \times 10^9/L$）罕见。约 20% 的 SLE 患者发生淋巴细胞减少（淋巴细胞计数 $< 1.5 \times 10^9/L$）。

血小板减少　据报道，25% ~ 50% 的 SLE 患者有轻度血小板减少，血小板计数（100 ~ 150）$\times 10^9/L$，仅 10% 的患者血小板计数低于 $50 \times 10^9/L$。

（9）消化系统表现　SLE 可出现肠系膜血管炎、急性胰腺炎、蛋白丢失性肠炎、肝脏损害等消化系统病变。

（10）其他　包括眼部受累，如结膜炎、葡萄膜炎、眼底改变、视神经病变等。SLE 常伴有继发性 SS，有外分泌腺受累，表现为口干、眼干，常有血清抗 SSB、抗 SSA 抗体阳性。

2. 临床诊断

目前普遍采用 ACR 1997 年推荐的 SLE 分类标准（表 2 - 1）。该分类标准的 11 项中，符合 4 项或 4 项以上者，在除外感染、肿瘤和其他结缔组织病后，可诊断 SLE。其灵敏度和特异性分别为 95% 和 85%。需要强调的是，11 条分类标准中，免疫学异常和高滴度 ANA 更具有诊断意义，一旦患者免疫学异常，即使临床诊断不够条件，也应密切随访，以便尽早做出诊断和及时治疗。

表 2-1   ACR 1997 年修订的 SLE 分类标准

1	颊部红斑	固定红斑，扁平或高起，在两颧突出部分
2	盘状红斑	隆起的红斑上覆有角质性鳞屑和毛囊栓塞，陈旧病灶可有萎缩性瘢痕
3	光过敏	患者自述或医生观察到日光照射引起的皮肤过敏
4	口腔溃疡	医生检查到口腔或鼻咽部溃疡，通常为无痛性
5	关节炎	非侵蚀性关节炎，常累及 2 个或 2 个以上的周围关节，以关节肿痛和渗液为特点
6	浆膜炎	(1)胸膜炎：胸痛、胸膜摩擦音或胸膜渗液 (2)心包炎：心电图异常，心包摩擦音或心包积液
7	肾脏病变	(1)持续性蛋白尿，大于 0.5g/24h 或 (+ + +)。 (2)管型：可为红细胞、血红蛋白、颗粒管型或混合性管型
8	神经病变	癫痫发作或精神病，除外药物或已知的代谢紊乱，如尿毒症、酮症酸中毒或电解质紊乱所致
9	血液系统异常	(1)溶血性贫血伴网织红细胞增多 (2)白细胞减少：至少 2 次测定少于 $4 \times 10^9/L$ (3)淋巴细胞减少：至少 2 次测定少于 $1.5 \times 10^9/L$ (4)血小板减少：少于 $100 \times 10^9/L$(除外药物影响)
10	免疫学异常	抗 ds-DNA 抗体阳性，或抗 Sm 抗体阳性，或抗磷脂抗体阳性（包括抗心磷脂抗体，或狼疮抗凝物，或至少持续 6 个月的梅毒血清试验假阳性，三者中具备一项阳性）
11	ANA	免疫荧光 ANA 滴度异常或相当于该法的其他试验滴度异常，排除了药物诱导的"狼疮综合征"

3. 相关检查

（1）ANA 谱

ANA   SLE 患者中 99% 阳性，常见的 ANA 的荧光染色型别有 5 种，在 SLE 中以均质型、斑点型和周边型多见。ANA 的滴度与疾病的活动性无关，不能以 ANA 作为监测治疗效果和疾病活动的方法。

抗 ds-DNA 抗体   具有诊断特异性，与病情活动有关。

抗 Sm 抗体   为 SLE 标记性抗体，抗 Sm 抗体的滴度可能与 SLE 的活动有关，滴度升高可能预示着 SLE 的复发。抗 Sm 抗体对早期、不典型的 SLE 或经治疗后 SLE 的回顾性诊断有很大帮助。

其他 抗 nRNP(U1RNP)、rRNP、抗 SSA、抗 SSB、抗组蛋白、抗 PCNA 等也可出现阳性，抗组蛋白抗体效价的高低与病情活动性相关。

（2）抗磷脂抗体（Apl） Apl 的阳性率与年龄有关，在 50 岁以上 SLE 患者中可有 60% 呈 Apl 阳性。Apl 与血栓形成有密切联系，其阳性患者易患各种栓塞性疾病、反复流产或血小板减少。主要抗磷脂抗体有抗心磷脂抗体（ACL）、狼疮抗凝物（LAC）及抗 β_2 – 糖蛋白 1（β_2-GP1）抗体。

（3）补体 若 C3、C4、CH50 水平降低，提示可能存在补体消耗过度，说明 SLE 活动。该指标与病情活动相关。

（4）其他 肾脏受累时常有蛋白尿、血尿、管型尿等。血液系统受损常有白细胞、血小板的降低等。

4. SLE 病情活动性和病情轻重程度的评估

（1）活动性表现 提示 SLE 活动的主要表现有中枢神经系统受累（可表现为癫痫、精神病、器质性脑病、视觉异常、脑神经病变、狼疮性头痛、脑血管意外等，但需排除中枢神经系统感染），肾脏受累（包括管型尿、血尿、蛋白尿、脓尿），血管炎，关节炎，肌炎，皮肤黏膜表现（如新发红斑、脱发、黏膜溃疡），胸膜炎，心包炎，低补体血症，DNA 抗体滴度增高，发热，血三系减少（需除外药物所致的骨髓抑制），ESR 增快等。

国际上通用的几个 SLE 活动性判断标准包括：SLE 疾病活动指数（SLE-DAI）、SLE 活性检测 SLAM、OUT 评分等。其中 SLEDAI 是国际最为常用的活动性判断标准（表 2 – 2）。

表 2 – 2 SLE 活动性判断标准

积分	临床表现
8	癫痫发作：最近开始发作的，除外代谢、感染、药物所致
8	精神症状：严重紊乱干扰正常活动，除外尿毒症、药物影响
8	器质性脑病：智力的改变伴定向力、记忆力或其他智力功能的损害并出现反复不定的临床症状，至少同时有以下两项：感觉紊乱、不连贯的松散语言、失眠或白天瞌睡、精神运动性活动增强或减弱。除外代谢、感染、药物所致
8	视觉障碍：SLE 视网膜病变，除外高血压、感染、药物所致
8	脑神经病变：累及脑神经的新出现的感觉、运动神经病变
8	狼疮性头痛：严重持续性头痛，麻醉性止痛药无效
8	脑血管意外：新出现的脑血管意外，应除外动脉硬化
8	脉管炎：溃疡、坏疽、有触痛的手指小结节、甲周碎片状梗死、出血或经活检、血管造影证实

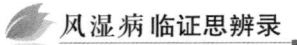

积分	临床表现
4	关节炎：2 个以上关节痛和炎性体征〈压痛、肿胀、渗出〉
4	肌炎：近端肌痛或无力伴肌酸磷酸激酶升高，或肌电图改变或活检证实
4	管型尿：HB、颗粒管型或红细胞管型
4	血尿：>5 个红细胞/HP，除外结石、感染和其他原因
4	蛋白尿：>0.5g/24h，新出现或近期增加
4	脓尿：>5 个白细胞/HP，除外感染
2	脱发：新出现或复发的异常斑片状或弥散性脱发
2	新出现皮疹：新出现或复发的炎症性皮疹
2	黏膜溃疡：新出现或复发的口腔或鼻黏膜溃疡
2	胸膜炎：胸膜炎性胸痛伴胸膜摩擦音、渗出或胸膜肥厚
1	发热：体温≥38℃，排除感染原因
1	血小板减少：小于 $100 \times 10^9/L$
1	白细胞减少：小于 $3.0 \times 10^9/L$，排除药物原因

SLEDAI 积分对 SLE 病情的判断：0 ～ 4 分疾病基本无活动，5 ～ 9 分疾病轻度活动，10 ～ 14 分疾病中度活动，≥15 分疾病重度活动

（2）病情轻重程度的评估

轻型 SLE　诊断明确或高度怀疑者，但临床稳定，所累及的靶器官（包括肾脏、血液系统、肺脏、心脏、消化系统、中枢神经系统、皮肤、关节）功能正常或稳定，呈非致命性。

重型 SLE　①心脏受累，如冠状动脉血管受累、Libman-Sacks 心内膜炎、心肌炎、心包填塞、恶性高血压；②肺脏受累，如肺动脉高压、肺出血、肺炎、肺栓塞、肺萎缩、肺间质纤维化；③消化系统受累，如肠系膜血管炎、急性胰腺炎；④血液系统受累，如溶血性贫血、粒细胞减少（白细胞 $<1.0 \times 10^9/L$）、血小板减少（$<50 \times 10^9/L$）、血栓性血小板减少性紫癜、动静脉血栓形成；⑤肾脏受累，如肾小球肾炎持续不缓解、急进性肾小球肾炎、肾病综合征；⑥神经系统受累，如抽搐、急性意识障碍、昏迷、脑卒中、横贯性脊髓炎、单神经炎/多神经炎、精神性发作、脱髓鞘综合征；⑦其他，如包括皮肤血管炎，弥漫性严重的皮损、溃疡、大疱，肌炎，非感染性高热有衰竭表现等。

狼疮危象是指急性的危及生命的重症 SLE。包括急进性狼疮性肾炎、严重的中枢神经系统损害、严重的溶血性贫血、血小板减少性紫癜、粒细胞缺乏症、严重心脏损害、严重狼疮性肺炎、严重狼疮性肝炎、严重的血管炎等。

SLE 活动性和病情轻重程度的评估是治疗方案拟订的先决条件。

（二）辨证诊断

阴虚内热证　长期低热或自觉内热、手足心热，面部蝶形红斑，对光敏感；或面红充血，或暗红斑点，皮疹，口渴多饮并喜冷饮；时有咽干咽痛，目赤齿衄，关节疼痛，心烦急躁，少寐不眠。舌质红，苔少或薄黄，脉细数或濡数。

气营热盛证　高热，满面红赤，蝶形红斑，手足红斑，皮疹，关节肌肉疼痛，口腔溃疡，咽干口渴喜冷饮。舌红绛，苔薄或薄白、薄黄，脉滑数或洪数。

瘀热痹阻证　四肢关节疼痛，晨僵、雷诺现象，面红、蝶形红斑隐隐可见，下肢片状紫斑，舌红，苔薄，脉细数、濡数。

血热瘀阻证　手足掌面、背面瘀点累累、肿胀，肢端有溃疡，重者有干性坏死，两小腿有片状紫斑，双大腿网状青斑，面部升火，关节痛。舌红，苔薄，脉细数、弦数。

热郁饮积证　胸闷、胸痛，心慌，内热或低热，咽干口渴，舌红，苔薄白、厚腻均有，脉滑细、细数、濡数，也可有结代脉。

血虚瘀热证　时有面赤升火，口渴饮冷，四肢不温，两腿酸软乏力，头晕，四肢皮下紫癜不易消散，月经量多，淋漓不尽，龈衄、鼻衄。舌红，苔薄，脉濡数、细数。

气阴两虚证　面色不华，乏力，少寐，既怕冷又怕热，月经量多，淋沥不尽，雷诺现象，头发稀少易折。舌红，苔薄净或中剥，脉细弱。

瘀热损肾证　泡沫尿，尿检中有蛋白和红细胞，伴有腰酸、高血压，面部有红斑，或面部升火，头晕。舌红，苔薄，脉弦数、细数。

脾肾两虚证　畏寒，面色苍白，或午后有烘热感、面部潮红，小便短少，下肢轻度浮肿，神疲乏力，腰酸，舌红淡均有，苔薄白腻，舌体或胖或瘦，或有齿痕。脉弦细、弦滑、沉细。

瘀热入脑证　头痛头晕，耳鸣，听音不清，视物模糊，舌红，苔薄，脉弦细、沉细。

（三）鉴别诊断

1. 现代医学鉴别诊断

SLE 可累及全身多个脏器，临床表现复杂、复发症状多种多样，需与以下疾病鉴别。

RA　SLE 较 RA 发病年龄为早。多为青年女性，关节病变的表现如疼痛、肿胀、晨僵等均较 RA 患者轻且持续时间短，SLE 患者的关节病变一般为非侵蚀性，不遗留关节畸形。SLE 患者具有特征性的皮疹，绝大多数患者有肾脏病变，ANA 阳性率很高，而 RA 患者则不具备这些特点。免疫学检查可发现抗 ds-DNA 抗体、抗 Sm 抗体则高度提示 SLE 的诊断。

混合性结缔组织病　SLE 应与混合性结缔组织病（MCTD）相鉴别。MCTD 临床表现有雷诺现象、关节痛或关节炎、肌痛，肾脏、心、肺、神经系统均可受累，ANA 呈现高滴度斑点型，但与 SLE 相比，MCTD 双手肿胀、肌炎、食管运动障和肺受累更为多见，抗 U1RNP 抗体呈高滴度，而严重的肾脏和中枢神经系统受累较 SLE 少见，抗 ds-DNA 抗体、抗 Sm 抗体和 LE 细胞通常阴性。血清补体水平不低。

肾病综合征与肾小球肾炎　肾病综合征是 SLE 最常见的临床表现之一。在 SLE 发病初期无 SLE 特征仅有肾炎表现的 SLE 患者，很难与原发性肾病综合征或肾小球肾炎患者鉴别，需做皮肤狼疮带试验或进行随访才能鉴别。

原发性血小板减少性紫癜　贫血、白细胞减少、血小板减少且伴发血管炎的 SLE 患者，需做自身抗体检测和骨髓检查，方能与原发性血小板减少性紫癜鉴别。

2. 中医学鉴别诊断

尪痹　尪痹主要因寒湿邪重，深侵入肾，久致肝肾脾皆虚，风、寒、湿邪深入脏腑筋骨，精髓生化乏源，筋骨肌肉失养，痰浊、瘀血凝滞，而出现上述关节肌肉的病变，因其脏腑虚衰，故同时伴有肝肾阴阳不足的全身症状。

燥痹　燥痹是由燥邪（外燥、内燥）损伤气血津液而致阴津耗损、气血亏虚，使肢体筋脉失养，瘀血痹阻，痰凝结聚，脉络不通，导致肢体疼痛，甚至肌肤枯涩、脏腑损害的病证。以心、肝、脾、肺、肾各脏及其互为表里的六腑和九窍特有的阴津匮乏的表现为其临床特征。

三、临床治疗

（一）辨病治疗

1. 一般治疗

加强患者宣教　患者应树立战胜疾病的信心，明白规律用药的意义，学会自我认识疾病活动的征象，配合治疗、遵从医嘱、定期随诊，懂得长期随访的必要性。一些 SLE 患者患病后过分担心而出现焦虑或抑郁，应给予相应安慰、心理治疗或药物治疗。

对症治疗及减少感染机会、控制血压等并发症的发生　SLE 患者应给予平衡、健康、营养的膳食；戒烟，适度的休息与锻炼；劳逸结合、保持乐观情绪；避免阳光暴晒和紫外线照射；育龄妇女采用工具避孕，避免服用避孕药；及早发现和治疗感染。

2. 药物治疗

(1)轻型 SLE 的药物治疗 患者虽有疾病活动，但症状轻微，仅表现为光过敏、皮疹、口腔溃疡、脱发、关节炎，无明显的内脏损害。药物治疗包括以下几种。

NSAID 常用药物有双氯芬酸钠、美洛昔康、塞来昔布、尼美舒利等。主要作用为抗炎、止痛和退热，为对症治疗，主要用于控制关节炎，应注意消化道等方面的副作用。

抗疟药 常用药物有氯喹 0.25g，每日 1 次，或羟氯喹 0.2 ~ 0.4g/d。主要用于治疗皮疹和减轻光过敏。注意眼底病变等方面的不良反应，用药超过 6 个月者，应每半年检查一次眼底，有心动过缓或有传导阻滞者禁用抗疟药。

沙利度胺 对抗疟药不敏感的顽固性皮损可选择，常用量 50 ~ 100mg/d，1年内有生育意向的患者忌用。

糖皮质激素 一般选用泼尼松龙、泼尼松或甲泼尼龙，只有鞘内注射时用地塞米松。以皮损或关节痛为主的轻型 SLE 用羟氯喹和 NSAID 治疗无效者，可用小剂量糖皮质激素(泼尼松≤10mg/d)有助于控制病情。也可短期局部使用糖皮质激素治疗皮疹，但面部应尽量避免使用强效激素类外用药。一旦使用，不应超过 1 周。权衡利弊，必要时可用硫唑嘌呤、氨甲蝶呤等免疫抑制剂。应注意轻型 SLE 可因过敏、感染、妊娠生育、环境变化等因素而加重，甚至进入狼疮危象。

(2)中度活动型 SLE 的药物治疗

糖皮质激素 此期患者，糖皮质激素治疗原则是个体化剂量，通常泼尼松剂量 0.5 ~ 1mg/(kg·d)，需要联用其他免疫抑制剂如氨甲蝶呤、硫唑嘌呤。急性暴发性危重 SLE，如神经精神性狼疮的癫痫发作或明显精神症状、急性肾衰竭、严重溶血性贫血等，采用糖皮质激素冲击疗法，即用甲泼尼龙 1000mg，溶于葡萄糖液中，缓慢静脉滴注，每日 1 次，连用 3 日，接着使用大剂量泼尼松如上述，可较好地控制 SLE 暴发。病情控制后，应长期服用泼尼松 7.5mg/d 以维持治疗。长期使用激素的不良反应主要有向心性肥胖、股骨头无菌性坏死、骨质疏松、诱发感染、血糖升高、高血压等，应注意监测。

氨甲蝶呤 常用剂量 7.5 ~ 15mg，每周 1 次，主要用于关节炎、肌炎、浆膜炎和皮肤损害为主的 SLE。不良反应主要有胃肠道反应、口腔黏膜糜烂、肝功能损害、骨髓抑制等。

硫唑嘌呤 标准用法 1 ~ 2.5mg/(kg·d)，常用剂量 50 ~ 100mg/d。与糖皮

质激素联合使用，适用于中等度严重病例，脏器功能恶化缓慢者。不良反应主要有骨髓抑制、胃肠道反应、肝功能损害等。用药起始 4 周内应每周复查血常规，因少数对硫唑嘌呤极敏感者用药短期内就可出现严重脱发和造血危象，引起严重粒细胞和血小板缺乏症。

（3）重型 SLE 的药物治疗　　治疗主要分两个阶段，即诱导缓解和巩固治疗。糖皮质激素配合免疫抑制剂可诱导缓解病情，阻止或逆转内脏损害。

糖皮质激素　　标准剂量是泼尼松 1mg/（kg·d），病情稳定后 2 周或疗程 8 周内，开始以每 1～2 周减 10% 的速度缓慢减量，减至泼尼松 0.5mg/（kg·d）后，减药速度按病情适当调慢。维持治疗的糖皮质激素剂量尽量小于泼尼松 10mg。SLE 的糖皮质激素疗程较漫长，主要不良反应有感染、高血压、高血糖、高血脂、低钾血症、骨质疏松、无菌性骨坏死等。此型患者应联合应用免疫抑制剂以便更快地诱导病情缓解和巩固疗效，并避免长期使用较大剂量糖皮质激素导致的严重不良反应。

环磷酰胺　　标准的环磷酰胺冲击疗法是：冲击治疗时每次剂量 15～20mg/kg，每月 1 次，加入 40～80mg 生理盐水中静脉推注，连用 8～12 次。亦可每次剂量 10～16mg/kg，加入 0.9% 氯化钠溶液 200ml 内，静脉缓慢滴注，不得少于 1h。除危重症每 2 周冲击一次外，一般每 4 周冲击一次，冲击 6 次后，改为每 3 个月冲击一次，至活动控制后 1 年停止冲击。口服剂量为每日 2mg/kg，分 2 次服。多数患者 6～12 个月后病情缓解，而在巩固治疗阶段，常需要继续环磷酰胺冲击治疗，延长用药间歇期至约 3 个月一次维持 1～2 年。常见的不良反应有恶心、呕吐、脱发、口腔溃疡、肝损害、骨髓抑制、继发感染等。

霉酚酸酯　　治疗狼疮肾炎(尤其是对Ⅳ型狼疮肾炎)有效。常用剂量 1～2g/d，分 2 次口服，主要副作用为感染。

环孢素　　治疗狼疮肾炎(尤其是对Ⅴ型狼疮肾炎)和(或)有血液系统损害的 SLE 有效，常用剂量 3～5mg/（kg·d），分两次口服。若大剂量使用糖皮质激素和免疫抑制剂 4～12 周，病情仍不改善，应加用环孢素，每日 5mg/kg，分 2 次服，服用 3 个月，以后每月减 1mg/kg，至每日 3mg/kg 作维持治疗。主要不良反应为肝、肾损害。用药期间注意检测肝肾功能、血压、血钾等。

（4）并发症的治疗

神经精神性狼疮　　甲泼尼龙冲击疗法，即用甲泼尼龙 500～1000mg，静脉滴注每天 1 次，连用 3～5d 为一疗程。同时环磷酰胺冲击。如全身糖皮质激素治疗效果不佳，或合并全身未控制的感染如结核或真菌感染，而不宜使用大剂量糖皮质激素冲击的狼疮脑病患者，鞘内注射地塞米松 10mg 及氨甲蝶呤 10mg，每周 1 次，共2～3 次。有抽搐者同时给予抗癫痫药、降颅内压等支持、对症治疗。

狼疮肾炎 泼尼松每日 1mg/kg 或甲泼尼龙冲击疗法，同时环磷酰胺冲击，待病情好转后可以改用霉酚酸酯或硫唑嘌呤。对环磷酰胺无效者可服用霉酚酸酯或环孢素。肾功能不全者可采用透析疗法。

溶血性贫血或血小板减少 甲泼尼龙冲击和泼尼松每日 1mg/kg，静脉输注大剂量 Ig。

抗磷脂抗体综合征 予抗血小板药和华法林。

感染 免疫抑制剂治疗可酌情减量或维持原剂量，积极选用适当抗生素，酌情应用大剂量 Ig 静脉滴注 10 ~ 20g/d，连续 3 ~ 5d。

糖尿病 适当减少糖皮质激素用量，加用免疫抑制剂控制 SLE 病情，同时合用胰岛素或其他降糖药。

无菌性骨坏死 糖皮质激素应停用或减少至最小剂量，可用免疫抑制剂控制 SLE 病情。如股骨头坏死应采用不负重体位 6 个月，以后有限负重体位 6 个月，可用 NSAID 止痛。股骨头萎陷应予人工股骨头置换，髋臼破坏则可行髋关节置换术。

妊娠 确诊 SLE 1 ~ 2 年内应避免妊娠，忌服避孕药。在服用泼尼松 10mg/d 的情况下，如无病情活动达 12 个月以上可以考虑妊娠。孕妇忌用 NSAID、抗疟药、地塞米松、免疫抑制剂等。

3. 新疗法

血浆置换 血浆置换是一种有效但费用较高的治疗方法，可以迅速消除循环的自身抗体以及免疫复合物。同样，也会增加感染、过敏的发生率。对于狼疮患者而言，最常见的血浆置换指征是血栓性血小板减少性紫癜(TTP)、抗磷脂综合征、肺出血、冷球蛋白血症、高黏度综合征。如果常规治疗失败，狼疮其他威胁生命的并发症同样也可以用血浆置换治疗。

免疫分离、自体干细胞移植 对于重症狼疮患者，环磷酰胺是目前治疗的主要用药，但因骨髓抑制等不良反应限制了其应用。近来开展的干细胞移植的机制可能是，在大剂量环磷酰胺的作用下使患者骨髓得到抑制，再通过自体干细胞移植使骨髓再建。另外，应用大剂量环磷酰胺是为了通过彻底破坏自身反应的淋巴细胞从而重新恢复骨髓初始的免疫状态。

单纯的免疫分离 应用大剂量环磷酰胺联合粒细胞刺激因子(G-CSF)治疗，而不进行干细胞移植是另一种可以迅速刺激造血的方法，可以改善难治性 SLE 的临床症状。

血液透析和肾脏移植 血液透析和肾移植可以改善狼疮患者的存活率。除了增加感染的机会，狼疮患者通过透析治疗都可以很好地控制。对于那些进行了肾移植的 SLE 患者，长期的存活率与非 SLE 的移植后患者相仿，然而，SLE 患者，特别是抗磷脂抗体阳性的患者，血栓相关的并发症发生率有所提高，例如早期移植物血栓形成等。肾移植后的效果通常依赖于进行移植当时患者的临床病情。

4. 其他新型疗法

B 细胞耗竭　利妥昔单抗（rituximab）和依帕珠单抗（epratuzumab）主要作用于特异性的 B 细胞表面抗原，促使 B 细胞耗竭。

诱导 B 细胞反应缺失或凋亡　阿贝莫司（abetimus）钠盐是双链寡核苷酸的四聚体，可以与 DNA 反应性 B 细胞（DNA-reactive B cell）结合，诱导 B 细胞反应性缺失或凋亡，从而导致循环 ds-DNA 的产生减少。

B 细胞生存抑制剂（inhibition of B cell survival）　B 细胞活化因子（BAFF）和 B 细胞刺激剂（BlyS）可以调节 B 细胞的生存和成熟。

抑制协同刺激、相互作用　树突细胞或抗原表达细胞与天然免疫相关，具有协同刺激、活化初始 T 细胞的功能。目前，已经在动物模型中研究了阻断 CD40 ~ CD40L 的相互作用。然而，在临床研究没有显示出阻断 CD40 ~ CD40L 的相互作用可以达到治疗的效果。

细胞因子的阻断和抑制作用　抗 TNF 仅治疗的抗炎作用提示可以短期应用于狼疮性肾炎的诱导治疗，从而不会受到自身抗体产物的长期影响。

（二）中医辨证治疗

1. 辨证论治

（1）阴虚内热证

治法：养阴清热，活血通络。

方药：红斑汤加减（生地黄、生石膏、玄参、黄芩、生薏苡仁、知母、忍冬藤、羊蹄根、川牛膝、绿豆衣、生甘草、陈皮、大枣）。

（2）气营热盛证

治法：清气凉营。

方药：三石退热汤（生石膏、寒水石、滑石、生地黄、玄参、金银花、黄芩、知母、生薏苡仁、牡丹皮、赤芍、人中黄、羚羊角粉或紫雪散）。

（3）痰瘀痹阻证

治法：养阴清热，祛风通络。

方药：忍冬藤汤加红斑汤加减（生地黄、忍冬藤、岗稔根、虎杖根、生薏苡仁、生石膏、黄芩、川芎、羊蹄根、海风藤、川牛膝、生甘草、陈皮、大枣）。

（4）血热瘀阻证

治法：养阴清热，活血化瘀。

方药：紫斑汤合红斑汤加减（生地黄、玄参、生石膏、黄芩、忍冬藤、鬼箭羽、槐花米、生藕节、水牛角、川牛膝、生甘草）。

（5）热郁饮积证

治法：养阴清热，利水蠲饮。

方药：蠲饮汤合红斑汤加减（生地黄、生石膏、知母、黄芩、玉竹、葶苈子、白芥子、生薏苡仁、桑白皮、猪苓、茯苓、广郁金、五加皮、枳壳、甘草、大枣）。

（6）血虚瘀热证

治法：养阴清热，凉血生血。

方药：紫斑汤加减（生地黄、生石膏、知母、黄芩、羊蹄根、虎杖、生藕节、旱莲草、水牛角、炙龟甲、槐花米、陈皮、生甘草）。

（7）气阴两虚证

治法：益气养阴，健脾生血。

方药：生血汤加减（生地黄、熟地黄、山茱萸、女贞子、枸杞子、制首乌、黄芪、白术、猪苓、知母、黄芩、白及、佛手、陈皮、甘草、大枣）。

（8）瘀热损肾证

治法：补肾养阴，活血利水。

方药：清肾汤和红斑汤加减（生地黄、炙龟甲、知母、生石膏、黄芩、落得打、接骨木、六月雪、猪茯苓、泽泻、杜仲、川续断、苦参、赤小豆、甘草、大枣）。

（9）脾肾两虚证

治法：健脾滋肾，利水蠲饮。

方药：清肾汤合蠲饮汤加减（黄芪、白术、生地黄、炙龟甲、杜仲、川续断、菟丝子、葶苈子、猪茯苓、桑白皮、泽泻、落得打、接骨木、川牛膝、甘草、陈皮、大枣、黑大豆、赤小豆）。

（10）瘀热入脑证

治法：养阴清热，平肝活血。

方药：清脑汤合红斑汤加减（生地黄、菊花、枸杞子、天麻、白蒺藜、川芎、蔓荆子、炙鳖甲、生石膏、黄芩、全蝎、僵蚕、半夏、陈皮、茯苓、甘草）。

2. 外治疗法

中药熏洗　根据病情证候予以祛风活血、消肿止痛、舒筋伤骨、通利关节

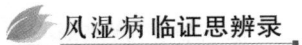

等中药汤剂熏洗。

中药敷贴　根据病情予以活血、通络、止痛膏药制剂敷在患处。

TDP照射　可协助药物透皮吸收，改善局部微循环，照射30min，每天1～2次。

中频脉冲电治疗　可改善疼痛肢体的活动，促进炎症吸收，增加萎缩肌肉弹性，每次20min，每天1～2次。

手法治疗　根据病情，可配合手法按摩治疗。

其他治疗　如超短波、蜡疗、穴位注射、封闭、浮针等。

3. 针灸疗法

根据病情，可辨证选取肩髃、肩髎、曲池、尺泽、手三里、外关、合谷、环跳、阳陵泉、昆仑、太溪、解溪等穴位；或根据关节疼痛肿胀部位采取局部取穴或循经取穴。针刺时根据寒热虚实不同配合针刺泻法、补法，或点刺放血、穴位注射。

4. 中成药应用

雷公藤多苷片　2片，每日3次，口服

昆明山海棠　3片，每日3次，口服。

白芍总苷胶囊　0.6g，每日3次，口服。

正清风痛宁片　1～4片，每日3次，口服。

5. 单方验方

养阴益气解毒方　北沙参、太子参、黄芪、女贞子、青蒿、鸡血藤、秦艽、白花蛇舌草。

三黄固本汤　黄芪、黄精、熟地黄、当归、女贞子、枸杞子、菟丝子、桑椹。

首乌地黄汤　制首乌、夏枯草、刺蒺藜、熟地黄、山药、茯苓、丹参、地骨皮、秦艽、白鲜、炒酸枣仁、钩藤、豨莶草、山茱萸、牡丹皮、泽泻、紫草。

(三)国医大师诊疗经验介绍

1. 任继学经验[2]

任继学教授认为本病分为两类：一是皮损候，即所谓盘状播散性红斑狼疮；二是内脏损证，即所谓系统性播散性红斑狼疮。辨证分为火毒内燔证、阴亏证、阳虚证、阴阳两虚证、心损证、肝损证、脑损证等。除此之外，病情危重者，用犀珀至宝丹救之。配合外用药，以促进病情缓解或痊愈，方用赵氏拔膏疗法、药面、沐浴法等。

2. 张镜人经验[3]

张镜人教授认为统性红斑狼疮是一个多系统、多脏器损害的疾病，临床需辨证与辨病相结合。本病的辨证特点是本虚表实之证，认为主要与遭受阳邪、热邪、火毒之邪导致人体内部的阴阳平衡失调，气血运行不畅，瘀血阻于络脉，热毒灼盛，从而耗血动血，热盛火毒之邪损伤阴液，进一步导致邪毒攻心。邪蒙清窍，造成抽搐及气阴两虚的证候，整个病程处于邪盛正虚、邪正相争的过程，故一定要以维护正气为要。治疗中张老认为，扶正与祛邪兼顾，祛邪固然当先，但需顾及人体正气，热邪、火毒之邪易伤阴，这时加用益气护阴之品，如皮尾参、孩儿参、生黄芪、灵芝等。祛邪常选用茅莓根、土茯苓、白花蛇舌草、鬼箭羽、紫草等。鬼箭羽活血通络，破血散结，应用于关节四肢的疼痛；紫草清热凉血，解毒透疹，用于高热皮疹。"温邪则热变最速""热邪不伤胃津，必耗肾液"，故不宜忽视护阴。对关节疼痛、肌肉酸痛常选用川草薢、鸡血藤；关节畸形可选用菝葜。

3. 周仲瑛经验[4-5]

周仲瑛教授认为病因包括瘀血、湿浊、热毒、风毒、寒邪等，其中热毒、瘀血是 SLE 的基本病理因素，贯穿 SLE 发病的始终；其次为湿浊、风毒，亦是 SLE 致病的重要病理因素。肝肾亏虚、营血伏毒是 SLE 的基本病机，其临床证候类型包括肝肾阴虚、营血伏毒，关节痹阻、络热血瘀，瘀热互结、气阴两伤，阴阳并损、血瘀水停，肝肾不足、寒凝络瘀等。清热解毒活血、滋养肝肾为 SLE 的基本治法，并根据其具体病机病证的不同而灵活变化，不拘一格。其中，周仲瑛认为狼疮性肾炎以肝肾阴虚为根本，热毒伏营是关键，风、湿是发病诱因，从瘀热湿毒、肝肾阴虚、脾肾阳虚、风毒外袭四方面进行辨证治疗。遣方用药方面，周老在临床上的常用代表方剂主要有犀角地黄汤、秦艽丸、清骨散、青蒿鳖甲汤及自制狼疮肝肾方、狼疮脾肾方等，用药方面周老强调一药多能，且治有专攻的药物，常用药物有生地黄、鬼箭羽、漏芦、土茯苓、玄参、紫草、露蜂房等；特色用药为狗舌草、雷公藤、鬼箭羽、凌霄花等。

四、预后转归

SLE 患者的预后与多种因素有关，包括是否累及重要脏器、损伤程度、是否接受正规治疗及患者依从性等。应注意轻型 SLE 可因过敏、感染、妊娠生育、环境变化等因素而加重，甚至进入狼疮危象。

由于医疗科学技术的发展，早期诊断技术日趋完善，糖皮质激素和免疫抑制剂的应用和支持治疗的加强，SLE 预后大为改观。据报道[6]，SLE 在 20 世纪

60 年代的 5 年存活率仅为 20% 左右，20 世纪 70 年代 10 年存活率提高至 57%，20 世纪 90 年代后国内外报告的 10 年存活率均达 84% 以上。近年报道，10 年存活率可达 85%，不少人存活期超过 20 年，甚至 35 年以上。

影响预后的主要因素主要包括：①早期诊断是改善预后的关键。SLE 累及全身重要脏器，并当出现功能下降时才被确诊，那么不管治疗措施多么有力，可能也无济于事。因此早期诊断非常重要。②早期合理正规治疗是狼疮预后的关键因素，如何正确选用糖皮质激素，包括给药时间、给药剂量及方法。及时的免疫抑制剂应用大大改善了狼疮的预后，特别是对狼疮肾炎有极大的影响。③肾脏损害的程度是判断狼疮预后的主要指标，因此肾活检病理检查对于判断预后非常重要，肾衰竭是狼疮死亡的第二大原因。④多系统损害，如肺动脉高压、肺纤维化、脑病、心功能受损等也是影响 SLE 预后的因素。糖皮质激素及免疫抑制剂的广泛应用使死于狼疮的患者越来越少，而死于狼疮并发症的人越来越多。感染是狼疮最常见的并发症，所以如何控制和预防 SLE 的感染，会很大程度影响狼疮的预后。

总之，早期诊断和合理治疗是改善 SLE 预后的关键。

五、预防调护

1. 预　防

由于 SLE 的病因尚未完全探明，因此，对于正常人群，目前无必要的预防措施。而对于已经患病的人群，则应注意做到以下几方面，以免诱发或加重病情。

· 避免阳光的直接照射。
· 避免使用有刺激性或有过敏史的化妆品，包括面霜、染发剂等。
· 避免经常出入人群较多的公共场所，减少病原体的接触。
· 季节变化时节应注意防寒保暖，避免感冒等常见病、多发病的发生。
· 正视疾病，保持乐观的情绪，尽量避免精神刺激。
· 改变不利于疾病的不良生活、饮食习惯。

2. 调　护
充分的休息是治疗 SLE 的重要措施。

3. 饮　食
（1）红斑狼疮的饮食注意事项
· 处于缓解期的无症状患者，基本上进普通饮食。
· 处于活动期时，患者的饮食应以清淡饮食为主，多进食富含维生素的青菜和水果。

·对有肾脏损害表现如少尿、高血压、水肿或有氮质血症的患者应采用低盐低蛋白饮食，并限制水的摄入。待水肿消退，血压正常，氮质血症消失，可进食普通饮食。

（2）红斑狼疮患者还应忌口

·海鲜：有些红斑狼疮患者食用海鲜后会出现过敏现象（SLE 患者大多为高过敏体质）诱发或加重病情。

·羊肉、狗肉、鹿肉、桂圆，性温热，红斑狼疮患者表现为阴虚内热现象者，食后能使患者内热症状加重。

·香菜、芹菜久食可引起光过敏，使患者面部红斑皮损加重，故不宜食用。

·辛辣食物，如辣椒、生葱、生蒜等能加重患者内热现象，不宜食用。

·绝对禁止吸烟、饮酒。

4. 护 理

皮肤护理 保持皮肤清洁、干燥，鼓励摄入足够的水分和营养，提供预防性的减压设备，避免局部长时间受压。指导患者避免接触某些化学制品，必要时须戴手套。

皮疹护理 指导患者避免接触紫外线，如在太阳下使用遮阳伞、戴上保护性眼罩、禁日光浴等。指导患者正确使用护肤品。正确使用外用药。

口腔护理 指导患者用双氧水漱口，每日 3 次。避免食用辛辣的刺激性食物。保持溃疡处干燥，遵医嘱使用表面收敛剂。

水肿护理 轻度水肿者应限制活动，重度水肿者应卧床休息。下肢水肿应抬高下肢。控制水分和钠盐的摄入，如有肾功能低下，则不宜进高蛋白饮食。准确记录 24h 出入量，入量包括饮入量、食物量，出量包括排泄量、呕吐量及出汗量。定时测量体重、腹围。应用利尿剂期间，需观察尿量、体重的变化，注意有无电解质紊乱及脱水现象。长期卧床者，应按时更换体位，同时给予局部按摩。

透析护理 有许多患者的病情是需要进行透析的，比如腹膜透析及血液透析等。需要做到以下这些：注意个人卫生，保持皮肤清洁。如出现体温升高、腹痛、引流不畅或透析管脱出，要及时就诊。加强营养，增加优质蛋白质如瘦肉、鱼、鸡蛋、奶类等。临时血管通路要保持局部清洁、干燥。保持情绪稳定，生活有规律，及时增减衣服，防止着凉。

心理护理 ①安慰患者，保持心情乐观开朗，让患者了解 SLE 虽然不能根治，但只要及时、正确治疗，是可以缓解的，忧郁反而会加重病情；②正确指导患者配合治疗和日常保养，向患者介绍病情，使之了解病情，树立战胜疾病的信心；③经常与患者家属沟通，说明病情及可能出现的后果，并请家属签字。

5. 狼疮患者妊娠管理

SLE 好发于育龄妇女，妊娠是许多女性 SLE 患者非常关注的问题，妊娠也是 SLE 患者教育的主要内容。

·注意卵巢功能保护，慎用卵巢毒性药物。计划妊娠的 SLE 患者，临床上应慎用环磷酰胺和雷公藤制剂，应用时要注意月经变化，定期检查性激素水平，发现异常变化，及时调整治疗，避免发生不可逆的卵巢功能衰竭。

·掌握妊娠时机。SLE 患者妊娠的时机主要取决于 SLE 病情活动情况，在疾病控制后可按计划怀孕，绝大多数能安全度过妊娠生育期。但病情活动伴有心、肺、肾及中枢神经系统病变者均属妊娠禁忌。患者开始妊娠时 SLE 病情即处于活动期较病情稳定者更易于复发。一般主张无重要脏器受累，病情稳定 1 年以上，泼尼松用量 <10mg/d，且免疫抑制药（如环磷酰胺、氨甲蝶呤、雷公藤等）停用半年以上，可以考虑妊娠。原来有抗磷脂抗体阳性者，最好等抗磷脂抗体阴转 3 个月以上再怀孕，以减少流产的发生。

·严密监视，恰当用药。SLE 患者妊娠期间，有必要在风湿科和产科共同随访，严密监视，避免过劳或感染。如果病情不稳定，可应用泼尼松治疗。泼尼松通过胎盘屏障时被灭活，只要剂量在 30mg/d 以下，对胎儿发育无明显影响。而地塞米松则可以通过胎盘屏障直接影响胎儿，所以妊娠期 SLE 患者不应该使用地塞米松。反复流产的 SLE 患者常与抗磷脂抗体阳性有关，需加小剂量阿司匹林治疗。

·抗疟药可蓄积于婴儿视网膜，因此在受孕前应停服，硫唑嘌呤、环孢素对胎儿的影响尚缺乏大样本的研究依据。如果病情严重不得不使用环磷酰胺或氨甲蝶呤，为了母亲的安全和避免出现畸胎，应终止妊娠。

·患者受孕后慎重终止妊娠，因终止妊娠可使 SLE 加重或恶化。下列情况应终止妊娠：①心内膜炎、心肌炎或心功能衰竭；②进展型肾小球肾炎或肾衰竭；③肾病综合征。

六、研究进展

1. 病因病机

先天禀赋不足　现代学者研究表明，在 SLE 的发病机制中，遗传因素具有决定性作用，一级亲属的发病率达 1.58%，具有这种遗传倾向的患者体质，通常被称为狼疮素质或狼疮遗传素质[7]。这与中医所说的先天禀赋不足相关。

脾虚后天匮乏 脾为后天之本，主运化水谷精微，为气血生化之源。脾胃虚弱，即后天乏源，气血生化乏源，气血不足，则易致病；另外，肾主骨、生髓，久病脾虚及肾，后天之精匮乏，同时先天之精又得不到补益，肾精亏虚，阴阳失衡而发病；由此可见，肾与脾是继发与原发的因果关系，相互影响[8]。

产后体虚、房事不节 SLE好发于青年女性，女子阳常有余、阴常不足，体阴而用阳；青年女性正值机体气血旺盛之时，火易旺，水易亏，突起壮热，而致发病；女子产后精血耗失，百脉空虚，肾津亏枯，虚火内生，易发病；另外，房劳过度，肾精亏耗于下，相火蒸于上，阴火燔灼，愈耗真阴[9]。

外感六淫、毒邪 该病可归于"痹证"范畴，究其病因病机，乃风、寒、湿三邪入侵机体，痹阻经脉气血，可累及皮、肌、筋、脉、骨五体，出现关节、肢体、肌肉酸胀疼痛及皮肤红斑；痹证日久迁延，可内舍于五脏，而逐渐发展成五脏痹[10]。蔡辉等[11]认为，此病既复杂又难治的根源在于邪气偏盛、郁久成毒、毒附于邪而致狼毒，邪仗毒势，毒倚邪威。此外，惠乃玲等[12]提出毒损络脉、热毒、瘀血说。

外感内伤合而致病 赵来泗等[13]认为，内外合邪、热毒内窜，致使脏腑气机紊乱，气血运行失调。陈晓东[14]指出，先天禀赋不足为根本原因，加上饮食劳倦、七情困扰、后天失调，复感六淫、疫毒而发病。徐俊[15]认为，内伤外感合而致病较普遍。

2. 病机探讨

阴亏为本，热毒、瘀毒为标 刘喜德[16]认为，素体禀赋不足、肾阴亏耗、阴阳失调、气血失和、气滞血瘀，是该病的发病基础；六淫结于血分，瘀而化热，久成瘀热毒邪，外伤腠理肌肤，蚀于筋骨而发病。陈会茹等[17]确立了以阴虚热毒为主的病理机制，同样认为肾阴虚损、热毒内炽为该病主因。季德兵[18]认为，该病根于素禀阴虚，因于热毒内侵；病机特点为本虚标实，可伤及五脏，以心、脾、肾三脏为主。吴斌等[19]提出，该病在疾病的发展过程中可出现不同的证候，但都是在真阴不足、阴虚内热的基础上演变而来。

素体亏虚，邪阻三焦 眭书魁[20]认为，先天不足加之内伤七情、劳累过度、妊娠分娩、跌仆损伤及一些药物的损害，使机体脏腑受损、阴阳失调，日久易生瘀生痰，有形之邪闭阻三焦，疏泄不利，从而形成复杂多变的症状。刘秉昭等[21]总结路志正教授的经验认为，SLE多由素体不足、气血亏损所致，病邪以标实表现为主，病位在经络血脉，以三焦为治，与脾肾相关，并累及全身。

阴损及阳，终致阴阳两虚 SLE的后期每多阴损及阳，累及于脾，以致脾肾阳虚、水湿泛滥、膀胱气化无权而见便溏溲少、四肢清冷、下肢甚至全身水肿[22]。潘静[23]认为，热毒入里燔灼阴血，一方面伤及腠理肌肤、筋骨而出现皮肤红斑狼疮和肌肉关节病变；另一方面内伤五脏六腑，致脏腑功能失调，水谷精微运化失常，可表现为阴液亏耗、阴虚内热，并逐渐发展至阴损及阳、阴阳两虚，最终阳虚水泛甚至阴阳离决而危及生命

3. 分型论治

韩彬[24]从专病专方的角度，将 SLE 分为五型：热毒炽盛型、阴虚内热型、肝肾阴虚型、气阴两虚型、脾肾阳虚型。张广中等[25]也将其分为热毒炽盛、阴血虚亏、毒邪攻心、肾阴亏损、邪热伤肝五型。魏睦新[26]按照辨病与辨证相结合，将 SLE 分为阴虚内热证、气营热盛证、热郁积饮证、瘀热痹阻证、脾肾两虚证、阴阳两虚证、气血两虚证、脑虚瘀热证、瘀热伤肝共九种证型。鲍晓辉等[27]将 SLE 分为热毒炽盛、阴虚内热、脾肾阳虚、风湿热痹、肝肾阴虚等五型。路福源等[28]将 SLE 分为热毒炽盛型、气阴两虚型、肝肾阴虚型、肝肾阳虚型。王春毅等[29]将该病分为五型：热毒炽盛、阴虚火旺、气阴两虚、肝郁血瘀、脾肾阳虚型。尤晓娟等[30]发现，在 SLE 使用糖皮质激素的初始阶段，以热毒炽盛型和阴虚内热型为常见证型；撤减阶段，以阴虚内热型和肝肾阴虚型为常见证型；维持量阶段，脾肾阳虚型和气血两虚型为主要证型；而血瘀型则在不同阶段都有体现。朱方石[31]收集了涉及 SLE 辨证分型有具体病例数据的论文，并将分类凌乱的 35 种证型共 1967 例患者的主症、次症、舌脉进行归纳，总结出一般常见独立证型 8 种和其他偶见或兼夹证型 27 种；并对各证型的构成比进行统计学分析，结果排在前八位的依次是热毒炽盛型、肝肾阴虚型、脾肾阴虚型、阴虚内热型、风湿热痹型、气阴两虚型、气滞血瘀型、脾肾气虚型。叶春华[32]认为，SLE 可分为风湿热痹、邪热犯肺、邪热伤肝、热毒炽盛、气滞血瘀、脾虚肝郁、肝肾阴虚、阴虚内热、气阴两虚、脾肾阳虚十型。从上述资料中可见，不同的医家对 SLE 的分型各有不同，且辨证分型不够规范、统一。

4. 分期论治

刘书珍[33]依据 SLE 的发病特点及病程，将其分为三期辨证施治：①热毒炽盛型（急性活动期），治以清热凉血、泻火解毒，予急性狼疮汤；②阴虚内热型（亚急性期），治以养阴清热、泻火解毒，予亚急狼疮汤（胡黄连、银柴胡、生地黄、熟地黄、地骨皮、紫花地丁）；③气阴两虚型（慢性迁延期），治以益气养阴、活血化瘀，予慢性狼疮汤（麦冬、天冬、西洋参、玄参、党参、丹参）。陶筱娟[34]认为 SLE 病机关键在于本虚标实，以肺肾亏虚为本，而"肺为娇脏"，故在治疗过程中从肺论治，并贯穿始终。其将本病分为活动期和缓解期，活动期以清肺、宣肺为主，治以清热解毒、泻火凉血，方以犀角地黄汤加减；缓解

期以润肺、固卫为主，治以养阴润肺、益气补肾，以玉屏风散合六味地黄丸加减。郝平生[35]认为一般本病发病初期多为活动期或由诱因诱发，多属于热毒炽盛型，治以清热解毒、凉血化斑，方用犀角地黄汤、清瘟败毒饮加减；该病病程长，日久损伤精气，致使阴阳两虚，多见阴虚内热、脾肾阳虚之证，以扶助正气为主，佐以祛邪，阴虚内热证治以滋阴清热、和营养血，方选六味地黄汤加减，脾肾阳虚证治以温肾壮阳、健脾利水，方用肾气丸、真武汤加减。

5. 中西医合治

向诗非[36]运用糖皮质激素加服清热解毒、活血化瘀的中药如黄芪、黄精、雷公藤、秦艽、乌梢蛇、白花蛇舌草、紫草等治疗本病 30 例，结果试验组显效率及总有效率均优于对照组。齐炳[37]、李治牢等[38]均采用中医辨证施治、西药糖皮质激素及免疫抑制剂等联合治疗本病，有效率分别为 88.89% 和 84.4%。陶志虎等[39]将 70 例 SLE 患者分成观察组 42 例、对照组 28 例。对照组以糖皮质激素、环磷酰胺治疗；观察组以滋肾活血方为基本方（生地黄、山药、山茱萸、茯苓、丹参、绞股蓝、藏红花）随证加减，配合糖皮质激素、环磷酰胺治疗，结果与对照组相比，观察组感染发生率低于对照组。温成平等[40]研究发现中西医结合治疗 SLE 具有显著的协同作用，既能提高临床疗效，改善临床症状和实验室指标，减少糖皮质激素用量，又能有效降低各种副作用或并发症的发生率。刘书珍等[41]将 110 例 SLE 患者随机分为两组，对照组（50 例）口服泼尼松；治疗组（60 例）在对照组治疗的基础上中医辨证分三型进行施治，疗程 6 个月，结果表明中西医结合治疗 SLE 疗效显著。刘晓薇[42]在中医辨证基础上选用益气滋阴、活血化瘀为主的中药方剂进行治疗，在强化糖皮质激素的疗效、减轻糖皮质激素的毒副作用的同时，发挥中药增效减毒双重作用。刘矗等[43]在中医辨证论治基础上辅以糖皮质激素治疗本病 24 例，结果显示中西医结合治疗远期疗效优于西药组，治疗 6 个月后糖皮质激素的不良反应减轻，糖皮质激素的用量减少，疗效增强。陈湘君等[44]通过对 43 例分型为气阴两虚、毒热内扰型的 SLE 患者研究，发现以中药复方"自身清"为主的中西医结合治疗组，在治疗轻中度活动期 SLE 上，优于单纯西药治疗的对照组，可明显改善临床症状，提高临床疗效。向彩春等[45]通过对 67 例活动性 SLE 患者研究，发现益肾解毒汤配合西医常规治疗活动性 SLE 疗效确切。黄莺等[46]选取 SLE 患者 45 例，通过对实验室指标的研究，发现中药三黄固本胶囊配合糖皮质激素治疗 SLE 临床疗效确切，可降低血清 IL-8 及 IL-10 水平，优于单纯糖皮质激素治疗组，毒副作用少。

6. 专方治疗

朱燕[47]采用清热化瘀汤（干地黄、生石膏、忍冬藤、黄芩、苦参、炙龟甲、陈皮等)为基本方治疗 SLE 30 例,经过 6 个月治疗,总有效率达 93.33%。林昌松等[48]以知柏养阴汤加减(知母、黄柏、干地黄、牡丹皮、泽泻、山茱萸、山药、茯苓、益母草、鳖甲等)治疗 SLE 60 例,并以西医常规治疗的 30 例作为对照。结果显示,治疗组可以显著改善 SLE 患者的症状及实验室指标,有效防治服用糖皮质激素的不良反应,作用优于对照组。黄莺等[46]选用三黄固本汤(黄芪、黄精、熟地黄、当归、女贞子、枸杞子、菟丝子、桑椹)制成胶囊辅助糖皮质激素治疗 SLE 30 例,并与单用糖皮质激素治疗的 15 例进行对照观察。结果治疗组总有效率达 90.00%,对照组为 66.67%,两组比较差异有统计意义,说明治疗组临床疗效显著,同时可有效降低糖皮质激素的毒副作用。刁金山等[49]以狼疮康复汤(苍术、白鲜皮、丹参、水蛭、黄芪、青蒿等)随证加减治疗 120 例 SLE 患者,结果总有效率达 95%。王松珍[50]用补肾消斑汤加减:Ⅰ型(热毒炽盛型)以生地黄、玄参、金银花、栀子等为基本方;Ⅱ型(瘀血痹阻型)以当归、鸡血藤、穿山甲、乌梢蛇等为基本方;Ⅲ型(肝肾阴虚型)以生地黄、白芍、首乌、女贞子等为基本方;Ⅳ型(脾肾阳虚型)以党参、淫羊藿、狗脊等为基本方治疗观察了 129 例,有效率为 929%。陈湘君等[51]用复方自身清(生地黄、生黄芪、白花蛇舌草、牡丹皮等)为主治疗活动性 SLE 30 例,治疗 3 个月后,患者 AI 评分、Chubick 记分及 ESR、抗 ds-DNA 抗体均较治疗前有明显下降,治疗总有效率为 86.67%。方福根[52]对 18 例患者以"狼疮 1 号方",药用白花蛇舌草、半枝莲、紫草、蜈蚣等,配合犀角地黄汤、生脉饮、一贯煎、桃红四物汤加减,另配合西药,结果总有效率为 94.4%,优于单纯西药组。眭书魁[53]应用狼疮饮(鬼箭羽、马鞭草、生地黄、鸡血藤、六月雪、七叶胆等)随证加减治疗 1500 例,并设对照组 300 例应用西药联合治疗,结果显示,治疗组治愈率及总有效率均优于西药对照组,临床症状、实验室各项化验指标、自身抗体指标的恢复情况均优于西药组。陈志伟等[54]研制狼疮平浓缩颗粒剂(白花蛇舌草、生地黄、黄芩、鬼箭羽等)口服治疗 SLE 59 例,疗效优于常规西药治疗组。

7. 中药研究

白芍总苷　白芍总苷是白芍根部提取的苷类成分,对机体免疫功能有双向调节作用[55]。祝玉慧等[56]观察白芍总苷联合小剂量糖皮质激素治疗 SLE 35 例,结果患者 SLE 活动积分、ESR、CRP、抗核酸抗原抗体、抗 ds-DNA 抗体、C3、C4 等指标明显改善,临床疗效显著,且可减少糖皮质激素的用量。

丹参　丹参可调节机体免疫功能,促进损伤组织的修复和再生。史建强等[57]观察丹参对 SLE 患者外周血中性粒细胞(PMNC)凋亡及超氧阴离子(O_2^-)

和一氧化氮(NO)产生的影响,结果 SLE 组外周血 PMNC 凋亡率明显高于对照组,产生 O_2^- 和 NO 的量明显高于对照组。在体外丹参可明显抑制 SLE 患者 PMNC 凋亡,在 400mg/L 内呈剂量依赖性;同时丹参可抑制 SLE 患者 PMNC 释放 O_2^-、合成 NO。说明丹参对 SLE 患者体外 PMNC 的凋亡及其产生 O_2^- 和 NO 有一定的调节作用。

黄芪 苏励等[58]在环磷酰胺治疗气虚型狼疮性肾炎的同时加大黄芪注射液静脉滴注剂量,发现能改善患者的免疫功能,降低感染的发生率,减少尿蛋白。王慧娟等[59]证明了在 SLE 的治疗过程中加用黄芪注射液能更显著地改善外周血白细胞的异常,明显缓解 SLE,减少糖皮质激素用量,从而有效避免糖皮质激素不良反应。

昆明山海棠 实验及临床研究表明,本品有较强的免疫抑制作用及良好的抗炎作用,能抑制炎症时毛细血管通透性增高,减少渗出,抑制增生,对 SLE 有较好的近期疗效,可促进皮损的消退,对内脏损害也有改善作用[60]。

雷公藤 康瑞花等[61]以雷公藤片(口服,2 片/次,每天 3 次)配合复方甘草酸苷片(口服,75mg/次,每天 3 次)治疗盘状红斑狼疮,2 周后逐渐减量,同时结合丁酸氢化可的松乳膏外用,治疗 3 个月后基本痊愈 9 例,显效 9 例,好转 6 例,无效 1 例,总有效率达 96%。秦万章[62]用雷公藤复方合剂治疗各型红斑狼疮 302 例,总有效率达 95.4%。吴京海等[63]观察雷公藤对 SLE 患者疗效及补体水平的影响,81 例分为三组:稳定期 20 例,活动期但无肾损害 30 例,活动期伴肾损害 31 例,三组均服雷公藤糖浆 3 个月,结果显示,病情、C1q、C1INH、C4、B 因子均较治疗前明显改善。

青蒿琥酯 余其斌等[64]用青蒿琥酯治疗 SLE 30 例,有效率达 93.3%。其作用机制可能与青蒿琥酯具有抗光感作用和提高 Ts 细胞活性,抑制循环免疫复合物(CIC)形成有关。

红藤 红藤的主要功效为清热解毒,活血化瘀。秦万章[65]用静脉注射和红藤糖浆口服,治疗 45 例 SLE 患者,疗效除改善有关症状外,对改善蛋白尿,促使 ANA 转阴或滴度下降,有较好作用。

8. 针灸疗法

根据病情需要,辨证取穴,根据寒热虚实不同配合针刺泻法、补法或穴位注射。

9. 外治法

根据病情和临床实际,选择中药外敷、中药离子导入、中药泡洗、中药熏治、中药全身浸浴、中药穴位贴敷等。

10. 评价及瞻望

SLE 病情复杂多变，涉及全身多个脏器，现代医学治疗虽已取得了显著的成效，但仍存在副作用大、不良反应多等不足，严重影响患者的生活质量和存活期。中医药在治疗 SLE 方面，在专方专药治疗、辨证分型治疗及实验研究上都获得了巨大的成就。在增加疗效、抑制西药毒副作用、有效撤减糖皮质激素量、改善患者症状、提高生活质量及延长生命方面，显示出独特的疗效。加用运脾和胃及扶正养血中药，可减少西药毒副作用。且中西医结合治疗可改善症状、提高疗效、降低死亡率、减少病情波动和提高患者生活质量。但中药何以发挥疗效，其有效成分、药理作用尚未完全清楚，有待进一步研究。传统中医学的认识已经不足以解决当今的许多医学难题，现代中医学必须兼容现代成功的医学理论和优秀的传统中医哲学理论，必须在飞速发展的现代医学基础上，才能建立起现代中医学，才能使中医学更好地发挥作用。因此，我们应引进先进的现代医学技术加强中医对 SLE 的实验研究，探讨 SLE 的病理生理机制，结合传统中医理论，争取中医在理论上对 SLE 的发病机制获得突破，为制定最佳治疗方案而奠定基础；其次，利用现代技术从微观水平如分子、基因水平上使中医辨证客观化和定量化，统一 SLE 的中医辨证分型标准和疗效评价标准；最后，对治疗 SLE 疗效确切的中药复方或单体制剂，进行药理学和毒理学研究，从临床和实验方面深入探讨其有效的化学成分及其作用方式、途径、环节和靶点，为在 SLE 治疗中拓展新的中医药治疗途径与创制新药提供科学依据。

七、诊疗参考

1. SLE 诊断标准

20 世纪 50 年代以前，临床医生主要将红斑狼疮作为皮肤病进行诊治，根据皮损特点将其分为局限性盘型红斑狼疮（DLE）和播撒性红斑狼疮两类。随着研究的深入，认识到红斑狼疮是一病谱性疾病，DLE 和 SLE 为其两极端类型，中间有亚急性皮肤型红斑狼疮和深部红斑狼疮等，有无系统性症状是影响患者预后的决定性因素。为从疾病谱中将 SLE 分离出来加以研究，自 1948 年以来在美国、英国和日本等国家地区已有 20 多种 SLE 分类标准相继提出。

（1）1971 年 ACR SLE 分类标准　该标准包括 14 项指标：①面部蝶形红斑；②盘状红斑；③雷诺现象；④脱发；⑤光敏感；⑥口咽或鼻腔溃疡；⑦非畸形性关节炎；⑧狼疮细胞或抗非变性 DNA 抗体；⑨持续性梅毒生物学假阳性反应；⑩大量蛋白尿（每日排出大于 3.5g）；⑪管型尿（任何管型）；⑫胸膜炎或心包炎；⑬发作性精神病或癫痫；⑭溶血性贫血，或血小板减少（低于 100×10^9/L），或白细胞减少(两次测得低于 $4 \times 10^9/L$)。

至少有以上指标 4 项出现才能确定 SLE。该标准存在一些不足之处,如狼疮细胞或抗非变性 DNA 抗体意义与其他项相同,但将其作为一项独立的指标,又如将同为狼疮性肾炎表现的蛋白尿和管型尿各作为一个分类指标等。

(2)1982 年 ACR 修订版　1982 年 ACR 委托 Tan 等就 SLE 标准做了大量的科学研究,将 1971 年的 SLE ARA 分类标准修正为 11 项指标:①颧部红斑:遍及颧部的扁平或高出皮肤的固定性红斑,常不累及鼻唇沟部位。②盘状红斑:隆起红斑上覆有角质性鳞屑和毛囊栓塞,旧病灶可有皮肤萎缩性瘢痕。③光敏感:日光照射引起皮肤过敏。④口腔溃疡:口腔或鼻咽部无痛性溃疡。⑤关节炎:非侵蚀性关节炎,侵犯 2 个或 2 个以上的周围关节,特征为关节的肿、痛或有渗液。⑥浆膜炎:a. 胸膜炎,胸痛、胸膜摩擦音或胸膜渗液;b. 心包炎,心电图异常,心包摩擦音或心包渗液。⑦肾脏病变:蛋白尿 >0.5g/d 或尿细胞管型(细胞管型可为红细胞、血红蛋白、颗粒管型或混合性管型)。⑧神经系统异常:a. 抽搐,非药物性或代谢紊乱,如尿毒症、酮症酸中毒或临时性电解质紊乱所致。b. 精神病,非上述情况所致。⑨血液学异常:溶血性贫血伴网织红细胞增多,白细胞减少($<4 \times 10^9/L$),至少两次;淋巴细胞减少($\leq 1.5 \times 10^9/L$)至少两次;血小板减少($\leq 100 \times 10^9/L$),除外药物影响。⑩免疫学异常:LE 细胞阳性,抗 ds-DNA 抗体阳性,抗 Sm 抗体阳性,梅毒血清试验假阳性。⑪ANA:免疫荧光 ANA 阳性或相当于该法的其他试验滴度异常,排除药物性狼疮。

上述 11 项指标具备其中 4 项或 4 项以上即可诊断为 SLE。修订的主要内容包括:去掉"脱发"和"雷诺现象";一些新的生物标志物如"ANA""抗ds-DNA抗体""抗 Sm 抗体"由于对 SLE 具有更高的特异性和灵敏度而被引入;将"关节炎"明确定义为"非侵蚀性关节炎,累及 2 个或 2 个以上周围关节,有压痛,肿胀或积液"。该标准作为 SLE 的主要诊断依据,当时被广泛地用于 SLE 临床、血清学、细胞学或病理学等方面的研究。

(3)1982 年中华医学会风湿病学标准　1982 年中华医学会风湿病学专题学术会议在京召开,制定的标准(北京标准),包括临床表现:①蝶形或盘状红斑;②无畸形的关节炎或关节疼;③脱发;④雷诺现象和(或)血管炎;⑤口腔黏膜溃疡;⑥浆膜炎;⑦光过敏;⑧神经精神症状。

实验室检查:①ESR 增快(魏氏法 >20mm/h);②白细胞降低($<4.0 \times 10^9/L$)或血小板降低($<80 \times 10^9/L$)和(或)溶血性贫血;③蛋白尿[持续(+)或以上者和(或)管型尿];④高丙球蛋白血症;⑤狼疮细胞阳性(每片至少 2 个或至少两次阳性)。

符合以上临床和实验室检查共 6 项者,即可确诊。确诊前应注意排除其他结缔组织病、药物性狼疮症候群、结核病及慢性活动性肝炎等。不足以上标准者为疑似病例。应进一步做以下实验室检查，共满6项者即可确诊，包括以下5项：①抗ds-DNA抗体阳性（同位素标记DNA放射免疫测定法、马疫锥虫涂片免疫荧光测定法）；②低补体血症和（或）循环免疫复合物测定阳性（如PEG沉淀法、冷球蛋白测定法、抗补体活性测定等物理及其他免疫化学、生物学方法）；③狼疮带试验阳性；④肾活检阳性；⑤抗Sm抗体阳性。临床表现不明显但实验室检查足以诊断SLE者，可暂称为亚临床型SLE。

（4）1986年中华医学会风湿病学学会修订版　1986年中华医学会风湿病学学会拟对上述SLE诊断标准进行修订，最后制定出13项SLE诊断标准（上海标准）：①蝶形红斑或盘状红斑；②光敏感；③口鼻腔黏膜溃疡；④非畸形性关节炎或多关节痛；⑤胸膜炎或心包炎；⑥癫痫或精神症状；⑦蛋白尿或管型尿或血尿；⑧白细胞$<4 \times 10^9$/L或血小板$<100 \times 10^9$/L或溶血性贫血；⑨免疫荧光ANA（IFANA）（+）；⑩抗ds-DNA抗体（+）或LE细胞现象；⑪抗Sm抗体阳性；⑫C3降低；⑬皮肤狼疮带试验（非病损部位）阳性或肾活检阳性。符合13项中任何4项者，可诊断为SLE。

目前，尚无任何SLE分类标准被正式验证为诊断标准，因此，分类标准仅仅是SLE诊断的重要辅助工具，应该记住分类标准不适合一些SLE个体的诊断，对于早期或不符合标准的SLE患者，我们诊断时应该强调"客观"标准，如血清学标志物、皮肤、肾活检等，强调一些SLE"相对特异性"的临床表现，如蝶形红斑、盘状红斑、光过敏、关节滑膜炎、自身免疫性三系减低等，重视自身免疫病家族史及治疗史，必要时给予一定时间随访，然后再予诊断。

（5）SLE国际协作组（SLICC）2009年修订版　SLICC在2009年ACR大会上公布了对ACR SLE分类标准的修订版。

该分类标准包括临床标准11条：①急性或亚急性皮肤狼疮；②慢性皮肤狼疮；③口腔或鼻咽部溃疡；④非瘢痕形成引起的脱发；⑤炎性滑膜炎：医生观察到的两个或以上关节肿胀或伴有晨僵的关节压痛；⑥浆膜炎；⑦肾脏功能异常，尿蛋白/肌酐异常（或24h尿蛋白$>500mg$）或红细胞管型；⑧神经系统有癫痫发作、精神异常、多发性单神经炎、脊髓炎、外周或脑神经病变、脑炎（急性精神错乱状态）；⑨溶血性贫血；⑩白细胞减少（$<4.0 \times 10^9$，至少一次）或淋巴细胞减少（$<1.0 \times 10^9$/L至少一次）；⑪血小板减少（$<100 \times 10^9$/L，至少一次）。

免疫学标准6条：①ANA高于实验室正常参考值范围；②抗ds-DNA抗体高于实验室正常参考值范围（ELISA方法则要两次均高于实验室正常参考值范围）；③抗Sm抗体；④抗磷脂抗体包括狼疮抗凝物、梅毒试验假阳性，抗心磷脂抗体（至少两次异常或中高滴度）、抗β_2-GP1；⑤低补体包括低C3、低C4、低 CH50；⑥直接 Coombs 试验阳性（非溶血性贫血状态）。

确定 SLE 需符合：肾活检证实为狼疮肾炎且 ANA 阳性或抗 ds-DNA 抗体阳性或满足四条标准，包括至少一条临床标准和至少一条免疫学标准。

2. SLE 诊疗思路

诊疗思路中有三个重要环节需要把握（图 2－1）。①明确 SLE 诊断：多系统受累和有自身免疫证据是 SLE 诊断的两条主线。由于 SLE 临床表现复杂多样，早期 SLE 表现可不典型。在此情况下免疫学异常和高滴度 ANA 更具诊断意义。一旦患者免疫学异常，即使临床诊断不够条件，也应密切随访，以便尽早做出诊断和及时治疗。②病情活动性评估：SLE 活动与感染常存在疑似或混杂，临床非常棘手。③病情轻重程度评估：对治疗方案的拟订和预后判断均十分关键。

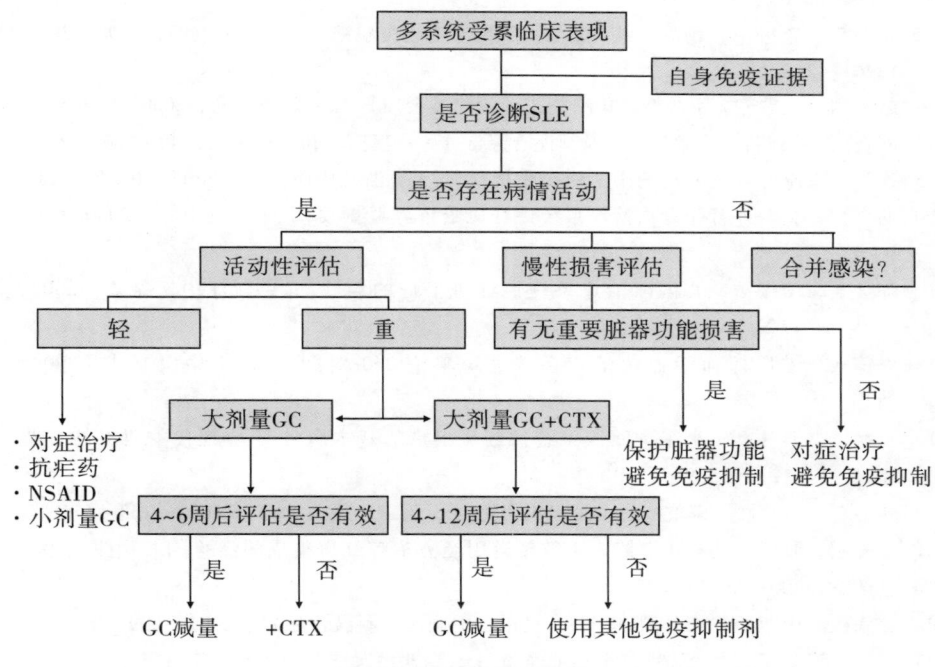

图 2－1　SLE 诊疗思路
GC = 糖皮质激素；CTX = 环磷酰胺

参考文献

［1］Sabahi R, Anolik JH. B-cell-targeted therapy for systemic lupus erythematosus［J］. Bio Drugs, 2008，22(4)：239－249.

［2］任继学. 任继学医学全书［M］. 北京：中国医药科技出版社，2014：181－184.

［3］谌曦，王桂珍．名老中医风湿病诊疗经验［M］．合肥：安徽科学技术出版社，2013：94－95.

［4］刘琴．基于数据挖掘的周仲瑛教授治疗系统性红斑狼疮病案回顾性研究［D］．南京中医药大学，2009.

［5］苏克雷，皇玲玲，万秀贤等．周仲瑛教授治疗狼疮性肾炎的经验［J］．时珍国医国药，2010，21(7)：1784－1785.

［6］蒋明，朱立平，林孝义．风湿病学(上册)［M］．北京：科学出版社，1995，1042.

［7］王米渠．中医分子生物学：分子中医学［M］．北京：中国医药出版社，2003：248－249.

［8］钱先．系统性红斑狼疮从脾肾论治探析［J］．实用中医药杂志，2002，18(6)：51.

［9］沈丕安．现代中医免疫病学［M］．北京：人民军医出版社，2003：50－51.

［10］娄玉钤．中国风湿病学［M］．北京：人民卫生出版社，2001：65－67.

［11］蔡辉，张永文，沈思钰．系统性红斑狼疮与张仲景阴阳毒探讨［J］．安徽中医学院学报，2008，27(6)：5－7.

［12］惠乃玲，李振彬，杨静．从"毒"论治系统性红斑狼疮［J］．河北中医，2008，30(12)：1276－1278.

［13］赵来泗，王瑞芳．系统性红斑狼疮辨证治疗体会［J］．黑龙江中医药，2000，6(3)：25.

［14］陈晓东．系统性红斑狼疮病因及其证治探要［J］．中医药学刊，2004，22(4)：720－723.

［15］徐俊．系统性红斑狼疮的中医病因病机探讨［J］．浙江中医杂志，2005，40(4)：144.

［16］刘喜德．金实补肾化毒法治疗系统性红斑狼疮经验撷要［J］．北京中医，2000，12(6)：3－4.

［17］陈会茹，李振洁．艾儒棣治疗系统性红斑狼疮的经验［J］．浙江中医杂志，2003，38(2)：51－52.

［18］季德兵．滋阴凉血活血法治疗系统红斑狼疮 260 例［J］．辽宁中医杂志，2003，30(11)：910.

［19］吴斌，严石林，王米渠．浅谈系统性红斑狼疮的基本病机［J］．现代中西医结合杂志，2004，13(12)：1539－1540.

［20］眭书魁．系统性红斑狼疮的中医病机研究［J］．河北中医，2002，24(2)：153－154.

［21］刘秉昭，张琦，路志正．路志正教授运用经方治疗红斑狼疮的经验［J］．中国中医药信息杂志，2001，8(11)：72.

［22］艾儒棣．中西医临床外科学［M］．北京：中国医药科技出版社，2002：609－612.

［23］潘静．管竞环治疗系统性红斑狼疮经验［J］．湖北中医杂志，2005，27(5)：18－19.

［24］韩彬．红斑狼疮基本方［J］．中国中西医结合肾病杂志，2001，2(9)：550－551.

［25］张广中，王萍，蔡念宁，等．系统性红斑狼疮中医、中西医结合治疗概况［J］．中华中医药杂志，2005，20(1)：55－56.

［26］魏睦新．系统性红斑狼疮的中医证治规律探讨［J］．云南中医中药杂志，2001，22(4)：8－9.

［27］鲍晓辉，陶筱娟，陈惠英．66 例系统性红斑狼疮辨证分型与免疫学指标测定及其临床意义［J］．实用中医内科学杂志，2003，17(4)：266.

［28］路福源，付澄洲．系统性红斑狼疮 60 例辨证体会［J］．包头医学，2004，28(3)：29.

[29]王春毅，孙冬阳．陈发喜治疗系统性红斑狼疮经验[J]．辽宁中医杂志，2008，35（3）：334－335．

[30]尤晓娟，温成平，谢志军，等．系统性红斑狼疮激素治疗不同阶段证型特点的文献研究[J]．中华中医药学刊，2009，27（12）：2510－2512．

[31]朱方石．对SLE辨证分型论治现状的分析与思考[J]．江苏中医，2001，22（8）：6－7．

[32]叶春华．系统性红斑狼疮合并贫血机制和中西医治疗的研究[J]．贵阳中医学院学报，2013，35（1）：39－41．

[33]刘书珍．中西医结合治疗系统性红斑狼疮60例疗效观察[J]．世界中医药，2009，4（1）：14－16．

[34]张雯．陶筱娟治疗系统性红斑狼疮经验[J]．中医杂志，2009，50（1）：22－23．

[35]郝平生．系统性红斑狼疮辨治体会[J]．江苏中医药，2010，42（5）：28－29．

[36]向诗非．中西医结合治疗系统性红斑狼疮30例疗效观察[J]．基层医学论坛，2007，11（7）：618－619．

[37]齐炳．中西医结合治疗系统性红斑狼疮32例[J]．山西中医，2005，21（2）：29．

[38]李治牢，连莉阳，李娟．中西医结合治疗系统性红斑狼疮27例．现代中医药，2008，28（1）：23．

[39]陶志虎，邹簇，许明辉．加用滋肾活血方防治系统性红斑狼疮并发感染的临床观察[J]．广西中医药，2004，27（2）：12．

[40]温成平，范永升，李永伟，等．中西医结合治疗系统性红斑狼疮的增效减毒作用研究[J]．浙江中医药大学学报，2007，31（3）：305．

[41]刘书珍，刘广西，刘三运，等．中西医结合治疗系统性红斑狼疮疗效观察[J]．中国中西医结合杂志，2008，28（11）：994．

[42]刘晓薇．中医治疗系统性红斑狼疮临证体会阴．吉林中医药，2008，28（2）：105．

[43]刘蠹，李伟权．中医辨证论治在系统性红斑狼疮治疗中撤减和缓解皮质类固醇激素不良反应的研究[J]．中医药学刊，2005，23（8）：1448．

[44]陈湘君，顾军花，刘淑清．复方自身清对系统性红斑狼疮患者细胞CD4＋CD25＋Tr及细胞因子的影响[A]．王承德．第十二届全国中医风湿病学术研讨会论文集[C]．昆明：中国中医风湿病学杂志社，2008：98－102．

[45]向彩春，曾礼华．益肾解毒汤治疗活动性系统性红斑狼疮疗效观察[J]．河北中医，2010，32（6）：822－823．

[46]黄莺，李春霄，赖劲东，等．三黄固本胶囊治疗阴虚内热型SLE的疗效评价及对血清IL-8、IL-10的影响[J]．四川中医，2009，27（2）：90－91．

[47]朱燕．清热化瘀汤治疗系统性红斑狼疮30例临床观察[J]．中外健康文摘，2008，5（6）：701－702．

[48]林昌松，李宁，徐强，等．"知柏养阴汤"联合糖皮质激素治疗系统性红斑狼疮60例临床研究[J]．江西中医药，2011，43（11）：13－15．

[49]刁金山，郑启友．燥湿祛瘀法治疗系统性红斑狼疮的临床研究[J]．河南中医，1995，15（2）：88．

[50]王松珍．补肾消斑汤加减治疗SLE[J]．河南中医，1996，6（4）：225－227．

[51]陈湘君，顾军花．复方"自身清"治疗活动性 SLE 的临床观察[J]．上海中医药杂志，1999，33(10)：16.

[52]方福根．中西医结合治 18 例系统性红斑狼疮临床分析[J]．江西中医药，1999，30(6)：41.

[53]眭书魁，高建华．狼疮饮治疗系统性红斑狼疮的临床研究[J]．河北中医，2000，22(2)：85.

[54]陈志伟，顾美华．狼疮平治疗系统性红斑狼疮 59 例[J]．中国中医药科技，1999，6(5)：342.

[55]陈四平，张浩，李相冲，等．中药白芍的研究进展[J]．承德医学院学报，2008，25(3)：293 - 294.

[56]祝玉慧，魏春华．白芍总甙联合小剂量激素治疗系统性红斑狼疮 35 例临床观察[J]．山东医药，2009，49(5)：100 - 101.

[57]史建强，吴志华，黎兆军，等．丹参对红斑狼疮患者外周血中性粒细胞凋亡及 O_2^- 和 NO 产生的调节作用[J]．广东医学，2008，29(7)：1222 - 1223.

[58]苏励，茅建春，顾军花．环磷酰胺联合大剂量黄芪注射液静脉滴注治疗狼疮性肾炎[J]．中西医结合学报，2007，5(3)：272 - 275.

[59]王慧娟，王晋平，陈茹．黄芪注射液对系统性红斑狼疮外周血白细胞和免疫功能的影响[J]．四川中医，2007，25(11)：12.

[60]陈新谦．新编药物学[M].12 版．北京：人民卫生出版社，1986：645.

[61]康瑞花，张国强，王曙霞，等．雷公藤联合复方甘草酸苷治疗盘状红斑狼疮疗效观察[J]．河北医药，2008，30(8)：1175 - 1176.

[62]秦万章．雷公藤复方合剂治疗各型红斑狼疮 302 例[J]．中西医结合杂志，1988，(10)：604.

[63]吴京海，朱丽芬．雷公腾对系统性红斑狼疮补体水平的影响[J]．上海医科大学学报，1996，23(6)：15 - 17.

[64]余其斌，金慧玲．青蒿琥酯治疗 SLE30 例临床观察[J]．蚌埠医学院学报，1996，21(3)：19 - 20.

[65]秦万章．红藤注射液和红藤糖浆治疗系统性红斑狼疮 45 例[J]．临床皮肤科志，1988，(2)：91.

（呼兴华）

第三章

干燥综合征

干燥综合征（Sjogren's syndrome 或 Sjögren syndrome，SS）是一种以泪液、唾液分泌减少为特征的慢性自身免疫性疾病。本病的发病原因尚不明确。1933年，瑞典眼科医师 Henrik Sjögren 首先提出 SS 的概念，当时的含义为干燥性角结膜炎、口干燥症和 RA 的三联征。1956年 Block 等人将 SS 分为原发性 SS（primary Sjögren Syndrome，pSS）和继发性 SS（secondary Sjögren Syndrome，sSS）两种。pSS 是一种以侵犯泪腺和唾液腺等外分泌腺、具有高度淋巴细胞浸润为特征的弥漫性结缔组织病。sSS 有口干和眼干燥症并伴有任何一种其他自身免疫病（如 RA、SLE、SSc 或 PM）。SS 在中医古籍文献中无此病名记载，但其复杂的临床表现在许多医籍中都有类似描述。无论其原发或继发，因其往往伴有许多脏腑病变，故而很难将其归属于某一病证。多数医家认为本病属祖国医学"燥痹""燥证""内燥"范畴。

SS 是全球性疾病，90% 以上的患者为女性，所有种族和年龄均可发病，确诊时的平均年龄为 50 岁左右。国内从有症状到确诊的时间为 5~10 年，由此推算其好发年龄为 40 岁左右（绝经期妇女[1]）。国内早在 1997 年就对 sSS 患者在人群中的流行情况进行了流行病学调查，发现该病在我国的患病率为 0.33% ~ 0.77%，在老年人群中患病率则为 3% ~4%[2-3]。

一、病因病机

(一)现代医学认识

1. 病　因

（1）环境因素　潜在病毒感染可能是触发 SS 自身免疫反应的一个重要因素。目前研究最多并且与 SS 发病相关的候选致病病毒有 CMV 病毒、Epstein-Barr 病毒（EB 病毒）和逆转录病毒。此外，柯萨奇病毒、人免疫缺陷病毒（HIV）和丙型肝炎病毒（HCV）与 SS 发病相关性也是目前研究热点。

CMV 病毒　早期研究发现 SS 患者血清中有 IgG 和 IgM 型抗 CMV 抗体，近年动物模型研究表明感染 CMV 后由于 Fas 介导的细胞凋亡途径异常，不能有效地清除 CMV，可导致外分泌腺出现类似人 SS 的病理改变。

EB 病毒　EB 病毒是一种常见的感染人的疱疹病毒，具有激活 B 淋巴细胞令其高度增殖的性能。EB 病毒在感染早期就能在腮腺内复制，并且可在免疫功能健全的成年人腮腺中长期潜伏。目前国内外用不同的方法已经证实 SS 患者唾液、唇腺、肾脏内存在 EB 病毒相关的抗原，同时 SS 患者的腮腺内存在 EB 病毒相关的抗原及 EB 病毒 DNA 也已被证实。

逆转录病毒　研究发现，带有 HTLV-1 基因的转基因小鼠可发生类似 SS 的外分泌腺病，出现腺体上皮细胞的增生，继以淋巴细胞和浆细胞的浸润及腺体的破坏。

此外，Drosos 等[4]用原位杂交方法发现 SS 患者唇腺中有 c-myc 基因的mRNA表达，主要在腺上皮细胞，表达的强度和 SS 病程及 T 淋巴细胞的浸润程度相关。

（2）遗传因素　SS 患者的家庭成员较正常人群更易患自身免疫病或有血清学免疫异常。在自身抗体阳性和有外分泌腺外表现的患者中 HLA-B$_8$、DR$_2$ 和 DR$_3$ 的频率高达 50% ~ 80%。和 DRw$_{52}$ 也有一定的相关性。

家族聚集倾向　流行病学调查显示 SS 具有明显的家族聚集倾向。患者家族成员的该病发病率明显高于年龄、性别与之相匹配的对照组。

HLA-DR 基因位点　在早期研究中，发现 SS 患者中 HLA-DR$_3$ 和 B$_8$ 抗原频率较正常人明显增高，HLA-DR$_4$ 则降低。后来的研究还发现在 HLA-DQ 位点上如为 DQ1 和 DQ 杂合子，容易产生高滴度的抗 SS-A 或抗 SS-B 抗体。在不同种族的人群中，pSS 与 HLA 相关性不同，如在希腊人为 HLA-DR$_5$，犹太人为 HLA-DR$_{11}$，而日本人则为 HLA-DRw$_{53}$，目前还没有发现一个与所有人种都相关的 HLA 位点基因[5]。对多种原癌基因在 SS 患者唾液腺中的表达研究显示，

c-fos、c-jun 的转录在各种细胞中都很活跃，但 c-myc 的转录仅限于腺上皮细胞。这也提示腺上皮细胞可能还有特殊的活性。正常腺上皮细胞一般不表达 HLA Ⅱ 类分子，而有研究发现 SS 患者下颌下腺的上皮细胞却高水平表达 HLA Ⅱ 类分子[6]。对 SS 患者的唇腺免疫病理研究显示，唇腺组织中浸润的主要是 T 淋巴细胞，占 70% ~ 80%。除了 T 淋巴细胞之外，病灶中还有激活的 B 淋巴细胞，占 20% ~ 25%，而单核细胞、巨噬细胞及 NK 细胞总共只占 5%[7]。

总之，SS 的易感性是由多基因组成。而且不同种族的 SS 患者，其易感基因可能亦不同。

（3）性激素 pSS 性别差异显著，女性占 90% 以上，故高雌激素水平可能参与了 SS 的发生和病情进展。有研究指出雄激素有较强的细胞和体液免疫反应，而睾酮对自身免疫反应有保护性。

总之，在遗传、病毒感染和性激素异常等多种因素共同作用下，导致机体细胞免疫和体液免疫的异常反应，通过各种细胞因子和炎症介质造成组织损伤。在 T 辅助细胞的作用下，B 细胞功能异常，产生多种自身抗体、多克隆 Ig 以及免疫复合物，使唾液腺和泪腺等组织发生炎症和破坏性病变。

2. 发病机制

SS 是在遗传、病毒感染和性激素异常等多种因素共同作用下，导致机体细胞免疫和体液免疫的异常反应，通过细胞因子和炎性介质造成组织损伤。以 T、B 淋巴细胞为中心，相互作用而引起一系列异常免疫反应；其上皮细胞、内皮细胞及细胞因子均参与，构成本病持续发展的网络。

细胞免疫病理 外分泌腺淋巴细胞浸润是 SS 免疫异常的主要表现。小唾液腺和泪腺病理呈现一特殊模式：其他方面正常的腺体导管周围有灶性淋巴细胞浸润，称为"灶性淋巴细胞性涎腺炎"。在疾病初期，唾液腺浸润的淋巴细胞中有 75% 是 T 淋巴细胞，B 淋巴细胞约占 20%，单核/巨噬细胞和 NK 细胞等不足 5%。

组织浸润的 T 淋巴细胞 2/3 为 CD4 + 辅助性 T 淋巴细胞，其中大部分是记忆/诱导 T 细胞（CD45RO +）；1/3 为 CD8 + 细胞毒性 T 淋巴细胞。几乎所有浸润的 T 淋巴细胞均表达 αβ-T 细胞受体（TCRαβ）；浸润的 T 淋巴细胞处于激活状态，细胞表面表达 HLA-Ⅱ类抗原和 IL-2 受体等。SS 中浸润的 T 辅助（Th）细胞产生 Th_1 和 Th_2 细胞因子，SS 早期以 Th_2 细胞因子为主，进展期则向 Th_1 细胞因子转化。在 SS 患者唇腺中 Th_1 细胞因子为主导环境促使了炎症向慢性化发展，而在外周血中 Th_2 细胞因子为主导的环境有利于 B 淋巴细胞的激活并促进了自身抗体的产生。

B 淋巴细胞活化增殖是本病的特点。受损组织中不仅有大量 B 细胞，尚有由 B 细胞演变而来的浆细胞和生发中心。B 细胞活化因子（BAFF/BLyS）促进 B 细胞生存和成熟，参与 B 细胞多克隆活化。SS 患者外周血 BAFF 水平增高，且与循环自身抗体水平相关，可能在淋巴瘤发展中起长期作用。B 细胞尚有单克隆性增殖异常的特点，可能的发生机制为：淋巴组织长期慢性炎症刺激导致 B 细胞由多克隆激活突变为单克隆增殖，在此基础上发生染色体变异（如三倍体形成）而形成低分化的 B 细胞淋巴瘤，其他原因（如 p53 基因突变）促使其演变为高分化的 B 细胞淋巴瘤，而自身抗原则驱动了整个过程。

唾液腺体上皮细胞在 SS 的免疫反应中起着抗原提呈的重要作用，其细胞膜上表达丰富的 HLA-DR 分子和 SSB 抗原，可启动自身免疫反应。腺体上皮细胞凋亡加速，可能是通过 Fas 和 FasL、Bax 或协同刺激分子 CD_{80} 和 CD_{86}（anti-B 7.1 和 anti-B 7.2）介导的不同途径。腺体上皮细胞本身还大量表达细胞黏附因子和细胞因子，从而主动、积极地参与了外分泌腺的损伤。

自身抗体　大多数 SS 患者出现多克隆 Ig 水平增高和自身抗体。这些自身抗体包括高度非特异的 ANA 和 RF，以及较为特异的抗 SSA（Ro）和抗 SSB（La）抗体。抗 SSA（Ro）和抗 SSB（La）抗体与 pSS 和 SLE 的发病高度相关，它们在 SS 发病机制中作用仍不清楚。该抗体阳性的妊娠女性可能导致特殊的并发症：妊娠 20 周后，抗 SSA（Ro）和（或）抗 SSB（La）抗体可以通过胎盘，在胎儿心脏的传导系统导致炎症，1%~2% 出现先天性心脏传导阻滞。

胞衬蛋白存在于人体多种细胞，早期研究认为抗 α–胞衬蛋白（α-fodrin）抗体在 SS 的阳性率高于抗 SSA 抗体，有助于 SS 的诊断，目前尚有争议。

在 pSS 患者血清中检测到针对 M3 型毒蕈碱样受体（M3R）的抗体，抗 M3R 抗体是一种自身抗体，它和 M3R 结合，使 M3R 敏感性下降阻断了 M3R 接受乙酰胆碱能神经的介质，降低唾液腺分泌细胞的功能。水分子通道蛋白（aquaporins，AQP）是细胞膜上存在的对水分子具有高度通透性的特异性水分子转运蛋白，在 SS 患者外分泌腺中的分布和转运异常也起了作用。

3. 病理检查

本病主要累及由柱状上皮细胞构成的外分泌腺体。以唾液腺和泪腺的病变为代表，表现为腺体间质有大量淋巴细胞浸润、腺体导管管腔扩张和狭窄等，小唾液腺的上皮细胞则有破坏和萎缩，功能受到严重损害。类似病变涉及其他外分泌腺体，如皮肤、呼吸道黏膜、胃肠道黏膜、阴道黏膜，以及内脏器官具外分泌腺体结构的组织包括肾小管、胆小管、胰腺管等。血管受损也是本病的一个基本病变，包括小血管壁或血管周炎症细胞浸润，有时管腔出现栓塞，局部组织供血不足。上述两种病变尤其是外分泌腺体炎症是造成本病特殊临床表现的基础。

（二）中医学认识

SS 在中医学文献中无相似的病名记载，更未提及这一单独疾病，仅对其复杂的临床表现及相关的病因病机有一些类似的描述，主要见于"燥证""虚劳""痹证""喝证"等篇目中，难以将其归属某一疾病。近代中医学对本病的认识初始于 20 世纪 70 年代，根据本病的临床特征，结合燥邪致病的特点，在 1989 年，全国痹病委员会将本病明确命名为"燥痹"。并确立了燥痹的定义，即燥邪损伤气血津液而致孔穴干燥，肌肤枯涩，肢体疼痛，甚则脏腑损害的痹证之一。燥系机体先天不足，禀赋不耐，以致内外邪毒侵犯，壅滞津络而致干燥，或邪毒化热，耗伤气阴，津耗阴伤而致燥。本病之燥非指一证，实系一系统性疾病，其病因病理较为复杂，临床表现虚实夹杂。兹分述于下。

禀赋不耐，阴血亏虚　本病都有眼口肤干的表现，阴虚津亏是其本质。患者先天不足，禀赋不耐，表现为肾精不足，眼耳口鼻诸窍不能濡养，筋骨关节不能柔润滑利；阴虚体质，饮食不节，烦劳伤阴，阴虚则燥，此为"内燥"，发病多始为五志过极、化火伤津，则肺脾肝肾等脏腑功能受损、气血津液俱亏，而呈"痹损"。此外，女子六七，肾气渐衰，女子以血为本，经带胎产乳，阴血多耗，肾水渐枯，液涸津亏，则见目涩、口干、齿枯焦黑、皮肤干燥、舌质红绛，舌面干燥，苔少舌裂等。

风湿热邪，燥热内犯　风性干，热性燥，湿性阻滞；外邪致燥，并非专指燥邪，五气均可致燥，乃正虚感邪致燥；风热侵犯人体，肺多上受，津液耗损而致内燥，风与热结更易化燥；湿与热滞则易阻塞气机，影响水液敷布；风湿热相结滞不仅化成燥热，而且阻滞津络，而形成虚实夹杂的干燥证候。

脾胃亏虚，肝肾亏损　脏腑互相影响、互为因果。脾（胃）、（肝）肾之气阴亏虚为其根本。肺脾肾是水液代谢，津液生成、输布的主要脏器，津液的宣发、蒸腾、运行、布散均依赖诸脏功能协调。此三脏功能失常，燥证由此而生或加重。脾胃亏虚，则气血津液化生乏源；肝肾亏损，则精血不足，形成气阴双亏。气虚力不足运动津液，血亏则津少，两者皆可形成虚证燥证。或阴血不足，虚火内生，阴虚火旺，津液受煎熬，以致津亏络干而成本病。

痰瘀阻塞，瘀燥互结　或因风湿热实邪阻塞，津液运行障碍，使水反成湿，津凝成痰，而致湿痰瘀阻经脉和津络。另外脾为生痰之源，脾肾亏损，气化失司，津液敷布失利而化成痰浊，滞于经络之中，阻碍津液运行，而成为瘀证，故见肌肤失养，面色黧黑，皮肤粗糙如鳞甲，肌肤甲错。若反复感受风湿热实邪，日久燥乃阳邪，灼伤津血，加重瘀血，瘀燥互结，阻滞气机，津液不能随气升发，燥象愈炽，形成一个恶性循环，最终形成燥证难愈。

上述不仅形成外燥，亦可成为内燥、脏腑之燥，不仅表现为口和眼等干燥，而且四肢百骸、关节筋骨、脏器等皆可形成燥害，而产生系统性症状。总而言之，本病起因多端，机制复杂，涉及多脏器、多系统的病理变化过程。

二、临床诊断

（一）辨病诊断

1. 临床表现

本病起病多隐匿，大多数患者很难说出明确起病时间，临床表现多样，病情轻重差异较大。主要可分为外分泌腺受累表现和血管炎表现。

（1）外分泌腺病变

口干燥症　口干是患者最常见的主诉之一，随诊 SS 患者的医师常可见到患者随身携带着一只大水瓶，这些患者需要不时饮水以保持口腔的湿润和舒适。因患者唾液腺病变，可引起下述常见症状：①有 70% ~ 80% 的患者诉有口干，但不一定都是首发症状或主诉，严重者因口腔黏膜、牙齿和舌发黏以致在讲话时需频频饮水，进固体食物时必须伴水或流食送下，有时夜间需起床饮水，自觉口腔烧灼感，可向咽喉部扩散等。②猖獗性龋齿是本病的特征之一。由于唾液分泌量减少，唾液抗菌的特性减弱，因此有约 50% 的患者出现多个难以控制发展的龋齿，表现为牙齿逐渐变黑，继而小片脱落，最终只留残根。还可在切面及龈缘处等不常见的部位出现龋斑，特别是填充物和牙冠相结合部位的牙釉质特别容易龋坏，所以"填充物脱落"也是口干燥症早期的常见表现之一。③成人腮腺炎：50% 的患者表现有间歇性交替性腮腺肿痛，累及单侧或双侧。大部分在 10d 左右可以自行消退，但有时持续肿大。一项对反复出现成人腮腺炎患者的前瞻性随访发现，有超过 50% 的患者最终发展为 SS，这些患者在出现口干燥症之前腮腺肿大的平均时间为 5 年。也有人表现为单侧或双侧的颌下腺肿大，舌下腺肿大较少。有的伴有发热，感染性腮腺炎或腮腺脓肿时可出现局部红、肿、疼痛，除发热外常伴寒战、乏力不适等。对有腮腺持续性肿大、变硬或呈结节状者应警惕有恶性淋巴瘤的可能。主要见于 pSS 患者，sSS 患者中较少见。④舌部表现为舌痛、舌面干、裂，舌乳头萎缩而光滑。⑤口腔黏膜出现溃疡或继发感染，同样由于唾液减少、抗感染作用下降，SS 患者尤其易合并口内真菌感染。一项研究结果表明，80% 以上的 SS 患者口内白色念珠菌培养阳性，而正常对照组的阳性率则为 0。成人多见口干，而儿童常以唾液腺肿大为主。

体检可见唇及口角开裂，硬腭等处有黏膜红斑，舌面干燥皲裂，舌乳头萎缩致舌面光滑无光泽，有时可见溃疡；用口镜检查舌及颊黏膜时有黏滞感；口底唾液池基本消失，只剩下较为黏稠的丝状唾液；肿大的唾液腺双侧对称，表面光滑，伴疼痛、压痛，多见于腮腺，严重时呈"松鼠样脸"；猖獗龋表现为牙齿变黑，龋洞常见于齿龈线或咀嚼面上，严重者多颗龋齿龋坏，甚至全口皆为义齿。唾液稠厚者易形成涎石，在影像学检查时可以发现。

干燥性角结膜炎　虽然眼干是 SS 的一个突出表现，但当出现此症状时，患者往往不会意识到，而是会主诉眼部有摩擦、砂砾、激惹等异物感，这些症状可能会被患者和医师解释为类似过敏的症状。另一个早期表现为患者不能耐受角膜接触镜（俗称"隐形眼镜"）。其他常见的眼干症状还包括眼干涩、痒痛、畏光、"红眼"、烧灼感或眼前幕状遮蔽感、眼疲乏或视力下降、泪少等症状，严重者痛哭无泪。稠厚的黏膜带可引起视力模糊，甚至影响眼睑的活动。若症状持续，未经治疗者可出现眼痛、严重畏光等提示有角膜磨损的症状，还可能出现脓性分泌物提示出现眼部感染。

与唾液腺炎不同，泪腺的病变易并发细菌（多为革兰染色阳性菌）、真菌和病毒感染，会影响视力。角膜手术史、眼局部使用糖皮质激素和戴角膜接触镜等都是容易导致感染的因素。部分患者出现眼睑缘反复化脓性感染、结膜炎、角膜炎、虹膜脉络膜炎、全眼炎等，少数患者可有泪腺肿大。

体检可见泪液黏稠，可以拉出一条黄色或白色的长丝；结膜囊泪液极少，有时可见结膜充血；角膜表面的泪膜不稳定、易破裂，可留有一些残碎的组织，眨眼时也难以除去；严重时角膜浑浊、溃疡或穿孔，少数患者在眶上嵴侧面的泪腺肿大。特殊检查如 Schirmer 试验可部分定量眼干的程度，而裂隙灯检查则可明确角膜是否存在损伤。角膜检查常使用染料作为辅助，荧光染色可提示上皮的缺陷，而孟加拉红（Rose Bengal）可与失活的细胞结合，因此更加敏感，角膜下缘是最先出现针尖状缺损的部位。

其他浅表部位外分泌腺病变　①皮肤汗腺萎缩，表皮干燥、瘙痒、脱落，甚至萎缩，可出现继发感染，但极为少见，排汗量减少，一例合并严重无汗症患者的皮肤活检可见外分泌腺及导管周围淋巴细胞浸润。②鼻黏膜腺体受累后引起鼻腔干燥、充血、结痂、鼻衄和嗅觉下降。③咽鼓管干燥、脱屑可导致浆液性中耳炎、传导性耳聋。④咽部腺体分泌下降则可致咽干，声带腺体分泌减少可出现声嘶。⑤外阴和阴道黏膜干燥、瘙痒、刺痛、萎缩，有时伴烧灼感，可出现外阴溃疡，易继发阴道念珠菌病。SS 患者中主诉阴道干燥者并不多，主要见于 40～60 岁绝经期前后的女性。阴道干燥的主要原因是缺乏雌激素导致腺体分泌下降和（或）缺乏性刺激，补充雌激素后可有很大改善。

（2）内脏外分泌腺病变

呼吸系统　呼吸道表面黏膜外分泌功能受损，黏膜表面纤毛功能受损，使得气道分泌物黏稠，且不易咳出，约40%~50%的SS患者有慢性干咳症状，多为气管干燥的表现，抗胆碱能药物会增加痰液的黏稠度。SS患者肺部尸检时，组织形态学检查可见到细支气管腺体体积增大，杯状细胞增多，这些改变与慢性支气管炎不同。干咳也可以继发于支气管的高反应性，以甲胆碱（胆碱能激动剂）进行激发试验可以发现，50%~60%的pSS患者具有气道高反应性。9%~43%的SS患者还可见胸痛、呼吸困难等症状，可能与并发气管炎、支气管炎、纤维性肺泡炎、间质性肺炎、肺不张、胸膜炎和胸膜积液等胸膜及肺实质病变有关，但其导致继发性肺部感染的概率并未显著增加。若行肺功能检查，可能约有75%的患者表现出肺部受累，主要是限制性换气障碍和气体弥散功能下降。65%~92%的患者肺部HRCT可见异常表现，主要为磨玻璃样改变、支气管扩张、肺泡间隔增厚、小结节及肺实质囊肿等肺间质病变。但HRCT所示的异常并不一定与肺功能检查的结果平行。

pSS患者的肺部改变以间质性病变为主（>30%），早期临床常无明显症状，尤其常见于合并其他腺外症状的患者，但严重者出现肺大疱，是SS患者死亡的主要原因之一。继发于RA的SS患者以阻塞性肺病为主。

消化系统　SS患者的胃肠道症状比较常见。由于唾液减少而引起咽和食管干燥，可使约75%的患者出现吞咽困难，少数患者因环状软骨后食管狭窄，或食管肌肉功能异常而致吞咽困难更为明显，即使饮用大量的水也不能改善症状，约1/3的患者经食管测压可证实存在食管运动障碍。pSS患者中约一半可出现胃部症状，合并萎缩性胃炎者比较常见，内镜检查及活检发现10%~25%的患者有萎缩性胃炎（多在胃窦部），约80%的患者合并浅表性胃炎，有报道指出高达2/3的SS患者存在低胃蛋白酶原血症，但仅有1/10的患者壁细胞抗体阳性。当患者出现持续的胃部不适、胀满、早饱等可能提示严重萎缩性胃炎或黏膜淋巴组织相关性淋巴瘤时，应及时行胃镜检查。

SS患者的肝脏病变主要为肝脏增大（25%~28%）、碱性磷酸酶升高（25%~33%），病理活检可见原发性胆汁性肝硬化的表现，也可表现为慢性活动性肝炎。

SS患者出现胰腺外分泌功能异常者并不少见，据报道约有1/2~3/4的患者胰腺外分泌腺功能试验结果异常。

SS肾脏损害表现为间质性肾炎　肾小管性酸中毒，肾性尿崩症，泌尿系结石，肾钙化，范可尼综合征，肾小管性蛋白尿，尿路感染；血管炎：小动脉炎、坏死性动脉炎；肾小球肾炎（GN）：膜型肾小球肾炎，膜增生型肾小球肾炎，局灶节段增生性肾小球肾炎，系膜增生性肾小球肾炎。

肾小管性酸中毒（RTA）：SS 肾脏受累的主要表现是肾小管功能障碍。大部分 SS 患者有远端肾小管性酸中毒，肾小管泌氢泌铵功能降低，高氯性酸中毒、低血钾、低钾性周期性麻痹。尿轻度丢失碳酸氢盐、血碳酸氢盐正常。少数 SS 患者表现为近曲小管损害为主的肾小管性酸中毒：碳酸氢盐重吸收障碍，尿中大量碳酸氢盐丢失。部分患者无明显肾小管性酸中毒的临床症状，常规生化检查无异常，但多次晨尿 pH > 6，仅氯化铵负荷试验后出现肾小管酸化功能缺陷。

肾性尿崩症：少数 SS 患者，当远端肾小管受损时，对抗利尿激素的反应性降低，以致不能正常地回收水分，造成多尿、烦渴，每日尿量达 3000ml 以上，尿液浓缩功能降低、低渗尿，禁饮和注射加压素后，尿液渗透压和尿比重不能提高，表现为肾性尿崩症。

范可尼综合征：个别 SS 患者有小管功能受累伴正常血糖性葡萄糖尿、氨基酸尿、磷酸盐尿、高尿酸尿等表现。

泌尿系结石和肾组织钙化：SS 并发肾结石较正常人群为高，钙离子在尿液内浓度较高，容易沉淀形成尿路结石，钙离子沉积在肾组织时 X 线可见肾区内有大小不一的钙化影。肾组织钙化多与肾小管酸中毒合并存在，肾性软骨病少见。

尿路感染 SS 中尿路感染发生率高，尤其在阴道干燥征患者中。58% SS 患者伴慢性或反复发作性脓尿。可见尿路梗阻，主要由尿路结石所致，亦有报道极少数病例中系假性淋巴瘤累及。

肾小管性蛋白尿：尿蛋白电泳示少量低分子蛋白尿，24h 尿蛋白定量多在 1g 以下。

肾小球肾炎：SS 中少见肾小球病变，24h 尿蛋白多在 1.5g 以上，伴或不伴镜下血尿，少数患者表现为肉眼血尿甚至肾病综合征。SS 中肾小球病变并非为主要的肾脏损害。如出现肾小球病变应考虑是否合并 SLE 或混合型冷球蛋白血症（M 型）。

肾功能衰竭：SS 小管间质受累严重者常伴有轻、中度肾功能衰竭。SS 肾小管功能紊乱患者内生肌酐清除率（Ccr）常降低，Ccr 多低于 70ml/min。个别病例报道伴严重肾衰竭，但渐进性肾衰竭和尿毒症很少是造成患者死亡的主要原因。

（3）外分泌腺以外的病变

皮肤黏膜病变　主要表现为局部血管炎，与混合型冷球蛋白血症相关。

过敏性紫癜样皮疹：最为常见，可见于至少 1/3 的患者。往往因高 γ 球蛋白血症（> 20g/L）导致血管脆性增加，进而发生血管壁出血。临床表现为反复出现紫癜，多见于下肢，重者可见于臀部、腹部及上肢，为米粒大小边界清晰的红丘疹，一般直径在 0.1~0.4cm，散在分布或融合成片，压之不退色，分批出现，每批持续时间约为 10d，可自行消退而遗留有褐色色素沉着。紫癜出现前局部可有触痛、刺痛或瘙痒等前驱症状。皮损可以是非炎症性的、红细胞溢出引起的，或为血管炎性的。从免疫病理的角度解释，这些紫癜的出现是由血液的高黏滞性和免疫复合物介导的皮肤血管炎共同作用的结果。很多活检标本可以见到，血管壁上有 Ig 的沉积。静水压的升高可使紫癜加重，见于长时间站立、穿弹力紧身袜等。在长期紫癜的患者中，可以见到慢性陈旧褐色皮疹上叠加新鲜瘀点或紫癜的表现。

雷诺现象：在 SS 患者中并不少见，约 13%~66% 的患者受累，多数症状轻微，有时在口干症状之前出现，常合并非侵蚀性关节炎，很少出现肢端溃疡或相应组织萎缩。严重者日后出现硬皮病的可能性较大。甲皱毛细血管显微镜下改变与 SLE 患者相似，表现为毛细血管襻扩张及屈曲增加。

结节红斑、荨麻疹、皮肤溃疡：反复发作，较为少见。

关节肌肉病变　70% 的 SS 患者有关节痛，但出现关节肿胀、关节炎者仅 10%，多不严重，且呈一过性，破坏性关节炎极为少见，但关节间隙轻度变窄很常见，关节结构的破坏并非为本病的特点。SS 患者常出现肌痛，但极少见到血清肌酶持续、显著升高，可出现肌无力，约 5% 的患者出现肌炎。

神经系统病变　神经系统病变可能是 SS 患者腺外最常见的表现，可累及脑神经、周围神经，偶可累及中枢神经系统。

周围神经系统病变较为多见，患病率约为 20%，但症状一般较轻，少见严重后果。主要累及感觉神经纤维，表现为对称性周围神经病和多发性单神经炎，前者较为多见，常有下肢麻痹、疼痛，肌电图显示周围神经传导速度减慢，对称性周围神经病常与高 γ 球蛋白血症相关。约 1/4 合并周围神经病的患者，同时还合并自主神经或脑神经病变。

脑神经病特别是三叉神经病，是 pSS 合并神经系统病变时最突出的类型。感觉神经性听力丧失，特别是高频受累，可见于约 1/2 的 SS 患者。

自主神经功能受累者很多，可通过客观检查证实，如直立倾斜试验、肢端血流、深呼吸等，但临床症状并不多见，极少数患者可出现明显的直立性低血压。

中枢神经系统（CNS）病变在 SS 患者中的发病率尚有争议，与中枢神经系统损害的定义、不同人群、可能伴发的潜在致脑血管病的危险因素和伴发精神症状的疾病有关。临床表现多样，可累及脑、脊髓和视神经。pSS 患者 CNS 疾病的发生率波动在 0~30%。

淋巴瘤　5%~10% 的患者有淋巴结肿大，至少 50% 在病程中出现大量淋巴细胞的浸润。无论患者此前是否患有假性淋巴瘤（淋巴组织团块，但不具有恶性肿瘤的组织学特征），都可能在 SS 发病的 5 年内出现淋巴瘤。最初多发生于唾液腺或颈淋巴结，随后可在淋巴结以外的区域如胃肠道、甲状腺、肺、肾、眼眶等处出现。

（4）自身免疫性内分泌病　SS 与甲状腺疾病的联系已被证实，在接受甲状腺疾病检查的 pSS 患者中，合并甲状腺异常的患病率波动在 35% ～45%，甲状腺功能低下见于 10% ～15% 的 SS 患者。自身免疫性甲状腺炎的患病率为 18% ～24%，约 20% 的患者抗甲状腺球蛋白和甲状腺微粒体抗原水平增高，提示亚临床的甲状腺功能受损较为普遍。RA 继发 SS 的患者中，合并自身免疫性甲状腺疾病者更为常见。

（5）血液系统　约 1/4 SS 患者有贫血，多为轻度的正细胞正色素性贫血；30% 患者的白细胞低于正常值，25% 患者的嗜酸性粒细胞或淋巴细胞增多；14% 患者的血小板低于 $7.0 \times 10^9/L$，血小板低下严重者可有出血现象。两个系统同时低下者比较少见。

2. 临床诊断

本病诊断现多采用 2002 年 SS 国际分类（诊断）标准，参见表 3 -1、表 3 -2。

表 3 -1　SS 分类标准的项目

Ⅰ. 口腔症状：3 项中有 1 项或 1 项以上
　　每日口干持续 3 个月以上
　　成年后腮腺反复或持续肿大
　　吞咽干性食物时需用水帮助

Ⅱ. 眼部症状：3 项中有 1 项或 1 项以上
　　每日感到不能忍受的眼干燥持续 3 个月以上
　　有反复的砂子进眼或砂磨样感觉
　　每日需用人工泪液 3 次或 3 次以上

Ⅲ. 眼部体征：下述检查任意 1 项或 1 项以上阳性
　　Schirmer 试验（＋）（≤5mm/5min）
　　角膜染色（＋）（≥4 Van Bijsterveld 计分法）

Ⅳ. 组织学检查：下唇腺病理活检示淋巴细胞灶≥1（指 $4mm^2$ 组织内至少有 50 个淋巴细胞聚集于唇腺间质者为 1 个灶）

Ⅴ. 涎腺受损：下述检查任意 1 项或 1 项以上阳性
　　唾液流率（＋）（≤1.5/15min）
　　腮腺造影（＋）
　　涎腺同位素检查（＋）

Ⅵ. 自身抗体：抗 SSA 或抗 SSB（＋）（双扩散法）

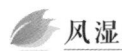

表3-2　上述项目的具体分类

pSS：无任何潜在疾病的情况下，符合下述任意1条则可诊断：

a. 符合表3-1中4条或4条以上，但必须含有条目Ⅳ（组织学检查）和（或）条目Ⅵ（自身抗体）；

b. 条目Ⅲ、Ⅳ、Ⅴ、Ⅵ 4条中任意3条阳性。

sSS：患者有潜在的疾病（如任一结缔组织病）且符合表3-1的Ⅰ和Ⅱ中任意1条，同时符合条目Ⅲ、Ⅳ、Ⅴ中任意2条。

必须除外：颈头面部放疗史、丙型肝炎病毒感染、艾滋病（AIDS）、淋巴瘤、结节病、移植物抗宿主（GVH）病，以及抗乙酰胆碱药的应用（如阿托品、莨菪碱、溴丙胺太林、颠茄等）。

（二）辨证诊断

阴虚津亏证　症见：口干，眼干，鼻干，咽干，干咳少痰，吞咽干涩，头晕耳鸣，五心烦热，腰膝酸软，夜尿频数。舌红少苔或裂纹，脉细数。

气阴两虚证　症见：口干，眼干，神疲乏力，心悸气短，食少纳呆，大便溏泄。舌淡少苔，脉细弱。

阴虚热毒证　症见：口干，眼干，咽干，咽痛，牙龈肿痛，鼻干鼻衄，目赤多眵，发颐或瘰疬，身热或低热羁留，大便干结，小便黄赤。舌质干红或有裂纹，苔少或黄燥苔，脉弦细数。

阴虚血瘀证　症见：口干，眼干，关节肿痛，肌肤甲错，肢体瘀斑瘀点，肢端变白变紫交替，皮下脉络隐隐。舌质暗或瘀斑，苔少或无苔，脉细涩。

（三）鉴别诊断

1. 现代医学鉴别诊断

本病易被误诊或漏诊，主要是因为口干和眼干症状常未被重视，且少数患者并无明显自觉的口干眼干症状，或因未做相关检查而诊断为其他疾病。临床上常需与其他自身免疫性疾病和结缔组织病相鉴别。

（1）SS与其他结缔组织病的鉴别诊断

SLE　pSS多见于中老年妇女，发热少见，无面部蝶形红斑，口眼干明显，肾脏损害以肾小管酸中毒多见，高球蛋白血症明显，少见低补体血症，预后良好；SLE与SS的共同之处是两者均为自身免疫性疾病，ANA、抗RNP抗体、抗SSA抗体和抗SSB抗体阳性，但通过检查抗ds-DNA抗体，抗Sm抗体及临床表现不难鉴别，应注意60%的患者两病重叠。

RA　SS的关节症状一般较轻且不明显，罕见关节骨破坏、畸形和功能受损。两病的共同特点是均可出现RF阳性，RA的关节病变是一种侵蚀性关节炎，与 SS 鉴别较易，但应注意有 60%～70% 的 RA 患者与 SS 重叠。部分 RA 患者表现为手指小关节、腕关节等多关节炎症，呈慢性侵蚀性破坏，常有 RF 升高，抗 SSA 抗体可阳性，但抗 SSB 抗体阳性少见。

（2）SS 与口干症的鉴别诊断　SS 患者有明显的眼干及口干。临床所见，引起口干的原因较多，包括：①全身性因素，如失水、营养及代谢障碍、神经及精神因素、使用抗乙酰胆碱类药物、免疫机制紊乱以及更年期综合征等均可能引起口干。②唾液腺疾病：如炎症、涎石病、发育异常、Mikulicz 病、SS 等及其他原因造成腺体破坏、萎缩，如放射线治疗鼻咽部肿瘤后，腺体萎缩，引起严重口干。③局部因素：因前牙开𬌗畸形、鼻咽部或鼻道阻塞（鼻甲肥大或肿块等）、腺样体增生或习惯性口呼吸、长时间讲话等，唾液蒸发过快而出现口干，检查唾液时用酸性药物刺激后分泌量均正常。过量的烟、酒刺激也可出现口干。以下针对常见病的鉴别诊断及诊断要点介绍如下。

唾液腺感染　炎症引发的口干症主要是由细菌引起的急、慢性化脓性腮腺炎和急性化脓性颌下腺炎。急性化脓性腮腺炎时，腮腺导管上皮肿胀，管腔狭窄，分泌物内的细菌、脓细胞及脱落的上皮细胞形成黏液栓子阻塞部分腺管。如急性期未愈，反复发作，腮腺导管周围炎症反应增强，结缔组织纤维化，导管上皮出现退行性变，腮腺小叶组织逐渐破坏，腺实质逐渐被增殖的间质脂肪及结缔组织所替代。患者自觉口干、口臭。晨起时可觉腮腺区胀痛，有时突然从导管口流出有咸味的或金属味的液体。病程长，有反复发作的病史。腮腺导管口常充血，导管乳头肿胀，挤压导管口有混浊样分泌物，晚期口腔内唾液量减少，黏膜干燥。

涎腺发育不全　本病的病因不明，与其他外胚叶发育无关，可能有遗传性。表现为口腔干燥症或口干，重者随时需含水，进食时尤其明显。口腔黏膜表现干燥、光滑，有时表面粗糙。如用口镜拨动舌、唇或颊黏膜，有黏着感，不易移动。唇及口角常发生皲裂。因缺乏唾液冲洗，龈缘处的牙面上，常有食物堆积，易形成多发的环状龋，甚至牙冠未完全萌出就有龋的破坏。大涎腺发育不全，类似于面颊部恶性肿瘤放射治疗后的口腔表现。

糖尿病　尿崩症等导致体液和电解质平衡的改变，出现脱水，致唾液分泌减少，黏膜干燥粗糙，导致口干。如果上述疾病经治疗病情得以控制，口干症状也随之减轻或消失。其主要表现为口腔充血发红，透明度下降，红唇部燥裂，舌刺痛肿大，舌缘出现齿痕，舌面菌状乳头肥大，口腔常有甜味及烂苹果味等。

更年期妇女口干症　更年期部分女性因神经系统功能紊乱及内分泌平衡失调，出现口干症，是部分患者系列症候群中的一个主要症状。会出现口干、口苦、月经紊乱或兼有腹痛，胸肋、乳房、小腹胀痛，常因情绪波动而症状加重。

心理因素引发的口干症 情绪变化，心理不平衡，心理紊乱，尤其是抑郁症均可引起口干。患者主诉口干，咽馒头或饼干时必须用水送下，夜间口干加重，需起来喝水，口腔黏膜无光泽，舌面干，口腔内唾液分泌量减少。老年人多见，但老年人主诉口干时，应仔细询问及判断排除涎腺本身的疾病和全身各种慢性疾病及药物影响等。

血液系统疾病 缺铁性贫血和恶性贫血均可引发口腔干燥症。缺铁性贫血是由于体内缺乏铁，影响正铁血红素的合成所致贫血，除一般贫血症状外，口腔症状可出现舌痛，舌面丝状乳头及菌状乳头萎缩，舌面光滑发亮，角化不全，舌尖也可见萎缩性改变。唇、颊及舌黏膜受刺激及炎症激惹，可形成溃疡，特别是口角部较为多见。严重者口腔黏膜，特别是腭部和舌部苍白，鼻孔区龟裂等。

恶性贫血通常发生于中年以后，是以组胺耐性胃内盐酸缺乏为特征的巨红细胞性贫血，血与骨髓的变化及临床症状皆基于维生素 B_{12} 缺乏。在口腔颌面部的表现为疼痛性舌炎和舌的烧灼感，常是本病的早期症状，继之舌部可出现溃疡，舌呈大红色，尤以舌缘和舌尖明显，舌乳头萎缩。晚期病例，严重者舌光滑清洁，没有舌苔，呈蜡片状，舌乳头全部消失，舌部肌张力丧失，一些患者还可自述味觉的丧失，有的患者还可出现口周皮肤及舌的麻木感和蚁行感。

（3）SS 与眼干症的鉴别诊断 干眼是泪液过少或泪膜异常的结果。一般而言，泪膜或泪腺管先天缺如或发育不良、疾病或老年引起的泪腺萎缩，均可使泌泪功能减退、泪液分泌过少，引起眼干燥。SS 发病导致淋巴细胞浸润、使腺泡和导管细胞被破坏，导致泪腺、唾液腺功能的损伤，可表现眼干症状。测定泪液分泌功能可采用的方法有以下几种。

Schirmer 试验 用宽 5mm、长 35mm 的滤纸，上端 5mm 处折转后悬挂于下睑缘外 1/3 处，闭眼 5min。泪液湿润滤纸长度 10～15mm（折端不算），说明泪液分泌功能正常，湿润长度在 10mm 以下者为异常。干眼者很少超过 5mm，超过 25mm 以上者为泪液过多。此法虽简单，但假阳性及假阴性者共占 15%。

泪膜破裂时间测定（BUT） 一次瞬目后至出现干燥斑的时间，称为泪膜破裂时间，它是测定泪膜稳定性的唯一可靠方法。将 1% 荧光素滴入结膜囊内，嘱患者适当延长瞬目间隔时间，在裂隙灯下观察泪膜，出现黑斑或干燥斑时表示泪膜破裂，记录由瞬目至出现干燥斑的时间。BUT 超过 15s 为正常，泪液不足者 BUT 在 10s 内。

临床常见以下引起眼干的疾病需要与 SS 鉴别诊断。

Stevens-Johnson 综合征 本病为一种严重的皮肤黏膜病，常因角结膜病变致睑球粘连及干眼，病变多发生于对药物或食物过敏者，儿童及青年更易罹患。

病变的特征是皮肤与黏膜发生丘疹样红斑病变、严重的角结膜炎及发热。70%的患者有眼部病变。结合病史及全身皮肤、黏膜的改变，可以做出诊断。

维生素 A 缺乏症　本病引起的上皮性结膜干燥症，是由于饮食中维生素 A 缺乏，如小儿喂养不当，或因"忌口"造成维生素 A 的摄入量不足；胃肠功能不良影响维生素 A 的吸收；患有全身消耗性疾病等均可致维生素 A 缺乏，影响外胚叶组织，使上皮增生、变形、角化。本病早期症状有夜盲及干眼，患者多呈全身营养不良状，并伴皮肤干燥、声嘶等。结合全身表现及体征，即可明确诊断。

实质性结膜干燥症　本病是由眼局部病变所引起，多为结膜炎症或外伤引起广泛结瘢的后果，不仅结膜上皮而且结膜下实质组织也由于泪腺、副泪腺与杯状细胞不能分泌泪液和黏液，而使部分泪膜(泪膜是由角膜表面的黏液层、中间的泪液层及外表的类脂层所构成)不能覆盖于眼球表面所造成。常见于严重的沙眼、结膜天疱疮或化学性眼外伤。眼睑外翻、兔眼使结膜长期暴露，也可引起结膜干燥。询问病史及结合局部检查可做出诊断。

(4)SS 与引起腮腺肿胀的疾病鉴别

流行性腮腺炎　多见于儿童，呈流行性，与感染源接触经 2～3 周潜伏期才发病，病情不反复，症状在 1 周左右减轻，有时也可伴有关节炎，关节炎也可在数周内减轻。

化脓性腮腺炎　多见于成人及糖尿病患者，在机体抵抗力下降时发病，大部分为单侧，有发热、白细胞增加及局部明显的炎症表现。

腮腺恶性肿瘤　单侧缓慢增大，如侵犯面神经，可引起面神经麻痹。

慢性肉芽肿　由结核、结节病、霉菌引起的腮腺慢性肉芽肿，鉴别较困难，有时需依靠病原学及病理检查加以鉴别。

总之，泪液过少或干眼者应询问其是否有口干、关节肿痛变形或是否伴有其他自身免疫性疾病史，有无药物反应史；儿童或有营养状况不佳疑有维生素 A 缺乏者，应询问饮食情况及是否伴腹泻等全身消耗性疾病；绝经期妇女应考虑 SS 或干燥性角结膜炎。至于丙型肝炎病毒感染、原发性胆汁性肝硬化等疾病引起的口眼干燥，则有赖于病史及各个病的自身特点以鉴别。

2. 中医学鉴别诊断

燥痹与消渴　消渴病是以多饮、多食、多尿、身体消瘦，或尿浊、尿有甜味为特征的病症。燥痹(燥证)是由燥邪(外燥、内燥)损伤气血津液而致阴津耗损、气血亏虚，使肢体筋脉失养，瘀血痹阻，痰凝结聚，脉络不通，导致肢体疼痛，甚则肌肤枯涩、脏器损害的病证。尽管两者后期均可能导致心、肝、脾、肺、肾各脏及其互为表里的六腑、九窍出现病变，但是燥痹特有的阴津亏乏主要表现为口、眼干燥。

　　燥痹与秋燥　秋燥是秋季感受时令燥气之邪，以肺系症状表现为重点的外感疾病，有明显的季节性，可资鉴别。燥痹（燥证）一年四季皆可发病，但以秋冬季多见。前者以肺部症状多见，后者多伴有起因多端，机制复杂，涉及多脏器、多系统的病理变化，收集临床症状，不难鉴别。

三、临床治疗

（一）辨病治疗

　　主要是采取措施改善症状，控制和延缓因免疫反应而引起的组织器官损害的进展以及继发性感染。其治疗包括局部治疗（如口干、眼干及其他部位的干燥），系统性治疗（如出现血管炎和/或神经系统病变）以及其他的对症治疗，如乏力、睡眠障碍等。在进行治疗前需对病变范围、活动程度及严重程度进行评估。

1. 局部治疗

　　（1）口干的治疗　减轻口干症状较为困难，应停止吸烟、饮酒及避免服用引起口干的药物如阿托品等。应严格保持口腔清洁，在办公室及家中都应使用含氟的牙膏或漱口水勤漱口，定期行口腔检查，避免含糖食物在口中长时间停留，可通过经常咀嚼无糖口香糖的味觉刺激来增加唾液分泌，减少龋齿和口腔继发感染的可能。有些非常严重的口干症状是继发于口腔内的念珠菌感染，应首先予制霉菌素治疗，义齿应除去并浸泡在抗真菌的溶液中，以免重复感染。口腔念珠菌病具有复发性，需要反复治疗。可以使用系统性抗真菌药物，但当唾液流率逐渐减少时其亦失去作用。

　　补充水分　SS 患者口干最直接的解决办法之一是大量饮水。必要时可使用人工唾液，其成分包括羧甲基纤维素、山梨醇和盐分，起到湿润和润滑口腔的作用，但其效果并不像泪液替代品那样明显，作用时间较短暂，且口感不佳，部分患者可能不耐受。患者应尽可能避免使用抗胆碱能和抗组胺药物。使用加湿器增加空气湿度有助于减轻患者口干症状，如果水硬度大，建议使用蒸馏水。

　　刺激唾液腺分泌　比较简单的方法是咀嚼无糖口香糖等刺激唾液腺的分泌。目前国外有选用乙酰胆碱能受体激动剂，如 Salagen（毛果芸香碱，Pilocarpine）及 Evoxac（西维美林，Cevimeline，选择性胆碱能受体激动剂），以刺激唾液腺中尚未破坏的腺体分泌，所以其功效有赖于残存腺体的数目。毛果芸香碱的用量为 5mg，每天 3～4 次口服，西维美林 30mg 口服，每天 3 次。

乙酰胆碱能受体分为毒蕈碱样（M 型）和烟碱样（N 型）两类，其中毒蕈碱样受体又分为 5 种亚型，其中 M_3 型对唾液腺和泪腺的分泌功能最为重要，因此能特异性刺激 M_3 受体的药物是治疗 SS 口眼干燥症状的首选药物之一。临床对照试验已证实此两种药物可显著增加 SS 患者的唾液流率，对其他干燥症状的改善也有了一些初步的证据。

（2）眼干的治疗　干燥性角结膜炎可予人工泪液滴眼以减轻眼干症状，并预防角膜损伤，有些眼膏也可用于保护角膜，国外还有人以自体的血清经处理后滴眼。若泪腺完全丧失功能时可行泪点封闭术。

人工泪液　是治疗眼干燥症的主要药物，其主要成分为生理盐水和其他电解质，以代替泪液中的水分，以及具有固水作用的羧甲基纤维素或葡聚糖，以增加人工泪液的黏性，可在眼球表面形成一层薄膜，延长人工泪液的保湿时间，从而减少人工泪液的使用次数。如果患者晨起时眼睛分泌物多导致视物模糊，应在睡前使用黏性较大的人工泪液。需注意的是，使用含有黏性成分的人工泪液可产生短暂的视觉模糊，而且可能堵塞下眼睑的睑板腺引起眼睑炎症，还可能加重眼干燥症。

泪点封闭　眼球表面泪液的含量取决于泪腺分泌的速度和数量以及从泪小管排出与蒸发量之间的平衡。如果患者每日需使用多次人工泪液或泪腺已基本无分泌功能，可考虑行泪点封闭术。开始时可以考虑用胶原蛋白、塑料塞或小管内填塞术进行暂时性封闭以观察疗效，若有效则用电烙术或激光术行永久泪点封闭术。对于泪腺仍有分泌能力的患者，慎行泪点封闭术，以免引起溢泪而给患者带来新的痛苦。

增加空气湿度　使用加湿器增加空气湿度有助于保持眼睛湿润，最好使用蒸馏水。另外还有特制的含水眼罩可以减轻眼球表面水分的蒸发。

清洁眼睑　睑板腺感染会加重眼干症状，可予热压及清洁眼睑治疗，必要时可局部使用抗生素。

另外，SS 患者用药应该避免使用抗胆碱能和抗组胺类药物。

（3）其他对症治疗

皮肤及阴道干燥　对皮肤干燥的治疗，应建议患者沐浴后不要完全擦干皮肤，而是轻柔地吸干水分，保留一定的湿度，并使用一些皮肤润滑剂和皮肤保湿剂。有数据提示使用促分泌的药物，如 20 ~ 30mg/d 的毛果芸香碱，可以缓解皮肤干燥的症状。紧身或有弹力的下装，可能会加重高 γ 球蛋白血症导致的紫癜。间断使用柔和的糖皮质激素霜剂可以控制瘙痒症状。

注意保持口腔卫生　应定期进行口腔科检查，选用不含除垢剂的牙膏以减少对口腔的刺激，使用含氟化物的牙膏以减少牙釉质的丢失。佩戴义齿的患者需要定期对义齿进行消毒。若发现口腔念珠菌感染和口角炎，可局部使用抗真菌药物治疗，如制霉菌素片，偶尔需口服氟康唑。

鼻窦炎 SS 患者因鼻腔及鼻窦黏膜分泌减少，易患鼻窦炎，此时患者常张口呼吸，从而会加重口干的症状，睡觉时更是如此，因此需及时治疗。可用生理盐水行鼻窦冲洗，同时可于鼻腔局部使用糖皮质激素，推荐使用布地奈德，因该药吸收后即分解为无活性成分，很少引起糖皮质激素的系统性不良反应，如青光眼、高血压、糖尿病等，而且该药不含防腐剂，无局部刺激和不适等副作用。注意应避免使用抗组胺药物。

2. 系统治疗

非系统受累的治疗 包括关节疼痛、关节炎、皮疹、乏力、肌肉疼痛及淋巴结增大等，可选用适当的药物治疗。关节、肌肉疼痛可选用 NSAID 或羟氯喹对症治疗。部分 pSS 患者可出现滑膜炎，此时可加用羟氯喹治疗。对于难治性关节炎可考虑使用慢作用药，如氨甲蝶呤每周 7.5～15mg，也可选用来氟米特。部分患者可能出现腮腺感染，常见的致病菌包括金黄色葡萄球菌、链球菌或肺炎球菌。常表现为单侧腮腺肿大，伴有局部的红、肿、热、痛。有时须警惕腮腺肿瘤的可能，此时腮腺质地变硬，可能出现结节，需行活检以明确诊断。

系统受累的治疗 应根据受损器官及严重程度进行相应治疗。对于病情进展迅速者可合用免疫抑制剂，如环磷酰胺、硫唑嘌呤等。

·当患者出现重要脏器受累时，如肺间质性病变、神经系统病变、血管炎、溶血性贫血、血小板减少、肝脏损害、肾小球肾炎、肌炎等，需使用中、大剂量的糖皮质激素和环磷酰胺等免疫抑制剂治疗。糖皮质激素如泼尼松用量为 $0.5～1mg/(kg \cdot d)$、氨甲蝶呤（MTX）每周 7.5～20mg、硫唑嘌呤 50～100mg/d、环磷酰胺（CTX）1～3mg/$(kg \cdot d)$ 口服或 $0.75g/m^2$（平均 $0.5～1g/m^2$）静脉冲击治疗，每月一次。也可以考虑使用环孢素 A。

·有严重脏器活动性受累者可予甲泼尼龙冲击治疗，每次 1g 静脉滴注，每 3～4 周一次。

·SS 患者使用糖皮质激素时更应注意其副作用，如胃肠道分泌减少，而且可能会使猖獗龋加重。

·SS 患者使用糖皮质激素时更应注意其副作用，如胃肠道分泌减少，而且可能会使猖獗龋加重。

·气管干燥可予湿化、促分泌药物及愈创甘油醚（1200mg，每天 2 次）治疗。

·肺部淋巴细胞浸润引起的咳嗽及呼吸困难，可予中等剂量的糖皮质激素治疗,有时还需同时予低至中等剂量的口服环磷酰胺(50～150mg/d)治疗。若活检证实存在淋巴瘤,需及时予标准化疗方案治疗。

·轻到中度肾小管酸中毒的治疗,以补充氯化钾和予枸橼酸钾碱化为主。若替代治疗无效,或出现肾功能不全的表现时,应考虑予糖皮质激素治疗(0.5～1.0mg/kg)

·出现胃食管反流的表现时,可予抗酸剂(如小苏打)、H_2拮抗剂、质子泵抑制剂(PPI)等。需定期复查胃镜,及时予相应治疗。

·SS合并的肝炎一般程度较轻,无须特殊治疗。若肝酶持续性及进行性升高,则需予泼尼松及硫唑嘌呤治疗。急性胰腺炎和胰酶缺乏,按照标准治疗方案治疗即可。糖皮质激素本身就可合并胰腺炎,且未被证明对胰腺炎具有治疗作用。若非考虑存在腹部血管炎,应避免使用糖皮质激素。

·脑神经及周围神经病变时,应予低剂量三环抗抑郁药物或Gabapentin(300～1800mg/d)治疗。若治疗无效、症状持续存在时,可予静脉注射丙种球蛋白[0.4g/(kg·d),共5d]。

·若肌活检及神经活检证实存在血管炎,应予中等剂量糖皮质激素[约1mg/(kg·d),迅速减量]及环磷酰胺(50～150mg/d,口服)治疗。若考虑中枢神经系统表现由pSS引起,应予大剂量糖皮质激素口服[1～2mg/(kg·d)]或静脉冲击(1g/d,共3d),以及静脉注射环磷酰胺(50～150mg/d)或每月冲击(0.5～1g/m²)治疗。

3. 合并症的治疗

(1)肾小管酸中毒　对于SS合并肾小管酸中毒及骨骼损害时,除应用糖皮质激素和免疫抑制剂治疗SS外,同时还需积极纠正由于酸中毒所带来的生化异常,防止病情进展,减少肾脏和骨骼的损害,保证儿童患者的正常生长。多数患者低血钾纠正后尚可正常生活和工作。

远端RTA的处理　需要给机体提供足够的HCO_3^-对抗过多的H^+,纠正酸中毒。可予$NaHCO_3$ 1.0～1.5mmol/(kg·d),或者Shohl合剂(枸橼酸140g加枸橼酸钠98g或枸橼酸钾98g,加水至1000ml,50～100ml/d分次口服)。枸橼酸在体内经氧化代谢为CO_2排出,不会加重酸中毒,此外使胃肠道的酸度降低,减少钙吸收,尿中排出的枸橼酸盐可溶性大,可以减少肾结石和肾脏钙化的危险。在肾功能不全时由于尿中枸橼酸排出减少,纠正酸中毒宜使用碳酸氢钠。

远端肾小管酸中毒通常会合并低钾血症,在纠正酸中毒时需要注意低钾的危险。但为了防止高氯血症,一般主张使用枸橼酸钾或将纠正酸中毒的枸橼酸合剂中的枸橼酸钠改为枸橼酸钾。

骨病的处理 远端 RTA 时由于酸中毒，骨骼的溶解增加，骨骼矿化障碍，常合并骨软化症，尿液检查可能合并高尿钙症，即尿钙超过 $4mg/(kg \cdot d)$，随着口服碱性药物碳酸氢钠和 Shohl 溶液，酸中毒纠正后，骨骼的损害可能缓解。如果病程长，肾功能损害严重，需要注意患者可能存在维生素 D 缺乏或 1,25 双羟维生素 D 生成不足，需补充钙剂和维生素 D 制剂，1α 羟维生素 D（α 骨化醇）和 1,25 双羟维生素 D（骨化三醇）。用药后需要严密监测尿钙，避免肾结石和肾脏钙化加重。

近端 RTA 的处理 能合并低磷血症及维生素 D 活化障碍，并发佝偻病和骨软化症，治疗中需要注意补充中性磷和维生素 D 制剂，保证骨骼正常矿化和儿童正常生长。

肾脏钙化和肾结石的处理 随着酸中毒的纠正，尿液排出减少，尿液 pH减低，肾结石的形成会减少，但是肾脏钙化通常是非可逆性病变，难以恢复。

（2）肝脏损害 和 SS 相关的肝病主要包括原发性胆汁性肝硬化、自身免疫性肝炎和丙型病毒性肝炎，应针对各种肝病分别给予相应治疗。

（3）恶性肿瘤 SS 患者合并淋巴瘤最常见，包括非霍奇金淋巴瘤、霍奇金病及黏膜相关性淋巴组织淋巴瘤（MALT）。最初多发生于唾液腺或颈部淋巴结，此后可在淋巴结以外的区域，如胃肠道、甲状腺、肺、肾、眼眶等处出现。淋巴瘤一旦确诊，应予积极、及时的联合化疗治疗。

（4）抗磷脂综合征 伴有抗磷脂综合征的 SS 患者需要长期予抗凝治疗。

（5）SS 妊娠患者的治疗 SS 患者妊娠后应定期对胎儿进行监测，尤其是抗SSA/抗 SSB 阳性的患者，若监测发现胎儿出现心率减慢，提示可能出现房室传导阻滞，推荐使用地塞米松。与泼尼松相比，该药可以通过胎盘，而且不需要进行体内代谢即可发挥作用。发现后及时治疗，可使部分胎儿出生后心率维持在正常水平。

（二）新疗法

1. 造血干细胞移植治疗

SS 患者中行造血干细胞移植者很少，国内外可检索到的目前仅有 4 例，其中 1 例患者因合并慢性髓性白血病而行异基因造血干细胞移植，移植后 6 个月时复查抗 SSA/抗 SSB 转阴，但 ANA 持续阳性；另 2 例因合并淋巴瘤而行自体干细胞移植，移植后淋巴瘤完全缓解，其中 1 例于移植后 2 个月内 SS 症状和实验室指标有所缓解，但 2 个月后 SS 复发，另 1 例患者移植后临床症状和实验室指标一直无改善。北京协和医院报道的 1 例患者是 4 例中唯一针对 SS 为原发病而行自体干细胞移植的，目前已随诊逾 2 年，患者的临床症状和实验室指标都有显著改善。目前进行自体干细胞移植的 SS 患者的人数还很少，其远期效果尚有待进一步的观察。

2. 生物制剂

自身反应性 B 细胞的异常激活是 SS 发病的重要因素之一。目前有越来越多的临床试验表明，针对 B 细胞的人源化抗 CD 20 单克隆抗体和抗 CD 22 单克隆抗体被认为是治疗 PSS 颇具前景的药物，能显著改善患者口干、眼干等主观症状，增加残存唾液腺功能，减少 B 细胞，稳定血 IgG 水平，但有一项临床研究结果提示英夫利昔单抗治疗 SS 无明显疗效，抗 TNF 制剂对特别严重的顽固性腺体外表现的全身治疗可能有一定作用。

利妥昔单抗（Rituximab，美罗华，抗 CD20 单克隆抗体）最早被用于 B 细胞淋巴瘤的治疗，后在自身免疫性疾病治疗中也取得了一定的疗效。它对 pSS 常规治疗效果不佳的患者，且有严重的关节炎、严重的血细胞减少、周围神经病变以及相关的淋巴瘤均有较好的疗效。国外研究报道，利妥昔单抗 375mg/m²，每周一次治疗 SS 患者，12 周后患者主观症状显著缓解，涎腺有残余功能的患者涎液流率也有明显增加。SS 患者使用利妥昔单抗发生血清病样不良反应的概率较高，同时使用较大剂量的糖皮质激素有可能减少这种不良反应的发生。

3. 其他治疗

· 持续肿大的涎腺可能会出现恶变，主张将大涎腺切除。另外，文献报道，IVIG 可有效治疗 pSS 合并慢性感觉性共济失调。免疫治疗可常规用胸腺素肌注，纠正细胞免疫低下，同时口服辅酶 Q10、维生素 E 及中药辅助治疗，长期坚持治疗可改善症状[8]。

· 免疫净化治疗包括血浆置换和免疫吸附，主要用于有高球蛋白血症、高滴度自身抗体和免疫复合物的 pSS 患者，优点是可以在短期内清除该病患者体内的致病物质，减轻异常的细胞免疫反应及体液免疫反应，从而迅速改善患者的临床症状，还可使其他药物的用量减少，在一定程度上减少药物的不良反应，但必须同时应用免疫抑制剂才能达到使病情长期缓解的目的[9]。

· 新研发的口服胆碱酯酶受体激动剂有毛果芸香碱及西维美林，其治疗口眼干燥症尤其是改善口干燥症的疗效引起广泛注意，但未进行大样本的临床观察，有效性尚待循证医学的证实。

· 基因治疗是当今医学研究中最具前景的研究之一，是通过补充或替代体内基因缺陷或不足治疗人类疾病的方法。

· 有学者对 IFN-α 治疗 SS 的有效性和安全性进行了研究，结果表明经口腔黏膜途径的 IFN-α（每日 3 次，每次 150U）治疗不能显著提高唾液腺分泌量，但干燥症状会有所改善。

·自体外周血干细胞移植治疗 SS 患者的初步随访(达 24 个月),结果移植后患者口眼干燥症状和体征消失,小唇腺灶性淋巴细胞浸润消失,但抗体未能完全转阴。

以上治疗方法,临床病例较少,需要大样本的循证医学的证据进一步观察。

(三)辨证治疗

1. 辨证论治

(1)阴虚津亏证

治法:滋养阴液,生津润燥。

方药:沙参麦冬汤、六味地黄丸加减(沙参、麦冬、五味子、玉竹、生地黄、山茱萸、白芍、云茯苓、牡丹皮、当归、石斛、甘草)。

中成药:麦味地黄丸、杞菊地黄丸等。

(2)气阴两虚证

治法:益气养阴,生津润燥。

方药:当归补血汤合沙参麦冬汤加减(生黄芪、沙参、麦冬、白芍、云茯苓、炒白术、砂仁、石斛、当归、甘草)。

加减:关节疼痛,加鸡血藤 15g,首乌藤 15g,秦艽 10g 活血通络止痛;皮肤干痒,加乌梢蛇 15g,全蝎 5g,蜈蚣 5g 搜风止痒。

中成药:参麦口服液、抗衰老片等。

(3)阴虚热毒证

治法:清热解毒,润燥滋阴。

方药:养阴清肺汤加减(生地黄、沙参、麦冬、玄参、贝母、桔梗、赤芍、白花蛇舌草、黄芩、双花、甘草)。

加减:干咳,加北沙参 20g、杏仁 10g、麦冬 15g 以宣肺养阴止咳;若兼湿热,胸闷腹胀等,加苍术 10g、厚朴 10g、陈皮 10g 以理气芳香化湿。

中成药:新癀片、八宝丹、湿热痹片等。

(4)阴虚血瘀证

治法:活血通络,滋阴润燥。

方药:沙参麦冬汤合四物汤加减(丹参、川芎、生地黄、三七、益母草、赤芍、鸡血藤、牛膝、沙参、麦冬、甘草)。

加减:关节、肌肉酸痛,加秦艽 15g、鸡血藤 20g 以活血通络止痛。

中成药:龙血竭胶囊、痹祺胶囊、祖师麻片、金龙胶囊等。

久病入络、气血运行不畅、脉络瘀阻是燥痹的重要病机。除上述 4 种常见证型外，瘀血阻络证常与燥痹的其他证型兼见，故可配合活血化瘀之品，随证选用丹参、茜草、鸡血藤、三七等活血通络之品。若兼胁肋胀痛，加郁金 15g、白芍 15g、延胡索 15g 以理气舒肝止痛；若兼颈部淋巴结硬肿，加猫爪草 15g、土鳖虫 5g、浙贝母 10g 以化痰软坚散结等。

2. 外治疗法

针刺　适应于口干、眼干、咽干、鼻干、关节肿痛等症状明显者，血小板减少者慎用。根据病情需要，辨证取穴，选择针灸治疗或放血疗法等。主穴：气海、关元、曲骨、肾俞、命门。针用补法，两天一次。此法对治疗和预防阴道干涩效果良好。

外涂　唇燥、鼻干、阴门干涩可任意选用皲裂膏、生肌玉红膏、胡桃仁油、蛋黄油外涂。凡见皮肤干燥发痒，可选用复方蛇脂软膏等外涂患处。

维肤膏、玫芦皮疾灵各 1 支，两药混合拌匀，外涂患处。适用于唇燥、鼻干、阴门干涩，皮肤干燥发痒。

眼部熏洗　药物：谷精草、菊花、石斛、玄参、金银花。方法：将中药放入容器中，放入 100ml 水，浸泡半小时后煮沸，文火再煎 20min，滗出药汁，放入小容器内，可以用药汁的蒸汽直接熏蒸患处。同时，可以用取一块约 5cm² 的方形消毒纱布，浸蘸药汁，放在患处热敷。

漱口方　麦门冬、蒲公英、薄荷、生甘草。上药水煎、去渣，每日漱口 3 次。

中药雾化　根据病情辨证选药。

膏方　根据病情可配膏滋方服用。

3. 中成药应用

琼玉膏　15g 口服，每日 2 次。适宜于口眼干燥者。

玄麦甘桔胶囊　3～4 粒口服，每日 3 次。适宜于口咽干燥者。

养阴清肺膏　10～20ml 口服，每日 3 次。适宜于口咽干燥者。

杞菊地黄丸　6g 口服，每日 3 次，3 个月为一疗程。适宜于口眼干燥者。

石斛夜光丸　6g 口服，每日 3 次，3 个月为一疗程。适宜于眼干燥者。

帕夫林(白芍总苷胶囊)　2 粒口服，每日 3 次。

4. 单方验方

·鲜芦根 30g，甘草 10g，加水适量煎汤，代茶时时饮之，有生津润燥的功效。

·山药粉 30g，每日早晨空腹用温开水送服，晚上临睡前取蜂蜜 60ml，温开水送服。

(四)国医大师诊疗经验介绍

1. 朱良春经验[10]

朱良春教授认为干燥综合征的病机主要是阴津缺乏,不能濡润脏腑、关节、筋骨、肌肉及孔窍,表现为口眼干燥及关节疼痛等症,病理特点是燥热伤津。临证需分清脏腑,辨证论治,可分为3个证型进行辨治:燥热内盛,肺胃津伤;脾胃阴伤,燥热内生;肝肾阴虚,虚热内生。但临床上3型又常常兼参辨证,注意兼证。其用药特点为甘寒滋润,有时亦需加入少许温补肾阳之品,含阳生阴长之意,忌辛香燥烈温补之品。

2. 路正志经验[11-12]

路志正教授潜心研究中医药治疗SS,20世纪80年代首先提出"燥痹"病名,并得到广泛认可。路志正教授认为燥痹是由外燥、内燥之燥邪损伤气血津液而致阴津耗损、气血亏虚,使肢体筋脉失养,瘀血痹阻,痰凝结聚,脉络不通,津液布散失调,导致眼干、口干、皮肤干涩、肢体疼痛的病证。本病燥邪邪势猖獗,并可引起广泛的肺、肾、肝等多脏器受累。路老采用益气养阴、宣肺布津为法,创制路氏润燥汤(药物包括太子参、生白术、南沙参、麦冬、赤芍、熟地黄等)为主治疗SS,取得了良好的效果。

四、预后转归

1. 预后与转归

SS发展缓慢,预后较好,若无内脏受累,生存时间接近普通人群,有内脏损害者经适当治疗后,大多数可以控制病情或达到缓解,但易于复发。临床表现为关节病变、雷诺现象,间质性肾炎较表现为肾小球肾炎、高球蛋白血症、肺间质性病变、肝损害者预后好。内脏损害中出现进行性肺纤维化、中枢神经病变、肾小球受损伴肾功能不全、恶性淋巴瘤者预后较差。国外材料显示反复紫癜样皮疹、腮腺肿大、补体下降为本病并发淋巴瘤的危险因素。根据北京协和医院材料,本病死亡原因为进行性肺间质纤维化、肺动脉高压、中枢神经病变、肾小球受损伴肾功能不全、恶性淋巴瘤。其余系统损害者经适当治疗大多病情缓解,甚至恢复日常生活和工作。

2. 对妊娠的影响

约30%的SS病情因妊娠而加重。对于妊娠期间应用糖皮质激素维持量的患者,易出现妊娠期高血压和妊娠期糖尿病,故应积极控制血压和血糖。

妊娠合并SS患者的胎盘可作为靶器官受到免疫损害,造成胎盘功能障碍。

母体的 ANA、抗 SSA、抗 SSB 等 IgG 能够通过胎盘进入胎儿体内，对胎儿的发育产生影响。妊娠合并 SS 是否会造成胎儿生长受限，国外有的学者研究认为，SS 并不增加流产和胎儿生长受限的风险性。但若 SS 患者有血清学检查异常（抗磷脂抗体、抗红细胞抗体、狼疮抗凝物等阳性）和血液学检查异常（血小板和红细胞减少），或 sSS 合并 SLE，均显著增加自然流产、早产和出生小于胎龄儿的发生率。

然而，SS 易合并血小板减少，对妊娠的影响主要是引起血小板在微血管内聚集，形成微血栓，造成胎盘功能障碍，导致胎儿生长受限。

五、预防调护

1. 预　防

一旦确诊为 SS，由于目前尚无根治方法，需给予综合治疗。一般预防措施包括：

·注意劳逸结合，保持良好的生活习惯和乐观向上的心态，树立战胜疾病的信心，避免过度疲劳和精神紧张。

·室内应保持合适的温度和湿度，防止上呼吸道感染。

·口干燥者应保持口腔清洁，勤漱口，餐后注意用牙签剔除牙缝中的食物碎屑，正确使用牙刷，使用含氟牙膏，可以减少龋齿和口腔继发感染。另外，咀嚼口香糖或无糖糖果有刺激唾液腺分泌作用。有口腔溃疡者，可经常用金银花、白菊花或乌梅甘草汤等代茶频服或漱洗口腔。此外，应戒烟酒，避免使用阿托品类药物，以防止口干加重。不吃过甜的食物，减少牙周病的发生。

·伴有干燥性角结膜炎者，可用 1% 羧甲基纤维素加生理盐水（人工泪液）经常点眼，可使部分患者眼干症状缓解。除有特殊指征外，应避免使用糖皮质激素，以免使角膜变薄，发生穿孔；利尿剂、某些抗高血压药对唾液腺及泪腺有抑制作用，应慎用。

2. 调　护

不少患者在治疗过程中出现病情反复，治疗效果不佳，这往往与以下 5 种情况有关：

（1）眼睛护理　使用人造泪液滴眼和改善环境可以缓解眼干症状，减轻角膜损伤和不适，减少感染机会。

（2）口腔护理　口干患者应禁烟酒，避免使用抑制唾液腺分泌的抗胆碱能作用的药物，如阿托品、山莨菪碱等。注意口腔卫生和做好口腔护理，餐后一定要用牙签将食物残渣清除，并勤漱口，减少龋齿和口腔继发感染。发生口腔溃疡时，可先用生理盐水棉球擦洗局部，再用5%甲硝唑涂擦，避免使用龙胆紫，以免加重口腔干燥症状。对口腔继发感染者，可采用制霉菌素等治疗常见的含念珠菌感染；对唾液引流不畅发生化脓性腮腺炎者，应及早使用抗生素，避免脓肿形成。

（3）皮肤护理　勤换衣裤、被褥，保持皮肤干燥。有皮损者应根据皮损情况予以清创换药，如遇感染可适当使用抗生素。有阴道干燥瘙痒、灼痛，应注意阴部卫生，可适当使用润滑剂。

（4）呼吸道护理　将室内湿度控制在50%～60%，温度保持在18℃～21℃，可以缓解呼吸道黏膜干燥所致干咳等症状，并可预防感染。对痰黏稠难以咳出的患者可做雾化吸入。必要时可加入抗生素和糜蛋白酶，以控制感染和促进排痰。

（5）心理护理　由于本病病程较长，患者往往情绪低落，因此在做好基础护理的同时做好患者的心理辅导，改善其忧虑情绪，消除悲观心理和精神负担，以积极态度对待疾病。此外对患者进行健康教育也十分重要，倡导健康的生活和学习自我护理是提高患者生活质量重要因素之一。

（6）饮食调护　应常食滋阴类食物如银耳、梨、鲜藕、马蹄、牛奶、鸭肉等。平时可常服下列食疗方：

生地黄粥　生地黄30g，大米50g，煮粥，空腹温食。有养阴生津作用。适用于口干少津者。

枸杞粥　枸杞30g，大米50g，煮粥，空腹温食。有滋补肝肾作用。适用于两目干涩者。

鸭汁粥　老水鸭1只，去毛及内脏，砂锅煮取汁，加大米100g煮粥，空腹食。有养阴清热、补虚开胃作用。适宜于口干食少者。

木耳粥　木耳10g，浸泡发大洗净，加大米50g煮粥，空腹食。有滋肾益胃作用。适用于口眼干燥者。

六、研究进展

1. 中医病名

中医尚无与之相应的病名，因《素问·阴阳应象大论篇》指出"燥胜则干"，金代刘完素在《素问·玄机察病式》中提出了"诸涩枯涸，干劲皴揭，皆属于燥"。多数医家根据该病"燥象丛生"的临床症状和体征将其归入"燥证"范畴。秦长林[13]认为此病病证表现极为顽固，绵延难愈，故称此病为"顽燥"。张立亭等[14]、肖燕倩等[15]、陈一峰等[16]认为该病多伴有关节疼痛，而中医将燥邪致病归为"痹证"，二者合见，故称为"燥痹"。由于本病系慢性，病程长，后期多出现脏腑气血亏虚的表现，因此姜黎平等[17]将其归于"虚劳"范畴。方朝晖等[18]则综合疾病的特征，以燥证、虚劳、痹证同时命名。杜秀兰等[19]又从本病的病因、症状及继发表现将本病命名为"燥毒证"。

2. 病因病机

阴虚津亏　本病都有眼口肤干的表现，潘文奎[20]认为阴虚津亏是其本质。临床上本病的发生以中年以上女性居多，盖因女子六七肾气当衰，女子以血为本，且有经带胎产乳，阴血多耗，肾水渐枯，从症状上看以干燥性角膜炎及口腔干燥为主证为一派液涸津亏之象；二见本病多有两目干涩，口干不能咽下干食，齿枯焦黑成块脱落，皮肤干燥，舌质红绛，舌面干燥，苔少舌裂，乃"阴虚水涸"之证。

气阴两亏　津液在人体属阴，起滋润濡养作用，其注入孔窍能濡养眼耳口鼻诸窍，其流注于筋骨关节能使之柔润滑利，全赖气的运行，气旺则津运血行，气虚则津血亏损。且气能生津，是化生津液的动力。杨南陵[21]认为此证除一派燥证外，多兼神疲乏力、纳少便溏等脾气不足证。故究其根本当属气阴两虚。

瘀燥互用　体内瘀血，气血运行不利，肌肤失养，面色黧黑，皮肤粗糙如鳞甲，呈肌肤甲错之象。徐治鸿等[22]等研究发现此证患者存在微循环及不同程度血液浓、黏、凝、聚改变，即中医所说的血瘀证候。同时燥邪客入日久，燥乃阳邪，灼伤津血，加重瘀血，营养不能濡养全身，瘀血阻滞气机，津液不能随气升发，燥象愈炽，形成一个恶性循环，故瘀燥互用最终形成燥证。

脏腑辨证　钟起诚[23]认为，SS对脏腑的损害以肺、脾（胃）、肝、肾为最常见，而脾（胃）、肾之气阴亏虚为其根本。肺脾肾是水液代谢，津液生成、输布的主要脏器，津液的宣发、蒸腾、运行、布散均依赖诸脏功能协调。此三脏功能失常，燥证由此而生或加重。

外感内伤　燥邪乃六淫之一，体虚则外邪客之。杨南陵[24]认为该病与"春初温升""夏热炎炎"及"秋深初凉，西风肃杀"，或"久晴无雨，秋阳以暴"有关，此病"为风热燥邪侵犯人体，肺多上受，津液耗损而致"。由此看来，杨氏之"病气"乃指六淫邪气中的风热燥邪。而马武开[25]认为外邪致燥，并非专指燥邪，五气均可致燥，乃正虚感邪致燥。

在认同外感邪气的同时，陈淑琼等[26]认为SS亦为阴虚体质，饮食不节，烦劳伤阴，阴虚则燥，积燥成毒。王慕虹等[27]认为该病属于中医"内燥"范畴，其发病多始为五志过极、化火伤津，则肺脾肝肾等脏腑功能受损、气血津液俱亏，而呈"痨损"。

其他 傅宗翰[28]认为燥毒非外邪，多见于阴虚阳亢之质，可由金石药毒所伤而致。

3. 辨证治疗

气阴双补 孟如[29]认为，若仅以润燥难以获效，只有气阴兼补，方可使燥证得缓而获得满意疗效，治拟养阴益气、生津润燥；同时，治燥尚需固脾肾，选用增液汤（滋肾水、益胃阴）及芪淮生脉饮（用黄芪以补脾肺之气；山药既补脾肾之气，又益脾阴；生脉饮气阴双补）加天花粉、玉竹、乌梅等。

主、兼症治疗 谭晨[30]根据其主症和兼症，提出八种相应治法：①以口干燥为主的，治以养胃生津润燥，常用沙参麦冬汤、增液汤加味；②眼干燥为主的，治以滋肝明目润燥，方选杞菊地黄丸；③兼气血亏损的，益气养血润燥治之，润燥方中加甘平益气药或气阴双补药，慎勿温燥伤阴；④兼有热象者，清热凉血润燥，因 SS 发痛与病毒感染有关，可选黄连解毒汤台沙参麦冬汤或清营汤加减；⑤兼生瘿瘤结块者，方选加味消瘰丸合用滋阴剂；⑥兼痹证者，宜蠲痹通络润燥，于滋阴润燥方中加祛风活血通络之品，早期用沙参麦冬汤或杞菊地黄丸加秦艽、威灵仙、丹参、鸡血藤、木瓜、桑寄生等，晚期可合用益肾蠲痹丸，均可同服雷公藤制剂；⑦肾为水脏，乃先天之本，各型燥证均可用补肾填髓润燥法；⑧有高黏血综合征，采用活血化瘀润燥法。

分阶段治疗 苑丽娟[31]采用三段三方法，将疾病的治疗分为 3 个阶段：第 1 阶段用导赤散和增液汤加减以清上焦，达到生津润燥的目的；第 2 阶段用益胃汤治疗中焦，以养胃阴和胃气，使津生热除；第 3 阶段用六味地黄丸加减调整下焦肾阴不足，使肾水蒸化，津液得以上承。

标本兼治 张鸣鹤[14]认为本病的发生以燥毒为本，津亏为标，若燥毒陷于血分则成瘀，结合本病好发年龄及性别，制定以下治疗大法：①清热解毒"治本"，重用甘寒凉润之清热解毒药，少用或不用苦燥伤阴之品；②滋阴润燥"治标"，在清热解毒治本的同时配滋阴润燥之品；③注重活血化瘀，选用活血化瘀通透力较强的引经药和软坚散结药；④有机调理脏腑，重点放在心、脾、肾，滋肾清心，健脾安神，以黄连阿胶汤加减。

三焦辨证 叶海军[32]根据吴鞠通"治上焦如羽，非轻不举；治中焦如衡，非平不安；治下焦如权，非重不沉"的思想采用三焦辨证。上燥在肺，则见干咳、痰少难咯、耳鸣、目赤、腮腺肿大，治以清肺润燥，微苦化阴，用清燥救肺汤合翘荷汤加减；中燥在脾胃，可见面色萎黄、乏力疲倦、溃疡、哕逆，治以甘寒濡润、清养胃阴。方选沙参麦门汤；下燥在肝肾，可见面色苍白、齿摇脱屑，骨蒸，女性阴道干涩、闭经，治以咸寒苦甘填阴，方选三甲复脉汤。

4. 中西医结合治疗

中医结合抗病毒药物及免疫增强剂 唐云平等[33]用沙参、玄参、天冬、麦冬、天花粉、茯苓、党参、甘草、鲜石斛，每日 1 剂水煎服，连续 3 个月，并用左旋咪唑 15 ~ 45mg，每日 3 次口服，每周连用 2d，治疗 36 例 SS，总有效率 86.11%。

中医结合维生素 赵敦友等[34]在治疗 SS 前 3 ~ 7d 用 0.12%氯己定溶液、2%碳酸氢钠溶液交替漱口。然后予辨证治疗，以补益肝肾，清热化瘀。并用更年康 4 片、维生素 C 200mg、复合维生素 B_2 片，每日 3 次口服。连续 4 ~ 6 个月，治疗 24 例患者，显效 8 例，有效 13 例，无效 3 例。

改变中医药使用剂型，并配用抗菌药 王筠[35]用鄂梨、玉竹、石斛等中药加工成中药人工泪液，其可提高环孢素 A 的临床疗效，并减轻其眼部刺激症状。

中医结合糖皮质激素 李慧等[36]以玉竹、石斛、枸杞子、太子参、生地黄、熟地黄、黄芪、天冬、麦冬组方，水煎服，每日 3 次，1 个月为一疗程，配合胸腺素 4mg 肌注，隔日一次，3 个月为一疗程。治疗 SS 10 例，中度改善 2 例，轻度改善 7 例，无效 1 例，总有效率 90%。随访两年未发现明显不良反应。

缓急分治 赵东鹰等[37]等在急症期用泼尼松口服及氢化可的松眼药水滴眼、硫酸软膏素保护角膜，缓解期用杞菊地黄汤加减治疗 28 例，总有效率 89.13%。

其他 赵丽娟等[38]采用清开灵注射液 40ml 加入 5%葡萄糖注射液中静滴治疗本症，每日 1 次，15d 为一疗程，共 3 个疗程，每疗程间停 3 ~ 5d，结果患者在症状和实验室指标(角膜荧光染色、唾液 Na 检测、ESR)均有明显改善。

5. 针灸、针药治疗

现在大量的研究表明针灸对免疫有很强的调节作用。刘维等[39]等采用清燥解毒通络针刺法(取曲泽、太冲、血海、三阴交、太溪为主穴)治疗 SS 有效率达 73.3%。且无一例出现不良反应。郭凤芹[40]认为根据本病的特点，可选足少阴肾经、足太阴脾经、足太阳膀胱经、手阳明大肠经、足阳明胃经等穴位以及任脉、督脉的穴位。可选合谷、曲池、颊车、外关、足三里、三阴交、太溪、承浆、阴陵泉等穴位。亦可配合按摩，如合谷、大陵、内关、外关、颊车、阳溪、阳谷等穴，针灸具有疏通经络、调理气血的作用、调节免疫功能，包括体液免疫和细胞免疫，改善血液流变学和微循环。白桦等[41]用电针疗法(选太溪、肾俞、合谷、廉泉等)治疗 SS，结果显示患者症状有明显改善，血中促黄体生成素(LH)和睾酮(T)指标降低，且安全无毒副作用。黄建成等[42]以胸腺素 5mg，加入注射用水 2mg，每次取双足三里，行穴位注射，每穴推入药液 1mg，每周 1 次，10 次为一疗程。总有效率 79.17%。徐宜厚[43]针药并治治疗 SS 11 例，以大补地黄丸为基本方，随症加减，并予针刺治疗，施平补平泻手法，每日一针，10 次为一疗程。结果显示，近期痊愈 4 例，有效 7 例。

6. 专方治疗

黄剑英等[44]用六味地黄汤合增液汤加减，补肾养阴滋液调补冲任治疗更年期口、咽 SS 30 例，疗效优于用鲜石斛晶冲剂组。杨存科等[45]用芪参葛术汤加味治疗 pSS 40 例，1 个月为一疗程，结果显效 16 例，有效 20 例，无效 4 例，总有效率 90%。张淑瑛[46]自拟藿香、佩兰、苏梗等清热除湿药物治疗 18 例 SS，结果治愈 4 例，显效 7 例，有效 5 例，无效 2 例。吕慧清等[47]以健脾益气生津法（内、外治法）治疗 27 例患者，内治法基本方为太子参、茯苓、山药、白扁豆、石斛、玉竹、天花粉等，随证加减；外治法药用白花蛇舌草、谷精草、金银花、石斛、玄参等，煮沸蒸熏眼及口腔，均以 30d 为一疗程，治疗两个疗程，总有效率 88.19%。周小平[48]报道，采用桂附地黄丸加减治疗 15 例患者，随证加减，15d 为一疗程，总治愈率 86.6%。金实[49]认为肺不布津、脉络滞涩为本病的病理关键，自拟增液布津汤（麦冬、南沙参、生石膏、紫菀等）治疗 SS 60 例，总有效率达 88%。

平昭等[50]用麦门冬汤加减治疗 21 例，服药 3 个月，总有效率 90.5%。卢书山[51]以一贯煎加减治疗 48 例 pSS 患者，结果总有效率为 97.9%。张殷建[52]自拟发汗解表基础方（桂枝、西河柳、浮萍、云母石）加减治疗干燥性角结膜炎 30 例，1 个月为一疗程，总有效率为 76.67%。

王建英等[53]以活血养阴法为主，治疗 pSS 23 例，基本方：当归、丹参、炙黄芪、川芎、天冬、麦冬，随证加减，结果总有效率为 87%。申康[54]将 60 例 pSS 患者随机分为治疗组 30 例，对照组 30 例。治疗组以六味地黄汤合增液汤加减治疗，对照组采用必漱平（盐酸溴己新）口服及人工泪液点眼等对症治疗措施。结果显示，中药治疗组在改善口眼干燥症状、降低 ESR 等方面效果明显优于西药对照组。

7. 单味中药治疗

葛根　有抑制血小板聚集、抗炎、抗氧化、调节免疫的作用。廖承建[55]用葛根等制成门冬清肺饮加减治疗 SS 32 例，结果治愈 21 例，好转 9 例，无效 2 例，总有效率为 93.75%。

雷公藤　有抗炎、抗菌、抑制免疫、活血化瘀、降低血液黏度的作用。黄华锋等[56]用雷公藤治疗 SS 口干、眼干症状明显减轻，泪液与唾液的分泌增加，关节症状有一定好转。

石斛 具有增强 T 细胞及巨噬细胞免疫活性及调节免疫的作用。陈绎忘等[57]用石斛为主要成分自拟养阴通络汤治疗 SS 23 例，结果显效 13 例，有效 8 例，好转 2 例。

枸杞子 既是免疫增强剂，又是免疫调节剂，具有增强或促进体液、细胞免疫功能，对 IL-2 活性有增强作用，可提高常规及快速 LAK 活性。赵敦友等[58]用枸杞子等治疗 SS 24 例，结果显效 8 例，有效 13 例，无效 3 例，总有效率 87.5%。

沙参 北沙参对细胞免疫功能和 T 细胞、B 细胞的增生均有抑制作用。赵丽娟等[59]用沙参为主组方治疗 SS 75 例，结果有效率 80.5%。

七、诊疗参考

1. 哥本哈根诊断标准（1976）

pSS 应同时具备以下两条要求，并排除其他任何已分类的结缔组织病。

口干症 应同时具备至少以下两条：①唾液流量测定为阳性结果；②唇腺活检为阳性结果；③腮腺闪烁扫描和放射性核素测定为阳性结果。

眼干症 应同时具备至少以下两条：①Schirmer 试验阳性；②泪膜破碎时间测定阳性；③角膜染色试验阳性。

2. 圣地亚哥诊断标准（1986）

pSS 同时具备以下 3 条，并排除 sSS 中涉及的所有疾病。

·具有眼干症的症状和体征，同时具备以下两条：①Schirmer 试验阳性；②角膜染色试验阳性。

·具有口干症状和体征，同时具备以下两条：①唾液流量测定为阳性结果；②唇腺活检为阳性结果，四个小叶平均计算，淋巴细胞浸润灶应≥2 个，每一个灶应≥50 个淋巴细胞聚集。

·血清学的自身免疫学证据，具备以下三条中任意一条：①RF 滴度 >1:320；②ANA 滴度 >1:320；③存在抗 SSA 和抗 SSB 抗体。

sSS

·具备上述临床症状和体征，同时也符合 RA、SLE、PM、系统性硬化或胆汁性肝硬化的诊断标准。

·应排除以下疾病：类肉瘤病，发病早于 SS 的淋巴瘤，艾滋病，乙型或丙型肝炎，原发性纤维肌痛，以及其他已知可引起自主神经元病变、干燥性角结膜炎或唾液腺肿大的疾病。

3. 欧洲诊断标准（1992）

眼部症状 具备以下 3 条中任意一条：①每日出现并持续 3 个月以上的眼干燥感；②反复出现的眼内异物感；③每日使用 3 次以上的人工泪液。

口腔症状 具备以下 3 条中任意一条：①每日感到口干持续 3 个月以上；②成人腮腺反复或持续性肿大；③吞咽干性食物时需用水帮助。

眼部检查 具备以下 2 条中任意一条：①Schirmer 试验阳性；②角膜染色试验阳性。

组织病理检查 唇腺活检为阳性结果。

口腔检查 具备以下 3 条中任意一条：①腮腺闪烁扫描和放射性核素测定为阳性结果；②腮腺造影为阳性结果；③唾液流量测定为阳性结果。

自身抗体 具备以下 3 条中任意一条：①抗 SSA（Ro）和抗 SSB（La）抗体；②ANA；③RF。

pSS 应排除以下疾病：发病早于 SS 的淋巴瘤、获得性免疫缺陷性疾病、类肉瘤病、移植物抗宿主病。

诊断 pSS，具备上述 6 项中的 3 项时，灵敏度为 99.1%，特异性为 57.8%；具备上述 6 项中的 4 项时，灵敏度为 93.5%，特异性为 94.0%。所以，通常使用后者作为确诊要求。

4. SS 疾病活动指数

按照目前国际通用的 SS 疾病活动指数（SSDAI）评分标准评价疗效，参见表 3-3。

表 3-3 疾病活动指数（SSDAI）

项目		分值
体质症状	发热	1
	乏力	1
	乏力改变	1
	唾液腺肿胀改变	3
关节症状（下列任意一项）	关节炎进展性关节痛	2
	血液学特征	
胸膜肺改变（下列任意一项）	胸膜炎	4
	肺炎（部分的或间质性的）	

续表

项目		分值
活动性肾损害（下列任意一项）	新发或加重的蛋白尿	2
	血肌酐升高	
	新发或加重的肾炎	
其他	周围神经病	1
	白细胞减少症/淋巴细胞减少症	1
	淋巴结/脾大	2
	血管改变	3
总分		21

5. 中医证候疗效评价方法（表3－4）

表3－4 中医证候疗效评价标准

主症	VAS评分
口干	0cm = 无口干感觉　　　　　　　　　　10cm = 最严重的口干
	0　1　2　3　4　5　6　7　8　9　10
	口干症状由轻到重依次表现为轻度口干，饮水频率正常→重度口干，需频繁饮水→口干难忍，主食需用水送
眼干	0cm = 无眼干感觉　　　　　　　　　　10cm = 最严重的眼干
	0　1　2　3　4　5　6　7　8　9　10
	眼干症状由轻到重依次表现为眼燥干涩不爽→眼干涩痛，滴眼药水可缓解→眼干灼痛，滴眼药水不能缓解

次症	1分	2分	3分
纳呆	食欲不振、食量正常	食欲不振、食量减少	不思饮食，恶心欲吐
发热	体温37.5°C～37.9°C	体温38°C～38.9°C	体温39°C以上
发颐	腮腺肿大触之无灼热感	腮腺红肿热痛	腮腺红肿热痛，伴溢脓
干咳	偶有干咳	干咳时有发作	干咳不止
胸闷憋气	偶有胸闷憋气	活动后胸闷憋气	休息时亦有胸闷憋气感
手足心热	偶有手足心热	手足心灼热	手足心热不欲衣被
乏力	活动时即感乏力	稍有活动既有乏力	不欲活动
关节疼痛	关节隐痛	关节疼痛，伴僵硬	关节疼痛，活动受限

续表

主症	VAS 评分		
肿胀	关节轻度肿，皮肤纹理变浅，关节的骨性标志明显	关节肿胀明显，皮肤纹理基本消失，骨性标志不明显	关节重度肿胀，关节肿胀甚，皮肤紧，骨性标志消失
夜尿频数	夜尿 1～2 次	夜尿 3 次	夜尿 3 次以上
肢体瘀斑	偶有瘀斑	散在瘀斑	广泛瘀斑
大便干结	便干但不影响排便周期	便干三四天一次	便干需用通便药物
皮肤干燥	皮肤干燥	皮肤干燥、有脱屑	肌肤甲错
舌苔	舌光无苔，无舌裂，有津液	舌光无苔，无舌裂，微有津液	舌光无苔，有舌裂，无津液

参考文献

[1]张乃峥，曾庆馀，张凤山，等. 中国风湿性疾病流行情况的调查研究[J]. 中华风湿病学杂志，1997，1(1)：31–35.

[2]张乃峥，施全胜，要庆平. 原发性干燥综合征的流行病学调查[J]. 中华内科杂志，1993，32(8)：522–524.

[3]张丽娜，郑晓梅，姜永威. 佳木斯地区原发性干燥综合征流行病学调查[J]. 中国误诊学杂志，2008，8(19)：4770.

[4]Drosos AA, Skopouli FN, Costopoulos JS, et al. Cyclosporin A(CyA) in primary Sjogren's syndrome：A double-blind study. Ann Rheum Dis，1986，45：732.

[5]Robert L. HLA in health and disease[M]. 2nd ed. London：AAcadcmic Press，2000：353.

[6]Gottenberg JE, Busson M, Loiseau P, et al. In primary Sjögren's syndrome, HLA class Ⅱ is associated exclusively with autoantibody production and spreading of the autoimmune response. Arthritis Rheum，2003，48：2240 – 2245.

[7]Parkin B, Chew JB, White VA, et al. Lymphocytic infiltration and enlargement of the lacrimal glands：a new subtype of primary Sjogren's syndrome. Ophthalmology，2005，112(11)：2040 – 7.

[8]司长河. 易侵犯女性的干燥综合征[J]. 科学养生，2008(7)：18.

[9]曾小峰，颜淑敏. 老年人原发性干燥综合征的诊治进展[J]. 实用老年医学，2008，22(1)：14.

[10]吴坚，蒋熙，姜丹，等. 国医大师朱良春干燥综合征辨治实录及经验撷菁[J]. 江苏中医药，2014(5)：1–4.

[11]路志正. 路志正医林集腋[M]. 北京：人民卫生出版社，1990：69.

[12]邓铁涛. 名师与高徒：第三届著名中医药学家学术传承高层论坛选粹[M]. 中国中医药出版社，2008：7.

[13]秦长林. 从干燥综合征看"燥必入血"的病变特点[J]. 山东中医杂志，2000，19(12)：

710 - 712.

[14]张立亭，傅新利．张鸣鹤辨治干燥综合征经验[J]．山东中医药大学学报，2000，24
（2）：120 - 121.

[15]肖燕倩，陈昊，夏冰．夏翔教授诊治疑难病验案三则[J]．湖南中医杂志，1999，15
（3）：65.

[16]陈一峰，任军生，韩朝伟．清燥救肺汤合大黄䗪虫丸治疗干燥综合征26例[J]．浙江中
医杂志，2000，35（2）：35.

[17]姜黎平，马形军．玉女甘露汤治疗干燥综合征[J]．浙江中医学院学报，1990，14
（3）：21.

[18]方朝晖，孔梅．干燥综合征治验[J]．安徽中医临床杂志，1998，10（4）：228.

[19]杜秀兰，宋绍亮．益气养阴润燥糖治疗干燥综合征10例[J]．山东中医杂志，1994，13
（12）：535.

[20]潘文奎．口眼干燥综合征的辨证论治[J]．辽宁中医杂志，1988（5）：21.

[21]杨南陵．浅谈干燥综合征的中医治疗[J]．江西中医药，1998，29（3）：49.

[22]徐治鸿，孙小平，赵芳．活血生津药治疗SS对红细胞变形性的影响[J]．中华口腔医学
杂志，1992，27（3）：162 - 164.

[23]钟起诚．干燥综合征之中医病因病机探讨[J]．中国中医药信息杂志，2003（2）：73.

[24]杨南陵．浅谈干燥综合征的中医治疗[J]．江西中医药，1998，29（3）：49.

[25]马武开．干燥综合征的中医病因病机探讨[J]．中医药研究，2000，16（4）：223.

[26]陈淑琼，孙孝洪．中医治疗干燥综合征1例体会[J]．四川中医，1998，16（4）：35.

[27]王慕虹，张新．益气生津汤治疗干燥综合征的体会[J]．实用中西医结合杂志，1997，
10（5）：471.

[28]傅宗翰．干燥综合征初探[J]．中医杂志，1983，24（2）：564.

[29]林丽，曹惠芬，孟如．孟如教授治疗干燥综合征经验[J]．云南中医中药杂志，1999，
20（1）：102 - 103.

[30]谭晨．干燥综合征辨治八法[J]．四川中医，1998，16（2）：102.

[31]苑丽娟．三段三方治疗干燥综合征[J]．辽宁中医杂志，1996，23（8）：353.

[32]叶海军．从三焦论治干燥综合征[J]．辽宁中医杂志，2004，31（6）：477.

[33]唐云平，于可诚，刘文佳．中西医结合治疗干燥综合征36例[J]．中医药信息，1999，
16（3）：27.

[34]赵敦友，鲍远程，中西医结合治疗干燥综合征24例[J]．安徽中医学院学报，1998，17
（1）：15 - 16.

[35]王筠．中药人工泪液改善干眼症状的临床研究[J]．第一军医大学学报，2001，21
（5）：378.

[36]李慧，关铁鑫，王莉．中西医结合治疗舍格林氏综合征[J]．吉林中医药，1999，
（2）：19

[37]赵东鹰，马新娟．中西医结合治疗舍格林氏综合征[J]．吉林中医药，1999，19
（2）：39.

[38]赵丽娟，黄颐玉，李佳瑜，等．清开灵注射液治疗干燥综合征疗效总结[J]．北京中医

药大学学报，1995，18（6）：322 － 325.

[39]刘维，刘滨，郑红霞. 针灸治疗干燥综合征60例疗效观察[J]. 中国针灸，2005，（2）：101 － 102.

[40]郭凤芹. 干燥综合征的中医治疗进展[J]. 现代口腔医学杂志，2003，17（4）：359.

[41]白桦，唐强. 针灸治疗干燥综合征20例[J]. 针灸临床杂志，2006，22（2）：18.

[42]黄建成，任新华. 胸腺肽穴位注射治疗舍格林氏综合征24例[J]. 中医外治杂志2000，9（2）：19.

[43]徐宜厚. 针药并治SS 11例[J]. 中医杂志，1990，31（8）：42.

[44]黄剑英，周文豪. 治疗更年期口咽干燥综合征30例体会[J]. 浙江中医学院学报，2000，24（3）：34.

[45]杨存科，黑迎君. 芪参葛术汤治疗原发性干燥综合征40例[J]. 山东中医药杂志，2004，23（1）：27 － 28

[46]张淑瑛. 清热除湿法治疗干燥综合征18例[J]. 中医杂志，2001，42（8）：506.

[47]吕慧青，姜洪玉，陈友栋. 健脾益气化津治疗原发性干燥综合征27例[J]. 山东中医药大学学报，2001，25（4）：288.

[48]周小平. 桂附地黄丸加减治疗干燥综合征15例[J]. 湖南中医杂志，1998，14（4）：39 － 40.

[49]于佐文，刘征堂. 金实教授辨证治疗干燥综合征经验撷箐[J]. 中国中医药信息杂志，2004，11（2）：168.

[50]平昭，尤焕文. 应用麦门冬汤加味治疗干燥综合征的临床体会[J]. 广东牙病防治，1997，5（2）：49

[51]卢书山. 一贯煎加减治疗干燥综合征48例[J]. 四川中医，1994，12（7）：23.

[52]张殷建. 发汗解表法治疗干燥性角结膜炎[J]. 上海中医药杂志，2000，18（6）：41.

[53]王建英，智春宁，王凤莲. 中药治疗干燥综合征23例[J]. 四川中医，2001，19（4）：48 － 49.

[54]申康. 六味地黄汤合增液汤治疗原发性干燥综合征30例[J]. 山东中医杂志，2002，21（8）：467

[55]廖承建. 门冬清肺饮加减治疗干燥综合征32例[J]. 新中医，1999，31（4）：44.

[56]黄华锋，陈力. 雷公藤对口眼干燥综合征的疗效观察[J]. 口腔医学，1996，16（3）：139 － 140.

[57]陈绎忞，李惠萍，郑培永. 自拟养阴通络汤治疗重迭型干燥综合征23例[J]. 福建中医药，1998，29（3）：5.

[58]赵敦友，鲍远程. 中西医结合治疗干燥综合征24例[J]. 安徽中医学院学报，1998，17（1）：15.

[59]赵丽娟，黄颐玉，陈颖，等. 中医中药治疗干燥综合征75例疗效分析[J]. 中医杂志，1995，36（12）：736 － 737.

（呼兴华）

第四章

多发性肌炎与皮肌炎

特发性炎性肌病（idiopathic inflammatory myopathies，IIM）是一组获得性的异质性系统性风湿病，主要包括成人多发性肌炎（adult polymyositis，PM）、成人皮肌炎（adult dermatomyositis，DM）、儿童皮肌炎（childhood DM）、肿瘤或其他结缔组织病相关的多发性肌炎或皮肌炎（PM or DM associated with cancer or another connective tissue disease）以及包涵体肌炎（inclusion body myositis，IBM）。PM 临床上以近端肌肉如上、下肢带状肌群对称性无力、疼痛为特征，合并皮疹者称DM。临床一般将多发性肌炎－皮肌炎（polymyositis-dermatomyositis，PM-DM）合称，本病确切病因未明，到目前为止仍属排除性诊断，凡是找不到明确感染因子（如病毒、细菌、寄生虫等）的炎症性肌病均属此病范畴。中医学文献中虽无多发性肌炎和皮肌炎的病名。现代各医家对本病病因病机的认识也是众说纷纭，根据其疾病发展不同阶段的具体证候可归为"痿证""肌痹""脾痹""阴阳毒""温毒发斑""痿证"等范畴。

PM-DM 是自身免疫性结缔组织病中最少见的一种。我国 PM-DM 的发病率尚不十分清楚，国外报告的发病率约为 0.6～1/万，女性多于男性，不同的种族间发病率并不完全相同[1]。DM 比 PM 多见，且成人和儿童均可发生，而 PM 儿童很少见。PM-DM 有 15%～20% 与恶性肿瘤并存，部分与其他风湿性疾病（如 SLE、RA）并存，称为重叠综合征。少数患者可见PM-DM肾损害。

一、病因病机

(一)现代医学认识

据早期报道[2]，本病的年发病率大约为 1/100 万人口，现患率为 10.4/100 万人口。炎性肌病的发病率在增加，年发病率为 5.5/100 万人口，并发现 1963—1972 年 10 年间的年发病率为 2.5/100 万人口，而 1973—1982 年的 10 年间上升为 8.9/100 万人口。DM 发病年龄呈双峰，好发于 5~14 岁儿童及 45~60 岁成人，女性患者多于男性，男女之比为 1:2；PM 多见于 20 岁以上人群。近期研究资料显示，PM 和 DM 年发病率为 5~10/100 万，患病率为 50~90/100 万[3]。PM/DM 发病率有种族差异，黑人患病率最高，高加索人其次，亚洲人最低[4]。

1. 病 因

（1）感染 细菌和病毒感染为本病的致病原因，但目前尚无确切的证据。部分患者在上呼吸道感染或其他感染之后发病，似乎支持细菌感染的说法。有些患者在乙肝病毒感染后出现肌痛，并有肌炎的组织学改变，说明本病与病毒感染有关。

有报道显示，弓形体和螺旋体感染的患者可出现 PM-DM 的某些表现，特别是肌肉病变。而且患者针对这些病原体的抗体效价增高。但从这些患者的肌肉组织中难以培养出病原体。由于一些肌炎的患者具有急性炎性疾病的早期组织学改变特点，因此，尚不能排除 DM 和（或）PM 是弓形体或螺旋体感染的晚期表现。有报道，用抗弓形虫药物治疗后，患者临床症状得到改善，抗体滴度下降，也有人持相反意见。感染学说尚处于探究阶段。

柯萨奇病毒可诱导动物实验性病毒性肌炎。人类感染流感病毒和柯萨奇病毒后可出现轻度炎性肌病，常见于儿童，一般是自限性的，成人少见。一种埃可病毒综合征表现类似于 DM，可见于 X 连锁的丙球蛋白缺乏症的男孩。但是，在 PM/DM 的肌纤维中用电镜观察到的病毒样颗粒并没有通过病毒分离或升高的病毒抗体效价所证实。通过将骨骼肌提取物注射给动物并未将疾病传播给动物。

（2）免疫异常

体液免疫 患者体内存在多种自身抗体及非自身抗体。血管壁有 Ig 和补体的沉积，似乎说明这些物质参与了该病血管炎的发病机制。但这种沉积与炎症位置常不一致，且也非肌炎所特有，故其意义尚需进一步研究。有的学者认为，DM/PM 患者上述多种体液免疫紊乱的发生可能仅是肌肉损伤后继发的结果，而不是引起肌肉原发损害的病因。

细胞免疫 淋巴细胞损伤横纹肌细胞的途径可能有两种：一是通过释放淋巴因子；二是直接附着在肌纤维细胞上进行侵害作用。用横纹肌抗原和佐剂致敏后的动物可以发生炎性肌瘤。这些动物的淋巴细胞无论在体外还是在体内，对横纹肌细胞均具有细胞毒副作用。将这些淋巴细胞转移到动物受试者身上，可引起该受试者的同类疾病。横纹肌的肌膜及肌原纤维蛋白也均可引起实验性变态反应性肌炎。

（3）遗传因素 本病患者 HLA-138、HLA-DR$_3$、HLA-DRW$_{52}$ 出现频率高，提示发病有遗传因素的参与。一般认为 HLA-DR$_3$ 和 HLA-DRW$_{52}$ 与成人和青少年肌炎相关。而且伴有肌炎特异性抗体阳性的肌炎与 HLA 基因呈现强相关。有报道 HLA-B$_{14}$ 在成人伴发胶原血管炎的患者中多见，C4 无效基因与儿童 DM 明显相关。

（4）肿瘤因素 本病与恶性肿瘤的关系长期以来一直是人们关心的问题。早年的报道显示 DM 和恶性肿瘤关系密切[5-6]，成人 DM 患者 15%～50% 伴有内脏恶性肿瘤，50 岁以上的男性患者可高达 71%。鉴于恶性肿瘤与本病的密切相关性，因而有人提出恶性肿瘤是本病病因之一，可能是由肿瘤抗原介导的免疫反应导致了本病的发生。推测肿瘤抗原与肌组织中的某些成分具有交叉抗原性，可通过抗肿瘤成分抗体，引起肌肉组织的免疫性损伤。凡 40 岁以上或对皮质激素耐药的、不能解释的实验室检查及异常症状[7-9]病情急剧恶化的 DM 患者，应该尽量寻找恶性肿瘤。

（5）药物、毒物和其他 某些药物可引起类似于肌炎的疾病，如西咪替丁、氯喹、秋水仙碱、皮质类固醇、乙醇、依米丁（吐根碱）、海洛因、洛伐他汀、青霉胺、齐多夫定（叠氮胸苷）等。在一些病例中可见到秋水仙碱引起空泡性肌病、AZT 引起线粒体性肌病的这些特点有助于鉴别。其他药物与肌病的关系是明确的，但组织学改变不具特征性，区分较为困难。最明显的例子是皮质类固醇性肌病，它使早期肌炎的治疗变得复杂化。诊断主要依据泼尼松减量后（而不是增加剂量）可使症状明显改善。有一组药物，以 D-青霉胺为代表，可引起肌病，其临床和组织学改变与特发性肌炎如 MD 或 PM 无法区分。所以毒物及药物导致肌病的机制仍不清楚。

2. 发病机制

（1）细胞免疫 T 细胞介导的细胞免疫反应在 PM/DM，特别是在 PM 的免疫病理损伤过程中发挥重要的作用。将实验性自身免疫性肌炎动物的淋巴细胞转给同种异体动物，受体动物可出现与供体动物类似的肌炎表现，这说明肌炎可通过淋巴细胞被动转移，提示细胞免疫在肌炎发病过程中的作用。在临床上，PM/DM 患者受累的肌纤维周围有大量的 T 细胞浸润，其免疫表型在 PM 主要为 CD8 + T 细胞，这种 T 细胞具有很强的肌细胞毒性，称为肌炎特异性CD8 + T 细胞（myositis-specific CD8 + T cells，MS-CD8 + ）。研究表明 MS-CD8 + T 细胞的 TCR 的 V-D-J 连接区基因并非表现为随机重排，CDR3 区的氨基酸序列也具有明显的保守性，这说明在 PM 中 CD8 + T 细胞很可能是被肌肉特异性自身抗原刺激选择后在原位被克隆和扩增的。MS-CD8 + T 细胞能分泌大量的穿孔素，穿孔素依赖的细胞毒途径是 PM 肌细胞损伤的主要机制。DM 患者的穿孔素在 T 细胞中呈弥漫性分布，但在 PM 患者中，与肌细胞接触的 CD8$^+$T 细胞中，43％的细胞分泌的穿孔素呈偏向性分布，集中于与肌细胞接触的一侧，由此推测在 DM 中 T 细胞可能是被非特异性活化，而在 PM 中 T 细胞具有抗原特异性，识别肌细胞表面抗原，分泌穿孔素杀伤靶细胞。另外，我们最近的研究还发现 MS-CD8 + T 对肌细胞的损伤机制可能与泛素 - 蛋白酶体系统的降解作用关系密切。MS-CD8 + T 能产生并分泌大量的蛋白酶体，这种蛋白酶体对肌纤维有明显的降解破坏作用。

（2）体液免疫　PM/DM 患者常有多克隆的高球蛋白血症；部分患者血清中存在多种自身抗体，如肌炎特异性自身抗体和肌炎相关性抗体等；DM 外周血中常含有大量 RP105 阴性 B 细胞，它们是一类高度活化且分化良好的 B 细胞，表型为 CD95 + 、CD86 + 、CD38 + ，能产生类别转换的 Ig；用免疫荧光法可测出 DM 患者皮肤和肌肉血管壁上有 IgG 和 IgM 沉积。这些研究说明体液免疫在 DM 的发病过程中起十分重要的作用。DM 最初的靶抗原可能位于肌束内的毛细血管内皮细胞上，自身抗体直接攻击内皮细胞，激活 C3 补体而启动补体的活化途径，最终形成 C5b-9 膜攻击复合物，在 DM 患者坏死肌纤维及非坏死性肌纤维血管中均可见 C5b-9 的沉积。补体沉积可导致免疫反应性的微血栓形成，使血管内皮细胞肿胀及空泡形成，最终引起内膜血管床的坏死损耗、血管周围的炎症反应和缺血性肌坏死。

综上所述，PM 与 DM 在免疫病理机制上存在明显的差异，PM 是细胞免疫介导的 HLA 限制性、抗原特异性针对肌纤维的自身免疫反应，它的靶器官是肌纤维；而 DM 则是体液免疫介导为主的微血管病变，它的靶器官是血管。

（3）PM-DM 引起肾损害的可能发病机制

肌红蛋白尿　活动性炎症性肌炎的主要问题是可能发生与肌肉成分大量降解有关的肾功能衰竭。虽然 20％的 PM 病例可出现肌红蛋白尿，但肾功能衰竭罕见。PM 诱导的横纹肌溶解病例有明显的肌无力和肌红蛋白尿，所有病例的横纹肌溶解均发生在起病时。横纹肌大量溶解后，肌红蛋白进入血液并经肾脏排

泄，肌红蛋白阻塞并损伤肾小管，引起急性肾小管坏死。

免疫性肾损伤　目前的资料显示 DM 患者多存在早期血管损伤，可能由体液免疫介导。70% 的病例可检出循环免疫复合物，部分患者体内存在数种沉淀性自身抗体，如 PM-1、Jo-1、PL-12 和 KU 抗体（仅见于日本病例）。Jo-1 和 PL-12 抗体针对 tRNA 合成酶，与肺间质纤维化有关，其中 Jo-1 抗体的产生可能与 HLA-DR$_3$ 有关。此外，一些急性发作的典型 DM 病例尚可出现 Mi-2 抗体，这些病例的预后较好。PM-DM 患者的淋巴细胞对肌抗原的反应增强，反应指数与临床活动性呈一定的相关性；DM 患者的淋巴细胞对单层培养的胚胎肌细胞有细胞毒作用，淋巴细胞抗血清可防止这一损害。另据推测，DM 患者体内的抗横纹肌细胞抗体可能对肾脏组织起交叉免疫反应。

血管炎　儿童 DM 常见血管病变，可累及毛细血管、小动脉和小静脉，初为血管内膜增生，随后发生内皮坏死和血管形成；这些病变可见于肌肉（肌束膜间质为主）、皮肤、肺、眼、肾、神经系统和消化道。荧光检查可见皮肤、肌肉和内脏中坏死性微血管病的存在，以及血管壁内巨球蛋白、γ 球蛋白和 C3 沉积，提示血管病变至少部分可能系免疫复合物沉积所致。成人 DM 的血管病变相对少见，但大、小血管均可受累。

继发性淀粉样变性　目前认为人类免疫介导性疾病（如 RA、SLE 和 DM）可发生继发性淀粉样变性，可能是 DM 肾损害的原因之一。

3. 病理检查

肌肉改变　病变主要发生在横纹肌，有时也可见于平滑肌和心肌。肌肉广泛或部分受侵害，肌纤维初期肿胀，横纹消失，肌浆透明化，肌纤维膜细胞核增加，肌纤维分离、断裂。在进行性病变中肌纤维可呈玻璃样、颗粒状、空泡状等变性，有时甚至坏死，有时可见钙质沉着。间质示炎症性改变，血管扩张、内膜增厚、管腔狭窄，甚至栓塞，血管周围有淋巴细胞伴浆细胞和组织细胞浸润。

有学者认为 DM 最特征性的病理改变为肌纤维的萎缩，横断面上往往见肌束边缘的肌纤维直径明显缩小。

皮肤改变　在初期水肿性红斑阶段，可见表皮角化，棘层萎缩，钉突消失，基底细胞液化变性，真皮全层黏液性水肿，血管扩张，周围主要为淋巴细胞浸润，有色素沉着。在进行性病变中，胶原纤维肿胀、均质化或硬化，血管壁增厚，皮下脂肪组织黏液样变性，钙质沉着，表皮进一步萎缩，皮肤附件亦萎缩。

（二）中医学认识

中医对本病的病因病机的论述见于历代医籍的"肌痹""皮痹""痿证"之中。

《素问·长刺节论》曰:"病在肌肤,肌肤尽痛,名曰肌痹,伤于寒湿。"《素问·四时刺逆从论》曰:"少阴有余,病皮痹隐轸。"《素问·痹论》曰:"……以致阴遇此者,为肌痹。"《素问·痿论》提出"肺热叶焦""湿热不攘"为痿证的主要病机。《诸病源候论·风身体手足不随候》曰:"脾主一身之肌肉,为胃通行水谷之气,以养身体四肢。脾气虚,即肌肉虚,受风邪所侵,故不能为胃行水谷之气,致四肢肌肉无所禀受,而风邪在经络,搏于阳经,气行则迟,关节缓纵,故令身体手足不随也。"《丹溪心法》提出"痿之不足,乃阴血也"的观点。《景岳全书·痿证》认为:"元气衰败,则精血不能灌溉,血虚不能营养者,亦不少矣。"至此,历代医家对本病病因病机的认识逐渐完善,认为PM、DM病因有六淫侵袭、七情内伤、饮食劳逸、五脏虚损等,痰瘀内停是正虚邪毒引起的病理产物,寒湿、湿热、痰瘀是肌炎发病的重要因素,郁久化热生毒、五脏虚损又是引起肌炎症状的致病因素。

风寒湿三邪侵袭 脾气不足,卫外不固,风寒湿等邪杂至,侵犯肌肤,阻闭气血,脉络不通;或外感毒热之邪;或他邪入里化热生毒者,毒热相搏充斥肌肤,则肌肉肿痛,进则伤阴耗血,肌腠失荣,发为肌痹。如《素问·长刺节论》曰:"病在肌肤,肌肤尽痛,名曰肌痹,伤于寒湿。"《灵枢·刺节真邪》曰:"虚邪之中人也,洒淅动形,起毫毛而发腠理,其入深……搏于肉,与卫气相搏,阳胜者则为热,阴胜者则为寒,……留而不去则痹;卫气不行则为不仁。"《中藏经》曰:"大凡风寒暑湿之邪……入于脾,则名肉痹。"宋·窦材《扁鹊心书》曰:"寒邪凑于分肉之间也。"陈言《三因极一病证方论》曰:"三气袭人经络,入于筋脉、皮肉、肌肤。"金·刘完素《黄帝素问宣明方论》曰:"热则骨弛肉消。"张从正《儒门事亲》曰:"湿胜则筋脉皮肉受之,故其痹着而不去,肌肉削而著骨。"明·马莳说:"五痹之生,不外于风寒湿之气也,……脾气衰则三气入肌,故名之曰肌痹。"《医方考》曰:"有渐于湿,以水为事,痹而不仁,发为肉痹。"又曰:"湿气着于肌肉,则营卫之气不荣,令人痹而不仁。"清·叶天士《叶案存真》曰:"热胜则风生,……逆于肉理,则攻肿为楚也。"尤怡《金匮翼》曰:"风寒湿三气,袭人经络……入于肉则不仁。"沈金鳌《杂病源流犀烛》曰:"风寒湿三气犯其经络之阴而成痹也……入于肉,则肌肉不仁为肉痹。"董西园《医级》曰:"湿伤肉而患生中土……留分肉而行,乃致沫停痛裂(此邪留肌脉间也)。"翁藻《医抄类编》曰:"风寒客于肌肤始为痹。"费伯雄《医醇賸义》曰:"夫六淫之邪,暑燥火为阳,风寒湿为阴,阴气迭乘,营卫不通,经脉阻滞,筋骨肉三部俱病。"又曰:"寒为阴中之阴,乘于肌肉筋骨之间,营卫闭塞,筋骨拘挛,不通则痛,……湿从土化,病在肌肉"。

气血虚弱,营卫失调 营卫和调,腠理分肉致密,则邪不能入。如《灵枢·

本藏》曰："卫气者，所以温分肉，充皮肤，肥腠理，司关阖者也。……卫气和则分肉解利，皮肤调柔，腠理致密矣。"若营卫失调，则致分肉腠理开多阖少，藩篱不固，外邪见开而入，著而不除，进而发为肌痹。《素问·痿论》曰："大经空虚，发为肌痹。"《灵枢·五变》云："粗理而肉不坚者，善病痹……肉不坚，腠理疏，则善病风。"《素问·痹论》曰："荣卫之气，亦令人痹……逆其气则病，从其气则愈，不与风寒湿气合，故不为痹。"《素问·逆调论》则曰："荣气虚则不仁，卫气虚则不用，荣卫俱虚，则不仁且不用。"《灵枢·痈疽》曰："营卫稽留于经脉之中，则血泣而不行，不行则卫气从之而不通，壅遏而不得行。"汉·张仲景《伤寒论》曰："寸口脉微而涩，微者卫气不行，涩者荣气不逮，营卫不能相将，三焦无所仰，身体痹不仁。"隋·杨上善对《内经》注曰："卫之水谷悍气，其性利疾，走于皮肤分肉之间……是以不与三气合而为痹也。"《诸病源候论》曰："由人体虚，腠理开，故受风邪也。"又曰："不仁者，由荣气虚，卫气实，风寒入于肌肉，使血气行不宣流。"《圣济总录》曰："荣虚卫实，血脉凝涩，肌肉不仁。"《济生方》曰："皆因体虚腠理空疏，受风寒湿气而成痹也。"明·方毂等《医林绳墨》也曰："大率痹由气血虚弱，荣卫不能和通，致令三气乘于腠理之间。"张介宾《景岳全书》曰："营卫之气……然非若皮肉筋骨血脉脏腑之有形者也，无迹可著，故不与三气合，盖无形亦无痹也。"清·林佩琴《类证治裁》曰："诸痹……良由营卫先虚，腠理不密，风寒湿乘虚内袭，……久而成痹"。

脾胃虚弱，痰阻血瘀　饮食不节，生冷不忌，饥饱无度，损伤脾胃，或过食膏粱厚味，脾胃呆滞，或忧思过度，或劳倦伤脾，而致脾胃虚弱，脾胃虚则气血亏，气血亏则不能充养四肢肌肉，且腠理疏松，外邪易侵入而发肌痹。《素问·痹论》曰："饮食自倍，肠胃乃伤。"《中藏经》曰："肉痹者，饮食不节，膏粱肥美之所为也。脾者肉之本，脾气已失，则肉不荣；肉不荣，则肌肤不滑泽；肌肉不滑泽，则腠理疏，则风寒暑湿之邪易为入。故久不治则为肉痹也。"

脾虚病久，运化失常，水湿停留，蕴成痰浊；或气虚血行涩滞，而致瘀血，痰瘀阻络，肌肉失养，亦发为肌痹。如《素问·五脏生成》曰："血凝于肤者为痹。"《灵枢·贼风》曰："若有所堕坠，恶血在内而不去，卒然喜怒不节，饮食不适，寒温不时，腠理闭而不通，其开而遇风寒，则血气凝结。"清·顾靖远《顾松园医镜》曰："盖痹者闭也，三气杂至，则经络闭塞，血气不流，而痹斯作矣。"沈时誉《医衡》曰："痹者，闭也，皮肉筋骨为风寒湿气杂感，血脉闭塞而不流通也。"叶天士《临证指南医案》曰："痹者……风寒湿三气得以乘虚外袭，留滞于内，以致湿痰、浊血流注凝涩而得之。"《医级》曰："痹非三气，患在瘀痰。"又曰："更有湿热火痰，郁气死血，留滞经络形层内外，以致麻木痛痒者，不可不知。"

综上所述，肌痹的病因也不外"虚""邪""瘀"。病位在肌肉，可涉及脾（胃）、肺、肾等脏腑。其外因为外感六淫和毒热之邪，内因为脾胃虚弱。基本病机是邪痹肌腠，不通则痛；气血不足，肌腠失养，不荣则痛。病性多为本虚标实，标实为风寒湿或热毒之邪；本虚多为脾胃虚，营卫不调；病久不愈多虚实夹杂之证。肌痹早期多实证，六淫之邪或热毒邪盛，以湿邪为主，多表现为肌肉疼痛、重着；后期多虚证，多表现为肌肉无力、萎缩等。病久气血亏虚，加之脾虚失运，水湿停滞，痰瘀始生，虚、痰、瘀互见，形成虚实夹杂之证。肌痹日久，可出现食欲不振、胸脘痞闷、二便不调等症状，是由于肌痹不已，复感外邪，内舍于脾，而发为脾痹，并累及胃、肺、肾等脏腑所致。

二、临床诊断

（一）辨病诊断

1. PM 临床表现

PM 主要见于成人，儿童少见。常呈亚急性起病，在数周至数月内出现对称性的四肢近端肌肉无力，仅少数患者急性起病，在数日内出现严重四肢近端肌无力。PM 患者常伴有全身性表现，如乏力、厌食、体重下降和发热等，部分患者有关节肿痛或雷诺现象。

（1）骨骼肌受累的表现　对称性四肢近端肌无力是本病的特征性表现，约50%的患者可同时伴有肌痛或肌压痛。上肢近端肌肉受累时，可出现抬臂困难，不能梳头和穿衣；下肢近端肌受累时，常表现为上楼梯和上台阶困难，蹲下或从座椅上站起困难。PM 患者远端肌无力不常见，但在整个病程中患者可有不同程度的远端肌无力表现。随着病程的延长，可出现肌肉萎缩。约半数患者可出现颈屈肌无力，表现为平卧时抬头困难，头常呈后仰。眼轮匝肌和面肌受累罕见，这有助于与重症肌无力鉴别。

（2）骨骼肌外受累的表现

肺部受累　间质性肺炎、肺纤维化、胸膜炎是 PM 最常见的肺部病变，可在病程中的任何时候出现。表现为胸闷、气短、咳嗽、咯痰、呼吸困难和发绀等。少数患者有少量胸腔积液，大量胸腔积液少见。由于食管运动障碍、吞咽困难、喉反射失调，可引起吸入性肺炎、肺不张等。喉部肌肉无力造成发音困难，声哑等；胸腔肌和膈肌受累出现呼吸表浅、呼吸困难或引起急性呼吸功能不全。肺部受累是影响 PM 预后的重要因素之一。

消化道受累　PM 累及咽、食管上端横纹肌较常见，表现为吞咽困难，饮水发生呛咳、液体从鼻孔流出；食管下段和小肠蠕动减弱与扩张可引起反酸、食管炎、咽下困难、上腹胀痛和吸收障碍等，这些症状同进行性系统性硬化症的消化道受累相似。

心脏受累 PM可有心脏受累，但有明显临床症状者较少见，少数患者可出现心肌炎和心包炎，表现为心悸、气短、胸闷、心前区不适或呼吸困难。还可出现心包积液、心脏扩大、心肌病、心律失常、传导阻滞等。但发生心肌梗死者很少见。PM的晚期可出现充血性心力衰竭和严重心律失常，这也是患者死亡的主要原因之一。

肾脏受累 少数PM/DM可有肾脏受累的表现，如蛋白尿、血尿、管型尿。罕见的暴发型PM可表现为横纹肌溶解、肌红蛋白尿、肾功能衰竭。肾组织活检可有局部Ig和补体沉积，为局灶性肾小球肾炎，提示免疫复合物可能是肾损害的原因。

2. DM临床表现

（1）典型的DM 除与PM有相同的肌肉及内脏受累的表现外，DM患者尚有特征性的皮肤受累的表现。皮肤病变可出现在肌肉受累之前，也可与肌炎同时或在肌炎之后出现。DM常见的皮肤病变包括以下几种。

向阳性皮疹（heliotrope rash） 这是DM特征性的皮肤损害，发生率约为60%~80%。表现为上眼睑或眶周出现的水肿性暗紫红色斑，可为一侧或两侧，近睑缘处可有毛细血管扩张，对光照较敏感。这种皮疹还可出现在两颊部、鼻梁、颈部、前胸V形区和肩背部。

Gottron疹 出现在关节的伸面，特别是掌指关节、指间关节或肘关节伸面的红色或紫红色斑丘疹，边缘不整，可融合成片，伴有皮肤萎缩、毛细血管扩张和色素沉着或减退，偶有皮肤破溃。此类皮损亦可出现在膝关节伸面及内踝等处，边界清晰，表面覆有鳞屑或有局部水肿。发生率约80%，这是DM另一特征性的皮肤损害。

甲周病变 甲根皱襞处可见毛细血管扩张性红斑或出现瘀点，甲皱及甲床有不规则增厚，甲周可有线状充血性红斑，局部出现色素沉着或色素脱失。

"技工手" 在手指的掌面和侧面出现污秽、深色的水平线横过手指。因类似于长期用手工操作的劳动手，故名"技工手"。还可出现足跟部及手指其他部位皮肤表皮的增厚、粗糙和过度角化，此类患者常常血清抗Mi-2抗体阳性。

其他皮肤黏膜改变 皮肤血管炎和脂膜炎也是DM较常见的皮肤损害；约20%的患者可有手指的雷诺现象，这是由甲皱微循环改变所致。手指溃疡、甲周梗死等皮肤血管炎表现亦较常见。口腔黏膜亦可出现红斑。75%~80%的患者可出现光过敏。部分患者还可出现肌肉硬结、皮下小结或皮下钙化等改变。

（2）无肌病性DM　约2%～11%的DM患者可表现为只有皮肤受累而无明显的肌肉病变，称为无肌病性DM（amyopathic dermatomyositis，ADM）。此型目前尚存争议。ADM可能是DM的一种亚型，无肌病状态是指无肌无力的客观体征，并且诊断学检查包括血清酶学、肌电图和肌活检无异常或只有轻微异常。一般认为无肌病状态持续时间应≥2年才可确诊为ADM。

临床上可将ADM分为3种类型：①无骨骼肌无力的主观症状及肌肉受累的客观发现；②无主观的肌无力症状，但有肌肉受累的客观证据（轻微异常）；③有主观的肌无力症状，但无肌受累的客观发现或临床检查无肌无力的体征。

（3）无皮炎的DM（DM sine dermatitis）　患者有明显的四肢近端肌无力表现，且血清肌酸磷酸激酶（CK）升高，但皮疹不确定或只有短暂的一过性皮疹。皮肤肌肉活检证实有典型的皮肤和肌肉受累（肌纤维束周萎缩）的表现。有学者将这种患者称为无皮炎的DM，临床上常易将这类患者误诊为PM。

（4）儿童期DM（juvenile dermatomyositis，JDM）　儿童PM罕见，但DM并不少见，JDM与成人DM的表现也有一定的区别。通常患儿先有皮肤病变，然后出现肌无力，受累的肌肉有压痛和肿胀，常伴有发热。皮疹常表现为典型的向阳性皮疹和Gottron疹。另外JDM患者较突出的症状是皮肤血管炎表现，如皮肤溃疡和甲周梗死。血管炎还可引起胃肠道溃疡、出血或穿孔。伴血管炎的患者治疗效果较差。

JDM另一较常见的表现是异位钙化，常出现在皮肤、皮下组织、肌肉或筋膜中，可为弥漫性或局限性。某些患者皮下钙化与血管炎同时出现，有些患者则只有皮下钙化。钙化处皮肤可出现溃疡。异位钙化的发生率约为20%～70%，常见于疾病的后期，但少数患者可出现在疾病的前6个月内，严重者可致残。目前尚不清楚钙质沉积发生的原因。

JDM还可出现与成人DM相似的内脏受累的表现，包括肺和胃肠道病变。部分JDM还可有心包积液和胸腔积液，心电图可出现传导阻滞改变。此外，发热、乏力、体重减轻并不少见，少数患者有淋巴结肿大，JDM患者有时发生视网膜出血。曾有血小板减少、血小板栓塞、末梢神经炎、蛛网膜下腔出血的个例报道。

2. 西医诊断标准

参照2010年中华医学会风湿病学分会发布的《多发性肌炎和皮肌炎诊治指南》：①对称性近端肌无力，伴或不伴吞咽困难、呼吸肌无力；②血清肌酶升高，特别是CK升高；③肌电图示肌源性异常；④肌活检异常，表现为肌纤维变性、坏死，细胞吞噬、再生、嗜碱变性，核膜变大，核仁明显，筋膜周围结构萎缩,纤维大小不一,伴炎性渗出;⑤特征性的皮肤损害(眶周皮疹,表现为眼睑呈淡紫色,眶周水肿;Gottron 征,即掌指及近端指间关节背面的红斑性鳞屑疹;膝、肘、踝关节、面部、颈部和上半身出现的红斑性皮疹)。符合上述 1~4 条中任何 3 条或以上可确诊为 PM,同时有第 5 条者可诊断为 DM。

3. 实验室检查

血象通常无显著变化,有时有轻度贫血和白细胞增多,约 1/3 病例有嗜酸性粒细胞增高,ESR 中等度增加,血清蛋白总量正常或减低,白球蛋白比值下降、白蛋白减少,α_2 和 γ 球蛋白增加,白球蛋白比值下降。

(1)免疫学检测 DM/PM 患者血清中可检测出两类自身抗体。

直接抗肌肉及其成分的抗体 Wada 等用高度纯化的肌浆球蛋白经放射免疫测定,发现 PM 患者的血清中肌浆球蛋白抗体的阳性率为 90%,其他结缔组织病患者未发现此抗体。Nishikai 等发现肌炎患者的肌红蛋白抗体的阳性率为 71%,其他结缔组织病患者低于 15%,正常人则未发现。

ANA 和抗细胞质抗体 约有 10% 病例红斑狼疮(LE)细胞阳性,ANA 约 1/5~1/3 病例阳性,核型主要为小斑点型。

·抗 Jo-1 抗体:抗原为组胺酰 tRNA 合成酶,属抗胞浆抗体,PM 中阳性率为 30%~40%,DM 中 <5%,儿童型 DM 中罕见。与间质性肺部疾病密切关联。亦可见于重叠综合征尤其伴有 SS 患者。

·抗 Mi-2 抗体:Mi-2 抗原为一核蛋白,在 DM 中其阳性可达 25%~30%,儿童型 DM 及伴恶性肿瘤的 DM 偶见。

·抗 PM-1/PM-Scl 抗体:抗原为核仁蛋白,阳性率为 8%~12%。亦可见于与硬皮病重叠的病例。

·抗 PL-7 抗体:即抗苏氨酰 tRNA 合成酶抗体,肌炎患者中阳性率为 3%~4%。

·抗 PL-12 抗体:即抗丙氨酰 tRNA 合成酶抗体,阳性率为 3%,在非肌炎患者中抗 PL-7 和 PL-12 抗体均属罕见,两者与 Jo-1 抗体相关的疾病为同一亚类肌炎。

·抗 56kD 抗体:80%~90% 的 PM 及 DM 出现对仓鼠细胞核的 56kD 核糖核蛋白的抗体。可作为筛选肌炎的抗体。近年来发现抗 155kD 及抗 Se 抗原(90~95kD)抗体可能是无肌病性 DM 的标志抗体。

·肌炎特异性自身抗体(MSA):对特发性炎性肌病具高度特异性,可作为诊断条件之一。肌炎患者中发现的其他抗胞浆抗体还有 Ro/SS-A 抗体和 La/SS-B 抗体,肌炎患者的阳性率通常为 7%~8%,常见与其他结缔组织病重叠的

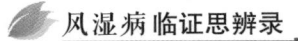

病例。

其他　约 1/3 患者 C4 轻度至中等度降低，C3 偶尔减少，有报告 DM 伴遗传性 C2 缺陷。有的病例 CIC 增高。

直接免疫荧光法测定病变肌肉中毛细血管壁特别是儿童病例显有 IgG、IgM 和补体沉积，在皮损真皮表皮交界处可见局灶性 Ig 和补体沉积，但无连续性沉积，与 SLE 不同。

（2）血清肌浆酶测定　血清肌酸激酶（CK）、醛缩酶、天冬氨酸氨基转移酶（AST）、丙氨酸氨基转移酶（ALT）、乳酸脱氢酶（LDH）测定值增高，特别是 CK，95% 的肌炎在其病程中出现 CK 增高。血清酶的升高与本病肌肉病变的消长平行，可反映疾病的活动性，一般在肌力改善前 3~4 周降低，临床复发前 5~6 周即可升高，可预示病情的恶化。当患者 CK 值增高，其 CK-MM1：CK-MM3 < 30% 和 CK-MM3：CK-MM1 > 1 时提示 PM 病情严重。醛缩酶在 DM/PM 患者中通常异常，但此酶对肌肉无特异性，肝病时该酶亦可增高。碳酸酐酶Ⅲ为唯一存在于骨骼肌的同工酶，骨骼肌损伤时可增高。

（3）尿肌酸测定　患本病时由于肌肉的病变，所摄取的肌酸减少，参加肌肉代谢活动的肌酸量亦减少，形成肌酐量因之亦减少，血中肌酸量增高而肌酐量降低，肌酸从尿中大量排出而肌酐排出量却降低。DM 患者 24h 肌酸排出量偶可高达 2g。在发育期、妇女月经来潮前后和老年人亦可有生理性肌酸尿，但其 24h 排出总量不超过每千克体重 4mg。

（4）肌电图改变　90% 的 DM-PM 病例显示肌原性改变，病变肌肉呈肌原性萎缩相，常见的为失神经纤维性颤动，呈现不规则的放电波形。罹患肌肉并不是全部肌纤维同样受累，其中多半有正常的肌纤维散在。轻用力时呈短时限的多相运动单位，最大用力时呈低电压干扰相多相波增加。

（5）其他　严重的肌损伤可释放肌红蛋白。血清肌红蛋白测定可作为衡量疾病活动程度的指标，尿中出现可见的血红蛋白样色素，病情加重时排出增多，缓解时减少。亦有报道尿 3-甲基组氨酸排出增多为肌肉损伤的标志。

（二）辨证诊断

热毒入络证　肌肉疼痛或肌肉肿痛，或肌肉乏力并见皮肤散在红斑，皮疹以眼睑周围和胸背部为多，色多红紫；或伴有发热恶寒、关节酸痛，或高热口渴、心烦躁动，或口苦咽干、大便燥结、小便黄赤。舌质红，苔黄，脉洪大或滑数。

湿热阻络证　肌肉酸痛肿胀，四肢沉重感，身热不扬，汗出黏滞，食欲不振，胸脘痞闷，二便不调。舌红苔白腻或黄腻，脉濡数或滑数。

寒湿痹阻证　肌肉酸胀、疼痛、麻木不仁，四肢乏力，四肢肢端每遇寒发凉变色疼痛，伴有晨寒身重，关节肿痛。舌质淡，苔白腻，或舌有齿痕脉沉细或濡缓。

脾气虚弱证　素体禀赋不足或久病耗损，致脾气虚弱，脾阳不足，复为风寒湿邪侵袭致气血亏虚，经脉阻滞，肌肤失养，四肢不用，脾虚失运，水湿易于停滞肌表，经脉不利，发为肌痛。

肾气不足证　肌肉疼痛，动作迟缓乏力，腰膝酸软，五心烦热，形体消瘦或形寒肢冷，头晕眼花，耳鸣耳聋，表情呆板，面色苍白，头发干枯、稀疏色黄、性欲减低、经事不调，声音低弱，大便秘结，小便清长，尿频、尿急、夜尿较多。舌淡，苔薄或少苔，脉迟细弱。

瘀血痹阻证　外邪郁闭、湿浊停滞之气机不利或久病脾肺不足，气虚失于推动；或湿热、邪热、虚热等诸热灼伤营血皆可影响血液正常运行而出现筋血痹阻之证。病久脏腑功能失调、气血逆乱，瘀血凝结于肌肉络脉，则肌肉肿胀、酸痛、无力、萎缩；流窜筋络皮肤，可见皮疹、红斑、关节疼痛；阻于肺脏，宣降失常，则发咳喘、气短；阻于脾胃，则腹胀、消瘦等。瘀血痹阻可以出现在肌炎发病过程中的任何一个阶段，同时又可作为一种致病因素而加重症状，形成恶性循环。

（三）鉴别诊断

1. 现代医学鉴别诊断

重症肌无力　具有特有的眼睑下垂。反复握力试验可呈现特有的易疲劳性。肌注新斯的明后，肌力很快明显恢复。血清酶无变化，肌活检无实质性变化。无自发肌痛和压痛，无皮损，血清酶正常。

进行性肌营养不良　本病为一种遗传性疾病，儿童尤其男孩多见，病程缓慢但无自然缓解。不累及颈肌和吞咽肌，无肌肉疼痛，肌萎缩明显，有假性肌肥大。无 ESR 加快、球蛋白增高。肌肉活检以脂肪细胞浸润为主，糖皮质激素治疗无效。

SLE　DM 和 SLE 颜面部均有持续不消退的红斑。DM 红斑以颜面上半部较明显，特别是双上眼睑水肿性紫红斑最明显。SLE 以颜面下半部红斑最明显，即双颊部的蝶形红斑，水肿不明显。DM 在双手背掌指关节和近端指关节可见萎缩性鳞屑红斑，即特征性的 Gottron 征，在 SLE 少见。DM 四肢及躯干部皮损较广泛，四肢皮损好发于关节伸面，红斑干燥。而 SLE 多发生于四肢末端屈侧的指、趾、足跖侧，为小片红斑和紫癜样渗出性皮损。DM 肌无力明显而 SLE 极轻微或缺如。DM 肌肉活检示肌炎和血清酶特别是 CK 和醛缩酶等增高。SLE

有抗 ds-DNA 抗体和 Sm 抗体，狼疮带试验阳性。两病通过临床和实验室指标不同点即可鉴别。

硬皮病（Scl）　PM-DM 和 Scl 均可见四肢末端的雷诺现象（即肢体末端小动脉痉挛引起皮肤苍白、青紫后潮红，伴疼痛和发冷）。若面部色泽不匀，红斑伴非凹陷性水肿，或鼻翼缩削，双唇变薄，指、趾或手、足背皮肤变紧，表面微带光泽即应警惕 Scl，取组织病理和检测特异性抗体有助于确诊。

周围神经炎　肢体远端肌无力和感觉障碍、自主神经功能障碍和远端反射消失。肌肉活检和肌电图均无肌炎特征。

风湿性多肌痛　表现为近端肌肉关节僵痛，特点是全身疼痛及肩、髋、躯干及四肢近端晨僵，无肌无力和肌酶异常；多在 50 岁后发病，平均年龄 70 岁，女性与男性比为 2∶1，实验室检查显示 ESR 增快、中度贫血。

内分泌肌病　甲状腺功能亢进或减退、糖尿病均可伴发肌肉损害，但一般无自身抗体异常发现，肌电图和肌活检缺乏肌炎的表现。前者发病较急，全身症状较重，肌肉或皮肤症状都可与 PM 或 DM 相似；后者缓慢起病，远端肌肉症状明显。内分泌学检查可资区别。

多中心网状组织细胞增生症　本病又称类脂质皮肤关节炎。多中心网状组织细胞增生症的特点是好发于手（尤其是指背关节）和面部的质地较硬的棕红或黄色的丘疹或结节（2~10mm），丘疹多时可融合成苔藓样变，发于面部的甚至可融合成苔藓样变，发于面部的甚至可似毛发红糠疹；可至关节畸形的对称性多关节炎。该病的血清学检查仅有轻度的胆固醇升高和白/球蛋白倒置。

日光性皮炎　日光性皮炎又称日晒伤，为正常皮肤接受日光中的中波紫外线后发生的急性光毒性反应。日晒数十至十余小时后，在曝光部位出现弥漫性红斑，较重时伴有肿痛，呈烧灼感和刺痛感，1~3d 后红斑呈红褐色，继之逐渐消退，留有色素沉着。一般 1 周内痊愈。DM 颜面紫斑皮损一般持续数月至数年，病程中可时轻时重，亦可在日后加重，但绝不会在 1~2 周内完全消退，如果取红斑皮损进行病理检查，则日光性皮炎以表皮改变为主，可见表皮细胞内外水表皮内或表皮下见水疱，基底细胞层色素颗粒增多，但无基细胞液化改变。DM 所致红斑病理改变主要在真皮内，可见真皮内胶原纤维水肿，排列紊乱，真皮内毛细血管扩大，血周围淋巴细胞浸润，基底细胞液化变性，可类似 SLE 的病理变化。

感染性肌病　寄生虫、病毒、细菌感染都可引起类似 DM 或 PM 的症状，在经糖皮质激素等免疫抑制剂治疗后症状无好转反而加重时必须考虑有无感染性肌病的可能，其中弓形体（弓浆虫）及线虫感染最多见且最易混淆。只要详细询问病史，认真查体，做相关检查（如血清酶学、肌电图、肌活检）一般不难鉴别。

2. 中医学鉴别诊断

肌痹与脾痹　肌(肉)痹为五体痹之一，脾痹为五脏痹之一，五体与五脏有对应相合关系，因此两者关系密切。既往肌痹混同于脾痹，说明了两者密不可分的关系。两者虽然是两种痹病，但也可以看作同一疾病发展的不同阶段：肌痹为早期阶段，脾痹为晚期阶段。肌痹进一步发展可为脾痹，即如《素问·痹论》所说："肌痹不已，复感于邪，内舍于脾。"《诸病源候论》曰："肌痹不已，复遇邪者，则移入脾。"《圣济总录》曰："肌痹不已，复感于邪，内舍于脾，是为脾痹。"因此脾痹是在肌痹基础上发病的，所以两者不是各自独立、互不相干的疾病，而是同一疾病发展的两个阶段。现代研究也表明，多 PM、DM 临床上可伴有咽、食管的肌肉病变或伴有胃癌、肺癌、鼻咽癌等情况。因此，肌痹致脾痹可视为 PM、DM 伴有的消化道表现，未出现消化道表现时为肌痹，出现消化道表现时为脾痹。

肌痹和皮痹　两者都以肌肤症状为主，可同时并存。但皮痹以皮肤改变为主，症见皮肤水肿、皮肤变色，或有红斑鳞屑性斑疹、变硬等；肌痹病变主要在肌肉，表现为肌肉疼痛无力、酸楚麻木、肢体怠惰，严重者可见肌肉瘦削、四肢痿软而无皮肤坚硬等损害。另外，皮痹可传变为肌痹，如《儒门事亲》曰："皮痹不已而成肉痹。"

肌痹和脉痹　急性肌痹常兼肢体疼痛，慢性肌痹可见肢体红肿、手足紫冷，似与脉痹有共同见症；但肌痹始终均以肌肉酸痛、肢倦无力、活动艰难，甚至肌肉萎缩不用为特征，而无脉搏微弱或无脉的脉痹表现。另外，肌痹可传变为脉痹，如《儒门事亲》曰："肉痹不已而成脉痹。"

肌痹和痿病(肌痿)　两者关系密切，有相同之处，均可见肌肉无力、萎缩等。但两者有别，痿病多由内伤，肌痹多因外感；痿病无痛，肌痹肉痛；痿病以肌无力、肌萎缩为主，肌痹者肌萎缩较轻。

三、临床治疗

(一)辨病治疗

1. 一般治疗

休息及护理　应卧床休息，注意患者口腔、会阴黏膜、皮肤及大小便护理，以防继发感染。因患者抵抗力低下，易并发细菌、病毒、霉菌等感染，可应用提高免疫力的药物。避免日晒和紫外线照射，以防病情加重或复发。可适当增加肢体被动运动，以防止肌肉挛缩。在恢复期鼓励患者进行速度缓慢的主动运动，还可配合按摩、推拿等物理疗法，以防肌肉萎缩。

饮食　以高热量、低盐饮食为主。有吞咽困难者进流质饮食易反呛，发生吸入性肺炎，因此饮食以软食为主，少进流质饮食，此类患者睡觉时头部宜抬高。

2. 药物治疗

糖皮质激素　一般认为短效糖皮质激素如泼尼松乃本病首选。对症状轻微的 PM，经上述治疗 2～4 周病情仍无改善即可开始应用 5～10mg 泼尼松或相当剂量的其他糖皮质激素治疗。如果诊断正确，其临床症状一般在使用激素后即可迅速缓解，此点常用来判断诊断是否正确，如治疗后无反应，则需要进一步排除其他疾病。

小剂量糖皮质激素不能抑制伴发的血管炎症状，因此即使疼痛显著缓解仍需要密切观察病情变化。对初始症状严重者，一般可根据治疗前 ESR、CRP 和血清 IL-6 水平以及对首次治疗的反应，将患者分成不同亚型实施不同治疗方案。糖皮质激素剂量由病情严重程度和是否伴有巨细胞动脉炎而确定，疗程可分为起始治疗、减量治疗和维持治疗 3 个阶段。对不伴有巨细胞动脉炎的，泼尼松常规推荐剂量为 15～30mg/d，一般 4d 左右骨骼肌肉疼痛与僵硬可迅速缓解，ESR 和 CRP 恢复正常。一旦症状减轻及 ESR 降至正常可考虑减量。激素减量必须在周密的监测下缓慢进行，否则病情复发。泼尼松开始剂量超过 15mg/d者，可每周减 5mg 直至 15mg/d，并每 2～3 周测定 ESR 一次。15mg 以后每个月减 2.5mg，一般在 6～12 个月内可达到维持剂量 2.5～7.5mg。因无实验室检查可预测什么时候可以停用糖皮质激素，故维持治疗时间随病情严重程度而定，一般认为当 2.5mg 维持治疗 6～12 个月后，无任何临床症状且 ESR 正常者可停止治疗。停药后约半数患者可完全正常，其余可在随后的数月内复发，复发早期再服 10～15mg 泼尼松龙又可控制病情。维持治疗一般须持续 3～6 个月，部分患者需达 1～2 年，过早停药易复发。

当上述常规治疗无效，或患者为严重的急性肌炎，或患者出现严重的吞咽困难、心肌受累或有活动性肺泡炎时，可采用甲强龙冲击治疗。方法是甲强龙 800～1000mg/d，静脉滴注，连用 3d。接着改用泼尼松 60mg/d，维持治疗。

反复糖皮质激素治疗最常见副作用主要有椎体压缩性骨折、髋部骨折、糖尿病、消化性溃疡和白内障等。由于这些副作用发生率在不同研究中报道不一，而且这些并发症本身在老年人中就较为常见，故要确定它们一定是激素的副作用颇为困难。为了尽可能减少激素的副作用，推荐采用最小有效剂量早晨 1 次顿服，并辅以钙剂以防骨质疏松的发生。

免疫抑制剂 对严重病例单用大剂量糖皮质激素治疗的方法已被早期应用免疫抑制剂与糖皮质激素联合治疗所取代。一方面可有效改善症状，减少复发，另一方面还能减少激素用量，从而减轻副作用。一般用于激素无效的病例，激素有效但因副作用较大不能耐受的病例，以及激素减量易复发的激素依赖性病例。常用药物为氨甲蝶呤，每次 2.5 ~ 10mg，每周 1 ~ 2 次，3 周为一疗程，应注意毒性反应，加用叶酸可减轻副作用。也可用环磷酰胺、硫唑嘌呤等以及其他慢作用抗风湿药(如抗疟药、青霉胺、氨苯砜)等也可协助激素减量，减少复发，但由于缺乏系统研究，资料有限，经验不多，故临床应用有较大争议。

NSAID 适用于对糖皮质激素治疗后肌痛、关节痛未明显改善者，可用此类药物辅助治疗。对症状轻微或不伴血管炎的 PM-DM 尤其是颞动脉活检阴性者，可先试用 NSAID，如肠溶吲哚美辛(25mg，每天 2 ~ 3 次)，双氯酚酸(扶他林)(25mg，每天 2 ~ 3 次)等，可控制肌痛和头痛等症状。有报道约10% ~ 20% 患者单用阿司匹林或 NSAID 足可控制病情，而无须加用糖皮质激素。阿司匹林每日 3 ~ 5g，分 3 次口服。NSAID 虽可部分缓解症状，但无阻止血管炎并发症的疗效。

对症治疗 对吞咽困难的患者，为了预防吸入性肺炎，必须给予鼻饲以补充营养，且在应用糖皮质激素时，应同时给予大量抗生素。对出现呼吸困难的患者，可应用气管插管或气管切开人工辅助呼吸。

在制订治疗计划前，一般均强调 PM-DM 诊断的准确性。因为炎性肌病的近端肌无力表现、主要体征和 CK 水平的升高亦可由其他原因引起，这使其诊断比其他结缔组织病更为困难。而且，有时肌炎与其他结缔组织病相关，所以确定疾病的亚类又不容忽视。对肌活检结果的正确评估是很重要的，可以帮助区分对治疗反应不好的炎性肌病，如包涵体肌炎。一般治疗开始得越早，治疗效果越好。应根据患者肌无力的程度、肌肉萎缩和废用情况、血中 CK 水平的高低及其他功能受损情况选择合理的治疗，强调个体化的治疗原则。总的来说，PM-DM 在病程中可有疾病的突然发作；与其他结缔组织病相关(V型)的肌炎对治疗反应性良好，很少复发；DM 总的治疗反应尚好，肌力可恢复，复发率低；PM 可有病情突然加重，肌力经常不易恢复。

(二)新疗法

1. 抗疟药

主要用于控制 DM 的皮肤病变和减少肌炎患者的糖皮质激素用量。应在 DM 以及与肿瘤相关的 DM 患者的早期治疗中应用。即使其他药物已停用，抗疟药仍需继续使用，并以小剂量长期维持治疗(氯喹 100mg 或羟基氯喹 200mg，每周

2 次)。在非活动性肌炎患者中，当皮肤病变突然加重时，可在不加入激素或不增加激素用量的情况下，单用抗疟药控制皮肤病变。此类药物的主要副作用是对视网膜的损害，而且氯喹的毒性大于羟基氯喹。氯喹通常的安全剂量不超过 $4mg/(kg \cdot d)$，而羟基氯喹不超过 $6.5mg/(kg \cdot d)$。在用药期间，应每 $6 \sim 12$ 个月行眼底镜检查及视野检查。另外，抗疟药可诱导肌病，使患者出现进行性肌无力，易与肌炎进展混淆。此时肌肉活检有助于确定肌无力的病因。

2. γ 球蛋白治疗

近年有很多关于静脉输入 γ 球蛋白治疗炎性肌病的报道，特别是在儿童病例。对照研究发现，大剂量 γ 球蛋白静脉输入治疗[$0.4g/(kg \cdot d)$，连用 $5d$]，可使激素治疗无效的 DM 患者病情得到显著改善，也可能对严重的或顽固性病例有效。

3. 全身照射治疗

有报道称全身照射治疗使顽固性 PM 和 DM 患者病情得到改善。但尚缺乏对照研究、长期随访及近期使用此疗法的经验，因此，其使用仅限于特殊病例。

4. 血浆置换疗法

虽然有人提出血浆置换治疗对 PM 和 DM 治疗有效，但一项对照研究未能证实血浆置换和白细胞置换有效。近来的一篇综述总结了法国所有行血浆置换治疗的 PM 和 DM 病例，认为并非完全无效，主要对早期、活动性病例有效。另外，血浆置换不仅除去了假定的免疫复合物或致病抗体，其作用也许还伴有某种形式的免疫抑制。

(三)辨证治疗

1. 辨证论治

(1)热毒入络证

治法：清热解毒，凉血通络。

方药：犀角地黄汤加味(水牛角、生地黄、赤芍、白芍、牡丹皮、葛根、板蓝根、土茯苓、丝瓜络等)。

中成药：牛黄解毒丸、清热解毒胶囊、雷公藤多苷片、正清风痛宁缓释片等。

(2)湿热阻络证

治法：清热祛湿，解肌通络。

方药：四妙散合柴葛解肌汤加减(苍术、黄柏、牛膝、薏苡仁、柴胡、葛根、甘草、黄芩、白芍、羌活、白芷、生姜、大枣、石膏等)。

中成药：湿热痹胶囊、四妙丸、雷公藤多苷片、正清风痛宁缓释片等。

（3）寒湿痹阻证

治法：散寒祛湿，解肌通络。

方药：乌头汤合防己黄芪汤加减（制川乌或制附片、桂枝、赤芍、黄芪、白术、当归、薏苡仁、羌活、防己、甘草等）。

中成药：尪痹颗粒（片/胶囊）、草乌甲素片、昆仙胶囊等。

（4）脾气虚弱证

治法：补气健脾，益气通络。

方药：补中益气汤加减（党参、白术、陈皮、法半夏、甘草、柴胡、升麻、当归、黄芪等）。

中成药：理中丸、附子理中丸、昆仙胶囊、雷公藤多苷片等。

（5）肾气不足证

治法：补肾祛寒，通督止痛。

方药：金匮肾气丸加减（生地黄、山药、山茱萸、泽泻、茯苓、牡丹皮、桂枝、制附子、杜仲、续断、姜黄等）。

中成药：雷公藤多苷片、昆仙胶囊、金匮肾气丸、益肾蠲痹丸等。

（6）瘀血痹阻证

治法：活血化瘀，疏经通络

方药：身痛逐瘀汤（秦艽、川芎、桃仁、红花、甘草、羌活、没药、当归、五灵脂、香附、牛膝、地龙）。

中成药：血府逐瘀颗粒、益肾蠲痹丸等。

2. 外治疗法

中药热罨包外敷　根据患者的具体病情，选择清热、活血、温阳等中药外敷于患者病变部位。

中药熏蒸（熏洗）　使用中药熏蒸治疗仪，根据患者病情选择，如四妙散等中药煎剂放入药箱中，调节至适当温度，治疗过程中应根据患者的耐受程度不断调整温度。每次治疗不超过1h。

中药封包治疗　将治疗包平放于控制器内，绑至患者病变部位，每次治疗时间不超过1h。

超声波治疗　辨证取穴后，根据病情辨证选穴或选择阿是穴，使用超声波治疗仪，在穴区皮肤涂上液体石蜡或甘油等接触剂，粘贴电导凝胶贴片，将中药片装入治疗头的凹槽内，连同药片一起将贴片粘贴于治疗部位的皮肤上，然后启动治疗。治疗期间可根据患者的反应选择治疗强度，每次治疗一般30min。

中药穴位贴敷　对于部分睡眠状况不佳的患者，用中药吴茱萸、肉桂捣碎后贴敷在涌泉及内关穴位；对于脾胃功能不佳者，可将上述中药药膏贴敷于足三里、中脘等穴位。

艾磁隔物灸法　打开产品密封包装袋，取出热敷贴，揭去两翼离型纸，将磁片对准患处或者相关穴位，将两翼贴于皮肤即可。半小时后，揭下控温贴贴于产品背面的中心。

中药定向透药疗法　根据病情，选用正清风痛宁注射液或丹参注射液等药物浸湿治疗贴片，用中药定向透药治疗仪器将被药物浸湿的贴片平整贴病变部位或所选择的穴位后，启动治疗。一般治疗时间为半小时。

3. 单方验方

·黄芪20g，党参15g，北沙参15g，生地黄15g，牡丹皮12g，紫草12g，鸡血藤30g，络石藤20g。水煎服，每日1剂。益气养阴。

·赤芍15g，丹参25g，鸡血藤15g，红藤15g，黄藤25g。水煎服，每日1剂。活血化瘀消肿。

·熟地黄45g，山药12g，山茱萸12g，茯苓15g，泽泻15g，牡丹皮9g，制附片9g，肉桂6g。水煎服，每日1剂。补益元气，主治DM。

·全蝎、蜈蚣各等分，研粉冲服，每次1.5g，每日3次。清热解毒，主治重症DM。

（四）其他疗法

推拿疗法　根据病情和不同部位，可配合按摩推拿治疗。用揉法放松肌肉，后用点、按、弹拨等方法进行按摩推拿，部位以膀胱经、局部穴位或阿是穴为主，再用擦法、揉法放松肌肉，以上重复2~3遍。最后用拿法放松肌肉。

运动康复疗法　根据患者具体情况适当进行肌肉锻炼，疾病活动期以防止肌肉萎缩为目的，缓解期以肌力恢复为目的，教会患者如何进行四肢肌力锻炼。可借助运动康复器械，进行上下肢屈伸、外展、提物、抬腿、踢腿、蹲下、起立、扩胸、举物等，注意循序渐进。同时可配合太极拳、八段锦、五禽戏等。

伴发骨质疏松症的患者，可使用骨质疏松治疗康复系统进行治疗。根据病情需要，可选用智能型中药熏蒸汽自控治疗仪、腿浴治疗器、磁振热疗仪、特定电磁波治疗仪、数码经络导平治疗仪、智能通络治疗仪、多频率微波治疗仪、特定电磁波治疗仪、多频率微波治疗仪、特定电磁波治疗仪等仪器进行治疗。

（五）国医大师诊疗经验介绍

1. 邓铁涛经验[10]

邓老认为本病虚实夹杂，患者多见禀赋不足，气血内虚，病邪侵袭，致湿热交结，气血凝滞，经络痹阻而病发。在 PM 和 DM 的治疗过程中，应根据患者所表现主要症状的不同辨病论治，"以皮损为主者，应从皮肤红斑论治，如以四肢肌肉关节疼痛为主，则以痹证论治；若以肌肉无力萎缩为主者，应以痿证论治；若病变向深重发展，形体受损延及内脏者，则按虚损论治"。

2. 任继学、朱良春经验[11]

曾共同会诊一例 PM 患者，提出本病的病因病机一般有五：一则"肺热叶焦"，二则痰湿积聚，三则湿热浸淫，四则脾胃受损，五则肝肾亏虚。

3. 任继学经验

任继学[11]教授效法《医理真传》潜阳丹治疗久病脾肾亏虚气血津液俱伤之 PM，少量使用毒药马钱子，有活血止痛、散结消肿之功，古方多用于各种痛证、痿证，如《医林改错》之"龙马自来丹"，近年临床发现对于中风、重症肌无力、PM 等以肌无力为表现的疾病，均有特效，任老认为本品性峻烈，走窜迅猛，故对于潜伏经络、肌腠之伏邪（如伏风、伏寒、伏瘀、伏湿、伏毒）均有透达之功，因此对于风寒湿瘀毒所致诸证皆有良效，可谓药中之"急先锋"。

4. 路志正经验

路志正等[12]认为本病早期多属痹证和阴阳毒，中晚期痿证表现居多，可将其分为客表伤肺证，方用清燥救肺汤加减；脾虚湿热证，方用升阳益胃汤加减；湿毒化热证，方用清营汤加减；肝肾阴虚证，方用一贯煎合四物汤加减。

四、预后转归

本病病情多为进行性，很少自动缓解，若能早期诊断和及时治疗，本病病情多在 2～3 年趋向逐步恢复，使 5 年死亡率下降到 20% 左右。少数急性发作呈显著乏力的病例，预后较差，常由于并发感染死亡。另有小部分病例病情加剧与缓解交替进行，最终获得缓解。一般儿童较成人预后为佳。

本病致死的常见原因有呼吸困难，或膈肌、肋间肌病变，或间质性肺炎引起呼吸衰竭，亦有因病变累及心肌后产生心力衰竭，亦可因咽、食管上部等病变导致吸入性肺炎，也有因蛛网膜下腔出血而死亡，合并恶性肿瘤者往往因恶病质或肿瘤转移影响重要脏器而致死。此外，常可死于并发症如肺炎、真菌性脑膜炎、长期应用糖皮质激素所致消化道出血和胃肠道穿孔等。另据报道，DM 致死的危险因素主要为肺纤维化、恶性肿瘤和急性发病。

· 有皮肤血管炎者易同时有系统性血管炎，往往症状较重，治疗不及时预后差；有皮肤钙沉着者往往重要脏器损害轻，预后较好。

· 吞咽困难严重、高热伴白细胞增多、胃肠道溃疡、血管炎严重者时，对糖皮质激素治疗不敏感，需加用细胞毒药物，预后较差。

· 中老年女性 DM 患者的首发症状为皮肤出现水疱或大疱的预后较差。极少数患者因心肌病变而出现心力衰竭、严重的心律失常，则预后较差，此类患者多合并有 SSc。

· 并发肾损害及呼吸系统肺部病变的如间质性肺炎（发生率 >40%），肺泡炎（>30%）和支气管肺炎引起的通气障碍（20%），病程多呈缓慢发展，可出现不同程度的呼吸系统及肾损害表现，并易继发感染。

· 并发肿瘤的概率从 9% ~52% 不等。一般在 40 岁以后，发病年龄愈大，伴发肿瘤的机会越大。发生肿瘤的部位依次为胃、卵巢、子宫、胆囊、鼻咽、肺、食管等。成人患者若能及时地去除伴发的肿瘤，可使 DM 得到缓解。

五、预防调护

1. 预　防

未病先防　本病的发生多与素体虚弱，感受风寒湿热等邪气有关，故平素应加强体育锻炼，增强体质，提高机体抗病能力，防治外邪侵袭。应慎起居、适寒温、调饮食，特别是四季变更之时，更应注意调摄。

既病防变　本病急性发作者多因并发感染而加重病情，甚至死亡，故应预防感染。对有重度炎症的患者，应卧床休息，但同时应作适当的关节和肌肉的被动运动，以防肌肉萎缩。有皮损现象者应防止暴晒，禁食辛辣刺激食物，以免皮损加重。长期应用糖皮质激素的患者应注意预防消化道出血及胃肠穿孔。此外，及早发现和治疗体内隐藏的恶性肿瘤，对本病的缓解和预后有重要作用。

2. 调　护

心理保健　由于该病是一种慢性疾病，治疗过程中会遇到各种各样的困难，加上患者及家属缺乏疾病的基本知识。担心是否会传染、是否会留下后遗症等，患者容易产生急躁、焦虑、恐惧、悲观、失望的情绪。医护人员及家属要关心同情患者，应耐心倾听患者的诉说，并做好解释疏导工作，使患者保持良好的心态。向患者及家属讲明疾病的性质及治疗要点，帮助患者结识病友，提高患者的适应能力，鼓励并帮助其树立治疗疾病的信心。同时，患者本人需要保持情绪乐观，树立治疗疾病的信心。保持稳定乐观的思想情绪，以最佳的心理状态配合治疗。

运动保健　急性期应卧床休息，可适当进行肢体运动以防止肌肉挛缩。缓解期应适当活动，但不宜做剧烈运动，从短距离散步开始，逐渐锻炼肌力。关节疼痛时可用软枕垫高，保持舒适位置。肌肉疼痛时切勿按牵，以免加重肌肉受损及疼痛。症状减轻后应鼓励患者在床上进行适当的主动或被动活动，如屈肘、伸肘、抬双臂、屈膝、伸腿、抬腿等动作，若病情进一步好转可适当加大活动量，如在护士或家人扶持下床行走、自行下床行走、散步或打太极拳等锻炼。锻炼以循序渐进的方式进行，逐步增强锻炼的强度和时间，以减缓肌肉萎缩，锻炼时切忌剧烈运动。对已有肌肉萎缩的患者应予以按摩或其他物理治疗。此外，每日可进行温水浴，轻轻按摩肌肉，尽量料理个人的生活，以减慢肌力下降速度，提高协调能力，延缓肌肉萎缩的发生。同时，避免日光直射暴晒或受冻。

饮食保健　应增加富含钙、磷食物的摄入量，以高蛋白、高维生素、低盐饮食为主，多食新鲜蔬菜、水果，禁食海鲜、油腻、辛辣及刺激性食物并戒烟酒。因海鲜及刺激性食物容易引起过敏，加重病情；辛辣食物可导致皮肤过多分泌汗液，油腻食物可引起皮肤过多分泌油脂，两者都不符合皮肤保持干燥的要求，对于口咽肌受累有吞咽困难的患者可进流质或半流质饮食，同时要注意患者进食时需取半卧位，防止食物呛入气道，引起吸入性肺炎，必要时给予鼻饲。

皮肤护理　DM 急性期皮肤红肿或出现水疱但无渗出时，可局部使用炉甘石洗剂或单纯粉剂处理。渗出多时局部使用 3% 硼酸溶液或 1:8000 高锰酸钾溶液等进行冷湿敷处理。皮损出现，防止皮肤感染是重要环节，注意环境清洁，每日更换衣裤及被单，减少感染机会。对于皮损局部，每日清洁，尽可能保持干燥，尽量暴露皮损部位，不予包扎，以防加重皮肤损伤。如出现感染时，则可根据局部温度，分泌物的颜色、气味等，必要时进行细菌培养，给予对症处理。

调摄护理　①DM 患者对紫外线敏感程度高，外出时穿长袖衣服，戴宽边帽或撑伞，必要时涂防晒霜；②保持室内空气新鲜，经常开窗换气，避免着凉，预防感冒；③加强皮肤护理，保持皮肤卫生，特别是皱褶部位，如腋下、肛门、外阴和乳房下，用温水洗浴，避免碱性肥皂的刺激；④勤更衣，衣服要选择不刺激皮肤的棉织品，勤沐浴，勤剪指甲，勤漱口，防止发生继发感染。

六、研究进展

1. 病因病机

高明利教授[13]认为湿、热、毒为本病的重要诱因，气血痹阻成瘀、营阴受损是疾病演变，脏腑阴阳失调是基本病机。陈学荣[14]教授指出本病的发病早期外感风、热、寒之邪，与湿相并，交织为患，久病阴阳气血失调，脏气受损，出现脾肾两虚或阳虚血瘀之证。陈湘君教授[15]则认为，该病病机主要是脾胃虚弱为病之本，湿、热、瘀、毒为病之标，病变脏腑与脾、胃、肺、肾有关。沈丕安教授[16]提出痹证"当以虚立论"，以阴虚为主，真阴不足为本，本虚标实，郁热、湿热、风湿、淤滞等为其病邪，为标实。查玉明教授[17]认为本病之起多由于先天禀赋不足，正气亏虚，卫外不固，而致邪毒内侵，伤及肺脾所致；"肺主皮毛""脾主肌肉"，故肺脾受伤，表现出皮肤、肌肉之病变；正气虚，阳气不足，邪毒外中，滞留于皮肤、肌肉、经络，痹阻不行，营卫失和，气虚血燥，以致肌肉失养，皮肤变硬，肌肉萎缩，瘫痪不用为其病机。李孔定教授[18]根据本病的临床表现总结出本病病因是感受"湿浊热毒"而致，此毒首伤及脾，导致运化失司，精微难于输布，因而元气大虚，气血运行无力，进而累及肝肾，于是痿软、紫斑、潮热、大便异常等虚实并见之症蜂起矣。由于感受寒湿、湿热之邪，或因饮食不节而致瘀、热内生，脏腑阴阳失调。蒋福斌[19]认为 PM、DM脏腑辨证以脾为主，病因辨证以湿为主，应从脾湿论治。朱惠秀等[20]认为本病病因有六淫侵袭、七情内伤、饮食劳逸、五脏虚损等，将本病的病机概括为五脏虚损为本，寒湿、湿热、痰瘀为标，标实郁久化热生毒。同时发现此病发作期、复发期标实为主，中间恢复期标实本虚并重，临床缓解期本虚为主。李孔定[21]总结感受湿浊热毒为本病的主要病机。脾喜燥恶湿，"湿浊热毒"内蕴，则伤脾碍运，精微失布，元气大虚，病久可累及肝肾。脾胃虚弱，不能运化水湿，又可致湿热内生，如此湿热—虚、瘀—湿热，恶性循环，缠绵难愈。陈湘君[22]对上海市 20 家综合医院的 154 例患者进行了随访调查，其辨证分型急性期为三型，即热毒炽盛、寒湿入络、邪留气营，缓解期六型，即脾气亏虚、肝肾阴虚、脾肾阳虚、气虚血瘀、肝旺脾虚、脾虚湿困。马桂琴等[23]从温病学说论辨 PM 和 DM，认为 DM 为"气营同病"，急性起病者，初起可见卫分证，随即病邪入气分，气分证存在的时间较长，肺经郁热波及营分，内窜血络可见肌肤红疹；PM 为"肺热叶焦"，"温邪上受，首先犯肺"，肺津受伤，影响"肺朝百脉"功能，肺之阴津受损势必影响水谷精微之输布，出现"肺热津伤，高源化绝"，不能输精于五脏，筋脉肌肉失去濡养，故可出现四肢痿弱、肌肉萎缩。刘小斌等[24]认为 PM 急性期、亚急性期病因为湿热浸淫，瘀血阻滞，其与地理环境有关，例如岭南地区气候潮湿，禀赋气阴不足或阴虚内热体质，容易受湿热之邪侵扰，湿热相合，痰瘀互结，阻塞肌腠脉道，气血循行涩滞，可见肌肉酸痛无力，严重者吞咽困难，举头无力，全身软瘫。慢性期以虚证居多，尤其肌肉萎缩者，虚多实少，为脾、肾、肝三脏内伤虚损不足之证。

瞿幸[25]认为 PM/DM 的病因病机多由先天禀赋不足，或情志内伤，复感风寒湿邪，蕴结肌肤，痹阻经脉，气血瘀滞而致肌肉疼痛；邪内传于脾，脾气受损则四肢肌肉无力；或因风湿毒邪侵袭，蕴阻肌肤，内传营血，热毒炽盛，气血两燔而引起急性发作；久病阴阳气血失调，脏气受损，出现心脾两虚或阳虚血瘀等证。金相哲[26]认为，由于患者素体阴虚阳盛，或脏腑内有蕴热加之感受暑湿或烈日暴晒，热毒直射而导致内外合邪，充斥血脉，侵蚀肌肤，亦可发为肌痹。其病位初在肌肤，与脾、胃、肝密切相关。其病机概而论之有湿（湿热），火（火热、火毒），血（血热、血瘀），虚（阴虚、血虚）四端。病性属实多虚少，实者为热壅血瘀，虚者为阴虚血热。而其基本病机为阴虚血热、热壅血瘀。病久不愈，邪毒可深入内攻脏腑，危及生命。

2. 辨证论治

中华中医药学会肌痹指南[27]明确了肌痹的治疗原则主要是扶正祛邪，并将其分证论治，热毒炽盛证以清热解毒、清营凉血为治则，主方为清瘟败毒饮合普济消毒饮加减；湿热蕴结证治则为清热化湿、通利经脉，治以三妙散合参苓白术散加减；寒湿痹阻证以散寒化湿、活血通络为治则，主方独活寄生汤合防己黄芪汤加减；肝肾阴虚证治以滋补肝肾、养阴清热，以知柏地黄丸或青蒿鳖甲汤加减为主方；益气健脾、活血化湿法治疗脾气亏虚证，以补中益气汤合参苓白术散加减为主方；脾肾阳虚证治宜温肾健脾、活血祛湿，主方右归丸合身痛逐瘀汤。刘福友教授[28]认为起病以四肢酸软无力、肌肉萎缩为主者可按痿证辨治，以四肢关节疼痛、肌肉酸楚为主者可按痹证辨治，以皮疹、发热、身痛为主者可按阴阳毒辨治，可分为风热犯肺、脾虚湿热、邪热内盛、肝肾阴虚、瘀血阻络、气阴亏虚六个证型。陆春玲等[29]等从络病论治，以通络作为总的治疗原则，兼顾祛邪与扶正，并结合脏腑辨证，标本兼治分为六型，即：毒热蕴结，血瘀阻络型；湿热困脾，气郁络阻型；寒湿阻络，气隔血聚型；肝肾阴亏，营络虚滞型；脾肾阳虚，寒湿阻络型；邪滞络脉，络虚不荣型。并从湿邪为主论治[30]，分五型：寒湿型，方用乌头汤、薏苡仁汤、身痛逐瘀汤等。湿热型，病初兼表，方用藿朴夏苓汤、三仁汤、银翘散加减；湿热并重，方用清热除湿汤、当归拈痛汤、宣痹汤加减；湿热蕴毒者，方用甘露消毒丹加减。脾虚湿盛型，方用除湿胃苓汤或参苓白术散加减。湿兼阴虚型，用平胃散或四妙散和虎潜丸或地黄饮子加减。湿兼阳虚型，用真武汤合五苓散。程绍恩[31]认为 DM 为风、寒、湿邪蕴结于肺、脾二经，毒邪内蕴，治法应以清热解毒，宣肺祛湿为主，毒退则疹消，肌肤症状则随之好转。病情缓解后，机体虚衰症状较为突出，则应转入以治本为主，养血益气兼祛风湿。

3. 分期论治

PM-DM 的病因病机各家众说纷纭，临床证候各异，在不同的疾病发展过程中临床表现复杂多变，且由于药物的使用使机体受到不同程度的影响，从而使单纯的辨证分型不足以指导用药，很多医家主张分期论治。

李学增[32]独创三步免疫解毒法，急性进展期重在清血解毒活血通络，基础方用清血解毒汤；稳定缓进期重在活血解毒培元固本，方选活血解毒汤；慢性迁延期重在益气养阴补血，兼顾活血解毒，以和血解毒方为基础方。朱铁山等[33]在急性期用五味消毒饮清热利湿解毒，慢性期病情缓解或处于稳定状态以养血益气双补脾肾为治则，方用归脾丸、补中益气汤。孟毅[34]在临证过程中认识到，由于患者气血有盛衰，禀赋有厚薄，年岁有长幼，故应具体分期论治，辨证求本，急性期血凝于肌肤，发为红斑，累积于血分，致瘀血阻滞，甚则热毒内攻脏腑，出现脏器损害，应予清热解毒、凉血化瘀兼祛风化湿通络之清营汤加减；缓解期热势已减，气阴两虚，余邪未尽，血行不畅所致，治疗应益气养阴、养血活血、清透余热，常用犀角地黄汤合补中益气汤加减。程绍恩[31]治疗 DM 急性期针对毒邪内蕴的特点确立以解肌排毒为主的清热解毒宣肺祛湿原则，缓解期则着眼于机体虚衰症状突出的实际，转入治本为主养血解肌、活血润肤、解毒止痒。范永升[35]将 DM 分为活动期与缓解期，活动期治以祛邪为主兼以顾护中焦及肾精，常用清热解毒、凉血活血的当归拈痛汤加减；缓解期治疗以扶正为主兼以祛邪，采用健脾滋肾、解毒祛瘀之法，方用四君子汤合青蒿鳖甲汤加减。崔小强[36]主张辨缓急，攻补分治，因本病发作期与缓解期无明显界限，且常反复发作，发作期与缓解期常常交替出现，两者之间的过渡期辨治更为复杂，如在发作期热毒炽盛伤阴，或寒邪直中伤阳气，则应加入养阴或温阳之品；又如在缓解期出现阴虚火旺或阳虚阴盛之象，则清热、驱寒之剂不可少。牛明珍[37]根据 PM/DM 患者发病的缓急和病程的长短分为三型：热毒型，发病较急，辨证为毒热蕴结，气血瘀结；寒湿型，辨证为寒湿阻络，气血凝聚；虚损型，病程长，辨证为阴阳失调，气血两虚。李嘉庆[38]介绍张鸣鹤治疗本病的经验分为三期：急性期，以皮肤病变为主，应属中医学"阳毒"之辨证范围。治疗当以清热解毒、凉血化瘀为主，兼以祛风通络。中间期，此期乃热势已减，气阴两虚，余邪未尽所致。治应益气养阴、清透余热。慢性期，患者皮肤红斑已消退，但主要表现为四肢肌肉乏力，腰膝酸痛，肌肉僵硬，怕风怕冷，此期应按痿证辨证施治，病变部位在四肢肌肉，当责之于脾、肝、肾三脏，治以健脾益气、补益肝肾。陈湘君[39]治疗 DM 遵循"急则治其标，缓则治其本"的原则，主张分期辨证论治。疾病分为急性发作期和缓解期。急性发作期主要证型有风热犯肺证、湿热困脾证、热毒夹湿证；缓解期主要证型有脾气亏虚证、气虚血瘀证、肝肾阴虚证、脾肾阳虚证。除辨证分型论治外，还常需辨证选药以提高疗效。如肌肉疼痛多选用金雀根、白术、川芎、当归等；皮疹多选用黄芪、党参、当归等。陈学荣[14]将 DM 为急性活动期、亚急性期和慢性期。其中急性活动期又分为热毒炽盛证，方用清营解毒汤或清瘟败毒饮；湿热郁结型证，方用茵陈蒿汤合萆薢渗湿汤。亚急性期又分为肺热伤津证，方用清燥救肺汤；脾虚湿热证，方用参苓白术散合二妙散。慢性期又分为气阴两虚证，方用益气养阴方；气虚血亏证，方用十全大补汤；肝肾阴虚证，方用虎潜丸；脾肾阳虚证，方用黄芪、党参、白术、怀山药、茯苓等温补脾肾，温阳通络。高明利[40]主张分三期论治 PM 与 DM：初期祛邪为主，湿热蕴结治以清热祛湿、解肌通络，予四妙散、当归拈痛汤；毒热炽盛治以清热解毒、凉血通络，予犀角地黄汤加减。中期扶正祛邪并施，以健脾祛湿、化痰通络为法，予香砂六君子汤、茯苓散合控涎散加减。缓解期多虚，注意顾护胃气，不可攻伐太过，治疗以益气养血、透热养阴为法，予补中益气汤、青蒿鳖甲汤和三痹汤加减；肢体偏瘫者予补阳还五汤加减。

齐连仲[41]认为正气不足是本病发生的内在基础，热毒湿瘀为标实之患。在治疗上以扶正祛邪、标本兼治为治疗 DM 的基本大法，并根据疾病所处的不同阶段以及邪正盛衰的实际情况，来决定采用扶正兼以祛邪还是祛邪兼以扶正。急性期以祛邪为主，兼以扶正，采用清热除湿、益气活血之法。慢性期在治疗上当以扶正为主兼以祛邪，以益气活血为主，兼以清热除湿之法。陈学荣[14]根据中医理论结合临床经验认为，本病病因有六淫侵袭、七情内伤、饮食劳逸、五脏俱损等，早期多由于热从中生或毒热内生，病久阴阳气血失调，脏气受损，出现气血亏损、气阴两虚等证。临床分为急性活动期、亚急性期、慢性期进行论治。

4. 中西医结合诊治

中医证型与生化指标的相关性研究　高长玉等[42]为探讨 PM 与 DM 患者 Ig 及补体与中医证候间的分布规律相关性，发现 PM 与 DM 中医单证发生率由高到低依次为热证→痰证→血瘀证→气虚证→阴虚证。而各种证候常兼杂出现，其出现频率由高到低依次为痰热瘀证→气阴两虚痰热瘀证→气虚热瘀证→气阴两虚痰热证→阴虚痰热证→气阴两虚痰瘀证。通过对 PM 与 DM 不同中医证型患者的 IgG、IgA、C3 检测发现，气虚证、阴虚证、痰证、热证和血瘀证 IgG 和 IgA 均较正常对照组明显增高，C3 水平下降，提示 PM 与 DM 患者免疫系统仍具有较正常的反应能力，IgG 是反映 PM 与 DM 患者免疫功能较敏感的指标，虚证患者(包括气虚和阴虚)体液免疫功能(IgG 和 IgA)明显增高,而气虚证患者体液免疫系统功能较非气虚证患者差。

徐进友等[43]对 PM-DM 临床病例进行回顾性分析,辨证分为毒热型、寒湿型和虚损型,测定磷酸肌酸激酶(CPK)、LDH 和 AST,以观察血清肌酶谱与 PM-DM 中医证型的相关性。结果发现,热毒型组患者血清 AST、LDH、CPK 高于寒湿型组、正常对照组,热毒型组、寒湿型组血清 AST、LDH、CPK 高于虚损型组,寒湿型组血清 AST、LDH、CPK 高于正常对照组,虚损型组血清 LDH 高于正常对照组,AST、CPK 与正常组相比无统计学意义。即血清肌酶谱与 PM-DM 中医证型有一定相关性,可作为 PM-DM 辨证分型的参考指标之一。

中西医结合治疗　江树舒[44]通过对照组用西药常规治疗,即口服泼尼松 1~1.5mg/(kg·d),重症用泼尼龙静滴,加用硫唑嘌呤或氨甲蝶呤;治疗组在对照组的基础上加用中医治疗,采用清血解毒、通络逐瘀为主法,并根据不同证型,辨证施治。观察两组治疗显效的时间、治疗过程中产生的副作用,及治疗中病情出现反复的人数和最终完全撤去激素的人数,结果治疗组相对于对照组病情稳定时间短,治疗的副作用小,复发率低,最终完全撤去激素的人数多,各项指标均优于对照组,可知西药常规治疗配合中医药治疗 PM-DM,可以减轻病症和激素治疗的副作用,降低血清酶,提高机体免疫力,有效地减轻患者对于激素的依赖性,减少病情复发率,缩短病程。夏农[45]临床采用中药康艾注射液静脉滴注与口服中药,联合西药氨甲蝶呤和泼尼松治疗 DM,观察患者的肌酸磷酸激酶、ESR 及对 TNF-α 的影响,并与西药治疗组进行对照,结果显示观察组肌酸磷酸激酶、ESR 及 TNF-α 的改善均较对照组有明显优势,且差异具有统计学意义。孙剑虹等[46]临床用口服泼尼松加用硫唑嘌呤或氨甲蝶呤,配合补气解毒滋阴方药治疗 PM-DM,与单纯西药组进行对照,观察患者的血清瘦素水平、肌肉疼痛、CK、ESR 和不良反应的改善情况。研究结果表明,中西医结合治疗组患者肌肉疼痛、CK、ESR 和不良反应的改善情况明显优于西药组;PM-DM 患者血清瘦素水平较健康组显著升高,但治疗前后血清瘦素水平比较差异无统计学意义,说明血清瘦素水平升高与 PM-DM 病情活跃与否无明显相关性,而与患者自身免疫功能紊乱有关。白云静等[47]在临床以中药双藤清痹丸结合醋酸泼尼松治疗热毒瘀阻型 DM,观察临床疗效及治疗后中医临床症状体征、肌力、肌肉疼痛、生活质量积分及外周血急性时相反应物水平、肌酶水平、激素用量、激素不良反应、病情复发等变化情况。结果发现,双藤清痹丸能够有效改善热毒瘀阻型 DM 患者的肌无力和肌痛症状,提高生活质量,减少激素用量,缓解激素的毒副反应,降低并发症的发生率,具有增效减毒、稳定病情、预防复发的作用。谢学光[48]观察了中药补中益气汤合防己黄芪汤加减联合糖皮质激素治疗 PM，以健脾生肌、化湿通络为治则，采用补中益气汤合防己黄芪汤并随症加减用药。

5. 针刺、针药结合、穴位疗法等其他治法

龙文君[49]根据不同的分型及不同的分期，运用不同的耳穴进行治疗，肝肾不足型滋补肝肾，取穴内分泌、神门、肝、肾、肾上腺；肺热津伤型清热养阴，取穴内分泌、神门、肾上腺、肺、肢体（上肢或下肢）；脾胃气虚型健脾益气，取穴脾、胃、神门、内分泌、肾上腺相应部位；湿热浸淫型清热利湿，取穴同脾胃气虚型。王育英[50]治疗 DM，采用穴位疗法，取穴肩三针、环跳、风池、伏兔、合谷、曲池、足三里。

马云枝[51]教授在治疗 PM 病程日久证见气阴两虚、脾肾两虚者以补中益气汤或参苓白术散配合针灸治疗以通经活络，主取手足阳明经穴位，如足三里、曲池、合谷、三阴交等，如痰湿较重，可再配伍丰隆、阳陵泉等穴。孟辉等[52]治疗 PM 以西医治疗配合穴位注射疗法，取肩髃、曲池、阳陵泉、足三里每穴注射维生素 V_1、V_6 或 V_{12}，0.5ml，每日 1 次，与单纯西医治疗相比有效率提高。符文斌[53]教授治疗初入院以四肢乏力为主要症状的 DM 患者，辨为痿证（脾肾两虚型）治以健脾补肾、活血化瘀，内服四君子汤加肾气丸加减并配合针灸，夜间药艾条悬灸强壮穴，均每日 1 次，刺络拔罐，每周 1 次，治疗半月后乏力感明显减轻，四肢转暖，两个月后患者肢体乏力症状基本消失。其后肌痛，辨证为肌痹（痰瘀阻络型）改服麻黄加术汤合玉屏风散加减，配合生川乌 50g、生草乌 50g、桂枝 50g 隔日煎汤沐足；配合针灸、穴刺络拔罐治疗半月余，复查肌酶再次降低，临床症状基本消失，行走活动基本自如。郭强[54]采用浮刺针法治疗肌痹，取穴肩髃、曲池、合谷、外关、风市、髀关、血海、梁丘、阳陵泉、三阴交、悬钟、大椎、风池、肺俞、脾俞、肾俞、腰阳关，头针取感觉区的相对应部位。用 2～4 寸针快速透皮后，顺经刺入针身的 1/3～1/2。10d 为一疗程。可起到补益脾肺、行气活血、祛风通络、健脾除湿、引邪外出之功。张丛笑[55]应用电针艾灸合用治疗肌痹，选择痹痛异常感觉最强烈处（中心点）直刺进针，另在中心点的上、下、左、右各距中心点 2～3 横指处，呈 25°角向中心点斜刺进针，均采用平补泻法，只捻转，不提插。连接治疗仪通电 10～20min 后，去掉治疗仪，用艾条对针柄进行施灸，一般用回旋法。秦宇航等[56]采用穴位按摩合中药内服治疗 DM。每日早晚按摩合谷、关元、三阴交、足三里穴各一遍，每穴各按 100 次。结合疾病早期服补中益气汤加蒲公英、龟甲、莘荠；中期服金匮肾气丸合当归补血汤加牛膝、桑椹、枸杞子；晚期调理用还少丹加减。内外治法合参，鼓舞机体神气，使药力更好发挥。陈柱花等[57]运用中药（丹参、红花、赤芍、路路通、川芎、伸筋草、丝瓜络、羌活、独活等)热敷于患者肿胀疼痛部位，热敷结束后配合外涂止痛消炎软膏，治疗 DM，使药物有效成分直接渗入病变部位的深部组织，利用热力经皮透入吸收充分发挥药效，起到舒筋通络、疏通腠理、行气止痛的作用。热敷后将药物直接涂于患处达到祛风除湿、消肿止痛，增强药物吸收作用，药效更持久。

6. 中药研究

古方研究　谢学光[48]在观察中药补中益气汤合防己黄芪汤加减联合糖皮质激素治疗 PM，以健脾生肌、化湿通络为治则，采用补中益气汤合防己黄芪汤并随症加减用药。赖名慧等[58]采用加味四妙散治疗 PM 湿热证。陈四文[59]应用清热利湿法治疗 PM 患者 17 例，方用加味四妙汤加味(黄柏 10g，苍术 8g，牛膝12g，薏苡仁 30g，五加皮 10g，木瓜 10g，防己 10g，槟榔 10g，蚕沙 15g。体质虚弱者，加黄芪、当归；疼痛甚者，加地龙、红花；湿重者加茯苓、泽泻)取得满意疗效，总有效率为 94.1%。

自拟方研究　程绍恩[31]自拟柴葛芷桔汤，方药：柴胡 10g，葛根 10g，白芷5g，桔梗 10g，玄参 10g，生石膏 30g，赤芍 10g，甘草 10g，金银花 10g，连翘10g；若皮疹痒甚者加蒺藜、白鲜皮、荆芥、防风，以增强清热解毒、发散止痒之效。另有荆防四物汤，药用：荆芥 10g，防风 15g，当归 20g，川芎 15g，赤芍15g，生地黄 30g，党参 20g，黄芪 20g，何首乌 10g，蒺藜 20g，薏苡仁 25g，紫草 10g。周翠英[60]教授自拟清热解毒饮治疗肌痹之热毒瘀阻证，方药组成：金银花 30g，土茯苓 30g，黄芪 20g，虎杖 15g，白花蛇舌草 20g，生地黄 20g，赤芍 24g，牡丹皮 15g，紫草 15g，升麻 12g，生甘草 6g，全方选药解毒不伤正，利湿不伤阴，辛淡甘酸化合，清解与疏利宣透并举，共奏清热解毒、凉血活血、健脾利湿通络之功。左芳[61]自拟肌炎宁，基本方：黄芪 15g，党参 15g，白术10g，茯苓 10g，薏苡仁 15g，桃仁 10g，红花 10g，升麻 10g，桔梗 10g，牛膝15g，甘草 6g，方中黄芪益气托毒，合党参、白术、茯苓、薏苡仁健脾益气利湿；升麻、桔梗、白花蛇舌草、甘草清热解毒；莪术、延胡索、牛膝行气活血，通络止痛，诸药合用，补泄兼顾，开合有序，以使热毒痰湿或从肌表透发或从下焦渗利而去。游石基等[62]采用抗炎止痛方(羌活、独活、防风、细辛、豨莶草、制川乌、陆英、僵蚕、白芥子、露蜂房、徐长卿根、九节茶)配合激素和NSAID，治疗 PM 和 DM 130 例，治愈 33 例，好转 27 例，未愈 6 例，总有效率 90.9%。

刘书珍等[63]采用八野抗炎保肌汤(野菊花 12g，野慈姑 15g，野升麻 6g，野马蹄根 60g，野牡丹 15g，野大黄 10g，野冬青皮 30g，野蔷薇根 30g。)配合激素治疗 PM 和 DM 50 例，治愈 15 例，好转 31 例，未愈 4 例，总有效率 92%。翁翠萍等[64]采用蚕沙散系列制剂内外合治肌痹，疗效颇佳。治疗方法外用熨剂：蚕沙 240g、白芷 30g(研末)，混合后用酒炒热，纱布包好，热熨疼痛处，每日 1 次。内服方：蚕沙 12g，红花 8g，桑枝 12g，薏苡仁 20g，五加皮 15g，防己 10g，鸡血藤 12g，牛膝 15g，黄芪 30g，白术 12g，松节 4 个。每日 1 剂水煎服。陈林娟等[65]采用温阳活血汤(炮附子 20g，肉桂 10g，干姜 10g，丹参 20g，川芎 15g，红花 20g，鸡血藤 30g，赤芍 15g，甘草 20g)随证加减：偏寒者加川乌、草乌，偏湿者酌加防己、薏苡仁；偏风寒者，酌加防风、独活；偏虚者，酌加人参、黄芪、熟地黄、当归。服药法：先将炮附子加水先煎至口尝不麻(川乌、草乌同炮附子方法煎煮)，再与其他药物按照常规共同煎 30min，将药汁倒出并反复煎三次，将药汁混合在一起，分早晚两次温服，服药期间忌食生冷油腻。7d 为一疗程。徐炳琅[66]自拟凉血化瘀汤(牡丹皮、赤芍、红花、桃仁、没药、黄柏、苍术、生地黄、玄参)通过凉血化瘀、通络导滞、燥湿消肿的作用，治疗 DM 有一定疗效。

单味药研究　杨丁友[67]以牛膝为主药，治疗多例 DM，在患者精神体力明显好转、肌肉酸痛消失、面部皮损明显减轻，以及复查肌酶谱、肌电图及肌活检均在正常范围后以川、怀、土牛膝各 20g 水煎服 60 剂后 DM 症状消失，随访 3 年未复发。储旭华等[68]应用雷公藤多苷治疗 PM 7 例，有效率达 100%，所有患者肌酶谱降至正常，肌力恢复至 5 级，随访 1～5 年未有复发。蔡昭[69]用雷公藤多苷与激素对照治疗实验性自身免疫肌炎动物模型，通过治疗前后各组临床症状、肌电图、肌酶谱及病理等方面对照研究，显示雷公藤多苷与泼尼松组疗效相近。雷公藤具有活血化瘀、清热解毒、消肿散结作用。

七、诊疗参考

1. 诊断标准

(1)DM 的分类　DM 目前尚无满意的分类方法，一般采用 Bohan 和 Peter (1975)提出的分类法：①PM 占 30%～40%；②DM 占 20%～30%；③伴恶性肿瘤的 PM 和 DM 占 10%～15%；④儿童 DM 占 10%；⑤重叠综合征(DM 或 PM 合并其他结缔组织病)占 20%。

(2)儿童 DM 分型　儿童 DM 分为两型，极少伴发内脏恶性肿瘤。

Brunsting 型(Ⅱ型)　较常见，以慢性病程、进行性肌无力、钙质沉着和皮质类固醇疗效良好为其特征；临床表现与成人 DM 极为相似，二者的主要差别在于 40%～70% 患儿发生钙质沉着，且儿童病例很少伴有潜在的恶性肿瘤。

Banker 型（Ⅰ型）　少见，其特点是迅速发生严重的肌无力、肌肉与胃肠道血管炎、皮质类固醇疗效不佳、死亡率较高。

（3）诊断标准　1975 年 Bohan/Peter 建议的诊断标准（简称 B/P 标准），明确诊断可进行 MRI 检查。参见表 4-1。

表 4-1　Bohan/Peter 建议的 PM/DM 诊断标准

1. 对称性近端肌无力表现：肩胛带肌和颈前伸肌对称性无力，持续数周至数月，伴或不伴食管或呼吸管肌肉受累。

2. 肌肉活检可见受累的肌肉有变性、再生、坏死、被吞噬和单个核细胞浸润。

3. 血清肌酶，特别是 CK、AST、LDH 等升高。4. 肌电图呈肌源性损害。

5. 皮肤的典型皮疹：包括上眼睑紫红色斑和眶周水肿性紫红色斑；掌指关节和背侧的 Gottron 征；甲周毛细血管扩张；肘膝关节伸侧、上胸"V"字区红斑鳞屑性皮疹和皮肤异色病样改变。

判定标准：确诊 PM 应符合所有 1~4 条中的任何 3 条标准；可疑 PM 符合 1~4 条中的任何 2 条标准。确诊 DM 应符合第 5 条加 1~4 条中的任何 3 条；拟诊 DM 应符合第 5 条及 1~4 条中的任何 2 条；可疑 DM 应符合第 5 条及 1~4 条中的任何 1 条标准

2004 年欧洲神经肌肉疾病中心（ENMC）和美国肌肉研究协作组提出了另一种 IIM 分类诊断标准，参见表 4-2。

表 4-2　国际肌病协作组建议的 IIM 分类诊断标准

诊断要求	诊断标准
1. 临床标准	多发性肌炎（PM）
包含标准：	确诊 PM：
A. 常于 18 岁以后发作，非特异性肌炎及 DM 可在儿童期发作	1. 符合所有临床标准，除外皮疹
B. 亚急性或隐匿性发作	2. 血清 CK 升高
C. 肌无力：对称性近端 > 远端。颈屈肌 > 颈伸肌	3. 肌活检包括 A，除外 C、D、H、I
D. DM 典型的皮疹：眶周水肿性紫色皮疹，Gottron 征，颈部 V 形征，披肩征	拟诊 PM（Drobable PM）：
排除标准：	1. 符合所有临床标准，除外皮疹
A. 包涵体肌炎（IBM）的临床表现：非对称性肌无力，腕/手屈肌与三角肌同样无力或更差，伸膝和（或）踝背屈与屈髋同样无力或更差	2. 血清 CK 升高
	3. 其他实验室标准中的 1，3 条
	4. 肌活检标准包括 8，除外 C、D、H、I
B. 眼肌无力，特发性发音困难，颈伸无力重于颈屈无力	皮肌炎（DM）
	确诊 DM：

诊断要求	诊断标准
C. 药物中毒性肌病，内分泌疾病（甲状腺功能亢进症、甲状旁腺功能亢进症、甲状腺功能低下），淀粉样变，家族性肌营养不良病或近端运动神经病	1. 符合所有临床标准
2. 血清 CK 水平升高	2. 肌活检包括 C
3. 其他实验室标准	拟诊 DM：
A. 肌电图检查	1. 符合所有临床标准
包含标准：Ⅰ. 纤颤电位的插入性和自发性活动增加，正相波或复合的重复放电；Ⅱ. 形态测定分析显示存在短时限，小幅多相性运动单位动作电位（MUAP）；	2. 肌活检标准包括 D 或 E，或 CK 升高，或其他实验室指标的 1/3 条
排除标准：Ⅰ. 肌强直性放电提示近端肌强直性营养不良或其他传导通道性病变；Ⅱ. 形态分析显示为长时限，大幅多相性 MUAPB；Ⅲ. 用力收缩所募集的 MUAP 类型减少	无肌病性 DM：
	1. DM 典型的皮疹：眶周皮疹或水肿，Gottron 征，V 形征，披肩征
B. MRI	2. 皮肤活检证明毛细血管密度降低，沿真皮－表皮交界处 MAC 沉积，MAC 周伴大量角化细胞
STIR 序列显示肌组织内弥漫或片状信号增强（水肿）	3. 没有客观的肌无力
C. 肌炎特异性抗体	4. CK 正常
4. 肌活检标准	5. EMG 正常
A. 炎性细胞（T 细胞）包绕和浸润至非坏死肌内膜	6. 如果做肌活检，无典型的 DM 表现
B. CD8＋T 细胞包绕非坏死肌内膜但浸润至非坏死肌内膜不确定，或明显的 MHC-1 分子表达	可疑无皮炎性 DM（possible DM sine dermatitis）：
C. 束周萎缩	1. 符合所有临床标准。除外皮疹
D. 小血管膜攻击复合物（MAC）沉积，或毛细血管密度降低，或光镜见内皮细胞中有管状包涵体，或束周纤维 MHC-1 表达	2. 血清 CK 升高
	3. 其他实验室指标的 1/3 条
E. 血管周围、肌束膜有炎性细胞浸润	4. 肌活检标准中符合 C 或 D
F. 肌内膜散在的 CD8＋T 细胞浸润，但是否包绕或浸润至肌纤维不肯定	非特异性肌炎：
	1. 符合所有临床标准．除外皮疹
G. 大量的肌纤维坏死为突出表现，炎性细胞不明显或只有少量散布在血管周，肌束膜浸润不明显	2. 血清 CK 升高
	3. 其他实验室指标的 1/3 条
H. MAC 沉积于小血管或 EM 见烟斗柄状毛细管，但内皮细胞中是否有管状包涵体不确定	4. 肌活检包括 E 或 F，并除外所有其他表现
I. 可能是 IBM 表现：镶边空泡，碎片性红纤维，细胞色素过氧化物酶染色阴性	免疫介导的坏死性肌病：
	1. 符合所有临床标准，除外皮疹
J. MAC 沉积于非坏死肌纤维内膜，及其他提示免疫病理有关的肌营养不良	2. 血清 CK 升高
	3. 其他实验室指标的 1/3 条
	4. 肌活检标准包括 G，除外所有其他表现

参考文献

[1]中华医学会风湿病学分会. 多发性肌炎和皮肌炎诊断及治疗指南[J]. 中华风湿病学杂志, 2010, 14(12): 828.

[2]方圻. 现代内科学[M]. 北京: 人民军医出版社, 1998: 3248.

[3]Frederick WM. Polymyositis and Dermatomyositis. In: Goldman L, Ausielo D, eds. Cecil textbook of medicine. 22nd ed. London: Sounders, 2003, 1680 - 1684.

[4]Sonlers A, Breut LH. Clinical outcomes of idiopathic inflamatory myopathy: counting polymyositis vs. dermatomyositis. Arm Rh mum Dis, 2005, 64(11): 255.

[5]谢忠. 皮肌炎与恶性肿瘤的关系[J]. 广东医学院学报, 1996, 14(2): 184.

[6]王福杰. 国内皮肌炎并发恶性肿瘤的资料统计[J]. 临床皮肤科杂志, 1995, 24(6): 393.

[7]潘乐泉. 皮肌炎伴发恶性肿瘤10例报告[J]. 中华皮肤科杂志, 1984, 17(3): 216.

[8]宫思甲. 皮肌炎伴发恶性肿瘤2例[J]. 白求恩医科大学学报, 1984, 10(5): 562.

[9]梁贵廷, 赵孝先, 苏淑珍. 皮肌炎并间质性肺炎治验[J]. 中医函授通讯, 1995, 14(6): 17.

[10]邓中光. 邓铁涛教授治疗皮肌炎验案1则[J]. 新中医, 2002, 34(12): 15 - 16.

[11]任宝琦, 杨利. 任继学、朱良春两位国医大师会诊1例多发性肌炎验案[J]. 湖北民族学院学报(医学版), 2011, 28(2): 49 - 50.

[12]路志正, 焦树德. 实用中医风湿病学[M]. 北京: 人民卫生出版社, 1996: 484.

[13]郭晓明, 高明利. 高明利教授辨证治疗皮肌炎和多发性肌炎[J]. 实用中医内科杂志, 2012, 26(5): 19 - 20.

[14]赵艳霞, 陈学荣. 陈学荣教授治疗皮肌炎、多发性肌炎中医辨证思想[J]. 中国中西医结合皮肤性病学杂志, 2010, 9(5): 274 - 275.

[15]胡建国, 陈湘君. 陈湘君治疗皮肌炎经验[J]. 中医杂志, 2010, 51(8): 684 - 685.

[16]杨旭鸣. 沈丕安对皮肌炎的辨证论治[J]. 上海中医药杂志, 1998, 23(3): 19 - 20.

[17]尹远平. 查玉明对皮肌炎中医的辨证五法[J]. 辽宁中医杂志, 2000, 27(4): 149 - 150.

[18]沈其霖, 李正荣. 李孔定教授治疗皮肌炎经验[J]. 成都中医药大学学报, 2006, 29(1): 31 - 32.

[19]蒋福斌. 多发性肌炎、皮肤炎从脾湿论治[J]. 中国中医基础医学杂志, 2001, 7(7): 51 - 52.

[20]朱秀惠. 袁国强. 多发性肌炎、皮肌炎的病因病机治则探讨[J]. 光明中医, 2003, 18(108): 8 - 9.

[21]谭亚萍. 李孔定主任医师治疗皮肌炎的肌炎[J]. 中医函授通讯, 2000, 19(1): 29 - 30.

[22]陈湘君. 皮肌炎多发性肌炎的中医辨治[J]. 辽宁中医杂志, 1996, 23(5): 216 - 217.

[23]马桂琴, 冯兴华. 从温病学说论辨弥漫性结缔组织病[J]. 中国中医基础医学杂志, 2002, 8(5): 333 - 334.

[24]刘小斌, 邓中光. 常见肌肉疾病中西诊疗与调养[M]. 广州: 广东旅游出版社, 2000: 177.

[25]瞿幸. 皮肌炎的中医辨证论治[J]. 中国全科医学, 2002, 5(8): 604-605.

[26]金相哲. 皮肌炎和多发性肌炎的中医辨证治疗[J]. 中国当代医药, 2012, 19(1): 95-97.

[27]中华中医药学会. 肌痹[J]. 风湿病与关节炎, 2012, 1(4): 77.

[28]翁柠, 朱观祥, 张岩, 等. 刘福友教授治疗多发性肌炎经验介绍[J]. 新中医, 2007, 39(12): 6-7.

[29]陆春玲, 郭刚. 从络病论治皮肌炎[J]. 中国中医基础医学杂志, 2007, 13(9): 698-699.

[30]陆春玲, 郭刚, 李振国, 等. 从湿论治多发性肌炎[J]. 光明中医, 2002, 17(98): 24-25.

[31]程显山, 程晔, 张傈荣. 程绍恩治疗皮肌炎经验[J]. 中医杂志, 2010, 51(4): 314-315.

[32]李桂, 钮含春, 李晓云, 等. 李学增治疗皮肌炎/多发性肌炎经验[J]. 河北中医, 2009, 31(4): 485-486.

[33]朱铁山, 贾力, 袁兆庄. 五味消毒饮加减治疗皮肌炎1例[J]. 现代中西医结合杂志, 2010, 19(21): 2694-2695.

[34]孟毅. 皮肌炎和多发性肌炎的中医治验浅析[J]. 中华中医药杂志, 2010, 25(6): 956-957.

[35]何兆春. 范永升治疗皮肌炎经验撷要[J]. 浙江中西医结合杂志, 2009, 19(9): 530-531.

[36]崔小强. 多发性肌炎和皮肌炎的中医辨证思路探讨[J]. 浙江中医杂志, 2009, 44(1): 20-21.

[37]牛明珍. 皮肌炎辨治初探—附18例临床观察[J]. 甘肃中医, 2000, 13(2): 24-25.

[38]李嘉庆. 张鸣鹤经验二题[J]. 山东中医学院学报, 1994, 18(3): 168.

[39]胡建国, 陈湘君. 陈湘君治疗皮肌炎经验[J]. 中医杂志, 2010, 51(8): 684-686.

[40]郭晓明, 高明利. 高明利教授辨证治疗皮肌炎和多发性肌炎[J]. 实用中医内科杂志, 2012, 26(5): 19-20.

[41]陈宝刚, 齐士, 梁守义. 齐连仲辨治皮肌炎的经验[J]. 辽宁中医杂志, 2005, 32(10): 997-998.

[42]高长玉, 王彩娟, 刘桂宇, 等. 多发性肌炎和皮肌炎患者免疫球蛋白及补体与中医证候相关性的临床研究[J]. 新中医, 2006, 38(3): 24-26.

[43]徐进友, 林仕芳, 王苹, 等. 多发性肌炎皮肌炎中医证型与肌酶谱相关性研究[J]. 江苏中医药, 2007, 39(4): 21-22.

[44]江树舒. 多发性肌炎与皮肌炎的中医治疗优势(附28例报告)[J]. 淮海医药, 2009, 27(4): 341-342.

[45]夏农. 中西结合治疗皮肌炎的疗效及对肿瘤坏死因子-α的影响[J]. 中国实验方剂学杂志, 2012, 18(16): 317-318.

[46]孙剑虹, 徐串联, 严宇仙. 补气解毒滋阴方治疗皮肌炎临床疗效及对血清瘦素的影响[J]. 中华中医药学刊, 2012, 30(1): 167-169.

[47]白云静, 姜德训, 安娜. 多发性肌炎和皮肌炎并发无菌性骨坏死与糖皮质激素用量的关

系[J]. 中国医刊, 2012, 47(12): 46.

[48]谢学光. 中西医结合治疗多发性肌炎临床体会[J]. 内蒙古中医药, 2011, 48(12): 48 – 49.

[49]侯春英, 田永萍. 龙文君教授耳穴针刺治疗多发性肌炎经验拾萃[J]. 甘肃中医学院学报, 2004, 21(3): 1 – 2.

[50]王育英. 穴位注射疗法在皮肤科中的应用[J]. 山西预防医学, 2001, 10(3): 304 – 305.

[51]沈晓明, 兰瑞. 马云枝治疗多发性肌炎经验[J]. 中医杂志, 2009, 50(2): 120 – 121.

[52]孟辉, 孙忠人, 栗莹波, 等. 穴位注射法治疗多发性肌炎 30 例[J]. 针灸临床杂志, 2008, 24(3): 28 – 29.

[53]梁林球, 许云祥. 针药并治法治疗皮肌炎验案[C]. 广州: 广东省针灸学会第十一次学术研讨会, 2010 – 7 – 30.

[54]郭强. 浮刺法治疗肌痹 18 例[J]. 实用中医药杂志, 2005, 21(8): 492.

[55]张丛笑. 电针艾灸合用治疗肌痹证 86 例[J]. 时珍国医国药, 2005, 16(10): 1028.

[56]秦宇航, 秦飞虎. "三步四穴"法治愈 1 例皮肌炎[A]. 2012 南京国际中医药论坛暨世界健康促进联合会成立大会论文集[C], 2012: 160 – 161.

[57]陈柱花, 马明菊. 中药湿热敷配合涂药治疗皮肌炎的疗效观察及护理[J]. 中国民族民间医药杂志, 2012, 21(15): 95, 97.

[58]赖名慧, 刘友章, 符路娣. 加味四妙散治疗多发性肌炎湿热证的实验研究[J]. 中华中医药杂志, 2009, 24(7): 932 – 933.

[59]陈四文. 加味四妙汤治疗多发性肌炎 17 例[J]. 湖南中医药导报. 2001, 7(1): 23 – 24.

[60]周翠英, 张晓燕, 张茂全. 清热解毒法为主治疗皮肌炎临床研究[J]. 山东中医杂志, 2005, 24(2): 80 – 81.

[61]左芳. 自拟肌炎宁配合激素治疗多发性肌炎和皮肌炎 32 例[J]. 天津中医药, 2009, 26(3): 226 – 227.

[62]游石基, 王澎澎. 抗炎止痛口服液治疗多发性肌炎和皮肌炎效果观察[J]. 华北国防医药, 2010, 22(1): 37 – 38.

[63]刘书珍, 王福兰. 八野抗炎保肌汤治疗多发性肌炎/皮肌炎疗效观察[J]. 光明中医杂志, 2008, 23(7): 976 – 977.

[64]翁翠萍, 相鲁闽. 蚕砂散治疗肌痹[J]. 中国民间疗法, 2000, 8(4): 35 – 36.

[65]陈林娟, 王斯萌, 王岩. 自拟温阳活血汤治疗肌痹 80 例. 中国中医药[J]. 2011, 9(5): 36 – 37.

[66]徐炳琅. 自拟凉血化瘀汤治疗皮肌炎[J]. 上海中医药杂志, 1989, (8): 21.

[67]杨丁友. 牛膝治疗原发性皮肌炎[J]. 中医杂志, 2004, 45(3): 170 – 171.

[68]储旭华, 侯熙德. 雷公藤多甙治疗多发性肌炎的临床研究[J]. 南通医学院学报, 1996, 10(4): 508 – 509.

[69]蔡昭, 侯熙德, 陈伟贤, 等. 雷公藤多甙治疗实验性自身免疫性肌炎[J]. 江苏中医, 1994, 15(10): 474 – 476.

(呼兴华)

第五章

硬 皮 病

　　硬皮病(scleroderma，Scl)是一种以皮肤硬化和纤维化为特征的结缔组织病，临床上除了皮肤硬化外，还可出现消化系统、肺、肾脏、心脏等器官系统损害。该病分为局限性硬皮病(localized scleroderma，LS)和系统性硬化症(systemic sclerosis，SSc)。LS 是以皮肤硬化为唯一或主要表现，又称为硬斑病(morphea)；SSc 又称系统性硬化病(systemic sclerosis)是一个多系统疾病，同时发生血管异常、结缔组织硬化和萎缩及自身免疫异常。SSc 又分为 3 个亚型，即弥漫性硬皮病(diffuse scleroderma，DS)、局限性硬皮病(limited scleroderma)及无皮肤硬化的硬皮病(sine scleroderma)。由于多数患者并不是进行性的，因此过去所谓的"进行性系统性硬化病"这一病名已废用。如同时发生钙质沉着、雷诺现象、食管受累、指(趾)硬化症和毛细血管扩张等症状，称为 CREST 综合征。本病属中医痹证范畴，局限性硬皮病属皮痹，系统性硬化症除皮痹外，尚有"脉痹""肌痹""五脏痹"之征象，现代多称为"皮痹"。硬皮病在世界范围内呈散发性，分布于世界各地，各种族均可发生，与季节、地理和社会经济状况无关。硬皮病各个年龄均可发生，但在 30 ~ 50 岁是发病高峰，女性的发病率是男性的 4 倍；其发病率在结缔组织疾病中仅次于 RA 与 SLE[1]。美国及欧洲的流行病研究估计 SSc 的发病率为(4 ~ 12)/100 万[2]。

一、病因病机

(一)现代医学认识

1. 病　因
(1)免疫异常　这是近年来最为重视的一种观点。

体液免疫异常　传统上认为 SSc 是一种由 Th2 介导的自身免疫病。SSc 患者体液免疫功能异常活跃，有实验显示，SSc 皮损部位浸润的淋巴细胞和外周血淋巴细胞 bcl-2 蛋白的表达显著增强。

细胞免疫异常　近年研究显示，Th1 介导的细胞免疫在发病与疾病发展中亦起重要作用。皮肤中 T 淋巴细胞(Th)经刺激后可以分泌能活化皮肤成纤维细胞的细胞因子；来自 SSc 患者的 Tα、β 细胞产生 Th2 型细胞因子产物，但他们的 Tγ、δ 淋巴细胞却显示分泌较多的 TH1 型细胞因子，使 CTL 的细胞毒活性显著增强。在患者体内可测出多种自身抗体(如 ANA、抗 DNA 抗体、抗 ssRNA 抗体、抗硬皮病皮肤提取液的抗体等)；患者体内 B 细胞数增多，体液免疫明显增强，在系统型患者循环免疫复合物测定阳性率高达 50% 以上，多数患者有高丙球蛋白血症；部分病例常与 SLE、DM、RA、SS 或桥本甲状腺炎并发。

(2)血管异常　硬皮病患者有广泛的血管病变，包括中动脉、小动脉、微动脉和毛细血管，偶有累及大动脉，使皮肤、胃肠道、肺、心、肾和指趾端动脉均受累，加之组织病理显示皮损及内脏多有小血管(动脉)挛缩及内膜增生，故本病可能是一种血管内皮病变的结果，即原发的血管损害为明显的内膜增生，细胞在其后中呈同心圆状排列，称内皮细胞纤维黏液性变。硬皮病的血管表现包括早期水肿阶段、雷诺现象、毛细血管扩张、毛细血管异常和广泛的多系统血管疾病。曾有学者用电镜检查发现，硬皮病患者毛细血管最早的改变是内皮细胞之间出现大的裂隙，这些裂隙可使血浆外渗到细胞外基质中，从而在特征性纤维化期之前引起早期水肿。在裂隙发生之后，细胞肿胀，继而破坏，细胞器被释放到管腔内，结果引起毛细血管阻塞。这种反复的内皮细胞破坏引起了基板的复制，每一基板层相当于一个内皮细胞再生的残余物。

(3)胶原代谢异常　无论是形态学和生化学均提示硬皮病患者皮肤和内脏纤维化均为胶原组织过度增生的结果。硬皮病临床上最显著的特征是皮肤增厚和严重变硬。皮肤结构的稳定性几乎完全依赖于纤维胶原蛋白，胶原的质和量的改变引起硬皮病的症状和体征。硬皮病患者，皮下组织和汗腺周围组织的脂肪被胶原所代替。实验证明，在皮下组织的玻璃样变区域里，大量的成纤维样细胞摄取大量的 3H - 脯氨酸。这一发现同电镜下所见的相关性，说明皮下组织的成纤维细胞参与胶原合成，因为脯氨酸是结合在蛋白质上，而不是结合在胶原上。硬皮病患者尽管胶原的浓度是正常的，但胶原有净增并与皮肤的增加直接成正比。净增可能是由于成纤维细胞合成胶原的速度加快。至于胶原净增的原因至今仍未统一认识。

(4)遗传　虽然硬皮病的原因不明，但近年的研究提示许多硬皮病的不同抗体、临床亚型与免疫遗传相关。在硬皮病的第一代亲属中，MHC Ⅱ 型表达增强，例如 HLA-DR$_1$、DR$_3$、DR$_5$ 与硬皮病相关，据报道，抗局部同分异构酶（Scl-70）与 HLA-DR$_5$ 有关，而抗着丝点抗体（ACA）与 HLA-DR$_1$ 有关，提示 HLA 分型与硬皮病的自身抗体和临床亚型相关。而 DR$_3$ 代表肺纤维化发生率升高，DR$_{52}$ 与广泛性皮肤硬化有关，B$_8$ 与 DR$_3$ 的患者神经系统受累率升高，提示 DR$_3$、DR$_{52}$ 和 B$_8$ 代表病情较重。

2. 发病机制

血管损伤学说 雷诺现象常为 SSc 的早期表现，这就说明早期病变是明显的血管损伤，不仅发生在指（趾）末端，也可发生于内脏器官。最近有人认为 SSc 是血管内皮细胞反复损害的结果，内皮细胞损害引起毛细血管通透性改变，小动脉壁损伤导致血小板聚集和内皮细胞增生。内皮细胞损害呈多样性，有肿胀、增生，继之血栓形成造成管腔变窄，组织缺血。这些血管病变见于皮肤、骨骼肌、消化道、肺、心、肾及脑等多系统血管。本病早期虽有显著的血管病变，但在血管壁很少找到 Ig、补体和免疫复合物，所以也说明内皮损伤是本病发生的基础。

免疫学说 本病与 SLE、DM、SS、RA 等自身免疫性疾病常同时或先后并存，此外病程中常可发生特发性血小板减少性紫癜、自身免疫性贫血等。本病在血清中存在多种自身抗体，且往往存在多细胞株高丙球蛋白血症、免疫复合物等，提示为自身免疫性疾病。这些自身抗体包括 Scl-70 抗体、ACA、抗核仁抗体（包括对不同核仁成分）、抗 PM/SSc 抗体等。这些自身抗体的作用机制尚不是很清楚，但其相应的靶抗原都是细胞核代谢的重要成分，因此有人提出本病是由于分子模拟所致。T 淋巴细胞在 SSc 的周围循环和组织中也有明显异常。在周围血中 T 细胞减少，T 辅助淋巴细胞与抑制 T 细胞比值升高；皮肤真皮层淋巴细胞主要为 T 辅助淋巴细胞，局部分离出的淋巴细胞经刺激后可出现能激活皮肤成纤维细胞的细胞因子。总之，本病中有明显的体液免疫异常和细胞免疫异常。

胶原合成假说 许多研究证实，将 Scl 患者的单层成纤维细胞进行培养，能够产生多于对照组 2~4 倍的胶原蛋白和基质多肽，并且能够连续传代。这些增加的胶原蛋白主要是 I 型和 III 型胶原、蛋白多糖、透明质酸和纤维连接素（fibronectin），这些物质的 mRNA 表达可能通过旁分泌和自分泌途径产生的细胞因子来调节。转化生长因子 β（TGF-β）、血小板衍化生长因子（PDGF）、IL-1 和 TNF-α 均能刺激成纤维细胞生长，调节成纤维细胞的胶原产物。正常的成纤维细胞暴露于 Scl 患者的血清后，与正常对照组相比，能产生更多的胶原蛋白。这些发现支持 Scl 患者的炎症细胞和血小板产生的细胞因子能诱导成纤维细胞

生长和胶原蛋白合成的假说。同时提示 Scl 患者成纤维细胞的结缔组织合成能力增强不是原发的，可能是上述细胞因子和其他炎症介质相互作用的结果。

后病毒病因假说　最近有证据表明，抗同分异构酶抗体能识别与后病毒蛋白同源的某种氨基酸序列。因此提出后病毒病因假说。这一发现可解释在 Scl 患者家族成员中观察到自身免疫性疾病的高发现象。自身抗原和后病毒蛋白之间的交叉反应为细胞免疫提供了基础，这种细胞免疫直接或间接导致内皮细胞损伤、血管痉挛、凝集反应和组织纤维化。

肾损害发病机制　Scl 致肾血管损伤的发病机制目前尚不清楚。通过分析目前关于动脉粥样硬化和器官移植中由于严重内膜增殖而产生的阻塞性血管病的发病机制，本病肾脏硬化症的发病可能涉及某些免疫紊乱，引起内皮细胞损伤和促有丝分裂原释放，从而导致合成黏多糖和胶原纤维的细胞移行和增殖。肾脏病理学研究提示，这些病变包括增殖阶段和稳定的纤维化阶段。肾血管损伤可以重新修复，这可解释有些 Scl 患者肾功能衰竭数月以后停止透析治疗，其肾功能可得到自发改善的原因。

以上这几种学说可能结合在一起，通过免疫细胞、血小板、内皮细胞及成纤维细胞产生的细胞因子、生长因子及其他介质组成的网络系统共同发挥作用。

3. 病理检查

SSc 的主要病理改变：结缔组织炎性细胞浸润，血管内膜增生，血管闭塞，纤维组织增生与硬化萎缩，皮肤病变初期（炎症期），真皮层间质水肿，胶原纤维分离，小血管周围淋巴细胞浸润，血管壁水肿，弹力纤维断裂。此后，血管周围炎性细胞浸润消退，胶原肿胀，小血管纤维周围酸性黏多糖及其胶原增加，至后期（硬化期），胶原纤维均质化，与表皮平行的胶原纤维束增加，胶原纤维增生，并向深部扩展，小血管壁增厚，管腔变小，以至闭塞，晚期继续发生改变，导致表皮及附属器萎缩、钙盐沉着、筋膜肌肉硬化萎缩等。

内脏病变与皮肤病变基本一致，呈多系统性硬化：平滑肌（包括食管肌纤维束）呈均一性硬化和萎缩，肠壁肌、心肌也发生广泛萎缩和纤维变性；心内膜、心包膜发生纤维样蛋白变性，炎症浸润及胶原增生；肺间质及肺泡广泛纤维化，并有囊性变；肺小动脉壁增厚，肺泡与微血管基底膜增厚；肾小叶间动脉内膜增生，肾小球基底膜增厚，纤维蛋白样坏死，严重时可见肾小球硬化和肾皮质梗死；甲状腺也可出现间质萎缩与纤维变性等。

（二）中医学认识

中医古代医学典籍中无"硬皮病"的病名，但根据硬皮病的临床证候特点，将其归为"皮痹""肌痹""痹证"等范畴。目前学者因其发于皮肤，以皮肤增厚、硬化、萎缩为临床特征，故对应于痹证之"皮痹"。如果累及内脏器官，则属"心痹""肾痹""肺痹"等。《素问·痹论》云："夫痹之为病，不痛何也……痹在于骨则重，在于脉则血凝而不流，在于筋则屈不伸，在于肉则不仁，在于皮则寒，故具此五者则不痛也。"《素问遗篇·刺法论》云："正气存内，邪不可干。"《素问·评热病论》云："邪之所凑，其气必虚。"故其病机为脏腑功能失调、气血阴阳不足。隋·巢元方明确提出了本病的皮肤改变，云："风湿痹病之状，或皮肤顽厚，或肌肉酸痛。"《圣济总录·皮痹》云："感于三气则为皮痹。"故皮痹的主要病因是外邪侵袭，其中以风、寒、湿邪为主。宋·吴彦夔《传信适用方》记述的"人发寒热不止，经数日后四肢坚如石，以物击似钟磬，日渐瘦恶"颇似该病。总之，硬皮病的病因复杂，病位众说纷纭，病机尚不明确。目前大多数医家趋向于本病以风热、寒凝、血瘀、痰阻、脉络受阻为其标，以肺、心、脾、肾之阳虚气虚为本，临床上以本虚标实为主要表现。

正虚邪侵　正虚即素体禀赋不足、脾肾气血亏乏。硬皮病好发于中青年女性，因气血不足，脾肾阳虚致卫外不固，腠理不密，风寒湿三邪乘虚而入，凝于腠理，客于肌肤，致肌肤肿胀，活动不利。病邪日久不去，则入深至络脉、经脉，致脉络痹阻，血瘀不通。久之则肌肤失养，脏腑失调。

气血亏虚　平素饮食不节；或忧愁思虑，损伤脾胃，气血生化不足；或劳累过度，阴血耗伤，气血亏虚，不能濡养皮肤，而发皮痹。与皮相合的肺脏、经络气血虚弱，也是发生皮痹的条件。

血瘀致痹　先天不足，或风寒外袭，脾肾阳虚，或劳伤过度，气虚阳衰，寒从内生，寒性收引。遇寒则血液凝涩，血流不通，收引则经脉气血不畅，故可导致血瘀阻络，络脉受阻气血运行失常，痹阻于肌腠经络之间，致肌表失养而发病，表现为四肢发凉，皮肤遇冷变白变紫，皮硬不仁，其肌肉及皮肤失养而肌瘦皮硬而薄，毛发脱落，色素沉着，临床也常见皮肤苍白、甲错等表现。现代研究证明，SSc患者血管病变如微循环障碍、血管内皮损伤及血液流变学改变等常出现在疾病早期，随后出现皮肤甚至内脏的硬化，故有血管起因说。事实上，皮肤板硬，关节不利，亦可压迫血管致血流不畅，所谓"瘀血致痹，痹证致瘀"，病况日甚。

脏腑失调　本病病久损及脏腑，致脏腑功能失调，气血阴阳俱虚，肺主气，司呼吸，肺脏为最早受累器官，皮痹日久，肺失宣发肃降，发为咳嗽。肺气亏虚，肌肤失养，卫外不足，可见有体虚及皮肤青冷变硬，西医称"雷诺现象"。肺病日久损及肾脏，肾阳亏损，皮肤阴寒，质地顽硬。若患者情志不舒，郁怒日久，可导致气滞血瘀，血瘀阻塞脉络，使气血不能濡养皮毛，故皮肤失荣而变硬变薄，而皮变硬则张口困难，气郁气滞，血不能行故四肢末端冷，身痛，

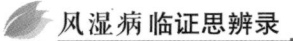

甚则筋脉挛急。

热毒致瘀 正气虚衰，外感风热或血瘀痰阻，日久化热均可致津伤液耗，血涩凝滞。肌肤失养而皮硬色黯，脏腑缺血，则痹而失能。临床上本病患者易感染发热，发热后病情愈甚。

总之，硬皮病基本病机为本虚标实，本虚即气血不足，脾肾阳虚，标实则为血瘀。因正气虚弱，风寒湿热之邪乘虚而入，或因寒湿阻络致气血不畅，脉络痹阻，或因热毒伤津，血涩凝滞，而致血瘀。久之肌肤失养，脏腑功能失调而发病。本病初病邪在表，但邪留日久阻碍气机，血流不畅，渐使肺、脾、肾受累，初始以阳虚寒凝为主，进则阳损及阴，可成劳损。

二、临床诊断

（一）辨病诊断

1. 局限性硬皮病临床表现

斑状损害（硬斑病） 最为常见，约占60%。初起为圆形、长圆形或不规则形、淡红或紫红色水肿性发硬的片块损害。数周或数月后渐扩大，直径可达1～10cm或更大，色转淡呈淡黄色或象牙白色，周围常绕淡紫或淡红色晕。表面呈蜡样光泽，触之有皮革样硬度，有时伴毛细血管扩张。斑状损害可有单个或多个。病程缓慢，数年后硬度减轻，渐出现瓷白色或淡褐色斑状萎缩。可发生于任何部位，但以躯干为多见。

泛发性硬斑病罕见，特点为皮损数目多，皮肤硬化面积大，分布广泛而无系统性损害。好发于胸腹及四肢近端。少数患者可转为SSc。

带状损害 常沿肢体或肋间呈带状分布，但头皮或额面部亦常发生，病程经过与片状损害相似，有时可伴皮损下的肌肉萎缩及骨骼脱钙、吸收，形成带状沟型。多见于儿童。

点滴状损害 多发生于颈、躯干，损害为绿豆至黄豆大呈集簇性或线状排列的发硬性小斑点。表面光滑发亮，呈珍珠母或象牙色。病久可发生萎缩。此型比较少见。

2. 系统性硬皮病临床表现

与弥漫型相比，肢端型更多见，两型的主要不同点在于肢端型开始于手、足和面部等处，受累范围相对局限，进展速度较缓，预后较好。鉴于两型的临床症状相似，现归纳叙述如下：

（1）皮肤 可分肿胀、硬化和萎缩三期。

肿胀期 皮肤绷紧变厚，皮皱消失，肤色苍白或淡黄，皮温偏低，呈非凹陷性水肿。肢端型常先从手、足和面部开始，向上肢、颈、肩等处蔓延；弥漫型则往往由躯干部先发病，然后向外周扩展。

硬化期 皮肤变硬，表面有蜡样光泽，不易用手指捏起。可出现手指伸屈受限，面部表情呆滞，张口及闭眼困难，胸部紧束感等症状。患病皮肤色素沉着，可杂有色素减退斑，毛发稀少。

萎缩期 皮肤萎缩变薄，甚至皮下组织及肌肉亦发生萎缩及硬化，紧贴于骨骼，木板样硬片。指端及关节处形成点状凹陷性斑痕并易发生顽固性溃疡。皮肤少汗伴毛发脱落。少数病例皮损处可出现毛细血管扩张。

上述皮肤损害在各类硬皮病中几乎是最突出的临床表现，是诊断硬皮病的主要依据。

对受累皮肤的范围和程度进行定期检测，将有助于确定疾病的分期和判断皮肤病变的进程。改良的 Rodnan 皮肤厚度积分法是一种简化半定量皮肤评分法。

具体方法是：检查者分别捏起以下 17 个部位的皮肤：面部、前胸、腹部，左右上臂、左右前臂、左右手、左右手指、左右大腿、左右小腿、左右足。对每一个部位按评分标准进行评分：皮肤厚度正常为 0 分；皮肤轻度增厚为 1 分；皮肤明显增厚为 2 分；皮肤极度增厚为 3 分。然后再将这 17 个部位的积分累加。此法比较准确可靠，可用于临床估测病情及进行观察研究。

（2）肌肉 症状包括肌无力、弥漫性疼痛。有些病例可类似 PM，肌肉受累明显者可发生肌萎缩。发病早期约 50% 患者可显示肌电图异常。

（3）骨和关节 关节炎性疼痛在早期并不少见，约占 12%，在病程中发展成关节异常表现占 46%，表现轻度活动受限至关节强直，甚至挛缩畸形。约 29% 可有侵蚀性关节病。由于皮肤增厚且与其底下关节紧贴，致使关节挛缩和功能受限。由于腱鞘纤维化，当受累关节主动或被动运动时，特别在腕、踝、膝处，可觉察到皮革样摩擦感。长期慢性指（趾）缺血，可发生指端骨溶解。X线表现关节间隙狭窄和关节面骨硬化。由于肠道吸收不良、废用及血流灌注减少，常有骨质疏松。

（4）内脏受累

消化系统 消化道受累为硬皮病的常见表现，仅次于皮肤受累和雷诺现象。消化道的任何部位均可受累，其中食管受累最为常见（90%），肛门直肠次之（50%～70%），小肠和结肠受累较少（40% 和 10%～50%）。

·口腔：张口受限，舌系带变短，牙周间隙增宽，齿龈退缩，牙齿脱落，牙槽突骨萎缩。

·食管：食管下端括约肌功能受损可导致胸骨后灼热感、泛酸。长期可引起糜烂性食管炎、出血、下食管狭窄等并发症。食管下 2/3 段蠕动减弱可引起吞咽困难、吞咽痛。组织病理示食管平滑肌萎缩，黏膜下层和固有层纤维化，黏膜呈不等程度变薄和糜烂。食管的营养血管呈纤维化改变。1/3 硬皮病患者食管可发生 Barrett 化生，这些患者发生狭窄和腺癌等并发症的风险增高。食管功能可采用食管测压、卧位稀钡钡餐造影、食管镜等方法检查。

·小肠：常可引起轻度腹痛、腹泻、体重下降和营养不良。营养不良是由于肠蠕动缓慢，微生物在肠液中过度增长所致，应用四环素等广谱抗生素常可奏效。偶可出现假性肠梗阻，表现为腹痛、腹胀和呕吐。与食管受累相似，纤维化和肌肉萎缩是产生这些症状的主要原因。肠壁黏膜肌层变性，空气进入肠壁黏膜下面之后，可发生肠壁囊样积气征。

·大肠：钡剂灌肠可发现 10% ~50% 的患者有大肠受累，但临床症状往往较轻。大肠受累后可发生便秘，下腹胀满，偶有腹泻。由于肠壁肌肉萎缩，在横结肠、降结肠可有较大开口的特征性肠炎(憩室)，如肛门括约肌受累，可出现直肠脱垂和大便失禁。

·CREST 综合征患者可发生胆汁性肝硬化。

心血管系统　约 61% 的患者可有不同程度的心脏受累，心肌炎、心包炎或心内膜炎均有发生。临床表现为气急、胸闷、心绞痛及心律失常，严重者可致左心或全心衰竭，甚至发生心源性猝死。约 50% 患者心电图有异常表现。

呼吸系统　在硬皮病中肺脏受累普遍存在。40% 的患者显示有 X 线胸片异常；主要表现为广泛性肺间质纤维化，肺功能异常，显示肺活量降低者可达 70%。肺纤维化进而导致肺功能衰竭是 SSc 常见的致死原因。病初最常见的症状为运动时气短，活动耐受量降低；后期出现干咳。随病程进展，肺部受累机会增多，且一旦累及，呈进行性发展，对治疗反应不佳。

肺间质纤维化和肺动脉血管病变常同时存在，但往往是其中一个病理过程占主导地位。在弥漫性硬皮病伴抗 Scl-70 抗体阳性的患者中，肺间质纤维化常常较重；在 CREST 综合征中，肺动脉高压常较为明显。肺间质纤维化常以嗜酸性肺泡炎为先导。在肺泡炎期，HRCT 可显示肺部呈毛玻璃样改变，支气管肺泡灌洗可发现灌洗液中细胞增多。X 线胸片示肺间质纹理增粗，严重时呈网状结节样改变，在基底部最为显著。肺功能检查示限制性通气障碍，肺活量降低，肺顺应性降低，气体弥散量降低。体检可闻及细小爆裂音，特别是在肺底部更明显。细支气管闭塞、纤维化及炎性改变是肺部受累的原因。

肺动脉高压常为棘手问题，它是由于肺间质与支气管周围长期纤维化或肺间小动脉内膜增生的结果。肺动脉高压常缓慢进展，除非到后期严重的不可逆病变出现，一般临床不易察觉。无创性的超声心动检查可发现早期肺动脉高压。

尸体解剖显示约 29% ~ 47% 患者有中小肺动脉内膜增生和中膜黏液瘤样变化。心导管检查发现 33% 患者有肺动脉高压。

泌尿系统　肾脏受累占 60% ~ 80%。硬皮病的肾脏病变以叶间动脉、弓形动脉及小动脉为最著，其中最主要的是小叶间动脉。血管内膜有成纤维细胞增殖、黏液样变、酸性黏多糖沉积及水肿，血管平滑肌细胞发生透明变性，血管外膜及周围间质均有纤维化，肾小球基膜不规则增厚及劈裂。

硬皮病肾病变临床表现不一，部分患者有多年皮肤及其他内脏受累而无肾损害临床现象，而有些在病程中出现肾危象，即突然发生严重高血压、急进性肾功能衰竭，如不及时处理，常于数周内死于心力衰竭及尿毒症。虽然肾危象初期可无症状，但大部分患者感疲乏加重，出现气促、严重头痛、视力模糊、抽搐、神志不清等症状。实验室检查发现肌酐正常或增高、蛋白尿和 (或) 镜下血尿，可有微血管溶血性贫血和血小板减少。肾危象的预测因素有下列几点：系统性硬皮病；病程小于 4 年；疾病进展快；抗 RNA 多聚酶Ⅲ抗体阳性；服用大量激素或小剂量环孢素；血清肾素水平突然升高。

硬皮病患者出现肾损害症状为一恶兆。国外有学者报道，硬皮病伴有肾损害者 10 年内的病死率为 60%，不伴有肾损害者 10 年内的病死率仅为 10%。

神经精神系统　40% 病例神经系统受累，有多神经炎 (包括脑神经)、惊厥、癫痫样发作、性格改变、脑血管硬化、脑出血等。中枢性表现多继发于严重的心、肺、肾损害。在弥漫性皮肤型 SSc 的早期阶段可出现正中神经受压、腕管综合征。在急性炎症期后，这些症状常能自行好转。可出现孤立或多发单神经炎 (包括脑神经)，这常与某些特异的抗体如抗 U1RNP 抗体相关。SSc 可出现对称性周围神经病变。可能与合并血管炎有关。

口干和眼干　口干、眼干很常见，与外分泌腺结构破坏有关，如能满足 SS 的诊断标准，可诊断重叠综合征。

甲状腺功能减退　20% ~ 40% 的患者有甲状腺功能减退，这与甲状腺纤维化或自身免疫性甲状腺炎有关，病理表现为淋巴细胞浸润。半数患者血清中可有抗甲状腺抗体。

(5) 其他　肢端雷诺现象，常为最早期表现。部分病例在活动期有间歇性不规则发热、乏力和体重减轻等；在手指或其他关节周围或肢体伸侧的软组织内可有钙质沉积。临床上将皮下钙质沉积 (Calcinosis)、雷诺现象 (Raynaud's phenomenon)、肢端硬化 (Sclerodactyly) 和毛细血管扩张 (Telangiectasia) 称为 CRST 综合征，同时有食管受累 (Esophagus hypomotility) 者则称为 CREST 综合征，认为是 SSc 的亚型，预后较好。偶见无皮肤硬化的 SSc，称为 systemic sclerosis sine scleroderma (4S)。

3. 诊断标准

（1）参照 ACR 1980 年推荐的 SSc 诊断标准

主要指标　近端硬皮病。手指和掌指（跖趾）关节近端皮肤增厚、绷紧和肿胀，这种改变可累及整个肢体、面部（典型者可见面具脸）、颈部及躯干（胸和腹部）

次要指标　①指硬化，上述皮肤改变仅限手指；②由于缺血所致的指尖凹陷性瘢痕或指垫（指腹）消失；③双侧肺基底纤维化，在站立位 X 线胸片上，可见条状或结节状致密影，以双肺底为著，也可呈弥漫斑点或蜂窝状肺，但应除外原发性肺病所引起的这种改变。

判定　具备主要条件或两条以上次要条件者，可诊断为 SSc。雷诺现象，多发性关节炎或关节痛，食管蠕动异常，皮肤活检示胶原纤维肿胀和纤维化，血清 ANA、抗 Scl-70 抗体和 ACA 阳性均有助于诊断。

（2）参照欧洲硬皮病临床试验和研究协作组（EULAR scleroderma trial and research group，EUSTAR）提出的早期硬皮病概念和诊断标准

早期 SSc 诊断　如果存在雷诺现象、手指肿胀、ANA 阳性，应高度怀疑早期硬皮病的可能，应行进一步的检查。

如果存在下列 2 项中的任何一项就可以确诊为早期硬皮病：①甲床毛细血管镜检查异常或；②硬皮病特异性抗体，如 ACA 阳性或抗 Scl-70 抗体阳性。但早期硬皮病可能与未分化结缔组织病、混合性结缔组织病不易鉴别。

4. 疾病分期

水肿期　疾病初期或进展期，四肢、躯干皮肤弥漫性肿胀硬化，肿胀为实质性，按之无凹陷。常伴雷诺现象、自觉神疲乏力、活动受限，可伴轻度肌肉关节酸痛及低热。

硬化期　随着病情发展肿胀逐渐减退，硬化渐加重。四肢、躯干皮肤弥漫性硬化，重者硬如木板，皮肤色素加深伴花斑，毛细血管扩张。关节活动受限常呈屈曲状，可伴轻度肌肉关节酸痛。食管、胃肠、肺、心亦可发生纤维化出现相应症状。

萎缩期　疾病后期皮下组织、肌肉萎缩，形体消瘦，皮肤增厚贴于骨面，色素加深伴花斑，毛细血管扩张。脏器病变较严重，常伴食管、胃肠、肺、心功能不全或衰竭。

5. 疾病分型

参考 Banett 分型法。

Ⅰ型　皮肤硬化未超过掌指关节，面部皮肤可轻度硬肿，内脏轻度受累。

Ⅱ型　皮肤硬化未超过肘关节，可有面部硬化。可累及内脏出现吞咽不畅、胃脘胀满、慢性咳嗽、活动后气急等相应症状。

Ⅲ型　皮肤硬化超过肘关节，遍及全身。内脏受累明显，食管、胃肠、心、肺、肾常可受累出现相应症状。

6. 相关检查

（1）实验室检查

常规检查　ESR 可正常或轻度增快。可有贫血改变、轻度血清白蛋白降低，球蛋白增高。约 50% 病例有低滴度的冷球蛋白血症，约 30% 病例 RF 阳性。

间接免疫荧光检查　ANA 阳性率达 90% 以上，核型为斑点型和核仁型。以 HEP-2 细胞作底片，在 CREST 综合征患者中，约有 50%～90% ACA 阳性，在弥漫性硬皮病中仅 10% 病例阳性。ACA 阳性患者往往倾向于有皮肤毛细血管扩张和皮下钙质沉积，比该抗体阴性者的限制性肺部疾病少，且其滴度不随时间和病程而变化，有助于硬皮病的诊断和分类。

自身抗体检测　SSc 患者存在多种自身抗体，其中有的是疾病特异性抗体如 ACA、抗 Scl-70 抗体；有的能反映疾病的严重程度如抗内皮细胞抗体（AE-CA）、抗 Ⅰ 型胶原抗体、抗 U3RNP 抗体；有的与某些临床表现有关。对这些抗体的进一步研究有助于本病的诊断、分型、疾病严重程度和预后的判断。

Scl-70 抗体：约 20%～40% SSc 患者血清抗 Scl-70 抗体阳性。抗 Scl-70 抗体被认为是 SSc 的特异性抗体，它以拓扑异构酶 - 1 为靶抗原。在临床上抗拓扑异构酶 - 1 抗体被认为与弥漫性皮肤硬化、肺纤维化、指趾关节畸形、远端骨质溶解有关，但此抗体的出现可使钙沉积减少。

ACA：ACA 是对 SSc 亚型 CREST 综合征特异性较高的抗体，与钙沉积、毛细血管扩张、指溃疡、原发性胆汁性肝硬化等高发生率有关，而肺纤维化和肾受累的发生率减少。

抗 URNP 抗体：研究表明，核 RNP 属于较大的 SnRNP 家族，具有这种特异性的自身抗体可与 SnRNP 的亚族之一 U1RNP 颗粒发生反应。虽然 U1RNP 为混合性结缔组织病较特异的抗体，但亦存在于 SSc 患者中，并与肌炎、关节炎的高发生率有关。抗 U1RNP 与 SSc 患者的肺纤维化、关节受累密切相关；抗 U3RNP 抗体在 SSc 患者中的阳性率较低。Okano 等研究表明抗 U3RNP 阳性者可较多表现为色素减退（或沉着）、肌肉、小肠受累、指趾溃疡和原发性肺动脉高压。而 Sacks 则描述抗 U3RNP 阳性的弥漫型 SSc 患者，可发展成严重的终末局限性肺动脉高压。

抗 RNA 聚合酶抗体：RNA 聚合酶有三种，即 RNAP Ⅰ、Ⅱ、Ⅲ。用放射免疫沉淀法可将 RNAP 抗体阳性者分成三组存在形式：抗 RNAP Ⅰ、Ⅲ；抗 RNAP Ⅰ、Ⅱ、Ⅲ；抗 RNAP Ⅱ 和抗 Scl-70。抗 RNAP Ⅰ、Ⅱ、Ⅲ 均为阳性的患者，弥漫性皮肤硬化和肾脏受累的发生率明显增加。

AECA：SSc 中 AECA 阳性者有雷诺现象、肌炎、毛细血管扩张和显著的指端局部缺血等的高发倾向。AECA 与外周血管病变有关，并成为是否有内皮细胞损伤的一个标志。Negi 研究表明 AECA 阳性患者较阴性者更容易出现指趾坏死与肺动脉高压。在 AECA 阳性群体中，IgG-AECA 的水平在肺动脉高压和指趾梗死中明显升高，IgG-AECA 的出现可作为硬皮病严重性的一个指标。在弥漫型硬皮病中 AECA 与 ESR 明显正相关性，与肺泡 - 毛细血管受累参数明显相关，与肺动脉压力、肢端溃疡、毛细血管显微镜下异常亦相关。由此说明 AECA 能反映内皮细胞的损伤情况。

抗 annexin V 抗体：此抗体与 SSc 患者的肢端缺血关系密切，认为此抗体与硬皮病的血管病变有关。

其他抗体：抗 PM-Scl 抗体在 SSc 患者中的阳性率只有 3%，此抗体阳性者，多有 PM/DM 或 SSc 的部分表现，认为抗 PM-Scl 抗体可能是一些常见的不典型或亚临床表现的一种标志。SSc 患者 PM-Scl 抗体阳性者多伴发肌炎和肾脏受累；抗 Ku 抗体在多种结缔组织疾病中被发现，与 Ku 抗体相关的一般症状是雷诺现象、皮肤硬化、食管反流和关节痛；抗 Gu 抗体（抗核仁 RNA helicase 蛋白）亦在 SSc 患者血清中被检测到，但对 SSc 并不特异；抗原纤维抗体虽然是一个少见的核仁抗体，但在心、肾等内脏受累的患者中多见，是重症 SSc 的一个指标，尤其在黑人男性中；另外在 SSc 中发现的抗丙酮酸脱氢酶 E1α 亚单位的抗体，是 SSc 患者发生胆汁性肝硬化的一个血清学指标；抗 Ⅰ 型胶原抗体滴度的上升与疾病的活动有关。

（2）组织病理检查

皮肤病理检查　早期，真皮间质水肿，胶原纤维束肿胀，胶原纤维间和真皮层小血管周围有淋巴细胞浸润，以 T 细胞为主。晚期，真皮和皮下组织胶原纤维增生，真皮明显增厚，胶原肿胀、纤维化，弹性纤维破坏，血管壁增厚，管腔狭窄，甚至闭塞。以后，出现表皮、皮肤附属器及皮脂腺萎缩，汗腺减少，真皮深层和皮下组织钙盐沉着。

肾脏病理检查　光镜下可见特征性的小弓形动脉和小叶间动脉受累，表现为内膜增厚伴内皮细胞增生，呈"洋葱皮"样改变，严重时可部分或完全阻塞血管腔。肾小球常呈缺血性改变，出现毛细血管腔萎缩、血管壁增厚、皱褶，甚至坏死，肾小管萎缩、肾间质纤维化。

免疫荧光检查　发现血管壁存在纤维蛋白原，有 Ig，主要是 IgM 及 C3

沉积。

电镜检查　显示肾小球轻度系膜增生和上皮细胞足突融合，小动脉内皮下颗粒状沉淀，肾小球基底膜分裂、增厚、皱褶，小叶间动脉内膜纤维蛋白原沉积。

（3）X线检查　两肺纹理增强或有小的囊状改变，亦可在下叶出现网状－结节状改变。食管、胃肠道蠕动减弱或消失，下端狭窄，近侧增宽，小肠蠕动亦减少，近侧小肠扩张，结肠袋可呈球形改变。指端骨质吸收，软组织内有钙盐沉积。

（4）甲褶检查　甲褶毛细血管显微镜下显示毛细血管祥扩张与正常血管消失。

（二）辨证诊断

寒湿痹阻证　皮肤紧张而肿，或略高于正常皮肤，遇寒变白变紫，皮肤不温，肢冷恶寒，遇寒加重，得温减轻；关节冷痛，屈伸不利，常伴有口淡不渴，周身困重，四肢倦怠。舌淡，苔白或白滑，脉沉或紧。

湿热痹阻证　皮肤紧张而肿，肤色略红或紫红，关节肿胀灼热，屈伸不利，触之而热，伴身热，口不渴或渴喜冷饮，大便略干或黏腻，小便短赤。舌红苔黄或黄腻，脉滑数。

痰毒瘀阻证　皮肤坚硬如革，板硬、麻痒刺痛，捏之不起，肤色黯滞，黑白斑驳，形体消瘦，或手足溃疡，痛痒难当，关节疼痛、强直或畸形，活动不利，或指、趾青紫，雷诺现象频发，或胸背紧束，转侧仰卧不便，吞咽困难，咳嗽、气短、胸痹心痛，妇女月经不调等。舌质暗，有瘀斑或瘀点，舌下脉络青紫，脉细或细涩。

肺脾气虚证　皮肤紧硬，局部毛发稀疏或全无，或皮肤萎缩而薄，皮硬贴骨，形体消瘦，肌肤麻木不仁，周身乏力，咳嗽、气短，劳累或活动后加重，头晕目眩，面色不华，爪甲不荣，唇白色淡。舌有齿痕，苔白，脉弱或沉细无力。

脾肾阳虚证　皮肤坚硬，皮薄如纸，形体消瘦，精神倦怠，毛发脱落，形寒肢冷，面色㿠白，面部肌肉僵呆如面具，腰膝酸软，腹痛腹泻或便秘，动则气喘。舌质淡，苔白，脉沉细无力。

（三）鉴别诊断

1. 局限性硬皮病的鉴别诊断

斑萎缩　早期损害为大小不一，呈皮色或青白色，微凹或隆起，表面起皱，触之不硬。

萎缩性硬化性苔藓　皮损为淡紫色发亮的扁平丘疹，大小不一，常聚集分布，但不互相融合，表面有毛囊角质栓，有时发生水疱，逐渐出现皮肤萎缩。

2. 系统性硬化症的鉴别诊断

成人硬肿病　皮损多从头颈开始向肩背部发展，真皮深层肿胀和僵硬，局部无色素沉着，亦无萎缩及毛发脱落表现，有自愈倾向。

混合结缔组织病　患者具有 SLE、硬皮病、DM/PM 等病的混合表现，包括雷诺现象、面、手非凹陷性浮肿，手指呈腊肠状肿胀、发热，非破坏性多关节炎、肌无力或肌痛等症状，浸出性核抗原和 RNP 的抗体均可呈高滴度阳性反应。同时抗 Sm 抗体阴性，抗 Scl-70 抗体阴性。根据其临床表现亦符合 SSc 诊断标准，但 SSc 一般不应同时混合有多个结缔组织病的临床表现，此时高滴度的 U1RNP 抗体对二者的鉴别甚为关键。

嗜酸性筋膜炎　主要累及部位为筋膜，本病无雷诺现象和内脏受累，外周血嗜酸性粒细胞比例升高和组织活检中有嗜酸性粒细胞浸润。

皮肤僵硬综合征　又称先天性筋膜发育不良，为一罕见的家族性综合征，常为儿童发病，皮肤僵硬部位多发在腰臀部以及大腿外侧，皮肤及皮下组织僵硬程度较重，病变皮肤处多毛、多汗，无皮肤明显萎缩。

早老症　本病是一种罕见的常染色体隐性遗传性疾病，有广泛弥漫的硬皮病样皮肤损害，极易误诊为 SSc，其特征性的表现为鸟形或面具形脸、早老现象及内分泌代谢异常，不具备 SSc 消化道、肺脏受累的临床表现及雷诺现象。

化学物、毒物所致硬皮病样综合征　接触聚氯乙烯、苯等化学物，以及食用毒性油或某些药物和接受硅胶乳房隆起术的人可出现硬皮及硬皮病的某些其他症状，但这些人临床无典型的硬皮病表现，血清中无特异的自身抗体，停止接触症状可逐渐消失，易与硬皮病鉴别。

3. 中医病证鉴别诊断

皮痹与肌痹　肌痹病变主要在肌肉，表现为肌肉疼痛无力，酸楚麻木，严重者可见形体消瘦，肢体怠惰，四肢痿软，但无皮肤坚硬等损害。

皮痹与脉痹　脉痹可见皮肤红肿疼痛，皮下有硬结，或见指端冷痛，肤色苍白或紫暗，后期有皮肤萎缩；皮痹皮肤主要表现为拘硬，但皮下无硬结。

皮痹与尪痹　尪痹与皮痹均可见关节屈伸不利、关节僵硬或畸形，但皮痹伴有皮肤坚硬或萎缩，皮肤有蜡样光泽；而尪痹无皮肤的改变，尪痹关节僵硬或畸形可见于四肢诸关节，而皮痹多见于手指关节。

三、临床治疗

（一）辨病治疗

SSc 的治疗一直是一个棘手的问题。因为其疾病谱广，皮肤受累范围及程度、内脏器官受累的情况决定它的预后。早期治疗的目的在于阻止新的皮肤和脏器受累，而晚期治疗的目的在于改善已有的症状。治疗措施包括抗炎及免疫调节治疗，针对血管病变的治疗及抗纤维化治疗三个方面。

1. 抗炎及免疫调节治疗

糖皮质激素　对本病效果不理想，通常对于皮肤病变的早期（水肿期）、关节痛、肌肉病变、浆膜炎及间质性肺病的炎症期有一定疗效。剂量为 30 ~ 40mg/d，连用数周，逐渐减量至 5 ~ 10mg/d 维持。对于硬皮病晚期的患者，特别是有肾功能不全者，糖皮质激素应慎用。适用于伴有炎性肌病或心包炎的硬皮病患者。

免疫抑制剂　常用的有环磷酰胺、环孢素 A、硫唑嘌呤、氨甲蝶呤等。有报道对皮肤、关节或肾脏病变可能有效，与糖皮质激素合并应用，常可提高疗效和减少糖皮质激素用量。氨甲蝶呤可能对改善早期皮肤的硬化有效，而对其他脏器受累无效。

2. 血管病变的治疗

（1）SSc 相关的指端血管病变（雷诺现象和指端溃疡）　应戒烟，手足避冷保暖。常用的药物为二氢吡啶类钙离子拮抗剂，如硝苯地平（10 ~ 20mg，每日 3 次），可以减少 SSc 相关雷诺现象的发生和严重程度，常作为 SSc 相关的雷诺现象的一线治疗药物。改变血小板功能的阿司匹林、双嘧达莫（潘生丁）收效甚微。酮色林（Ketanserin）是一种组胺拮抗药，能减少雷诺现象发作的频率并减轻其严重程度，能改善指端溃疡的预后，但该药对皮肤增厚或内脏器官损伤的改善无效。静脉注射伊洛前列素 0.5 ~ 3ng/（kg·min）连续使用 3 ~ 5d，或口服 50 ~ 150μg，每天 2 次，可用于治疗 SSc 相关的严重的雷诺现象和局部缺血。

（2）SSc 相关的肺动脉高压

氧疗　对低氧血症患者应给予吸氧。

利尿剂和强心剂　地高辛用于治疗收缩功能不全的充血性心力衰竭，此外，右心室明显扩张、基础心率 >100/min、合并快速房颤等也是应用地高辛的指征。对于合并右心功能不全的肺动脉高压患者，初始治疗应给予利尿剂，但应注意肺动脉高压患者有低钾倾向，补钾应积极且需密切监测血钾。

肺动脉血管扩张剂　目前常用的血管扩张剂有钙离子拮抗剂、前列环素及其类似物、内皮素－1 受体拮抗剂及 5 型磷酸二酯酶抑制剂等。

3. 抗纤维化治疗

虽然纤维化是 SSc 病理生理的特征性表现，但目前尚无一种药物被证实对纤维化有肯定的效果。纤维化一旦出现，难以治疗。因为目前还没有安全有效的方法既能除去过度生长的不可溶性的交联的胶原纤维，又不损伤器官或组织的结构支架。有人主张尽可能在疾病早期采用抗纤维化治疗，但这类药物起效缓慢，一般主张与免疫抑制药联合应用，以增进疗效。TGF-β 在 SSc 的纤维化发病机制中起重要作用，但 TGF-β 拮抗剂对 SSc 纤维化是否有效尚需进一步研究。

青霉胺和秋水仙碱连用数月到数年，对皮肤硬化、雷诺现象和食管病变可能有效。青霉胺治疗硬皮病具有两方面的作用：①影响胶原的生物合成，因为胶原分子存在许多醛基，相邻胶原分子的醛基缩合，使胶原链之间发生交联，形成胶原纤维。青霉胺可与这些醛基结合，阻断胶原链之间的交联作用，从而抑制新胶原的成熟和稳定，并能激活胶原酶，使已形成的胶原纤维降解，减少可溶性胶原向不可溶性胶原的转化。②青霉胺具有免疫抑制作用，在体外可抑制 T 淋巴细胞的活性。美国的 Steen 1993 年和 1982 年分别报道了对 152 例和 73 例硬皮病患者用青霉胺治疗的对照研究结果，发现治疗 2 年时可明显改善皮肤硬化，5 年生存率明显高于对照组，达 80%。另有学者进行了 15 年的治疗观察，亦报道了相似的结果。青霉胺的使用宜从小剂量开始，逐渐加量，开始250mg/d，以后每 2～4 周，日剂量增加 125mg，直至 750～1000mg/d，一般维持每天用药量在 500～1000mg，为达最佳吸收效果，应在餐前 1h 或餐后 2h 服药，持续用药 2～3 年，效果较好。可使皮肤增厚、硬化和营养状态得到明显改善，亦能减少肺等器官受累的发生率，提高存活率。青霉胺常见的不良反应有骨髓抑制、肾脏损害、口腔溃疡、食欲不振、皮疹、发热。用药期间患者应每月做血、尿常规检查。

秋水仙碱通过影响胶原代谢而治疗硬皮病。一方面它可通过破坏成纤维细胞骨架中微管的形成而抑制胶原的产生；另一方面通过增加胶原酶的活性来阻止胶原的堆积。用量为 0.5～1.5mg/d，连用 3 个月至数年，对雷诺现象、皮肤硬化及食管病变有一定疗效。主要副作用有腹痛、腹泻、脱发、性腺抑制、恶心、呕吐等。如腹泻明显可减量或给半乳糖甙酶（β-galactosidase），以减轻症状。

积雪苷（Asiaticoside）是从植物积雪草中提取的一种有效成分，在国外的商品名为 Madecassol。它能抑制成纤维细胞的增殖和活性，对结缔组织的基质和纤维成分具有抑制作用，可软化结缔组织。用量 20 ~ 40mg/d，分次口服，亦可用 20mg/d 肌内注射，每周 2 ~ 3 次，用药 1 ~ 3 个月见效，可消除组织浮肿，使硬化的皮肤变软，缓解关节疼痛，促进溃疡愈合。

4. 内脏器官受累

（1）肺部病变

肺间质纤维化　糖皮质激素与环磷酰胺联合用药可改善肺功能。有人对 30 例经肺活检证实为纤维性肺泡炎的患者进行分组对照治疗，一组单用大剂量泼尼松（60mg/d），用药 1 个月后减量；另一组用小剂量泼尼松（隔天 20mg），同时用环磷酰胺联合治疗。对患者随访 1 年，发现两组中均有半数患者对治疗有反应，表现为用力肺活量（FVC）或一氧化碳弥散量（DLCO）比治疗前改善了 15%。但应用大剂量泼尼松治疗的某些患者，几年后出现了肾功能衰竭。目前不提倡大剂量激素疗法。免疫抑制药联合血浆置换治疗可以改善肺功能。另外，用青霉胺维持治疗一定时期亦可控制肺纤维化。一旦出现广泛的肺病变及纤维化，治疗常难以使肺功能得到明显改善，如果治疗能使病变稳定则已是对治疗的最好反应，而不应看作是治疗无效。

肺血管病变　肺血管病变包括两方面：一个是可逆性的肺血管收缩，另一个是不可逆的闭塞性病变。后者对任何血管扩张药的治疗都很难奏效。有短期观察报道认为维拉帕米（异博定）、肼屈嗪（Hydralazine）、酮色林和硝苯地平对肺血管病变治疗有效，中期观察认为硝苯地平和卡托普利相对有效。有报道证明 24h 连续静脉应用 PGE1，对严重的原发性肺动脉高压有治疗效果，前列环素的治疗效果亦在观察之中。有人主张每 4 ~ 8 周用卡前列环素冲击治疗 5d，可保持肺动脉压稳定，24h 连续静脉应用卡前列环素可能对晚期肺病变有一定疗效。但其潜在的并发症是可能加重因系统血管阻力下降所导致的心输出量不足。吸氧疗法对有低氧血症和肺动脉高压的患者可暂时缓解症状，并可改善肺血管阻力。有报道华法林（Warfarin）治疗可增加原发性肺动脉高压患者的生存率。

（2）肾脏病变　肾脏病变在某些情况下仍然是威胁硬皮病患者生命的最严重的并发症。如能进行早期合理的治疗，仍可取得较好的预后。硬皮病患者最特征性的肾脏表现是急性或亚急性高血压性肾危象。大剂量糖皮质激素治疗可增加硬皮病患者肾危象的风险。因此，泼尼松每天剂量以不超过 20mg 为宜。对高血压的患者应控制血压，适当降压，避免急剧的血容量改变，维持肾灌注压至关重要。控制血压可用较大剂量血管紧张素转化酶抑制剂，如卡托普利、依那普利或奎诺普利（Quinopril）。还可用钙通道阻滞剂或多沙唑嗪（Doxazosin），以达到在头 48h 内使收缩压和舒张压都下降 2.68kPa（20mmHg），最后将舒张压维持在 10.66~12kPa(80~90mmHg)。静脉滴注前列环素有助于微血管损伤的治疗，而且不加重高血压。肾脏活检有助于确定诊断、估计损伤程度和排除同时存在的肾小球肾炎等病变。对不可逆的肾脏危象或缓慢发生的完全性终末期肾衰可采用血液透析、腹膜透析或肾移植治疗。有时急性肾危象经治疗后肾功能可以恢复，且可维持 2 年以上，并可停止透析治疗。有报道肾危象经治疗后，皮肤硬化亦随之减轻，特别是那些经透析治疗的患者，其原因可能是循环中免疫介质的清除或失活，亦可能是疾病的自然好转。

（3）心脏病变　有研究显示反复冠状动脉痉挛可引起心脏纤维化改变。应用尼卡地平(Nicardipine)、双嘧达莫和卡托普利可改善心肌灌注情况，长期应用能否减少或预防心功能不全的出现还有待进一步验证。因为血管紧张素Ⅱ亦可导致心肌肥厚，并通过刺激胶原的合成而导致间质纤维化，使心肌收缩力和弹性下降。因此，血管紧张素Ⅱ受体拮抗剂可用于治疗系统性硬化症的心脏并发症。

（4）胃肠道病变　对有食管蠕动减弱伴反流性食管炎的患者，嘱其一次不要进食过多，餐后避免平卧。使用质子泵抑制药，如奥美拉唑(Omeprazole)，每次 20mg，每天 2 次口服，可减轻症状。亦可用增加食管蠕动的药物，如甲氧氯普胺(Metaclopramide)。这些药物可增加食管下段括约肌张力并促进食管排空，从而减轻食管反流。肠道蠕动减弱可用长效生长抑素(somatostatin)类似物醋酸奥曲肽(Octreotide acetate)治疗，或用胃动素(motilin)兴奋剂红霉素(Erythromycin)治疗。小肠功能异常可选用有效抗生素治疗。对有小肠吸收不良的患者给予营养补充，包括维生素、残渣少的食物、中链三酰甘油等。便秘的患者应多摄入富含纤维素的食物。

（5）关节、肌肉病变　肌肉骨骼受累中对于常见的关节和腱鞘受累可选用NSAID，但疗效较其他结缔组织病差。SSc 的早期，腱鞘炎引起的筋膜摩擦非常疼痛，并限制了关节的活动，有时需要加入小剂量的氢化可的松（皮质醇）或止痛类麻醉药。对于有腱鞘炎的患者，早期加强体育锻炼结合物理治疗非常重要。因为这种治疗非常疼痛，有时需要镇痛药帮助患者参加最大限量的活动。腕管综合征常在 SSc 的早期就出现，用腕部静止夹治疗效果好，有时还可行局部皮质醇封闭注射，可用皮质醇激素治疗肌炎，小剂量糖皮质激素可有效地控制关节、肌肉的炎症和疼痛，对于炎性肌病（与 PM 不同），可单用糖皮质激素或与氨甲蝶呤、硫唑嘌呤等免疫抑药剂合用。

（6）皮肤对症　皮肤应少接触水，使用含羊毛脂的润肤剂，以保持皮肤润泽。毛细血管扩张较明显者可用激光治疗。对皮下钙质沉积可用丙磺舒(Probecid)或依地酸钙钠(Calcium disodium edetate，EDTA)治疗，可溶解和预防皮下钙质沉积。目前，有人认为盐酸地尔硫䓬(Diltiazem)治疗亦有效。如皮肤局部出现溃疡，应注意预防感染，采用抗感染治疗。

(二)新疗法

血浆置换　能有效清除血浆中循环免疫复合物，改善 SSc 的病理基础即血管功能异常、血液高凝状态、免疫异常，减轻临床症状。

自体造血干细胞移植　是对骨髓功能摧毁或原发缺陷的患者静脉输注造血干/祖细胞以重建骨髓功能的一种治疗手段。根据 2000 年瑞士巴塞尔国际会议对各研究中心提出的资料统计显示，用造血干细胞移植治疗 SSc，可使 69% 的患者皮肤积分明显改善，25% 的患者肺功能情况基本稳定，移植相关病死率为 7.7%，移植后的 5 年生存率可达到 50% 以上[3]。

高压氧治疗　高压氧治疗可提高血管张力与血压，增加缺血组织的灌注压与血流量，改善肢端的血液供应与微循环功能，增加组织氧供应和氧储量，恢复患肢的正常氧代谢，减轻缺血缺氧引起的细胞损害，防止皮肤坏死及促进溃疡愈合。方法：用柳州力风 3.2Y 型医用高压氧舱，治疗压力 2.0 绝对大气压，稳压 90min(戴面罩吸氧 40min 两次，中间休息 10min 改吸舱内空气)，加压和减压时间各为 25min，气管切开患者经气管套管吸氧，每日 1 次，10d 为一疗程，连续治疗两个疗程，视病情需要休息 3～5d 后，再进行下一阶段治疗。

(三)辨证治疗

1. 辨证论治

(1)寒湿痹阻证

治法：散寒除湿，通络止痛。

方药：阳和汤加味(熟地黄、肉桂、鹿角胶、炙麻黄、白芥子、姜炭、附子、细辛、羌活、威灵仙、僵蚕、甘草等)。

中成药：寒湿痹颗粒等。

(2)湿热痹阻证

治法：清热除湿，宣痹通络。

方药：四妙丸合宣痹汤加减(黄柏、苍术、牛膝、薏苡仁、防己、杏仁、山栀、苦参、连翘、蚕沙、滑石、豨莶草、雷公藤、丹参、三七、土鳖虫等)。

中成药：四妙丸、湿热痹颗粒等。

(3)痰毒瘀阻证

治法：化痰解毒，活血祛瘀。

方药：四妙勇安汤合身痛逐瘀汤合加减(金银花、玄参、当归、秦艽、桃仁、红花、川芎、赤芍、陈皮、半夏、雷公藤、地龙、穿山甲、壁虎、全蝎、

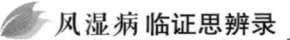

甘草等）。

中成药：大活络丹、小活络丸、大黄䗪虫丸等。

（4）肺脾气虚证

治法：补肺健脾，益气养血。

方药：黄芪桂枝五物合归脾汤加减（人参、黄芪、桂枝、炒白术、炙甘草、茯苓、当归、芍药、川芎、丹参、鸡血藤、贝母、地龙、红景天等）。

中成药：归脾丸、补中益气散、八珍颗粒等。

（5）脾肾阳虚证

治法：补益脾肾，温阳散寒。

方药：右归饮、理中汤加减（熟地黄、山茱萸、山药、制附片、肉桂、鹿茸、巴戟天、淫羊藿、干姜、党参、白术、白芥子、炙麻黄、甘草、冬虫夏草、阿胶等）。

中成药：尪痹颗粒、益肾蠲痹丸、金匮肾气丸等。

2. 针灸治疗

（1）体针　根据病情辨证取穴，取穴大椎、风池、膻中、丰隆、血海、阴陵泉、足三里、关元、命门、气海等；每次取 5～6 穴，施以补泻手法。

（2）灸法　根据病情辨证采用神阙灸、艾条灸、艾炷灸、温针灸等。

神阙灸　在神阙穴上放置具有温补元阳、活血散瘀、消肿止痛作用的脐疗散，再把姜汁复合片放于其上，将艾团置于脐宝罐内放在姜汁复合片上，点燃艾团，使患者腹部感觉温热为准，每次约 30～40min。

艾条灸　将点燃的艾条悬于施灸部位上 2～3cm，灸 10～20min，至皮肤温热红晕，而又不致烧伤皮肤为度。

艾炷灸　先将施灸部位涂以少量凡士林，然后将小艾炷放在穴位上，并将之点燃，连续灸 3～7 壮，以局部皮肤出现轻度红晕为度。

温针灸　将针刺入腧穴并给予适当补泻手法得气后留针，将纯净细软的艾绒捏在针尾上，或用一段长约 2cm 左右的艾条，插在针柄上，点燃施灸。待艾绒或艾条燃完后除去灰烬，将针取出。

（3）其他　根据病情可行耳针、电针、梅花针、十二井穴点刺及穴位注射等方法。

3. 外治法

中药药物离子导入　遵循辨证外治的原则，随证选用具有活血通络、清热解毒作用的中药通过中药离子导入仪，作用于关节皮肤局部，治疗时间 15～20min，儿童不宜超过 15min。

蜡疗 选用中药蜡膏置于皮肤病变部位或关节、指端等部位，通过场效应治疗仪持续加热治疗，时间为 40min。另介绍蜂蜡热敷法：取蜂蜡 0.5kg 熔化，涂于旧绢布上，制成蜂蜡饼。在用蜂蜡饼热敷前，病灶先用温热水洗一次，再用醋涂一次，最后才用蜂蜡饼贴敷患处，时间以治愈为度。

穴位贴敷 在夏季三伏天，将白芥子、生姜等中药调成膏状，辨证选择相应的穴位贴敷治疗，成人每次贴敷时间为 2~6h，儿童贴药时间为 0.5~2h。

中药熏洗 中草药(选用桂枝、苏木、羌活、艾叶、地骨皮、侧柏叶、千里光、枫球、苦参、苍术各 60g)煎汤，趁热在患处熏蒸、淋洗或坐浴，每次熏蒸 15min(冬天可适当延长时间，以患者感觉适宜为度)，或加入食醋 200ml，患者全身浸入药液中，同时用药液浸湿毛巾敷面，水温保持在 50℃~60℃，每次浸浴 15~30min。

中药外敷 辨证选用新鲜中草药制成糊状或膏剂，敷于患处或穴位，厚度以 0.2~0.3cm 为宜，大小超出病变处 1~2cm 为度，时间 2~4h。

中药热敷 将中草药放入大盆内或药物包入口袋内再放入盆中煎煮，煮好后，先用热蒸汽熏蒸患处，待药液温度下降适中时，用毛巾蘸取中药液敷于患处，或直接将装药的口袋敷于患处。每次治疗时间为 20~30min。

中药涂擦 将温经活血中药煎剂或中草药浸泡于 500ml 75% 酒精内 24h 后，再用药汁涂擦皮肤硬化或关节疼痛之处，用纱布蘸取适量药液反复擦拭，时间 15min 左右。

中药渫洗法 制草乌、川椒、艾叶、桂枝各 15g。水煎渫洗患处。或伸筋草、艾叶、桑枝各 30g，透骨草、刘寄奴、官桂、穿山甲各 15g，草红花、苏木各 9g。碾碎装纱布袋内。或用桑叶架锅上蒸，蒸后热渫患处或水煎后熏洗患处。

其他疗法 包括按摩、热浴和光疗(紫外线照射)等以改善临床症状。

(四)国医大师诊疗经验介绍

1. 朱良春经验[4-5]

朱良春先生认为本病属中医之虚损证，其病起于肺，继而累及脾肾，主要病机是肺脾肾俱虚。本病虽为肺脾肾三脏同病，但有轻重之分，尤其是急性发作时，不可偏重于补，当以祛风湿、痰浊诸毒，以"通"为法，可取寒热同用、温清并补法，俾内蕴之痰浊湿瘀诸毒泄化、络道通畅，则气血运行得以畅达，以濡养周身之皮毛、四肢百骸。朱良春先生用药乃集寒热辛苦于一炉，意在寒热辛苦各司其职，以迅速分消风、湿、热、毒诸邪，盖风、湿、热、毒分消，则痰瘀湿热分化，足三阳、足三阴诸经隧络道畅通，气血运行无阻，四肢百骸皮毛得以濡养，故硬化、萎缩、僵直、局部功能障碍以及溃烂、红肿等症均能速愈，此"流水不腐"之理也。

2. 邓铁涛经验[6-7]

邓铁涛认为本病的病因，可归纳为先天禀赋不足，后天失调，或情志刺激，或外邪所伤，或疾病失治、误治，或病后失养，均可导致脏腑亏虚，积虚成损。肺主皮毛，肺之气阴亏损，失却"熏肤充身泽毛，若雾露之溉"的作用，故皮肤失其柔润，变硬如革，干燥，无汗；脾主肌肉、四肢，脾气虚亏，失其健运，气血衰少，饮食不能营养肌肤，故肌肉萎缩而四肢活动困难；肾主骨，肾阴亏损，不能主骨生髓，故骨质受害，关节僵直、活动障碍。硬皮病的病机主要为肺脾肾俱虚，然而与他脏关系亦密切，因而形成多脏同病，多系统、多器官受损害的局面。主要证型包括肺脾亏虚和脾肾亏损。兼证：心血不足者，兼瘀者。治则：补肾健脾养肺，活血散结以治皮。方用六味地黄汤加味。主要药物：熟地黄、泽泻、牡丹皮、山药、云茯苓、山茱萸、阿胶、百合、太子参等。心血不足加熟枣仁、鸡血藤；胃阴虚加石斛；兼痰湿壅肺加橘络、百部、紫菀、五爪龙；兼瘀加丹参、牛膝等。

3. 李济仁经验[8-9]

李济仁认为，皮痹之痹"在于皮则寒""血凝于肤者为痹""皮肤顽厚""皮肤无所知""遍身黑色，肌体如木，皮肤粗涩"等。概括起来，主要表现为皮肤寒冷、肿胀、变厚、发黑，皮肤感觉迟钝、麻木。其发展趋势是"皮痹不已，复感于邪，内舍于肺"。从这些证候和病程的描述来看，与西医学的硬皮病相符合。近年来中西医研究硬皮病的结果证实，其基本病机是血瘀。李济仁临床喜用内服外治，以下介绍两种外治方法。

软皮化痰方　透骨草 25g，白芥子 15g，香白芷 15g，浙贝母 15g，海藻 20g，昆布 20g，炙鳖甲 15g，炙穿山甲 15g，独活 15g，红花 30g，川椒 15g，川芎 15g，露蜂房 15g，冰片 6g，皂角刺 15g。上药共研细末，以白酒 500ml，细食盐 0.5kg 混合搅拌均匀，装入细纱布袋中，用时蒸药袋 45min，取出后用干毛巾垫上，敷于硬化皮肤处，以不烫坏皮肤为度。每次半小时，每日 2 次，一个药袋可用 10d。

外涂红灵酒　生当归 60g，红花 30g，花椒 30g，肉桂 60g，樟脑 15g，细辛 15g，干姜 30g。上药用 50% 酒精 1000ml 浸泡 7d 备用。每天擦 2 次，每次擦 10min。

四、预后转归

本病病情多变，且不能预料。尽管在过去的 20 年里 SSc 预后有了很大的改善，但它仍是致死率最高的结缔组织病，且不能治愈[10]。

临床多数患者最终出现内脏病变。如果早期发生心、肺或肾损害，预后不良。CREST综合征患者，可长期局限而不发展，预后良好。但直到最后出现其他内脏病变，如血管病变，造成肺动脉高压、特有的胆汁性肝硬化而预后不良。

具体而言，腕、踝、肘、膝关节活动时疼痛加重，并可出现较粗糙的摩擦音，这是因腱鞘和邻近组织的纤维化及炎症所致。这种摩擦音多见于弥漫型硬皮病，提示预后不佳。约29%的患者可出现侵蚀性关节病变。硬皮病患者病程中亦可出现继发于食管病变而导致的吸入性肺炎，由呼吸肌无力而导致的呼吸衰竭、肺出血、胸膜反应、气胸、肺动脉高压所致的右心衰竭等。由肺间质纤维化或肺血管病变引起，如果其下降低于预定值的40%，或有DLCO快速下降和（或）肺容量快速下降则提示预后不良。心脏病变可表现为心肌炎、心包炎或心内膜炎，各种心脏病的明显临床征象均提示预后不良。高血压常以舒张压升高为主。高血压的出现常提示预后不良。出现肾功能衰竭的患者预后较差。

目前国际上已经有加拿大、匈牙利、西班牙、英格兰、日本、丹麦和瑞士等国家的风湿病专家分别进行了SSc患者的预后研究，由于研究对象种族不同、患者临床亚型的不同、自身抗体谱的不同、内脏器官受累的程度不同，不同研究的结果差异很大[11-12]。国内学者研究发现[13]，死亡组患者中男性比例高于存活患者，而且Cox回归分析表明，男性是预测患者死亡的危险因素，这与国外的研究结果一致。虽然流行病学资料表明女性更容易患SSc，但是，就像SLE一样，往往是男性病情更重，预后更差。因此，对于男性SSc患者应该进行更积极的治疗。

发病年龄偏大者死亡的风险增加，因为年龄大的患者器官功能下降，器官的功能储备不足，罹患SSc作为一种应激，对患者的影响会相对更大，所以，发病年龄大的患者死亡的风险相对较大，这和国外的研究相似，我们的研究发现，弥漫性SSc患者死亡风险增加，可能反映了患者病情较重，弥漫性SSc患者发生器官损害的风险增加，死亡风险加大，针对此类患者的内脏器官损害应该更早进行诊断，进行更积极治疗，以期改善其预后。

五、预防调护

1. 预 防

（1）未病先防　本病的高危人群是指接触煤矿、金属矿、硅矿、化工等工作人员的人群，应加强这类人员的防护意识，做好劳动保护，定期查体。其次，多数人认为本病很可能有遗传因素，再加持久的慢性感染而造成的一种自身免疫性疾病。部分病例常与 SLE、桥本甲状腺炎、RA、SS 等相重叠，因而有上述危险因素更应注意预防。包括：

早期诊断　可根据典型的皮肤硬化及系统性损害做出诊断。

早期治疗　可用糖皮质激素或其混悬液等做皮损内注射。坚持体疗和物理治疗，如音频、蜡疗等，以改善肢体挛缩，增加肢体功能，或长期口服维生素 E 等。

（2）既病防变　至于已经确诊患者，应积极预防疾病进展，具体方法包括：①进行性 SSc 进展缓慢，有些有自行缓解倾向，不要轻易停止或放弃治疗；②注意锻炼身体，生活规律，避免情绪刺激及变化；③目前无特效药物治疗本病，在整个病程中，应积极配合中医药疗法，对该病的控制很重要；④有雷诺现象患者，应注意保温，避免冷刺激；⑤禁止吸烟。

2. 调　护

心理保健　保持心情舒畅，方能气血通顺。本病病程较长，若疾病久治不愈，患者对病情进展感到恐惧，以消极悲观的态度对待治疗。因此要鼓励和引导患者的情感宣泄，帮助患者减轻压力，安心养病，家人应多陪伴，消除患者的孤独，病友之间可相互交流，互相传阅疾病好转的病友资料，使患者保持乐观情绪，积极配合治疗。

运动保健　本病进入中晚期，手指或肢体挛缩时，要指导患者进行功能练习。若没有重要器官脏器衰竭情况下，可进行四肢按摩，促进血液循环。鼓励患者下床活动，或经人陪伴做屈伸运动，保持肢体功能位，避免关节变形。

饮食保健　硬皮病多在脾肾阳虚的基础上感邪而发病。其饮食当注意温补，常食用有温阳作用的食物，如虾、胡桃肉、羊肉、狗肉、鹿肉、韭菜、刀豆、鸽子蛋、鳝鱼、淡菜等。

3. 护理调摄

（1）常规护理　避免感受风寒，戒除烟酒等不良嗜好，注意肢端保暖，加强体质锻炼如太极拳等，预防情志波动，注意劳逸结合，适当进行关节功能锻炼和呼吸功能锻炼。

（2）整体护理

雷诺现象　避免外伤、破溃，观察指（趾）颜色是否正常，嘱患者注意保暖，勿待在过冷的环境中，天冷时应注意保持室温在 18℃～20℃，用热水袋、棉手套、厚袜子等保温；避免强阳光暴晒等冷、热刺激。避免精神刺激，保持乐观情绪，劝告患者禁饮咖啡，避免抽烟，勿劳累。

胃肠道功能障碍　指导患者少食多餐，吃饭时细嚼慢咽，用餐时及餐后抬高床头 30°，预防食物反流。观察患者有无腹胀、腹痛现象，并观察有无腹泻、便秘的发生。每周测体重一次。

骨、关节受累　关节疼痛，则协助患者采取舒适的体位，局部理疗或热敷；骨隆突出处使用海绵或气圈。关节强直时，加强关节活动，每日起床后进行至少 15min 温水浴，温水浴后，每次每个关节重复两次争取最大幅度的关节活动，尽量保持关节功能位置。

张口困难护理　指导患者做张口锻炼，锻炼嚼口香糖、吃苹果等，养成良好的口腔卫生习惯，避免进食尖硬的食物。使用软毛牙刷，防止损伤牙龈，口唇干燥者涂润唇油。

肺功能障碍护理　指导患者外出戴口罩，每天进行深呼吸锻炼，避免到人口密集场所，忌食生冷辛辣之品，观察患者有无干咳、活动后气短、易感冒现象。

（3）特色护理

·晨起开窗通风换气约 30min，卧床患者要注意保暖，切忌吹对流风。对于阳虚患者提倡在晌午活动，阴虚患者提倡在午后活动，卧床的患者则可以在床上锻炼。

·重视养生的康复护理：采用揉腹、吐息导引等养生方法。

·饮食护理：保证摄入足够的热量、多种维生素及一定量的蛋白质。忌食辛辣刺激性食物。

·特色皮肤护理：采用红花、血竭等中草药制成皮肤护理液对局部皮肤进行护理，使用"摩""推""揉"等方法进行按摩，以带动关节进行被动活动，增加皮肤肌肉弹性。

六、研究进展

1. 病因病机

钟以泽[14]认为，本病病因或外感、内伤，或内外合邪，但以内因为主，外感以外感六淫、饮食不节、外伤等常见；内因指先天禀赋不足，后天失调，劳欲过度，或情志受刺激，或疾病失治、误治，或病后失养等；瘀、虚是其病机关键。郭刚等[15]根据硬皮病的发病部位、临床症状、传变规律及疾病特点，认为络脉病变贯穿于硬皮病发生发展始终，并从络病学说和硬皮病的现代研究出发，揭示了二者间存在密切联系。娄多峰等[16]认为硬皮病病机要点在于寒凝腠理、经络痹阻和脏腑失调三方面，是病情由轻到重的三个过程，它们之间互相联系，互相影响，又互相转化，不能截然分开。正气不足为本，皮肤硬化萎缩为标。采用温经解肌、活血通络、益气养血进行治疗。若寒湿郁而化热，病情急性发作，治当清热利湿，或清热解毒、活血通络。张志礼[17]认为该病在脏腑主要责之于脾肺不足和脾肾两虚。在治疗 LS 上，多从脾肺入手，一般病史较短者，邪多羁留于肺，但随着病期的延长，脾气不足的症状逐渐凸显。李广瑞等[18]认为 SSc 多因肾阳亏虚，卫外失固所致。治疗当以温阳蠲痹、益气散瘀为主。范永升[19]教授认为，皮痹虽证候繁杂，可影响五脏六腑，但以肺为主。因肺主皮毛，肺气亏虚，失却"熏肤充身泽毛，若雾露之溉"的作用，故皮肤失其柔润，变硬如革，干燥，无汗，不能为脾输布水谷精微，治疗以补益肺气为主，方用《永类钤方》中的补肺汤加减。钱先[20]认为肺虚是导致本病的主要原因。肺虚，则无力推动血液运行，失于治节，血失流畅，脉道涩滞乃致血瘀。叶世龙[21]认为 SSc 的根本病机则在脾肾阳虚。卫气不固，腠理不密，分肉失却温煦，风寒湿邪乘虚侵袭，客于肌肤之间，化为寒痰浊血，流注肤腠脉胳，致营卫不和，气血凝涩，发为皮痹；久之寒湿合风邪内侵，累及脏腑，发为脏腑之痹。张庆昌等[22]采用"独取阳明"论治疗硬皮病，脾虚为发病之本，气滞、血瘀、痰凝胶结为发病之标，二者互相影响，导致 SSc 消化道功能异常。杨欢欢等[23]参考权政涛的资料认为，本病与肺脾肾三脏有关，初病及肺，久病至肾。

2. 辨证论治

艾儒棣[24]治疗硬皮病以扶正祛邪、调整机体失衡之阴阳、重建平衡为主。主张病分三期，紧扣病机，分期论治。指出水肿期是因体虚不固，因虚致实，治疗应虚实兼顾，祛邪不忘固本；硬化期则以邪实为主，应祛邪兼扶正；萎缩期虚邪相杂，则应扶正兼祛邪。并强调治当辨明虚实主次，务必始终以"虚"为本，"瘀毒"为标，把"活血脉"贯穿于治疗的全过程。提出开肺窍、活血脉、通腠理为要，重用补气，坚持温阳，善用虫类药物的方法，临床取得了较好的疗效。康文娣[25]认为本病是由于脾肾阳虚，不能温煦，卫外不固，遇风寒湿外邪侵犯机体，阻滞皮肤肌肉之间，致血行不畅，气血凝滞，经脉不适，久则肌肤失养而致，治疗以温补脾肾、散寒化湿、活血祛瘀为原则，常采用阳和汤化裁。张怀亮[26]治疗从调理气血入手，认为气滞血瘀为主要病机，治疗以调畅气机为先，兼以补益气血、活血化瘀、平补阴阳，肺、脾、肾三脏同治，从整体调理，取得了良好效果。陈崑山[27]根据疾病不同的临床表现和体征，将其辨证分型为脾肾阳虚、血瘀、血虚三型：脾肾阳虚型，治以温肾散寒、健脾利湿、活血化瘀，基本方以麻黄附子细辛汤加减化裁；血瘀型，治以养血活血，通络散结，方以桃红四物汤加减；血虚型，治以益气养血，补益肝肾，通络散结，自拟软皮固本汤加减。胡心愿[28]将 SSc 分四型论治：风热犯肺型，治宜清热宣肺，佐以通络，方药为银翘散加减（金银花、连翘、荆芥、牛蒡子、薄荷、淡豆豉、桔梗、杏仁、竹叶、芦根、甘草、桂枝、白芍、地龙、王不留行）；寒湿痹阻型，治宜散寒除湿，温阳通脉，方药为黄芪桂枝五物汤合麻黄附子细辛汤加减；痰阻血瘀型，治宜祛痰通络，活血化瘀，方药为导痰汤加减；脾肾阳虚，治宜温肾健脾，化瘀祛痰，益气养血，方药为阳和汤合十全大补汤加减。

3. 分期论治

秦万章[29]认为本病"阳虚"和"血瘀"两大病机最为关键；将本病分为急性发作期和缓慢进展期来论治：急性发作期治以滋阴降火，清热解毒，疏肝理气，常用药有当归、玄参、郁金、泽兰、紫草、赤芍等。缓慢进展期：脾肾阳虚型，治宜温肾散寒、健脾利湿、活血化瘀，常用药有熟地黄、肉桂、炮姜炭、炙麻黄、薏苡仁、红花等；肺卫不固型，治宜宣肺利湿，通络化瘀，常用药物有荆芥、防风、羌活、独活、当归、全蝎等；肝郁血瘀型，治宜舒肝解郁，通络化瘀，常用药物有牡丹皮、栀子、柴胡、当归、茯苓、白术等；气血两虚型，治宜气血双补，通络化瘀，常用药物有黄芪、当归、肉桂、玄参等。

施慧[30]根据硬皮病的三期论治：浮肿期治宜散寒除湿，祛风通络；硬化期证属脾肾阳虚，气血痹阻，治宜温肾扶脾通痹；萎缩期证属气虚血瘀，络脉不通所致，治宜扶元固本，理气通络。邓兆智[31]认为本病临床可分为三期：水肿期，治宜活血通络，祛湿消肿；硬化期，治宜温阳散寒，活血通络，辅以滋阴养肺；萎缩期，治宜补肾滋阴养肺。

4. 专方治疗

卞华等[32]自拟温阳化浊通络汤（黄芪15g，桂枝10g，淫羊藿12g，桃仁12g，丹参20g，积雪草12g，白芥子10g，香附15g，全蝎3g），以求温阳祛瘀，化痰行气通络。康文娣[33]采用阳和汤加减（熟地黄20g，肉桂10g，制附子9g，干姜10g，麻黄6g，阿胶9g，白芥子6g，伸筋草15g，路路通15g，丹参30g，当归15g，生甘草6g）。李兴[34]采用当归四逆汤加味（当归12g，桂枝9g，白芍9g，细辛3g，鸡血藤12g，淫羊藿15g，仙茅10g，丹参10g，炙甘草4.5g）。周平安[35]以当归四逆汤、当归补血汤为主加减化裁组成经验方（生黄芪20～30g，桂枝10～15g，细辛3～6g，当归、赤芍、白芍、羌活、独活、威灵仙、皂角刺各10g，苍术、白术各15～30g，鸡血藤20g，红藤、积雪草、毛冬青各15g，白芥子6g，炙甘草6～10g）。全方共奏益气养血温阳、活血化瘀通脉、化痰软坚散结、祛风散寒除湿之功效。符小艳等[36]认为本病属于本虚标实证，本虚主要涉及脾肾两脏，标实主要是痰、瘀、湿、毒互结，自拟硬皮病1号方治疗此病（泡参30g，茯苓30g，白术20g，黄芪30g，当归6g，熟地黄30g，仙茅20g，麻黄 15g，地肤子 30g，蛇床子 30g，草果 10g，白附子 15g，白芥子 30g，皂角刺 30g，血竭 10g）。张富生等[37]方用普济消毒饮加减，皮肤组织萎缩加黄芪、熟地黄各 15g；病变发于关节，影响关节活动加桂枝、川牛膝各 15g。

谢宇锋等[38]以气虚血瘀立论，用益气软皮丸（黄芪、党参、白术、红花、当归、桂枝、川芎、熟地黄等）。胡东流等[39]和靳情等[40]运用加味阳和汤治疗系统性硬皮病 16 例，皮肤肿胀硬化、肢端雷诺征等明显好转。蒋富斌[41]自拟软皮汤加减进行临床治疗（淫羊藿、生晒参、仙茅、山药、生地黄、熟地黄、当归各 15g，三棱、莪术各 12g，白芥子 9g，麻黄、细辛、生甘草各 6g）。李广瑞等[18]认为 SSc 多因肾阳亏虚、卫外失固所致。治疗当以温阳蠲痹、益气散瘀为主，给予软皮片（桂皮、五加皮、桃仁、红花、牡蛎、黄芪、当归、姜皮、火麻仁、海桐皮等）治疗 31 例 SSc 患者，取得满意效果。杨晓黎等[42]在运用小剂量泼尼松治疗的基础上，运用华奇胶囊（人参、冬虫夏草、汉三七、绞股蓝、半枝莲等）和八子王胶囊（菟丝子、五味子、淫羊藿、人参、枸杞子等）内服治疗 76 例 SSc 患者，临床显效 39 例，有效 32 例。苏有明等[43]以益气健脾、活血通络中药和维生素 B_6 内服，同时配合电频治疗 38 例 LS，收到了较理想的效果。

5. 中药研究

对近 30 年来中药治疗硬皮病的文献进行统计分析，中药治疗 SSc 以活血化瘀、温经散寒和补益类药物为主，活血化瘀贯穿内服外治法之中，标本兼治，扶正以固本、驱邪以治标，可在一定程度上减少药物的副毒反应，扶正固本，增强临床疗效[23]。

丹参、川芎　丹参、川芎均具有活血化瘀的功效，在硬皮病中医治疗过程中这两味药出现的频率较高，有确切的疗效[44-45]。丹参、川芎等中药不仅能抑制成纤维细胞的增殖，同时可以抑制成纤维细胞合成胶原[46]，发挥抗纤维化作用。但其具体的作用机制仍不清楚，可能与抑制促纤维化因子及纤维化细胞的增殖、活化，抑制胶原等基质成分合成和沉积，激活与细胞外基质降解有关的酶的活性等多个环节有关[47]。

槌果藤提取物　现认为槌果藤提取物是一种理想的抗纤维化药物。国内学者[48]等证实，槌果藤提取物可抑制 SSc 患者成纤维细胞 I 型胶原 mRNA 表达及蛋白质合成，对正常人成纤维细胞 I 型胶原 mRNA 表达及蛋白质合成无影响，且有抗氧化作用。现认为槌果藤提取物是一种理想的抗纤维化药物。

6. 外治法

闫小宁等[49]采用热敷药（白附子、川乌、独活、艾叶、白鲜皮、透骨草、红花、木通、料姜石等）包布上笼屉蒸热后热敷患处，适用于皮损面积较大的患者，通过药物的温热作用使药物直接作用于皮损，直达病所。于春水等[50]采用透明质酸钠局部注射治疗晚期 LS 获得了较好疗效。张武强等[51]报道采用破血通经药刘寄奴水煎熏蒸及湿敷硬皮病头顶部皮肤硬化 1 例。汤一鹏[52]报道采用中药熏洗治疗 LS。张安林等[53]自拟外治方，将药加入雾化舱治疗皮损效果较好。张晶[54]报道采用口服中药汤剂加中药熏蒸治疗硬皮病。丁翔云等[55]采用皮痹方内服，配合中药(伸筋草、透骨草、红花、艾叶、乳香、没药、刘寄奴各10g，与皮痹 3 号同煎)外洗治疗硬皮病效果较好。

7. 针灸疗法

艾灸　刘玉环等[56]运用天灸疗法治疗硬皮病 5 例，均获痊愈。其治疗方法：所有患者在督脉及膀胱经第一侧线背俞穴寻找异常反应点，在找到的反应点上，用烧热的针点刺使皮肤破损，然后在破损的穴位上敷化腐散，外用胶布固定，3~5d 改用三仙丹少量撒在消毒后穴位上，外敷全鸡吸毒膏，换药期间在穴位上拔火罐，每天换药一次，直到灸疮愈合为一疗程，隔 1 周后再进行下一疗程。刘影等[57]取穴关元、神阙、足三里、三阴交、曲池、手三里及局部硬变处，进行悬灸，每日 1 次，每次 30min，10 次为一疗程，并配合中药治疗，对改善 SSc 的雷诺现象有较好的疗效。

电针配合刺络拔罐　周英[58]总结 LS 的临床表现以血瘀证为多见，因此活血化瘀是治疗本病的一种重要法则。临床治疗以电针围刺，依据局部皮肤损害面积，每针间隔 0.5 寸 45°角刺入患处中行捻转泻法，得气后接电针仪，采用疏密波，每次选 4 个穴位。同时配合局部七星针敲打，令其微出血，再拔火罐。

针刺法　张永生等[59]用 26 号 1~3 寸毫针针刺治疗 LS 30 例，病变在前额者主穴取上星、阳白、头维，配穴取印堂、太阳；病变在上肢者主穴取大椎、扶突，配穴取血海、三阴交；腰背下肢合并病变者主穴取腰阳关、环跳、秩边，配穴为三阴交、承山。使用烧山火手法，使局部产生温热感。

针刺法、艾灸结合中药热敷　闫小宁等[60]采用针刺、艾灸结合中药热敷治疗硬皮病 42 例，LS 患者随机分为针药组、肝素钠组。两组均口服积雪苷片及维生素 E，在此基础上，针药组加用围刺局部、艾灸局部及合谷、足三里穴，配合"热敷药"外敷局部；肝素钠组加用肝素钠软膏外用。两组均口服积雪苷片每次 4 粒，每日 3 次；维生素 E 每次 1 粒，每日 3 次。

8. 内外合治

陈冬冬等[61]以气虚血瘀立论，将 61 例 SSc 随机分为两组治疗，熏蒸组 36 例予益气活血方(黄芪、丹参、伸筋草、威灵仙、马鞭草、生地黄各30g，鸡血藤 15g，桃仁、红花、川芎、茯苓皮各10g)熏蒸治疗，服药组 25 例予益气活血方口服，治疗期间两组同时服用积雪苷片和肤康胶囊，结果两组患者治疗后皮肤硬度积分、关节功能积分均较治疗前均显著降低，熏蒸组治疗前后皮肤硬度、关节功能积分与服药组比较差异有显著意义。霍伟红[62]用口服药(当归、熟地黄、白芍、鹿角胶、桂枝各 10g，黄芪 20g 穿山甲、红花、浮萍、水蛭各 6g，草石斛 20g)配合热敷药(白附子、黄丹、羌活、独活、桂枝、蛇床子、轻粉、天花粉、栀子、枯矾、云矾、川乌、草乌、木通、甘松各 6g，白鲜皮 8g，狼毒、红花、地骨皮、透骨草、生半夏、木贼、艾叶各 9g，硫黄、花椒各 15g，大皂角 60g，料姜石 120g)联合外洗方(艾叶、桂枝、生黄芪各 15g，三棱、莪术、红花、威灵仙、山豆根、刘寄奴、麻黄、浮萍各 10g)取得良效。彭连双等[63]以热毒痰阻立论，治疗发展期 LS，予清开灵注射液静点，并口服中药(山慈姑 10g，积雪草 20g，连翘 20g，白花蛇舌草 30g，忍冬藤 20g，虎杖 15g，桂枝 10g，皂角刺 12g 等)。谢宇峰等[64]采用益气软皮丸(黄芪、党参、白术、红花、当归、桂枝、川芎、熟地黄等)口服配合软皮酊(红花、川芎、艾叶、花椒、黄芪、马钱子、大黄、细辛、当归、透骨草、桂枝、樟脑等)外搽以益气软坚、化瘀通络。

9. 中西医结合治疗

齐敦魁等[65]采用中西医结合方法治疗 SSc，西医治以糖皮质激素、维生素 E、复合维生素 B、维生素 C、氯化钾、硫糖铝及末梢血管扩张剂如菸酸、地巴唑、烟酸肌醇及妥拉苏林、复方丹参片等。中医治疗分期论治硬皮病，分别以硬皮病Ⅰ、Ⅱ、Ⅲ号方治疗 60 例 SSc，疗程最短者 44d，最长者 66d，平均 57d，治疗后肢端痉挛现象、皮肤硬化、关节障碍、吞咽困难、畏寒、乏力等症状均有明显改善。龙海山等[66]采用内服中药(基本方含黄芪、党参、生当归、赤芍、乌梢蛇等)加矿泉水浸浴、口服维生素等治疗 SSc，共治疗 46 例，总有效率为 96%。曾宪国[68]用中西医结合治疗 LS 25 例，方法：维生素 B6 20mg，每天 3 次，青霉胺 0.25mg，每天 1 次，连续 3 个月。中药：丹参 12g，黄柏 12g，熟地黄 4g，生黄芪 30g，当归 10g，白芥子 15g，伸筋草 30g，贝母 l0g，丝瓜络 15g，僵蚕 10g，刘寄奴 10g，鬼箭羽 30g。王海平等[68]采用：①血管活性剂，低分子右旋糖酐 500ml 加复方丹参注射液 16ml 静滴，每天 1 次，2 周为一疗程，口服阿司匹林 300mg，每天 2 次；②中药内服软皮汤，每周连服 3d，每天 1 剂，停 4d；③外用软皮药浴液(白附子 30g，僵蚕 15g，羌活 10g，独活 30g，蛇床子 30g，川乌、草乌各 15g，地骨皮 30g，伸筋草、透骨草、桑枝各 60g，艾叶 15g，威灵仙 120g，红花、桃仁各 10g，水煎 3 次)倒入浴盆内，使水温保持在 35℃~40℃，浴后加衣被卧床至出汗。用此法治疗 LS 31 例，痊愈 7

例，显效 19 例，有效 5 例。

七、诊疗参考

1. 硬皮病的分类

目前硬皮病尚没有统一的分类，硬皮病按其临床表现可分为 LS 与 SSc 两型，具体见表 5 - 1。依其病因及临床表现进行分类，参见表 5 - 2。

表 5 - 1　LS 与 SSc 的鉴别

	LS	SSc
雷诺现象	常为首发症状，几乎均有	可发生在其他症状之前、同时或之后，不一定都有
皮肤累及	局限于肢端，不累及躯干	弥漫广泛，均累及躯干
系统受累	晚、少、轻	早、多、重
抗 Scl-70 抗体	阳性率低	阳性率高
预后	相对较好	相对差

表 5 - 2　硬皮病与相关疾病分类

1. 系统性硬化病（SSc）

（1）弥漫皮肤型

（2）局限皮肤型（包括 CREST 综合征）

2. 局部性硬皮病（LS）

（1）硬斑病（morphea）：病变仅局限于皮肤，皮损呈斑块状者称为硬斑病

（2）线状者称为线状硬皮病、条形硬皮病

（3）如点状者称为点滴状硬皮病

3. 嗜酸粒细胞性筋膜炎

4. 化学物质致硬皮病样症状

（1）出现 SSc 样表现的化学物质有乙烯基氯化物、三氯乙烯

（2）出现 LS 样表现的疾病有毒性油综合征、嗜酸细胞增多 - 肌痛综合征、五唑类和环氧树脂导致的纤维化、骨髓移植后硬皮病

5. 类似硬皮病皮肤改变的疾病（假性硬皮病）

（1）水肿型

①Buschke 成人型硬肿病

②硬化性黏液水肿

③硬肿病

④胰岛素依赖性糖尿病

（2）炎症性或萎缩性

①卟啉病（先天性或迟发性卟啉病）

②苔藓样硬化和萎缩

③肢端肥大症

④淀粉样变

⑤苯丙酮尿

⑥类癌瘤

⑦局部脂肪萎缩

⑧皮肤异色病

⑨Werner 综合征

⑩早老症

⑪慢性肢端萎缩

⑫POEM 综合征

⑬癌浸润

2. SSc 的分型

SSc 有多种亚型，它们的临床表现和预后各不相同。参见表 5－3。

表 5－3　SSc 的分类

1. 弥漫性硬皮病（DS）：除面部、肢体远端和近端外，皮肤增厚还累及躯干

2. 局限性硬皮病（LS）：皮肤增厚限于肘（膝）的远端，但可累及面部、颈部

3. 无皮肤硬化的硬皮病（sine scleroderma）：临床无皮肤增厚的表现，但有特征性的内脏表现和血管、血清学异常

4. 重叠（in overlap syndrome）：上述三种情况中任一种与诊断明确的 RA、SLE、PM/DM 同时出现

5. 未分化结缔组织病（undifferentiated connective tissue disease）：雷诺现象伴系统性硬化的临床和（或）血清学特点，但无系统性硬化的皮肤增厚和内脏异常

3. 硬皮病的分类与诊断标准

1980 年 ACR 制定了 SSc/硬皮病的分类标准，在保证临床研究病例的一致性方面起到了很重要的作用。但也应注意到，不是所有的 SSc 都满足这个标准；另一方面，其他疾病也可有近端皮肤硬化，该标准不包括 LS、嗜酸性筋膜炎及各种类型的假性硬皮病（表 5－4）。

表 5 - 4　ACR SSc/硬皮病分类标准

A. **主要条件**

近端皮肤硬化：手指及掌指（跖趾）关节近端皮肤增厚、紧绷、肿胀。这种改变可累及整个肢体、面部、颈部和躯干（胸、腹部）。

B. **次要条件**

①指硬化：上述皮肤改变仅限手指。

②指尖凹陷性瘢痕或指垫消失：由于缺血导致指尖凹陷性瘢痕，或指垫消失。

③双肺基底部纤维化：在站立位胸片上，可见条状或结节状致密影，以双肺底为著，也可呈弥漫斑点或蜂窝状肺。要除外原发性肺病所引起的这种改变。

判定：具有主要条件或两个以上次要条件者，可诊为 SSc。此外雷诺现象，多发性关节炎或关节痛，食管蠕动异常，皮肤活检示胶原纤维肿胀和纤维化，血清有 ANA、抗 Scl-70 抗体和 ACA 均有助于诊断。

2013 年 ACR/EULAR 发布 SSc 分类标准，此标准是既 1980 年 ACR 发布 SSc 分类标准以来的首次修订。在新的分类标准中，增加了甲襞微血管异常、自身抗体、雷诺现象等新内容；双手指皮肤增厚并渐近至掌指关节已足以诊断硬皮病。若无上述表现，根据次要条目的权重进行计分，总得分≥9 分，即可归类为 SSc（表 5 - 5）。此分类标准的灵敏度和特异性均优于 1980 年 ACR 标准，适用于发现早期硬皮病患者。新的分类标准在验证样本中的灵敏度和特异性分别为 0. 91 和 0. 92，而 1980 年 ACR 分类标准的灵敏度和特异性分别为 0. 75 和 0. 72。

表 5 - 5　ACR/EULAR 系统性硬化症分类标准

主要条目	亚条目	权重/分
双手指皮肤增厚并渐近至掌指关节（足以诊断）		9
手指皮肤增厚（仅计最高评分）	手指肿胀	2
	指端硬化（不急 MCP 但渐近 PIP）	4
指端损害（仅计最高评分）	指尖溃疡	2
	指尖凹陷性瘢痕	3
毛细血管扩张		2
甲襞毛细血管异常		2
肺动脉高压和（或）间质性肺病（最高2 分）	肺动脉高压	2

续表

主要条目	亚条目	权重/分
	间质性肺病	2
雷诺现象		3
SSc 相关抗体(最高 3 分)	抗着丝点抗体(ACA)	3
	抗拓扑异构酶 I 抗体(抗 Scl-70)	
	抗 RNA 聚合酶 III 抗体	

注:总得分为各项最高评分的总和。总得分≥9 分即可归类为 SSc

参考文献

[1]李杨,邓丹琪.系统性硬皮病治疗的研究进展[J].中国皮肤性病学杂志,2011,25(5):393-396,400.

[2]Traub YM, Shapiro AP, Rodnan GP. Hypertension and renal failure(selercderma renal crisis)in progressive systemic sclerosis[J]. Medicine, 1983, 62:335-352.

[3]陈运贤,钟立业.骨髓移植的新进展[J].新医学,2003,34(10):642.

[4]邱志济,朱建平,马玻卿.朱良春治疗弥漫性硬皮病用药特色选析[J].辽宁中医杂志.2001,28(9):530-531.

[5]朱婉华.朱良春:系统性硬化病辨治[N].中国中医药报,2016-04-29.

[6]邓铁涛.邓铁涛医集[M].北京:人民卫生出版社,1995.

[7]邓铁涛.肺脾肾相关辨治硬皮病[J].中国中医药现代远程教育,2004,2(6):15-16.

[8]皮持衡.风湿病中医治疗学[M].南昌:江西科学技术出版社,2001:106.

[9]李济仁,仝小林.痹证痿病通论[M].北京:中国医药科技出版社,2014:10.

[10]栗占国,唐福林.凯利风湿病学[M].8版.北京:人民卫生出版社,2010:1393.

[11]Kuwana M, Kaburaki J, Arnett FC, et al. Influence of ethnic background on clinical and serologic features in patients with systemic sclerosis and anti-DNA topoisomerase I antibody. Arthritis Rheum, 1999, 42(3):465-474.

[12]Ferri C, Valentini G, Cozzi F. et al. Systemic sclerosis:demographic, clinical, and serologic features and survival in 1012 Italian patients [J]. Medicine (Baltimore), 2002, 81 (2):139-153.

[13]姚中强,栗占国,于孟学,等.系统性硬化病患者死亡危险因素分析[J].中华风湿病学杂志,2010,14(5):308-310.

[14]王用峰,刘霞.钟以泽教授治疗硬皮病临床经验[J].四川中医,2006,24(10):1-2.

[15]郭刚,陆春玲.硬皮病从络病论治[J].新中医,2007,39(3):7-9.

[16]娄多峰,娄玉钤.娄多峰论治风湿病[M].北京:人民卫生出版社,2007:87.

[17]蔡念宁.张志礼治疗硬皮病经验[J].中医杂志,2002,9(43):657.

[18]李广瑞，欧阳恒，杨志波. 软皮片治疗系统性硬皮病的疗效观察[J]. 中国中西医结合皮肤性病学杂志，2010，9(2)：113－114.

[19]高祥福. 范永升教授从肺论治硬皮病[J]. 浙江中医药大学学报，2008，32(2)：195－196.

[20]钱先. 补肺清瘀法促进硬皮病皮肤软化25例临床研究[J]. 江苏中医药，2007，39(3)：20－22.

[21]叶世龙. 从脾肾阳虚辨治弥漫性硬皮病[J]. 中华中医药杂志，2006，21(4)：233－234.

[22]张庆昌，朱秀惠，张富生. "独取阳明"治疗硬皮病[J]. 中医药通报，2003，2(2)：99－100.

[23]杨欢欢，吕军影. 中药治疗硬皮病的文献分析[J]. 风湿病与关节炎，2013，2(3)：36－37.

[24]张霞，李艳，谢西梅. 艾儒棣教授治疗硬皮病经验[J]. 四川中医，2011，29(3)：12－13.

[25]隋克毅. 康文娣教授治疗局限性硬皮病经验[J]. 风湿病与关节炎，2014，3(6)：44－45

[26]杨克勤. 张怀亮教授治疗硬皮病经验[J]. 中医研究，2013，26(7)：55－56.

[27]戴琦，徐卫东. 陈崑山治疗硬皮病临证体会[J]. 中华中医药杂志，2013，28(10)：2953－2955.

[28]胡心愿. 硬皮病中医辨证施治[J]. 中国中医药现代远程教育，2010，8(13)：126.

[29]范斌，李斌等. 秦万章治疗硬皮病经验[J]. 中医杂志，2013，54(8)：707－708.

[30]施慧. 硬皮病的辨证论治[J]. 云南中医中药杂志，2010，31(2)：89－90.

[31]刘孟渊. 邓兆智中西医结合治疗系统性硬化病的经验[A]. 第十二届全国中医风湿病学术研讨会专辑[C]，2008：265－266.

[32]卞华，吕芹. 温阳化浊通络汤治疗早期系统性硬化病临床观察[J]. 四川中医，2009，27(6)：66－67.

[33]康文娣. 阳和汤加减治疗系统性硬化症40例[J]. 中医研究，2009，22(5)：39－40.

[34]李兴. 当归四逆汤加味治疗寒湿阳虚型硬皮病临床观察[J]. 光明中医，2013，28(3)：488－450.

[35]李颖. 周平安教授治疗硬皮病经验浅析[J]. 新中医，2012，44(3)：154－156.

[36]符小艳，彭静，许志远. 硬皮病1号方治疗系统性硬化病37例临床观察[J]. 四川中医，2012，30(2)：98－99.

[37]张富生，李振国. 普济消毒饮加减治疗局限性硬皮病105例[J]. 浙江中医杂志2005，15(8)：349.

[38]谢宇峰，谢宇霞，蔡光先. 益气软皮丸治疗系统性硬皮病186例疗效观察[J]. 中国中医药信息杂志，2010，17(1)：76－77.

[39]胡东流，靳情，王洪斌，等. 温阳化瘀法治疗系统性硬皮病的临床观察[J]. 广州中医药大学学报，2004，21(3)：175－178.

[40]靳情，胡东流，王洪斌．加味阳和汤治疗系统性硬皮病的临床研究[J]．蚌埠医学院学报，2005，30(1)：64-66．

[41]蒋富斌．运用络病理论探讨系统性硬皮病的诊治[J]．上海中医杂志，2006，40(10)：36-37．

[42]杨晓黎，陈金亮，陈儒．中西医结合治疗系统性硬皮病71例[J]．实用中医药杂志，2002，18(1)：29．

[43]苏有明，杨蓉娅．维生素B6配合中药及低频电治疗限局性硬皮病[J]．中华皮肤科杂志，2000，33(2)：122．

[44]杨国锟，于江燕．复方丹参注射液治疗局限性硬皮病8例[J]．化工劳动保护，1999，20(2)：20-21．

[45]王用峰．辨证分型治疗硬皮病14例[J]．新中药，2006，38(11)：66-67．

[46]朱鹭冰，李明．活血化瘀中药对系统性硬皮病患者皮肤成纤维细胞胶原合成的影响[J]．中国中西医结合皮肤性病学杂志，2006，4(3)：205-206．

[47]郭君箕，盛明雄．苦杏仁甙抑制成人肾脏成纤维细胞的增殖[J]．中国组织工程研究与临床康复，2008，18(12)：3575-3578．

[48]曹越兰，李欣，郑敏．槌果藤对进行性系统性硬化症患者成纤维细胞增殖和Ⅰ型胶原产生的影响[J]．中国中药杂志，2008，33：560-563．

[49]闫小宁，张建荣，李美红，等．"热敷药"治疗局限性硬皮病的临床研究[J]．世界中西结合杂志，2012，7(4)：340-342．

[50]于春水，冉立伟，谭升顺，等．透明质酸钠与透明质酸酶局部注射治疗晚期限局性硬皮病的疗效分析[J]．中国皮肤性病学杂志，2006，20(1)：26-28．

[51]张武强，张武标．刘寄奴治疗局限性硬皮病[J]．医学导刊，2007，10(39)：2．

[52]汤一鹏．中药熏洗治疗局限性硬皮病32例[J]．云南中医杂志，1991，12(3)：33．

[53]张安林，顾新宝．中药汽疗仪雾化透皮法外治痹病278例临床研究[J]．中医杂志，2001，42(1)：32-35．

[54]张晶．中医药疗法治疗儿童局限性硬皮病16例疗效观察[J]．中国中西医结合儿科学，2012，4(3)：258-259．

[55]丁翔云，李双燕，何英滔．皮痹方治疗硬皮病临床观察[J]．山西中医，2012，28(3)：19-20．

[56]刘玉环，张仁尊，崔淑杰，等．天灸治疗硬皮病[J]．针灸临床杂志，1997，13(3)：39-40．

[57]刘影，李西中，吕福全．温灸改善系统硬化症雷诺现象1例举隅[J]．吉林中医药，2011，31(2)：159．

[58]周英．电针配合刺络拔罐治疗局限性硬皮病52例[J]．上海针灸杂志，2008，27(11)：29．

[59]张永生，伊晓珍，何麟．针刺治疗局限性硬皮病30例临床观察[J]．中国针灸，1995，(5)：5-6．

[60]闫小宁，张建荣，张彩晴，等．针刺、艾灸结合中药热敷治疗硬皮病疗效观察[J]．中国针灸，2013，33(5)：403－406．

[61]陈冬冬，屠文震，张凌．益气活血方熏蒸法与口服法治疗系统性硬皮病疗效比较[J]．中国中西医结合皮肤性病学杂志，2009，8(2)：79－80．

[62]霍伟红．中药内外合治硬皮病30例疗效观察[J]．云南中医中药杂志，2006，27(4)：10．

[63]彭连双，郭刚．清开灵注射液联合中药治疗局限性硬皮病发展期106例[J]．辽宁中医杂志，2007，34(3)：323－324．

[64]谢宇峰，蔡光先．益气软皮丸治疗局限性硬皮病127例[J]．中国中医药现代远程教育，2010，8(2)：33－34．

[65]齐敦魁，周素荣，张三泉，等．中西医结合治疗系统性硬皮病疗效观察[J]．皮肤病与性病，1999，21(1)：27－28．

[66]龙海山，旷瞻斗．中医药加矿泉水浸浴治疗系统性硬皮病16例[J]．中华皮肤科杂志，1990，19(5)：244－245．

[67]曾宪国．中西医结合治疗局限皮肤型硬皮病25例[J]．广西中医药，2001，24(2)：32．

[68]王海平，苏国臣，张左平，等．中西医结合治疗局限性硬皮病31例临床观察[J]．河北中医药学报，1998，13(3)：14－15．

（呼兴华）

第六章

成人斯蒂尔病

　　成人斯蒂尔病（AOSD）是一组病因和发病机制不明，临床以高热、一过性皮疹、关节炎（痛）为主要表现，伴有周围血白细胞增高、肝脾及淋巴结肿大等系统受累的综合征。该病既包括成人发病的斯蒂尔病，也包括儿童期发生的斯蒂尔（Still）病至成年期复发的连续性病例，或在儿童期发病到成年期才出现全身症状的病例。1973 年正式命名为"成人斯蒂尔病"。但当时同时并用的名称有成人变应性亚败血症、Wissler 综合征及成人发病的幼年 RA。直到 1987 年国际上统一采用"成人斯蒂尔病"命名后，本病作为一种独立性疾病，才得到了广泛的承认。AOSD 呈世界性分布，无种族差异及地区聚集性，发病年龄从 14～83 岁不等，尤以 16～35 岁的青壮年多发，男女患病率基本相等或以女性为多（男女比例为 1:1.1～2），病程 2 个月到 14 年。本病无特异性诊断条件，诊断比较困难，病情及预后差异较大。根据本病发热、关节痛等特征，将其归属于中医风湿病（痹证、痹病）的"热痹"范畴。

一、病因病机

（一）现代医学认识

　　AOSD 的病因和发病机制尚不清楚，一般认为与感染、遗传和免疫异常有关。

　　感染因素　多数斯蒂尔病患者发病前有上呼吸道感染病史，血清抗"O"升高，部分患者咽拭子培养有链球菌生长，提示 AOSD 与链球菌感染有关。其他病原微生物如肠耶尔森菌、风疹病毒、腮腺炎病毒、柯萨奇病毒、埃可病毒、副流感病毒、EB 病毒、肺炎支原体或鼠弓形体等，被认为与本病的发病一定关系，但尚不能确定感染在发病中的作用。

遗传因素　据报道 AOSD 与 HLA 中Ⅰ类抗原和Ⅱ类抗原有关，包括 HLA-B_8、Bw_{35}、B_{44}、DR_4、DR_5 和 DR_7 等，提示本病与遗传有关，但上述 HLA 位点与临床表现、诊断及对治疗的反应均无明显相关性，对支持临床诊断无特殊意义。

免疫异常　有研究认为 AOSD 患者存在细胞免疫和体液免疫异常。目前研究发现，AOSD 患者 T 辅助细胞减少，T 抑制细胞增高及 T 淋巴细胞总数减少。活动期患者血清中 IL-6、IL-8、IL-18、TNF-α、IFN、可溶性 IL-2 受体及吞噬细胞集落刺激因子浓度增高；部分患者存在某些自身抗体如抗组蛋白抗体和抗心磷脂抗体、抗红细胞抗体和抗血小板抗体等；血清中 Ig 升高，并出现高球蛋白血症；血清总补体、C3 和 C4 可减低。

以上研究提示 AOSD 可能是由于易感个体对某些外来抗原如病毒或细菌感染的过度免疫反应，造成机体细胞和体液免疫调节异常，从而出现发热、皮疹、关节痛和外周血细胞升高等一系列炎症性临床表现。

(二)中医学认识

根据本病发热、关节痛等主要症状，中医对本病病因病机的认识可追溯于《黄帝内经》。《素问·痹论》指出"风、寒、湿三气杂至，合而为痹，其风气胜者为行痹，寒气胜者为痛痹，湿气胜者为着痹也""所谓痹者，各以其时重感于风寒湿者也""其热者，阳气多，阴气少，阳遭阴，故为痹热"。《圣济总录·卷第二十热痹》进一步阐述《内经》关于热痹认识"盖腑脏壅热，复遇风寒湿三气至，客搏经络，留而不行，阳遭其阴，故瘰痹熻然而热闷也"。《金匮翼·卷六痹证统论·热痹》也提到"热痹者，闭热于内也……故为痹热，所谓阳遭阴者，腑脏经络，先有蓄热，而复遇风寒湿气客之，热为寒郁，气不得通，久之寒亦化热，则瘰痹熻然而闷也"。从上述记载可以看出风、寒、湿、火毒邪为本病主要外因，素体阳盛或阴血不足阳气偏盛等先天禀赋异常为发病内在因素，内外相合则往往邪从阳化，阻滞经络、骨节，热入气血，攻于脏腑发为热痹。

六淫外邪是 AOSD 发病的主要外部因素　外感风寒湿邪，注于肌肤经络，滞留于关节筋骨，致气血瘀闭于里，经久不愈，郁而化热，如《类证治裁》所言："风寒湿合而成痹，蕴邪化热，蒸于经络，四肢痹痛。"初因风寒湿郁痹阴分，久则化热，或素体阳盛，内有蓄热，从阳化热；或素体湿盛者，外感湿邪易引动内在之湿，内有湿邪又易招致外邪，内外相引，同气相求，从而形成热痹缠绵难愈。感受风热之邪热郁经络，亦可形成热毒痹，风得热其气愈奋，热得风其性愈炽，风热相搏，火性骤急，流注关节，阻滞经络。此外，热毒气充斥于血脉，熏蒸皮肉，筋脉受损，气营两燔，壮热不已，斑疹隐隐。

阳多阴少是 AOSD 发生的根本内部原因　素日过食膏粱厚味、醇酒肥甘、辛辣腥腻之品，中焦内酿湿热，内伏于脏腑、血脉经络，属于素体阳热偏盛，遇外感因素，外邪引动内热，湿毒流注骨节，留滞经络，攻于脏腑，痹阻筋脉，发为热痹。素体阴虚血少，虚热内生，脏腑虚热复外感风寒湿热毒邪，亦从阳而热化，传变迅速，形成热入卫气营血分；或湿热毒邪痹阻经络，骨节，使血脉瘀闭，津液凝聚，而出现关节肿大、热痛、局部肿胀、屈伸不利及皮疹斑块、结节等。正如《诸病源候论》所言："热毒气从脏腑出，攻于手足，手足则焮热、赤、肿、疼痛也。"可见脏腑积热阳多阴少是形成本病的内在根据，亦是外感风寒湿邪从阳化热的主要原因。

痰浊瘀血是影响病情的重要因素　邪痹经脉，络道阻滞，日久影响气血津液运行，血滞为瘀，津停为痰，痰浊瘀血在病变过程中也起着重要作用，如淋巴结肿大、肝脾肿大、关节肿胀或屈伸不利、皮肤瘀斑或结节等。痰浊瘀血是导致关节病变加重、缠绵难愈，甚至关节功能丧失的重要因素。

总而言之，本病以脏腑阳多阴少是形成热痹的内在根据，外感风寒湿热邪气是外在原因，内外因素相互作用的结果是形成湿热毒攻注骨节，留滞经脉，深入脏腑的基本病机。由于患者为脏腑内热，加之外感风寒湿热及时疫毒邪，导致风湿热邪痹阻经络、骨节，交织于内发为本病。其病位在经络、血脉、骨节，可连及脏腑；病理性质初病为实，病久虚实夹杂；病程长，病情易于反复缠绵难愈，兼长期反复应用糖皮质激素及细胞毒类药物、生物制剂等，往往变证丛生，部分患者预后不佳，致残或死亡。

二、临床诊断

(一)辨病诊断

1. 临床诊断标准

目前我国对本病的诊断主要参考美国 1987 年 Cush 标准及日本 1992 年 Yamaguchi 标准。

(1)美国 Cush 标准　必备条件：①发热≥39℃；②关节痛或关节炎；③RF 滴度<1:80；④ANA 滴度<1:100。另具备下列任何 2 项：①血白细胞≥15×10^9/L；②皮疹；③胸膜炎或心包炎；④肝大或脾大或淋巴结肿大。

(2)日本 1992 年 Yamaguchi 标准　主要条件：①发热≥39℃，并持续 1 周以上；②关节痛持续两周以上；③典型皮疹；④白细胞增高≥15×10^9/L。次要条件：①咽痛；②淋巴结和（或）脾肿大；③肝功能异常；④RF 和 ANA。排除以下疾病：①感染性疾病（尤其是败血症、传染性单核细胞增多症）；②恶性肿瘤（尤其恶性淋巴瘤）；③其他风湿病。

诊断　具有以上 5 项或 5 项以上标准，其中至少应有 2 项主要标准，并排除上述所列疾病，即可确诊。

诊断要点　《2010 年〈中华风湿病学杂志〉成人斯蒂尔病诊断及治疗指南》出现下列临床表现及阳性实验室检查结果应疑及本病。

· 发热是本病最突出的症状，出现也最早，典型的热型呈弛张热，一般每日一次。

· 皮疹于躯干及四肢多见，也可见于面部，呈橘红色斑疹或斑丘疹，通常与发热伴行，呈一过性。

· 通常有关节痛或关节炎，早期呈少关节炎，也可发展为多关节炎。肌痛症状也很常见。

· 外周白细胞显著增高，主要为中性粒细胞增高，血培养阴性。

· 血清学检查：多数患者 RF 和 ANA 均阴性。

· 多种抗生素治疗无效，而糖皮质激素治疗有效。

2. 相关检查

（1）实验室检查

血常规和骨髓检查　90% 以上的患者外周血白细胞总数增高，可呈类白血病反应，以中性粒细胞增高为主；持续性和进行性贫血，多为正细胞正色素性贫血，贫血常与疾病活动有关；病情活动期血小板计数升高，疾病稳定后恢复正常。骨髓象常有感染性特点，粒系增生活跃，核左移，胞浆内有中毒颗粒及空泡变性，骨髓细菌培养阴性。

血清铁蛋白、糖化铁蛋白及血红素氧合酶　本病血清铁蛋白往往高出正常值高限的 3～5 倍，甚至几十倍以上。高水平 SF 及血红蛋白氧合酶（hemeoxyge-nase）升高对 AOSD 有诊断意义，AOSD 患者血清血红蛋白氧合酶水平与 SF 水平密切相关，并与疾病活动性密切相关。糖化铁蛋白（glycosylated ferritin）在 AOSD 的活动期和非活动期均呈较低水平。

其他实验室检查　ESR 明显增快、CRP 轻度或中度升高。一般 ANA 和 RF 阴性。Ig 可以升高，血清丙氨酸氨基转移酶、直接胆红素和间接胆红素均可升高，白蛋白降低，球蛋白升高，甚至血氨升高。除非伴发继发感染，感染相关指标及微生物检测均阴性。

（2）X 线表现　本病的 X 线表现是非特异性的。比较特征性的影像学改变是腕掌和腕间关节非糜烂性狭窄，可导致骨性强直。与 RA 比较，其发生率分别高出 6 倍及 11 倍。

各种实验室及影像学检查未发现感染或肿瘤性病变。

（二）辨证诊断

风热犯卫证 恶风或伴恶寒，汗出，头痛，四肢关节肌肉酸痛，咽痛，口干微渴，瘰疬肿痛，舌边尖红，苔薄白或薄黄，脉浮数。

气营两燔证 高热起伏，汗出，不恶寒，口渴喜冷饮，烦躁不安，肢体红斑皮疹随热而出，瘰疬灼热肿痛，关节疼痛较剧烈，尿黄，大便干，舌红苔黄燥或红绛少苔，脉滑数或弦数。

湿热蕴毒证 日晡潮热，四肢沉重酸胀，关节肿胀、灼热疼痛，以下肢为重，全身困乏无力，口苦咽干，瘰疬肿痛，纳呆恶心，尿黄赤，大便黏滞不爽，舌红苔黄腻，脉滑数。

阴虚血瘀证 低热昼轻夜重，盗汗，口干咽燥，手足心热，皮疹隐隐，面色潮红，关节隐痛，心悸失眠，小便赤涩，大便秘结，舌红苔薄白或薄黄而干，脉细数。

（三）鉴别诊断

1. 现代医学鉴别诊断

由于本病主要是临床诊断，无特异性诊断指标，因此在诊断时必须排除其他伴有发热、皮疹和关节炎的疾病，具体参见表 6-1。

表 6-1　成人斯蒂尔病需与相关疾病鉴别

肉芽肿性疾病	①结节病；②克罗恩病
各种感染	①病毒感染，如乙肝病毒、风疹病毒、微小病毒、EB 病毒、巨细胞病毒及 HIV；②细菌性心内膜炎；③败血症；④结核；⑤梅毒；⑥莱姆病
免疫性疾病	①SLE；②混合性结缔组织病；③各种血管炎，如多动脉炎、韦格纳肉芽肿、大动脉炎、血栓性血小板减少性紫癜；④反应性关节炎；⑤赖特综合征；⑥风湿热；⑦结节性红斑
骨髓增生性疾病	①白血病；②淋巴瘤；③血管免疫母细胞性淋巴结病
药物过敏	

AOSD 特别应与以下易混淆的疾病鉴别。

败血症 本病多呈弛张热，体温高峰时多在 39℃以上，发热前有明显寒战等中毒症状，皮疹中常有出血点，体温消退后仍有倦乏、体重下降等消耗表现，经仔细检查可发现原发感染病灶，血培养或骨髓培养阳性，抗生素治疗有效。

淋巴瘤　本病可出现发热，贫血，无痛性淋巴结肿大，肝脾肿大及皮肤改变，易与 AOSD 相混淆。其特点是进行性淋巴结肿大，质韧，部分粘连，热程可呈持续性发热或周期性，热型不定；皮肤改变常为浸润性斑块、结节等；骨髓穿刺及多部位淋巴结或皮肤活检可证实诊断。

SLE　本病以多系统损害为主要表现，女性多见，常有发热、皮疹、关节炎、肌痛、肝脾肿大及淋巴结肿大、心包炎，蛋白尿等，血液中白细胞减少，存在多种自身抗体，如 ANA、抗 ds-DNA 抗体、抗 Sm 抗体、抗核糖体抗体等。总补体、C3、C4 下降，循环免疫复合物及多种球蛋白升高等。淋巴结活检多为非特异性炎症，必要时多次重复自身抗体检查、注意内脏损害，以协助诊断。在排除其他疾病后，试用糖皮质激素治疗有效，也能帮助诊断。

2. 中医学鉴别诊断

风湿热　风湿热是一种对咽部 A 型溶血性链球菌感染的变态反应性疾病，起病时有发热、皮疹、关节肿痛、皮下小结节等症状与 AOSD 有相似之处。不同之处急性风湿热常累及儿童及青少年，初次发作多在 5~15 岁，男女发病的机会大致相等，但本病尚有舞蹈症、心脏受累等症状，后期多遗留风湿性心脏病损害。本病也属于热痹范畴，但病情演变及预后与 AOSD 迥然不同。

与具有传染性的温病类疾病鉴别　AOSD 虽然发病特点及病情演变与温病类有相似之处，辨证论治也参考温病卫气营血辨证治疗，但多数温病类疾病有显著传染特性，血液或分泌物病原微生物检查多可发现有明确病毒、细菌等其他病原微生物存在。

与蝶疮流注相鉴别　二者皆有发热、皮疹、关节痛（炎）、肝脾肿大及淋巴结肿大等症状，但蝶疮流注典型皮疹为面部蝶形红斑，同时存在多种自身抗体，如 ANA、抗 ds-DNA 抗体、抗 Sm 抗体、抗核糖体抗体、总补体、C3、C4 下降，循环免疫复合物及多种球蛋白升高等，而 AOSD 则没有以上抗体、补体等异常。

三、临床治疗

（一）提高临床疗效的要素

此病应尽早诊断，根据病情合理用药，控制全身炎症反应，减轻受累脏器病变，防止复发及保持关节功能。

（二）辨病治疗

1. 糖皮质激素

泼尼松 0.5~1mg/（kg·d），病情较重者可用至 1~2mg/（kg·d），症状改善后，逐渐减量，总疗程不宜少于 3~6 个月，减量过程中可加用 NSAID 巩固疗效。疗效不佳时可采用大剂量甲泼尼龙冲击治疗。

2. NSAID

轻症病例可单独使用 NSAID，约有 1/4 AOSD 患者，经合理使用 NSAID 可以控制症状，使病情缓解，通常这类患者预后良好。一般 NSAID 需用较大剂量，病情缓解后应继续使用 1~3 个月，再逐渐减量。

3. 改变病情抗风湿药

病情长期控制不佳，糖皮质激素疗效不好可选用下列药物。

环磷酰胺　0.5~1mg/m²，静脉滴注，每 3~4 周一次。

氨甲蝶呤　7.5~15mg 口服，每周 1 次。

硫唑嘌呤　一般初始剂量为 100mg/d，维持量为 50mg/d。

环孢素　3~5mg/（kg·d）口服，维持量为 2~3mg/（kg·d）。

柳氮磺吡啶　剂量 2~3mg/（kg·d），分 2~3 次口服。

来氟米特　10~20mg，每日 1 次。

雷公藤多苷、青藤碱、白芍总苷在慢性期以关节炎为主要表现时亦可使用。

4. 生物制剂

国外已开始应用抗 TNF 单抗、IL-1 拮抗剂和 IL-6 拮抗剂等治疗难治、复发、重症和高度活动的 AOSD。

5. 手术治疗

矫正葡萄膜炎和下颌骨发育缺损所致畸形；有反复膝关节积液者，行滑膜切除术。另外根据病情行结节切除术、关节畸形矫正术、关节置换术；对骨折者行手术切开复位术。

6. 一般治疗

急性期卧床休息。

（三）辨证治疗

1. 辨证论治

（1）风热犯卫证

治法：疏风清热，解肌透邪。

方药：柴葛解肌汤合银翘散加减（金银花 10g，连翘 15g，荆芥 10g，防风 10g，柴胡 10g，黄芩 8g，葛根 15g，羌活 10g，苏叶 8g，白芷 10g，芍药 10g，石膏 20g，薄荷 6g，淡竹叶 10g，桔梗 8g）。

加减：本证多见于斯蒂尔病发病初期或后期复发者，多以邪（风热）实为主，且病位在卫表皮肤之内、分肉之间，病位较浅，以发热为主要表现，多伴有咽痛、关节痛。热毒症状明显者加蒲公英、重楼；发热甚者加生石膏、鸭跖草；头痛者加桑叶、菊花；咽痛甚者加玄参、马勃；口烟干燥者加沙参、天花粉；关节疼痛者，可加青风藤 10~20g、海风藤 10~20g、秦艽 10~15g 祛风湿止痹痛；痛以肩肘等上肢关节为主者，可选加片姜黄 10g、桑枝 10g；痛以膝踝等下肢关节为主者，选加川牛膝 10g、独活 10g。

中成药：雷公藤多苷片、白芍总苷胶囊、正清风痛宁、昆明山海棠片、银翘解毒片、板蓝根颗粒、珍黄丸等。

（2）气营两燔证

治法：清热泻火，清营凉血。

方药：柴胡桂枝石膏知母汤合犀角地黄汤加减或清营汤加减（柴胡 12g，桂枝 10g，石膏 20g，知母 10g，水牛角 20~30g，生地黄 10~15g，牡丹皮 10~15g，赤芍 10g，玄参 10~15g，黄芩 10g，黄连 8~15g，金银花 10~15g）。

加减：本证见于病情严重阶段，关节肿痛者加豨莶草 15g、络石藤 10~20g 消肿止痛，清热凉血；关节痛甚者加姜黄、桑枝、细辛 3g，川乌（或草乌、黑附子）6g（可逐渐加量）等；如有热壅血瘀见舌质暗红或有瘀点者可酌加姜黄 10g、延胡索 10g 等以活血通络止痛；发热甚者加连翘、重楼；皮疹明显者加生地黄、牡丹皮、赤芍；口渴、烦躁不安者加莲子心、麦冬、竹叶。

中成药：雷公藤多苷片、白芍总苷胶囊、正清风痛宁、昆明山海棠片、连花清瘟胶囊、黄连解毒丸、清热解毒胶囊、清开灵口服液等。

（3）湿热蕴毒证

治法：清热除湿，解毒通络。

方药：四妙散合宣痹汤加减（黄柏 10g，苍术 10g，牛膝 10g，生薏苡仁 20g，汉防己 10g，滑石 20g，连翘 15g，山栀 10g，晚蚕沙 10g，木瓜 15g，鬼箭羽 15g，土茯苓 15~20g，虎杖 10~15g）。

加减：本证见于病程长、反复发作、缠绵难愈患者，湿邪重者可合平胃散或三仁汤加减伴发热者加青蒿 15g；口渴甚剧者加天花粉、麦冬、石膏；口咽痛明显者加马勃、黄芩；大便硬结难下加大黄、芒硝；烦躁不安者加莲子心、栀子；关节肿甚者加豨莶草 15g、木瓜 15g 以化湿消肿止痛；关节痛甚者加海桐皮 15g、延胡索 15g、姜黄 10g、川乌 6g 等通络止痛。另有医家观察到反复发作

AOSD 患者可出现往来寒热之少阳证表现，应用小柴胡汤治疗有效。

中成药：雷公藤多苷片、白芍总苷胶囊、正清风痛宁、昆明山海棠片、四妙丸，湿热痹片、新癀片等清热除湿，通络止痛。

（4）阴虚血瘀证

治法：养阴清热，散瘀通络。

方药：青蒿鳖甲汤合增液汤加减（青蒿 10g，鳖甲 15g，生地黄 10g，知母 10g，牡丹皮 10g，赤芍 10g，知母 10g，玄参 10g～15g，麦冬 10g，地骨皮 10g，银柴胡 10g，胡黄连 10g，天花粉 10g，北沙参 10g）。

加减：本证多见于病情缓解期，余邪未尽、阴血耗伤患者。骨蒸潮热者加秦艽、胡黄连；神疲乏力明显者加太子参、西洋参；口渴加天花粉、沙参；关节痛症状仍较明显者，加威灵仙、海桐皮、姜黄。此外，因患者大剂量糖皮质激素治疗期间，通常会出现阴虚火旺证，可合知柏地黄汤加减；糖皮质激素减量、维持期又可出现气阴两虚证可合用参芪地黄汤加减；激素撤退或应用控制病情药可出现阴阳两虚则可参考肾气丸加减。还有文献观察本病有气虚及阳虚发热症候群，采用补中益气汤、乌头汤或肾气丸等益气温阳，甘温除热。另有患者后期关节症状较重或出现关节间隙狭窄、骨质破坏、关节强直等可参考 RA 相关章节治疗。

2. 外治疗法

（1）针灸治疗

体针　采用近部取穴与远部取穴法，急性期每日 1 次，多用泻法，清热利湿，活血通络。

针刺放血　本病处于缓解期时，可针刺曲池、足三里、太冲等穴，用平补平泻手法；若为高热期，可用三棱针刺大椎穴后，拔罐放血，同时配合泻法针刺曲池、合谷等穴泄热。

中药穴位注射　根据病情可选用此疗法，柴胡注射液、红花注射液、丹红注射液、复方当归注射液、正清风痛宁注射液 2ml，每日 1 次以清热，活血，止痛。

（2）中药熏洗　中药蒸气熏蒸患处。每日 1 次。忍冬藤 40g，桑枝 20g，红花 20g，乳香 20g，没药 20g，海桐皮 30g，黄柏 30g。可用药物全身熏洗疗法，每次 30min，每日 1～2 次。

（3）离子导入　将金银花液等具有清热作用中药药液置于患处，做直流电离子导入。

（4）中药外敷　以清热止痛膏、活血止痛液、定痛液、热痹液等外敷或涂擦；对于痰瘀痹阻予以化瘀止痛膏。

（5）小针刀　根据病情可选用此疗法，隔3d一次，5次一疗程。

（6）康复疗法　病情稳定期有关节功能异常者可进行关节康复治疗，每日1次，每次20min。

3. 中成药应用

青白通痹胶囊　3粒，每日3次。

热痹清颗粒　1包，每日3次。

正清风痛宁缓释片　2～4片，每日2次。

帕夫林胶囊　2粒，每日2次。

雷公藤多苷片　10～20mg，每日3次。

昆明山海棠片　1～2片，每日3次

四妙丸　6g，每日2～3次。

湿热痹片　6片，每日3次。

新癀片　2～4片，每日3次。

4. 单方验方

因本病复杂，单方单药很难显效，多途径综合治疗才能取得较好的疗效。但以下药物可参考应用。

羚羊角粉　0.6g冲服，每日2次，高热患者加用羚羊角粉有助于控制体温。

白芍　30～60g水煎服，每日2次，关节疼痛明显时可联合甘草缓急止痛。

（四）新疗法

目前仍以NSAID、糖皮质激素、缓解病情药物、生物制剂治疗为主。全球已完成400余例干细胞移植治疗自身免疫病，其中RA 44例，能否用于AOSD的治疗尚待继续研究。出现严重脏器并发症时可考虑血浆置换等治疗。

（五）名医诊疗经验介绍

1. 朱良春经验

朱老认为热痹多因外感热邪，或素体阴虚，感受外邪，邪从热化；或感受寒邪，瘀久化热所致。热者寒之，本为治疗的常规，但热痹不仅仅是热邪内著，它必然有热邪导致气血瘀阻的病理过程。寒凉清热，但不能流通气血，开其痹闭，必须以清热为主，辅以温通化湿散寒之品，仅用清热药难以控制复杂的病情。朱老认为，热痹佐用温热药，在病变早期，有开闭达郁，促使热邪迅速挫降之效；在病变的中期，有燮理阴阳、防止寒凉伤胃之功；在病变的后期，有激发阳气、引邪外出之作用。朱老对寒凉药的选用十分慎重，认为应以甘寒为主如蒲公英、寒水石等，而慎用苦寒之品如龙胆草、黄芩、黄柏之属，古人治痹虽有取用者，毕竟易于伤阳败胃，即使有其适应证，亦只能暂用，不宜久服。

2. 胡荫奇经验

胡荫奇教授认为本病的基本病机为正气不足、邪气痹阻，将该病分为进展期与缓解期，强调辨病与辨证相结合，分期制宜。疾病进展期邪气盛，当以祛邪为主。初起邪犯肺卫，治当宣肺解表，使邪从卫表而解；若正邪斗争剧烈，交争于半表半里之间，形成热郁少阳之证，则当和解少阳，透泄热邪；甚或形成湿热蕴结之象，当清热解毒，利湿通络。继而正不敌邪或治疗不当，邪气直入气、营，导致气营两燔之象，则当清热解毒，透泄热邪。缓解期发热不明显，正邪交争不剧，正气虚，邪气尚存，当以扶正为则或扶正兼祛邪。缓解期以阴虚内热、余邪未尽证、阴虚血虚证和气血两虚证多见，故治以养阴清热、活血化瘀和甘温除热为法。胡荫奇教授提出在辨证与辨病相结合的基础上加用现代药理学研究证实的具有类激素作用且能减轻激素不良反应的中药。总结出了独具特色的针对 AOSD 的经验药对：①发挥类激素样作用药物包括免疫抑制（如穿山龙配萆薢）和退热（如穿山龙配知母、巴戟天配知母等）。②帮助撤减激素，减少激素的撤减反应，如秦艽配知母。上述药物配伍使用可以发挥类激素样作用，对 AOSD 的发热、关节肿痛、皮疹可发挥良好的治疗作用，尤其对缓解期期应用激素需要逐渐撤减激素者，可以帮助患者平稳撤减激素。

3. 范永升经验

范永升教授根据本病的临床特点提出了"热疹痹"的新病名，认为本病的基本病机为风湿热毒，痹阻气血。临床辨证主要分为风热犯卫、邪入气营、湿热蕴毒、阴虚血瘀，治疗原则初期应疏风清热、解肌透邪；进展期应清热祛湿、解毒通络，或清营凉血、透热转气；恢复期当养阴清热、活血通络。选方用药强调清热解毒，注重祛除湿邪，善用和解法。清热解毒常用白虎汤清气分热、犀角地黄汤清营凉血、承气汤急下存阴。祛除湿邪应用黄柏、黄芩、土茯苓、滑石等寒凉药以清热燥湿，苍术、半夏、石菖蒲、厚朴、砂仁等温药以温燥化湿，薏苡仁、车前子、泽泻等药利尿通阳，使湿从水化，邪有出路。考虑本病有"往来寒热和壮热"的特点，邪气往往在半表半里以及气分流连，故范师常常应用经验方柴胡桂枝石膏知母汤和解清气，该方法取柴胡桂枝汤和白虎汤之意。抓住往来寒热、壮热和关节痛的特点，自拟柴胡桂枝石膏知母汤治疗该病活动期取得了较好的疗效。

四、预后转归

多数患者的预后良好，1/5 患者在 1 年内可获缓解，1/3 患者反复 1～2 次后病情完全缓解，其余患者表现为慢性病程，主要是慢性关节炎。少数患者发展至严重的关节破坏，并可导致关节强直，甚至需行关节置换术。还有少数患者在激素治疗过程中死于败血症、结核病、腹膜炎、急性肝功能衰竭、淀粉样变性及弥散性血管内凝血，或者在治疗期间不明原因突然死亡。

五、预防调护

1. 预　防

本病发病无明显季节及地域、性别差别，很难预防其发病。鉴于本病的发生可能与感染有关，而在治疗过程中长期应用免疫抑制剂等药物，故患者在治疗过程应尽量避免呼吸系统、消化系统、泌尿系统、皮肤等感染相关性疾病的发生，以免病情加重或复发。一旦发生感染性疾病应及时就诊，合理用药。

2. 调　护

（1）心理调摄　本病病程长，病情易反复，患者常常有不同程度的焦虑或抑郁状态，不利于患者坚持并积极配合治疗，需要鼓励患者治疗的信心，保持心情愉悦，必要时做心理咨询或药物改善精神状态。

（2）饮食、起居　慎起居，急性期卧床休息。因患者长期高热，体力消耗明显，饮食应富于营养，同时又注意勿食辛辣肥甘之品以防助热生湿。避免精神刺激、劳累过度或者心情郁闷等不利于疾病恢复因素。关节肿胀热甚者，饮食宜清淡，忌食肥甘厚味及辛辣之品，禁饮酒，应多食新鲜蔬菜、水果；寒冷潮湿、季节交替、过度劳累是疾病发作的重要诱因，日常起居应避风寒、慎劳累；有骨质疏松者，应当多食牛乳，注意保证充足的营养。

（3）护　理

常规护理　根据病情轻重。定时测定血压、脉搏、呼吸、心率。定期检验血常规、尿常规、心电图、胸透或胸片。

心理护理　本病病程长，病情易于反复，有必要向患者及家属做疾病知识宣教，对患者治疗过程做解释，以确保患者及家属树立治疗疾病的信心，并尽可能配合治疗。

高热护理　及时有效地控制发热等症状。对高热者应定时测体温，并给予物理降温。注意血常规变化，防止继发及并发感染。做好口腔护理，防止真菌感染。注意补液、电解质变化。

关节护理　部分患者出现关节肿痛，因此常常惧怕活动。病情活动期应注意休息，减少活动量，尽量将病变关节固定于功能位，如膝关节、肘关节应尽量伸直；关节局部药物或热水敷以减轻关节疼痛；在热退时适当活动关节，维护关节功能。关节症状为主的患者可在病情稳定后坚持关节功能锻炼，避免关节僵硬，防止肌肉萎缩，恢复关节功能。如自行按揉、屈伸、旋转病变关节以达到消肿定痛的作用，维护和帮助恢复关节的正常功能；慢走、游泳锻炼全身关节功能，借助器械锻炼手指、腕、膝、踝等关节。

皮疹护理　观察患者发是否伴有皮疹，热退时皮疹是否消失对诊断本病有重要意义。告知患者观察皮疹出现特点并及时联系医护人员观察、记录，勿搔抓皮肤以防皮肤破溃感染。皮肤瘙痒时外涂炉甘石洗剂等止痒。因出汗较多，注意勤擦洗，及时更换衣服。

治疗相关护理　抗生素应用时注意观察感染相关症状、体征、实验室检查变化，注意不要滥用抗生素。激素、控制病情类药物治疗时注意观察药物的不良反应，定时室内消毒，口腔、外阴护理等尽量减少感染相关并发症的出现。

六、研究进展

1. 病因病机

中医对本病的认识及命名迄今尚无统一意见，但多倾向于"温病""热痹"范畴，个别医家认为其归属于"虚劳"范畴[1]。张华东等[2]、汤小虎[3]论述本病属"湿温""暑温""热痹"等热病范畴，认为外感风热或时行疫毒病邪，易致脏腑热毒炽盛，攻注骨节，滞留经络，或感受风寒湿邪痹阻经络，郁而化热亦可形成热痹，循卫气营血犯及经络、骨节、皮肉、筋脉，使血脉瘀阻，津液凝聚，表现为关节肿大、热痛，局部红肿，屈伸不利，伴见皮疹斑块、瘰疬肿大和结节等症状；过食膏粱辛辣，脾为湿困，复感外邪，内外相引热毒重可生湿，湿盛可化热，湿热毒互结留滞经络、筋脉、皮肉和骨节；久病或失治误治均可耗伤津液，致阴血不足，邪气羁留经络关节，日久血脉不利，而致低热，晨轻夜重，腰膝酸软，盗汗，口咽干燥，手足心热，面色潮红，关节灼痛，斑疹鲜红等症。范永升教授[4]根据本病的临床特点提出了"热疹痹"的新病名，认为本病的基本病机为风湿热毒痹阻气血，治疗原则初期应疏风清热、解肌透邪；进展期应清热祛湿、解毒通络，或清营凉血、透热转气；恢复期当养阴清热、散瘀通络。综合众多医家论述，本病以脏腑积热蕴毒，或中焦湿热蕴结是形成热痹的内在根据，外感风寒湿热邪气是外在原因，内外因素相互作用的结果是形成湿热毒攻注骨节、留滞经脉、深入脏腑的基本病机。

2. 辨证思路

辨虚实　本病以发热为主要症状，其发热特点大多符合中医壮热、潮热表现。壮热多属实证是指身体发热，热势壮盛，扪之烙手，或伴恶热烦渴的一种症状。在本病多见于卫气营血分证，邪实正不虚，及湿热蕴结证。潮热是指发热盛衰起伏有定时，犹如潮汛。在本病多见于阴虚血亏、脾胃气虚、瘀血内郁证。

总体而言，本病初起病性以邪实为主，而邪实多是风、湿、热、瘀；后期可致气阴两伤，特别是阴血亏虚的证候。基本病机是感受风湿热邪，或感受时疫毒邪暑湿，或湿热蕴结，致营卫不和、气营两伤，经络关节痹阻，并内侵脏腑。脏腑积热蕴毒是形成本病的内在根据，亦是外感邪气从阳化热的主要原因，病位或在表、在气、在营，也可在经络、关节、血脉，与心、肺、胃、肝等脏腑也息息相关，临床证候复杂。

辨卫、气、营、血　热痹的主要辨证指标多具备温病的主要临床特性，如起病急，热象偏重，病进时有伤阴化燥及病理损害的表现。因此在诊治时可借鉴温病卫气营血理论。但本病不完全循卫—气—营—血路径入里传变，邪气常往返于气营之间。流于气分则发热、咽痛、肌肉骨节疼痛；伏于营分则热退，皮疹显现；流于气营两分则皮疹和发热同时出现。从这一临床特点显示了运用卫气营血辨证治疗本病的合理性。辨证应紧紧抓住发热的类型、皮疹的特征、关节疼痛的分布和特点，以此为辨证要点合理用药。用药切勿过用辛热之品，以助其火，又损其阴；亦不可多用辛香走窜行血之药，其燥可伤津，过行可妄血；也不可太多大寒之重药，使热不能外透。

辨激素不同治疗阶段　本病因长期大剂量应用激素之品，大剂量治疗初期患者可出现阴虚火旺证候，维持期及减量初期往往表现为气阴两虚，小剂量维持期往往阴阳两虚。根据激素使用的不同阶段仔细辨证及时调整中药，在预防激素副作用，帮助顺利撤减激素甚至替代激素的过程中充分发挥中医药的优势，可以缩短病程，防止病情反复。

3. 治法探讨

AOSD 是一个病因病机复杂、临床表现多样化、病变累及多个脏腑、病程缠绵难愈的顽痹。虽然文献报道各医家对本病不同的证候而采用相应治疗方法，都取得了较好的疗效，但因本病属于少见病，现可查阅的文献中常见的又多为个案报道，证型分布零散，中药对病情远期预后均未见报道，中医治疗本病仍是疑难重重。通过文献研究及临床诊疗经验，我们认为：本病治疗疗程要长，中、西医治疗二者不可废其一，糖皮质激素减量要慢。本病总体以热证为主，或为热毒，或为湿热，或为瘀热，要重视清热解毒、清热凉血、清利湿热药物的应用，如生石膏、知母、金银花、连翘、水牛角、生地黄等；少数患者证属寒盛于内、格阳于外，虚阳外越所致，外越所致可重用川乌、草乌、细辛热药等以热因热用，"益火之源以消阴翳"，从而达到回阳救逆之效；也不乏阳虚、阴阳两虚患者，则应用滋阴益肾、温阳益气类药物。处方中君药用量宜大，因本病热毒炽盛，留滞经络骨节，药物必须量大力宏才能直达病所。注重藤类药物的应用，如青风藤、海风藤、络石藤等。多种中医治疗方法联合应用。总之，中医治疗本病不离辨证，无所谓特效药、特效方可循，扎扎实实依靠辨证，不弃西医，医者不骄不躁，循序渐进、积微成著，方可取得一定疗效，最大限度稳定病情、改善患者生活质量和预后。

4. 分型证治

根据邓田莲[5]对近年有关"AOSD、变应性亚败血症"方面的中医及中西医结合相关的 32 篇论文进行分析后总结，目前中医学者对 AOSD 临床分型频次由高到低依次是热毒炽盛证、气营两燔证、阴虚内热证、湿热痹阻证、风热犯卫证、阳虚证、血瘀证。通过临床研究观察到病程及服用激素时间越长，气阴两虚证、阴虚内热证越明显；CRP、SF、白细胞及患者体温越高、病程越短，则气营两燔证越明显；WBC 越高，病程越短，则风热犯卫证越明显；游离 T3（FT3）、FT4 越高，促甲状腺激素（TSH）越低，实证越明显；而 FT3、FT4 越低，TSH 越高，虚证越明显。通过对以上文献涉及的 263 例患者的治疗方法汇总分析得出结论，无论服用激素与否，清热凉血解毒、养阴退热、清热利湿、疏风解表法均为本病的主要治法，其他治法还包括温阳散寒、活血通络等。

5. 中药研究

复方中药治疗　蔡建成等[6]、曹阳等[7]分别以《金匮要略》中乌头汤为基础方加减治疗 AOSD 14 例、21 例均有显著疗效。基本组方：制川乌 6g，麻黄 6g，白芍 20g，生黄芪 30g，制乳香 12g，防己 20g，生地黄 20g，白僵蚕 15g，雷公藤 18g，制马钱子 2g，忍冬藤 20g，生甘草 8g。李奇等[8]采用加味青蒿鳖甲汤治疗 AOSD 16 例，总有效率达 93.75%。其认为 AOSD 起病之时，常因失治误治，使病情拖延，至确诊之后多已出现营阴暗耗、邪热内盛之证，遂予原方中加入白芷、细辛、羌活、川乌等以升举阳气，使外之寒邪可散，内之郁火可出，取"升阳散火"之意。胡彦兴等[9]观察雷公藤为主的中药复方联合激素治疗 AOSD 18 例疗效显著高于对照组，且复发率及并发症明显少于对照组。其认为雷公藤具有清热解毒、祛风除湿、舒筋活血之功；现代药理研究认为其具有直接抗炎、抑制免疫反应及刺激活化下丘脑—垂体—肾上腺轴的作用，因此方中重用雷公藤 25g，以其为主来辨证组方，在治疗急性期气营两燔证的患者尤为有效。陈朝露等[10]以自拟方（青竹汤）治疗 AOSD 可明显改善患者发热、关节疼痛、咽痛、皮疹、乏力及汗出等症状，可降低 WBC、ESR、CRP、SF 等实验室指标，总有效率为 90%，评分较治疗前具有统计学意义。王玲等[11]自拟加味泻心化斑汤，取泻心汤（黄柏、黄连、黄芩）清热泻火解毒，合化斑汤（生石膏、知母、生甘草、水牛角、玄参）清热凉血退斑之意，并结合西药在临床上治疗 20 例患者有效率高达 95%。钱大昕等[12]等用自拟四花四草汤、四皮四根汤治疗 30 例本病患者，总有效率达 93.33%。四花四草汤，方中金银花、野菊花、凌霄花、七叶一枝花、白花蛇舌草、败酱草清热解毒；鬼针草、紫草解毒凉血；自拟四皮四根汤，方中芦根、葛根、枣皮、瓜蒌根滋阴生津；牡丹皮、地骨皮、秦皮、白茅根清热凉血退虚热。

不少个案报道如应用小柴胡汤加味[13-14]、柴胡桂枝汤加味[15]、清营汤[16]、升降散[17]等治疗治疗本病有效的个案报道；以及复方分阶段联合治疗AOSD 的个案报道如白虎汤合小柴胡汤、四妙散[18]，以及小柴胡汤合青蒿鳖甲汤[19]治疗 AOSD 均有显著疗效。

单味中药、中成药治疗　田利鲜[20]在使用西药的基础上加用羚羊角粉（0.6g，每天 2 次）疗效显著。其认为本病发热期常为热毒炽盛，营血两燔证，治宜清热凉血解毒，而羚羊角性寒味咸，归肝、心经，具有散血解毒的功能，为除大热解血毒之要药；现代研究证实羚羊角具有显著的抗炎、解热镇痛、抗惊厥作用，因此高热患者加用羚羊角粉有助于控制体温。王夜等[21]用脉络宁、清开灵等静脉给药，同时口服安宫牛黄丸治疗 11 例本病高热患者疗效确切。其认为脉络宁、清开灵直入血分，可清热解毒、化痰通络；而安宫牛黄丸对于顽固性高热者疗效尤为明显，其中麝香除可通络止痛外，还可引诸药直达病所，如果再配合上羚羊角粉还可预防高热神昏惊厥。

通过对文献的回顾与分析我们发现，中医中药关于 AOSD 的相关研究尚处于起步阶段。首先文献量少，文献研究中涉及的病例数也偏少，个案报道不少；其次研究层次偏浅，多为临床疗效观察，对药物作用机制、发病机制等方面很少涉及；再者观察时间短，对本病复发、远期疗效、并发症影响等相关报道少，对关节病变方面的研究少；最后一点，虽然在本病治疗中雷公藤多苷片、昆明山海棠等在本病中有广泛应用，但这方面的大样本临床研究还有欠缺。综上所述，中医药对本病的研究还有更广阔的领域待我们开拓。

七、诊疗参考

1. 诊断标准

本病诊断比较困难，需除外感染性疾病、风湿性疾病、肿瘤性疾病、医源性疾病和过敏性疾病之后才能确诊。本病目前尚无统一的诊断标准，比较统一的认识是在出现高热、一过性斑丘疹、关节炎和白细胞及中性粒细胞升高及肝脾淋巴结肿大等其他表现时应高度怀疑 AOSD。多次血培养或骨髓培养阴性及SF 的异常升高可作为支持本病诊断的重要依据。严格掌握发热、皮疹、关节炎（痛）这三项主要表现是防止误诊的关键。表 6-2 ~ 表 6-6 列举了几种临床常用的 AOSD 诊断标准。

表 6 - 2 　 ACR 关于 AOSD 的诊断标准（1987 年 Reginato 标准）

主要标准	次要标准	诊断
1. 持续性或间断性发热 2. 易消失的橙红色皮疹或斑丘疹 3. 关节炎 4. 白细胞或中性粒细胞增加	1. 浆膜炎 2. 咽痛 3. 肝功能异常 4. 淋巴结肿大 5. 脾大 6. 其他器官受累	具有 4 项主要标准可确诊。 具有发热、皮疹中一项主要标准，加上一项以上次要标准可怀疑本病。

特点：简单、易记，应用较广，特异性最好，误诊率低，但漏诊率较高

表 6 - 3 　 日本 AOSD 研究委员会关于 AOSD 的诊断标准
（1992 年 Yamaguchi 标准）

主要标准	次要标准	排除
1. 发热≥39℃，并持续 1 周以上 2. 关节痛持续两周以上 3. 典型皮疹 4. 白细胞增高≥10×10^9/L，包括中性粒细胞分类≥0.80	1. 咽痛 2. 淋巴结和（或）脾肿大 3. 肝功能异常 4. RF 和 ANA 阴性	1. 感染性疾病（尤其是败血症、传染性单核细胞增多症）。 2. 恶性肿瘤（尤其恶性淋巴瘤、白血病） 3. 风湿病（尤其是多发性动脉炎有关节外征象的风湿性血管炎）

注：具有以上 5 项或 5 项以上标准，其中至少应有 2 项主要标准，并排除上述所列疾病，即可确诊。特点：敏感性和准确性较好

表 6 - 4 　 Calabro 标准（1986 年）

1. 无其他原因的高峰热（39℃或更高），每日 1~2 个高峰

2. 关节炎或关节痛或肌痛

3. ANA 和 RF 阴性

4. 至少具有以下两项：典型的皮疹，全身性淋巴结病，肝大，脾大，一种心肺表现（胸膜炎、肺炎、心包炎、心肌炎），中性粒细胞增加

5. 排除其他原因的高热、皮疹、关节炎或关节痛

注：具有以上全部 5 项可确诊。特点：特异性较好，但漏诊率也较高

表 6-5 Cush 标准(1987 年)

必备条件	另具备下列任何两项
发热≥39℃	血白细胞≥15×10^9/L
关节痛或关节炎	皮疹
RF 滴度<1:80	胸膜炎或心包炎
ANA 滴度<1:100	肝大或脾大或淋巴结肿大

特点：美国文献引用最多的标准

表 6-6 Bruno 标准(2002 年)

主要标准	次要标准	诊断
1. 峰热(≥39℃)	1. 斑丘疹	具备 2 项及以上主要标准,
2. 关节痛	2. 白细胞计数≥10×10^9/L	或 3 项主要标准加 2 项次要
3. 一过性红斑		标准即可诊断, 无须排除
4. 咽炎		诊断
5. 多核白细胞比例>80%		
6. 糖化铁蛋白<20%		

特点：并非无须进行排除诊断

AOSD 纯属一种临床判断性诊断，由于本病临床表现多变、症状不典型、缺乏特异性诊断方法和统一的诊断标准，临床误诊较多，有报道误诊率高达 48%，误诊病种达 10 余种，误诊时间多在 3 个月以上。临床应用以上诊断标准时可将敏感性较高的标准作为初步诊断采用，特异性较高的标准用于确诊、鉴别诊断及指导临床工作；两者结合使用可大大降低漏诊率和误诊率。临床症状注释如下。

发热 发热为本病的重要表现之一，几乎见于所有患者，以弛张热多见，亦有不规则热和稽留热等。通常是突然高热，一天一个高峰，偶尔一天两个高峰，体温多超过 39℃~40℃，一般在午后或傍晚时达到高峰，持续 3~4h 或更长时间后无须处理自行出汗，在次日早晨体温降至正常。也有患者开始为中低热，2~4 周后出现高热，部分患者体温不规则，全天任何时候都可出现高热。发热前约半数患者有畏寒，但寒战少见。热程可持续数天至数年，反复发作。多数患者虽然长期发热，但一般情况良好，热退后活动、饮食正常，无明显中毒症状。抗生素治疗效果不佳。

皮疹 皮疹是本病的另一主要表现，85% 以上的患者在病程中出现皮疹，其表现为弥漫性充血性淡红色斑丘疹，多数无痒感，一般分布于颈部、躯干和四肢伸侧，也可出现于手掌和足底。皮疹形态多变，同一患者不同部位的皮疹形态不一，点状斑疹和成簇或融合成片的红斑往往混合存在；有时还可表现为荨麻疹、猩红热样皮疹、多形红斑、结节性红斑或瘀点、瘀斑。皮疹出现时间无规律性，多在午后或发热高峰时出现，并随清晨热退后而消失，这是本病的典型症状。大多数呈一过性，偶可持续24h以上。皮疹消退后不留痕迹，但少数可遗留有大片色素沉着。部分患者在搔抓、摩擦等机械刺激后皮疹可加重或表现明显，称为Koebner征。皮疹活检为皮肤胶原纤维肿胀和毛细血管周围炎细胞浸润，极个别为非特异性脂膜炎。

关节和肌肉症状　关节痛和关节炎也是本病的主要临床表现之一，但可能很轻，故容易被忽略。一般起病较为隐匿，多为关节及关节周围软组织疼痛、肿胀和压痛。任何关节均可受累，最常侵犯的关节是膝关节，约占85%；其次是腕关节，约占74%；另外，有半数患者肘、髋、踝、肩、近端指间关节和跖趾关节受累，约1/3的患者有掌指关节受累及约1/5的患者影响远端指间关节。最初仅影响少数几个关节，随后可发展为多个关节。受累关节的外观和分布与RA相似，但本病患者的滑膜炎多轻微且短暂。关节症状和体征往往随体温下降而缓解。部分患者在发热多日或数月后才出现关节表现。一般而言，关节周围骨质侵蚀和半脱位现象少见，大多数患者热退后不遗留关节畸形。少数多关节和近端指间关节受累者亦可发生慢性关节损害，腕掌和腕关节受累可在多年以后出现强直。少数颈椎、颞颌关节和跖趾关节受累者也可发生关节强直。关节液是炎性改变，中性粒细胞升高，一般为$(20 \sim 75) \times 10^9/L$。多数患者发热时出现不同程度的肌肉酸痛，少数患者出现肌无力及肌酶轻度升高。

咽痛　见于50%的患者，常在疾病的早期出现，有时存在于整个病程中。发热时咽痛出现或加重，热退后缓解。咽部检查可见咽部充血，咽后壁淋巴滤泡增生，扁桃体肿大。咽拭子培养阴性，抗生素治疗对这种咽痛无效。

淋巴结肿大　本病早期往往有全身浅表淋巴结肿大，尤以腋下及腹股沟处显著，肿大淋巴结无粘连，大小不一，呈对称性分布，质软，有轻压痛。部分患者出现肺门及肠系膜淋巴结肿大，可造成腹部非固定性疼痛。肠系膜淋巴结坏死，可造成剧烈腹痛。体温正常后肿大的淋巴结缩小或消失。

肝脾大　约半数患者肝脏肿大，一般为轻至中度肿大，质软。约3/4的患者有肝功能异常，丙氨酸氨基转移酶升高。部分患者有黄疸，但碱性磷酸酶、γ谷氨酰转肽酶、肌酸磷酸激酶一般正常。症状缓解后，肝脏可恢复正常。少数患者出现复发性胆汁淤积性黄疸、亚急性重型肝炎、急性肝功能衰竭，以致死亡。脾脏轻至中度增大，质软，边缘光滑，疾病缓解后可恢复正常。

心脏损害　本病的心脏损害以心包病变为多见，其次为心肌炎，心内膜炎少见。临床表现为心悸、胸闷、心律失常和充血性心力衰竭等。心包炎一般起病隐匿，仔细听诊可闻及心包摩擦音，超声心动图可见心包积液，罕见心包填塞。部分患者出现心包缩窄。心肌病变一般不影响心脏功能。

肺和胸膜病变 可出现咳嗽、咳痰、胸闷和呼吸困难等症状。肺部损害表现为浸润性炎症、肺不张、肺出血、间质性肺炎及淀粉样变性等，少数出现急性呼吸窘迫综合征危及生命。胸膜病变为纤维素性胸膜炎、胸腔积液和胸膜肥厚等。痰培养及胸腔积液培养阴性。部分患者由于长期应用激素及免疫抑制剂，可出现肺部细菌感染或结核感染等。

腹痛 约1/4患者出现腹痛或全腹不适、恶心、呕吐和腹泻等。腹痛往往由肠系膜淋巴结炎、机械性肠梗阻或腹膜炎所致，少数患者因剧烈腹痛易被误诊为外科急腹症而行剖腹探查术，个别患者合并消化性溃疡、阑尾炎或胰腺炎等。

神经系统病变 本病神经系统病变少见，可累及中枢和周围神经系统，出现脑膜刺激征及脑病，包括头痛、呕吐、癫痫、脑膜脑炎、颅内高压等。脑脊液检查多数正常，偶有蛋白含量轻度升高，脑脊液培养阴性。

其他 肾脏损害较少见，一般为轻度蛋白尿，以发热时明显。少数出现急性肾小球肾炎、肾病综合征、间质性肾炎及肾衰竭等。其他损害包括乏力、脱发、口腔溃疡、虹膜睫状体炎、视网膜炎、角膜炎、结膜炎、全眼炎、停经、贫血、血栓性血小板减少性紫癜和弥散性血管内凝血等。少数患者病情反复发作多年后发生淀粉样变性。

另外，本病患者可对多种药物和食物过敏，出现形态不一的药疹，常造成误诊。

2. 治疗常规

目前本病仍无统一的治疗方案。本病的治疗目标是抑制全身炎症反应，减轻受累脏器病变，防止复发及保持关节功能。根据炎症反应的程度、有无内脏病变及持续性关节炎等，而单独给予 NSAID 或与糖皮质激素并用，或加用细胞毒药物或慢作用药物等。炎症反应的程度可参考热型、ESR、CRP、白细胞计数和 SF 等。全身症状重且伴有脏器病变时，必须使用中至大剂量的糖皮质激素。对持续进行性关节炎可加用慢作用药物，必要时进行关节外科手术。临床根据病情选用治疗用药情况参见表 6 - 7。

NSAID NSAID 对部分患者能取得良好疗效，如控制发热、减轻全身症状和关节炎症。但不能完全控制多数患者的高热和皮疹，且应用剂量较大，常引起严重的不良反应，包括胃肠道出血、溃疡和肝脏损害等，还有弥散性血管内凝血的报道，故不是治疗本病的有效药物。但作为临时退热药物，吲哚美辛、阿西美辛、双氯芬酸或阿司匹林常被选用。常用的 NSAID 详见第一章。

表 6 -7　AOSD 按病情分类治疗选择

1. 不伴重度脏器病变(表现为发热、关节炎、皮疹、咽痛、淋巴结肿大及轻度肝损害等)
(1)NSAID；NSAID 无效或效果不佳时以糖皮质激素代替
(2)初期给予中等量泼尼松龙 20～40mg/d，3～4 周后逐渐减量
2. 伴重度脏器损害(间质性肺炎、大量液体潴留的浆膜炎、心肌炎、中枢神经系统症状等)
(1)大剂量泼尼松龙 50～60mg/d
(2)糖皮质激素冲击
(3)氨甲蝶呤间歇治疗
(4)环磷酰胺冲击治疗
(5)抗 TNF-α 治疗
3. 糖皮质激素减量中复发
(1)使用 NSAID(轻症病例)
(2)糖皮质激素增加剂量或冲击治疗
(3)并用氨甲蝶呤间歇治疗
(4)并用免疫抑制剂(环磷酰胺、硫唑嘌呤等)
4. 伴慢性关节炎
(1)并用抗风湿药
(2)并用氨甲蝶呤间歇治疗
(3)抗 TNF-α 治疗
5. 伴噬血细胞综合征的场合
(1)糖皮质激素和环孢素，或并用血浆交换
(2)抗 TNF-α 治疗

　　糖皮质激素　糖皮质激素是治疗本病的主要药物，当出现下列情况时，应及时应用糖皮质激素。如 NSAID 疗效不佳或出现严重并发症，如肝功能异常、大量心包积液、心肌炎、肺炎、血管内凝血或其他脏器损害等。对于多数患者来说，一般剂量为泼尼松 $0.5～1.0mg/(kg \cdot d)$，有些患者需 $1～2mg/(kg \cdot d)$ 方能有效。足量的糖皮质激素可在第 2 天或 1 周内控制发热、皮疹和关节痛等症状，但白细胞计数和 ESR 恢复正常往往需要 2 周到 1 个月甚至更长时间。待症状消失及实验室指标正常后再开始缓慢减少泼尼松剂量，最后用有效的小剂量维持一段较长时间，总疗程不宜少于 3～6 个月。一般认为早期应足量，必要时治疗初期可以应用甲泼尼龙或氢化可的松等静脉冲击治疗急重症患者，待病情平稳后再换成口服制剂，维持较长时间。减量过早过快易出现病情反复。在减量过程中，

如出现发热且持续时间达 1 周并能除外其他原因时，应考虑复发，可加大泼尼松剂量直到病情缓解。在激素治疗期或减量期偶尔出现的发热，可临时加用非口服的 NSAID。应用激素过程中应警惕可能发生的严重不良反应如撤药危象、加重感染、骨质疏松、无菌性骨坏死及诱发和加重消化道溃疡等。对需要长期大剂量应用糖皮质激素才能控制全身症状及关节炎症者，可加用慢作用药物或免疫抑制剂。

免疫抑制剂及慢作用药物　为了增强疗效，减少糖皮质激素用量和不良反应，在病情基本控制后可并用小剂量免疫抑制剂，如环磷酰胺、硫唑嘌呤、雷公藤多苷等。应用时间一般 8～10 周，注意药物不良反应；推荐应用环磷酰胺或雷公藤多苷，疗效较好，而不良反应较小。应用激素加免疫抑制剂治疗时，感染机会明显增加，需引起重视。

对关节炎有慢性化倾向者宜加用改善病情药物（慢作用药物），如金诺芬、青霉胺、氨甲蝶呤、氯喹和柳氮磺吡啶等。其应用剂量和方法与治疗成人 RA 相似（详见第一章）。多数学者认为，每周小剂量的氨甲蝶呤对 AOSD 的慢性关节炎和慢性全身性病变有良好的疗效，一般开始使用 5mg，每周 1 次，以后根据患者有无不良反应酌情加大剂量，最大剂量不超过每周 15mg。为预防可能发生的口腔炎和肝损害，可同时补充叶酸（1mg/d）。另外，氯喹或羟氯喹可用于治疗轻微的全身性病变，如乏力、发热、皮疹等。

在起病 10 年后，约半数患者仍需使用缓解病情药，其中 1/3 还需同时使用小剂量糖皮质激素。

其他　对于严重的 AOSD 患者可试用大剂量 Ig 静脉注射或环孢素治疗。静脉注射用 Ig 200～400mg/（kg·d），静脉注射连续 3～5d，必要时 4 周重复。也可联合中医中药治疗。有学者应用霉酚酸酯治疗本病有较好疗效，国外有报道对常规治疗无效的患者应用 TNF-α 抑制剂，如沙利度胺和英夫利昔单抗（嵌合性人/鼠单克隆抗体）等取得了良好疗效。

3. 疗效评定标准

由于本病的病程长短不一、病变累及部位不同、治疗药物剂量不同、疾病引起并发症不同，以及缺乏对照观察等，本病治疗效果的评价比较困难。少部分患者发作缓解后不再发作，有自限倾向，而多数患者缓解后易反复发作。还有慢性持续活动的类型，最终表现为慢性关节炎，出现软骨和骨质破坏，酷似 RA，晚期发生关节强直和畸形，甚至需行关节置换术。偶有因并发感染、淀粉样变等而死亡。AOSD 患者过早死亡的可能性较正常人略多，死亡原因包括激素治疗过程中出现的败血症、结核病、腹膜炎、急性肝功能衰竭、淀粉样变性及弥漫性血管内凝血。也有在治疗期间不明原因突然死亡的报道。

参考文献

[1]谢富仪,纪伟.中医对成人Still病的认识及治疗进展[J].右江民族医学院学报,1994,16(2):68-70.

[2]张华东,冯兴华,曹炜.成人斯蒂尔病的辨证论治[J].中国中医急症,2001,10(5):83-284.

[3]汤小虎.成人斯蒂尔病的中医辨治[A].全国中西医结合风湿病研究进展学习班讲义[C],2011.

[4]包洁,李正富,王新昌,等.范永升教授成人斯蒂尔病中医诊治特色探析.浙江中医药大学学报,2013,37(3):261-263.

[5]邓田莲.成人斯蒂尔病中医证型分布及相关影响因素的调查研究[D].北京中医药大学,2013.

[6]蔡建成,钱国忠.乌头汤加味治疗STILL病14例[J].浙江中医杂志,2003,38(9):381.

[7]曹阳,汪寿松.乌头汤加味配合小剂量强的松治疗成人Still病21例临床观察[J].甘肃中医,2002,15(1):54-55;

[8]李奇,付经栋,龚德.加味青蒿鳖甲汤治疗成人Still病疗效观察[J].光明中医,2009,24(5):876-877.

[9]胡彦兴,陈珊珊,卓彩琴.雷公藤组方联合激素治疗成人斯蒂尔病[J].光明中医,2009,24(12):2329-2330.

[10]陈朝露.自拟方(青竹汤)治疗成人斯蒂尔病气阴两虚、湿热痹阻证的临床疗效观察[D].北京中医药大学,2013.

[11]王玲,邢孟涵,孙晋营.中西医结合治疗成人Still病20例[J].世界中医药,2011,6(2):122.

[12]钱大昕,刘惠平.中西医结合治疗成人Still病30例[J].浙江中西医结合杂志,2007,17(10):637.

[13]徐放.小柴胡汤加味治疗成人Still病[J].中国中医基础医学杂志,2005,11(3):232.

[14]黄小容.小柴胡汤加味治疗成人Still病1例[J].中医临床研究,2011,3(19):52.

[15]陈钢,高芳颖,孙红丽,等.张佩青教授运用柴胡桂枝汤加味论治Still病伴高热1例[J].黑龙江中医药,2015,44(2):32-33.

[16]景宁珍.中药"清营汤"治疗成人斯蒂尔病1例[J].中国冶金工业医学杂志,2014,31(1):124.

[17]李强,朱艳.升降散加减治疗成人斯蒂尔病例析[J].实用中医内科杂志,2010,24(3):79-80.

[18]秦志仁,包竹筠,乔羽.白虎汤合小柴胡汤、四妙散治疗成人Still病1例及治疗机理分析[J].中成药,2013,35(7):1583-1584.

[19]李萍.小柴胡汤合青蒿鳖甲汤加减治疗成人 Still 病一例[J].现代中医药,2013,3(4):29-30.

[20]田利鲜.中药羚羊角粉联合西药治疗成人斯蒂尔病 1 例[J].中华现代中医学杂志,2007,3(3):249.

[21]王夜,马艳萍.中医药治疗变应性亚败血症 11 例[J].新中医,2001,33(12):47.

（朱海慧）

第七章

痛 风

痛风（gout）是由于嘌呤代谢紊乱致血尿酸增高而引起尿酸盐结晶在关节腔沉积造成关节炎等表现的一组疾病。本病临床表现具有显著异质性，急性复发性关节炎、痛风石性慢性关节炎、尿酸性尿路结石、关节致残、肾功能不全等表现可以不同组合形式发生。患者多同时伴有肥胖、高脂血症、高血压病、糖尿病、动脉硬化及冠心病等。本病主要见于中老年男性和少数绝经后的妇女，常有家族遗传史，往往与进食高嘌呤食物有关。在我国痛风曾被认为是少见病，20世纪60年代以前报道不足30例，随着居民饮食结构、生活模式的改变，高尿酸血症及痛风在我国已成为多发病、常见病，且发病趋于年轻化。本病属于中医风湿病（痹证、痹病）范畴，中医可诊断为"痛痹"，也可同西医诊断为"痛风"。

一、病因病机

（一）现代医学认识

高尿酸血症是痛风最重要的生化基础，血尿酸持续高浓度或急剧波动是形成尿酸盐微结晶沉积发生痛风的直接原因。有关高尿酸血症病因与分类可大致分为产生过多型的代谢性原因（10%）与排泄不良型的肾脏性原因（90%）。分类参见表7-1。

表 7 – 1　高尿酸血症病因与分类

分类		尿酸代谢紊乱	遗传特征
代谢性（10%）			
一、原发性			
1. 酶及代谢缺陷	PRPP 合成酶活性增加 HGPRT 部分缺少	尿酸产生过多	性连锁
2. 原因未明的分子缺陷	产生过多 排泄减少	尿酸产生过多 肾脏清除减少	多基因
二、继发性			
1. 伴有嘌呤合成增多	HGPRT 完全缺乏	伴有肾清除减少，尿酸产生过多，Lesch-Nyhsn 症	性连锁
	葡萄糖 – 6 – 磷酸酶缺乏	尿酸产生过多同时伴有肾脏清除减少，如肝糖贮积常染色体隐性遗病Ⅰ型（Von Gierka 病）	常染色体隐性遗传
2. 核酸转换增加		尿酸产生过多，如外科手术后危重患者、慢性溶血、红细胞增多症、骨髓增生性疾病及化疗或放射时	
3. 嘌呤原料增加		高嘌呤饮食、酒类	
肾脏性排泄减少（90%）			
一、原发性		肾脏清除减少，但肾功能正常	多基因
二、继发性	伴有肾清除减少	肾功能减退或由于药物、中毒或内源性代谢产物（如酒精代谢成乳酸）抑制尿酸排泄和（或）吸收增加	

PRPP = 磷酸核糖焦磷酸盐合成酶，HGPRT = 次黄嘌呤 – 鸟嘌呤磷酸核糖转移酶

　　嘌呤代谢紊乱及尿酸排泄障碍是高尿酸血症、痛风发生的根本机制。

　　尿酸生成增多　在原发性高尿酸血症和痛风患者中，由尿酸生成增多所致者仅占少数，一般不超过 10%。尿酸为嘌呤代谢的最终产物，次黄嘌呤和黄嘌呤是尿酸的直接前体，在黄嘌呤氧化酶的作用下，次黄嘌呤氧化为黄嘌呤，黄嘌呤再氧化为尿酸。参与嘌呤代谢的相关酶的缺陷是导致尿酸生成增多的重要

原因，如磷酸核糖焦磷酸盐（PRPP）合成酶活性增高、磷酸核糖焦磷酸酰胺移换酶（APRT）的浓度或活性增高、次黄嘌呤－鸟嘌呤磷酸核糖转移酶（HGPRT）部分缺乏、黄嘌呤氧化酶（XO）活性增高等。原发性痛风由酶缺陷所致者不到1%，而在大多数患者中其分子缺陷部位未能确定。痛风研究的最大突破是对嘌呤代谢途径尤其是HGPRT酶的了解。近年来对嘌呤代谢途径的研究有了突破性的进展，成功分析了57kb HGPRT基因的核苷序列，并发现了因基因点突变导致高尿酸血症的病例。体内的尿酸有两个来源，外源来自于富含核蛋白食物中的核苷酸分解，约占体内尿酸的20%；内源来自于体内氨基酸、磷酸核糖等合成及核酸分解，约占总尿酸的80%。因此，对于高尿酸血症的发生，内源性代谢紊乱较外源性因素更为重要。继发性尿酸生成增多见于饮食摄入嘌呤原料过多、外科手术后危重患者、慢性溶血、红细胞增多症、骨髓增生性疾病及化疗或放射时。

尿酸排泄减少　尿酸产生后约1/3在肠道经细菌分解处理，约2/3经肾脏排泄。约90%原发性高尿酸血症和痛风患者发病由于尿酸排泄减少。此类患者尿酸生成通常正常，但排泄减少，或者即使尿酸生成增多，但与增多的尿酸相比，其尿酸排泄相对降低。患者的肾功能正常，而尿酸排泄减少主要是由于肾小管分泌尿酸减少所致，肾小球滤过减少、肾小管重吸收增加亦可能参与。此组疾病多属基因遗传缺陷，但确切的发病机制不明。继发性尿酸排泄减少可见于多种原因导致的肾功能减退或由于药物、中毒或内源性代谢产物（如酒精代谢成乳酸）等抑制尿酸排泄和（或）重吸收增加。

当尿酸生成过多和（或）尿酸排泄减少时，血尿酸水平就会升高。高嘌呤饮食不是痛风的发病原因，但大量吸收嘌呤可引起细胞外液尿酸水平迅速发生变化，却常常是痛风关节炎急性发作的诱因。当血尿酸持续高浓度或急剧波动时，呈过饱和状态的尿酸盐形成微结晶沉积在关节内、关节周围、皮下组织及肾脏等器官，引发相应的症状和体征。此外，影响尿酸溶解度的多种因素，如雌激素水平下降、尿酸盐与血浆蛋白的结合减少、局部温度和 pH 值降低等也可促使尿酸盐析出，多形核白细胞吞噬晶体后释放多种炎症介质造成关节损伤，发生痛风。

（二）中医学认识

《内经》记载了对于痛风的相关认识，但没有明确提出"痛风"这一病名。痛风一词最早见于南北朝时期陶弘景的《名医别录》："独活，微温，无毒。主治诸贼风，百节痛风无久新者。"陶弘景所论"痛风"是指由于邪风侵袭导致的关节疾病，应当属于痹证范畴。嘌呤代谢异常所致的"痛风"相当于中医学的"贼风"

"痹证""白虎病""白虎历节""历节风""脚气""走注"等病。东汉张仲景《金匮要略·中风历节病脉证并治》中的"历节""白虎历节"的描述与现代痛风类似，"历节"即关节走痛也，"白虎历节"谓其疼痛程度之甚，如虎撕咬，更符合痛风急性发作期的临床特点，并认为其病因"饮酒汗出当风"，酒生湿热，是其内因。"盛人脉涩小，短气、自汗出"，即外盛（肥胖）而中虚，痛风多发于中老年人，有脾肾之本虚的基础，在风、寒、食、湿、热等内外因素的作用下而发为该病。隋代巢元方对历节病机的认识为白虎历节，到宋代，历节、白虎正式合二为一。元代朱丹溪在《格致余论·痛风论》，立专篇论述的"痛风"与痛风性关节炎非常接近，"彼痛风者，大率因血受热，已自沸腾，其后或涉冷水，或立湿地，或扇取凉，或卧当风，寒凉外搏，热血得寒，汗浊凝涩，所以作痛，夜则痛甚，行于阴也"。清代喻嘉言《医门法律》及林佩琴《类证治裁》等论著进一步完善了对痛风的认识。龚廷贤在《万病回春》中更明确提出"一切痛风肢体痛者，痛属火，肿属湿……所以膏粱之人多食煎、炒、炙、酒肉，热物蒸脏腑，所以患痛风，恶疮痈疽者最多"。由此可见痛风属于中医的痹证范畴，经过历代医家的丰富与发展，中医就痛风的病因病机、症状特征、治疗及预防等已经逐渐形成一个系统的认识。认为痛风病因多为禀赋不足，过食膏粱厚味，外感风、寒、湿之邪，内外合邪，致脾失运化，湿热瘀毒痰阻滞经络，引起痛风。病因病机主要表现在肝肾亏虚、脾虚湿困、痰瘀阻遏又平素嗜食肥甘厚腻、外受风寒暑湿之邪气侵袭导致污浊凝涩、湿热蕴结，流注骨节而发为痛风，病变主要涉及四肢骨节，后期可累及心肾等脏器。

先天禀赋不足、后天调摄失常是痛风发病的根本内部原因　痛风病的发生与患者先天禀赋不足有着密切的联系。先天正气亏虚，肾之气化、排泄水液功能失常，脾胃虚弱运化失健；后天过食肥甘厚味伤及脾胃，致水湿运化失常，湿浊内蕴而发痛风导致湿浊内生，久蕴不解，郁而化热，湿热留滞经脉，筋脉失养，痰浊凝滞骨节，阻遏气血，久而成湿热痰瘀浊邪流注骨节，久病不愈，则血脉瘀阻、津液凝聚，闭阻筋脉而见骨节肿大畸形，并可内损脏腑，并发有关脏腑病证。

复感外邪是痛风发病的外在诱因　尿酸湿浊伏留筋骨、骨节，又复感他邪而诱发痛风，痛风急性期主要以痰瘀、湿热、浊毒等流注四肢骨节，阻遏经脉，病情多急重。劳行过多、局部骨节损伤、饮酒嗜肉、穿着紧鞋、感受寒湿等，均可成为本病急性发作诱因。

湿浊留滞是痛风发病及病情缠绵的关键　中医认为尿酸湿浊留滞是痛风的病机变化的关键，久羁不去可湿瘀互结变生邪毒。尿酸湿浊之邪不得排泄，留滞脉中越久，其致病性就越强，终酿成湿毒、浊毒，并直接为害。湿浊滞于脉中，随气血鼓动散于周身，逢骨节筋络盘结不畅处最易留着为患，其性趋下，而夜间血行迟涩，故病多发于下肢骨节，且多发作于夜间。湿浊稽留不行蕴结化热，蒸灼气血、阻滞经络，久而化为瘀热浊毒，故关节红肿热痛而不可忍，临床上以下肢骨节不对称红肿热痛为常见，半数以第一足趾关节为首发，其他依次为足背、踝、足跟、膝、腕、掌指骨节，局部疼痛剧烈难忍，并伴随活动受限。湿热浊毒蒸酿气血津液，凝炼成痰瘀，瘀久结成痰核，甚或酿成砂石，故痰核结石在全身多处可见，最常发于骨节软骨、滑囊、耳轮、腱鞘、骨节周边、皮肤下与肾间等处，临床以骨节局部痰核痛风石为多见，阻碍气血，则引起关节持续疼痛，甚至畸形。湿浊壅盛不能经肾蒸化从尿而出，留恋于肾，瘀滞化热煎熬肾之津液，日久结出砂石，阻滞气机，可致肾体严重损害，甚或出现癃闭与关格。

总之，痛风病因病机属本虚标实，病机以脾肾失调、浊毒内伏为主，其病位在肌表经络，继而深及筋骨，日久伤及肝肾。急性发作则主要为浊毒流注与四肢骨节，阻遏气血经络，不通则痛，脾肾不足，则气化不行，湿气阻滞，导致清浊不分，升降失权，浊毒瘀滞于血液、经脉之中，形成本虚标实的特点，且以标实为主。痛风病的发生是一个长期、慢性形成的过程，受到人体内外诸多生理、病理及周围环境因素影响，与先天遗传因素、长期的饮食无节及机体长期代谢紊乱有密切关联。

二、临床诊断

(一)辨病诊断

1. 临床诊断

中老年男性肥胖者，出现反复发作的单个指、趾、跖趾、踝等关节红肿剧痛，可自行缓解及间歇期无症状者，应首先考虑到痛风性关节炎；同时合并高尿酸血症及对秋水仙碱治疗有效者可诊断为痛风；滑液和(或)滑膜活检发现尿酸盐结晶者即可确诊。急性痛风性关节炎诊断目前多采用 1977 年 ACR 的分类标准(见下文)，该诊断标准简单易行。

·关节液中有特异性的尿酸盐结晶体。

·有痛风石，用化学方法(murexide 试验)或偏振光显微镜观察证实含有尿酸盐结晶。

·具备下列临床、实验室和 X 线征象等 12 条中 6 条者：①1 次以上的急性关节炎发作；②炎症表现在 1d 内达到高峰；③单关节炎发作；④观察到关节发红；⑤第一跖趾关节疼痛或肿胀；⑥单侧发作累及第一跖趾关节；⑦单侧发作累及跗骨关节；⑧可疑的痛风石；⑨高尿酸血症；⑩关节内非对称性肿胀（X线片）；⑪不伴骨质侵蚀的骨皮质下囊肿（X线片）；⑫关节炎症发作期间关节液微生物培养阴性。

上述各项中，具备任何一项即可诊断。

2. 病情分期

典型的痛风自然病程可分为四期，即无症状高尿酸血症期、急性发作期、无症状的间歇期、慢性期。

（1）无症状高尿酸血症期无症状高尿酸血症　当血尿酸＞70mg/L（416μmol/L）时，即为高尿酸血症，但不意味着肯定会出现关节症状。有的患者有很多年高尿酸血症，却终生不发作。然而，随着年龄及高尿酸水平的增加，痛风的发病率也增加。

（2）急性发作期急性痛风性关节炎　80%的患者有诱发因素，如进食过多富含嘌呤的食物、酗酒、过度疲劳、关节局部损伤、寒冷刺激、应用利尿剂、接受化疗等。近2/3的患者以第一跖趾关节受累最为常见，局部出现急性红、肿、热、痛和活动受限。症状多在午夜出现，来势较急，进展迅速，疼痛在数小时达高峰，剧痛难忍，多于数天或数周内自行缓解。部分患者可伴有全身症状，如发热、头痛及全身不适等，体格检查可见关节局部肿胀、潮红发亮、皮温高及活动受限。

（3）无症状的间歇期　此期可见症状出现。

（4）慢性期　慢性期有慢性痛风性关节炎、痛风石、痛风性肾病等表现。

痛风石形成及慢性痛风性关节炎　痛风石形成的典型部位在耳轮，也常见于第一跖趾、指、踝、腕、膝、肘等处，小的像芝麻，大的如鸡蛋，也有更大的痛风结节肿。痛风石是痛风的特征性病变。据报道血尿酸在90mg/L以上时，5%有痛风结节。多见于起病后的某个时期，平均10年左右。痛风石出现实际上是扩大了尿酸钠盐池。痛风结节肿初起质软，随着纤维增生质地越来越硬。在关节附近容易磨损处的结节表皮菲薄，易破溃成瘘管，有白色糊状物排出，可见尿酸钠盐结晶。瘘管周围组织呈慢性炎症性肉芽肿，不易愈合。由于尿酸有抑菌作用，继发感染少见。与此同时，关节炎由于得不到有效的治疗而反复发作进入慢性期，终至症状不能完全消失。大量尿酸盐在关节内及关节周围沉积，引起骨质侵蚀、缺损及周围组织纤维化，关节发生僵硬畸形。

痛风性肾病　40%左右的痛风患者伴有肾脏损害，是仅次于关节的常见表现，与关节炎的严重程度可不平行，尿路结石症状甚至可在关节炎之前出现。主要的肾脏病变有以下几种。

慢性尿酸盐肾病：因尿酸钠在肾髓质内沉积引起，单侧或双侧肾脏均可受累。早期出现肾小管病变，因浓缩稀释功能下降引起夜尿增多，尿比重下降。蛋白尿由间歇性逐渐变成持续性。病情进展，一般在 10 年左右肾小球受损，滤过功能下降，部分患者呈进行性肾衰竭，占死亡原因的 10% 以上。

急性尿酸性肾病：多发生于继发性痛风患者，尤其癌症患者放疗或化疗之后。因血尿酸急剧增高，可高达 200mg/L，甚至更高，大量尿酸由肾脏排泄，沉积于肾小管造成梗阻，引起急性肾衰竭。

尿路结石：痛风患者尿路结石的发病率为 10% ~ 25%。小的结石随尿排出，较大的结石阻塞输尿管可引起肾绞痛、血尿，可继发感染。单纯尿酸性结石在 X 线片上不显影，但肾脏超声检查可有发现，与草酸钙混合时在 X 线片上可见到阳性结石阴影。

3. 相关检查

（1）实验室检查

血尿酸测定　　未经治疗的痛风患者血尿酸水平大多数升高，继发者较原发痛风升高明显。血尿酸过高的概念包括绝对性和相对性的高尿酸血症。

相对性高尿酸血症：我国正常男性血尿酸水平为 35 ~ 70mg/L，女性为 25 ~ 69mg/L，因此男性血尿酸值超过 70mg/L，女性超过 60mg/L，为相对性高尿酸血症。

绝对性高尿酸血症：血液中 98% 的尿酸以钠盐的形式存在，人体在 37.0℃、pH 7.4 的生理条件下，尿酸盐的溶解度为 64mg/L，加之尿酸盐与血浆蛋白结合约为 4mg/L，因此血液中尿酸盐最大饱和度约为 70mg/L，超过此值即可能发生痛风。原发性急性痛风因发作时肾上腺皮质激素分泌过多促进尿酸排泄，进水、利尿和药物等因素的影响亦可使尿酸正常，因此必须多次检查，以免漏诊。

尿液尿酸测定　　正常 24h 尿尿酸水平在低嘌呤饮食 5d 后为 600mg 以下；普通膳食 24h 尿尿酸为 800 ~ 1000mg。超过上述水平为尿酸生成增多。判断尿酸生成过多的方法包括：a. 尿酸清除率 > 12ml/min。方法是准确收集 60min 尿，留尿时查血尿酸，计算每分钟尿酸排泄量与血清尿酸的比值，正常在 6.6 ~ 12.6ml/min。b. 尿酸清除率与肌酐清除率比值 > 10% 为生成过多型。c. 简便的方法是测定随意尿中的尿酸/肌酐比值 > 10% 为生成过多。

滑液、组织镜检　　在常规显微镜及偏振光显微镜下观察滑液、滑膜及结节组织，可见在白细胞内或游离于细胞间隙的尿酸结晶呈针状或杆状，并且有强负性双折光现象。发现尿酸结晶是痛风特异性诊断依据。急性痛风性关节炎滑液中主要为中性分叶核细胞，为 $1 \times 10^9/L \sim 7 \times 10^9/L(1000 \sim 7000/mm^3)$。

其他实验室检查　尿酸盐肾病可有尿蛋白，尿液浓缩功能不良，尿比重在 1.008 以下，合并泌尿系感染时尿中可有红、白细胞，最终出现氮质血症、尿毒症、血肌酐和尿素氮升高等表现，伴发心血管疾病者有高血压、高脂血症及心电图异常等。

（2）影像学检查

X 线片　早期急性关节炎仅有软组织肿胀。反复发作后，有关节软骨缘破坏，关节面不规则，继之关节间隙狭窄，软骨下骨内及骨髓内均可见痛风石沉积，以致骨质呈虫蚀样、穿凿样缺损，大小不等，也可有增生钙化，严重者骨折。

·软组织肿胀：常在关节周围软组织呈偏心性结节状肿胀，局部密度高，好发于足、手、踝及膝部，以足的第一跖趾关节最为常见。痛风结节钙化多位于软组织结节的边缘，呈不规则或云雾状。

·关节间隙均匀性狭窄：此征象一般只见于晚期关节炎，偶见关节骨性强直。痛风性关节炎一般即使有广泛的骨质侵蚀或破坏，其关节间隙大都保持正常。

·骨质疏松：病程较长者可出现局限性骨质疏松，或明显的失用性骨质疏松。

·骨质侵蚀：常在关节旁或软组织结节下，出现偏心性、圆形或卵圆形、边缘锐利及界限清楚的囊状穿凿样或虫蚀状骨质缺损区，其方向与骨的长轴一致，在其边缘常有硬化。缺损区的骨缘翘起，并有伸向软组织的表现（悬崖状骨缘）经常可见。以上表现最多也最先见于足的第一跖趾关节，具有特征性。

·缺损区边缘骨质增生、硬化及骨赘形成。

·骨端增大、骨皮质膨胀硬化及骨赘形成：此表现可能与局部病变的修复或继发所致，多因尿酸盐结晶自中心向外增大，并有骨膜新生骨形成。

·X 线肾盂造影可显示尿路的纯尿酸结石、肾盂积水。当结石外包绕草酸钙时，X 线平片可见阳性结石。

CT 和 MRI 表现　CT 和 MRI 常不作为常规检查，仅用于临床对可疑痛风石的发现。CT 表现为关节周围软组织肿胀、可见其内斑点状或团块状高密度痛风石，邻近骨侵蚀呈边界清楚的穿凿样骨破坏、骨缺损或糜烂。MR 扫描 T1 加权像上痛风石呈低信号。

（二）辨证诊断

湿热蕴结证　局部关节红肿热痛，发病急骤，累及一个或多个关节，多兼有发热、恶风、口渴、烦闷不安或头痛汗出，小便短黄，舌红苔黄，或黄腻，脉弦滑数。

脾虚湿阻证　无症状期，或仅有轻微的关节症状，或高尿酸血症，或见身困倦怠，头昏头晕，腰膝酸痛，纳食减少，脘腹胀闷，舌质淡胖或舌尖红，苔白或黄厚腻，脉细或弦滑等。

寒湿痹阻证　关节疼痛，肿胀不甚，局部不热，痛有定处，屈伸不利，或见皮下结节或痛风石，肌肤麻木不仁，舌苔薄白或白腻，脉弦或濡缓。

痰瘀痹阻证　关节疼痛反复发作，日久不愈，时轻时重，或呈刺痛，固定不移，关节肿大，甚至强直畸形，屈伸不利，皮下结节，或皮色紫暗，脉弦或沉涩。

（三）鉴别诊断

1. 现代医学鉴别诊断

（1）其他关节病变　根据典型的临床表现为急性痛风性关节炎不难做出诊断，单侧跖趾关节反复发作，血尿酸升高及秋水仙碱治疗有显效者首先应考虑痛风。但病变累及踝、膝关节时，往往被忽略。急性痛风性关节炎应与风湿热、丹毒、蜂窝织炎、创伤及化脓性关节炎、假性痛风等相鉴别。慢性期痛风应与RA、银屑病关节炎、骨肿瘤等相鉴别。

RA　多见于青、中年女性，主要累及手指小关节，表现为腕、膝、踝等关节的对称性多关节炎。伴明显晨僵，关节疼痛呈持续性，时轻时重，反复发作可引起关节畸形，功能障碍。患者血尿酸不高，RF多呈阳性。炎症时关节液增多，白细胞明显增多，以中性粒细胞占优势，但关节液中没有尿酸盐结晶。X线片示关节面粗糙，关节间隙狭窄，甚至关节面融合，与痛风性关节面出现虫蚀样或穿凿样破坏明显不同。

风湿性关节炎　是风湿热的临床表现之一，好发于青少年。其关节炎的特点为四肢大关节游走性肿痛，很少出现关节畸形。关节外症状包括发热、咽痛、心肌炎、皮下结节、环形红斑等。血清抗链球菌溶血素O滴度升高，血尿酸正常。

化脓性关节炎与创伤性关节炎　急性痛风发作常易与化脓性关节炎混淆，但后两者血尿酸盐不高，滑囊液检查无尿酸盐结晶，创伤性关节炎常有较重受伤史，化脓性关节炎滑囊液内含大量白细胞，培养可得致病菌，可作鉴别。

银屑病（牛皮癣）关节炎　本病多发生于皮肤银屑病变若干年后，常不对称性累及远端指间关节，伴关节破损残废，关节间隙增宽，趾（指）端骨质吸收，骶髂关节也常累及，其中30%～50%的患者表现为对称性多关节炎。约20%伴有高尿酸血症。与痛风不易区别，但该病伴皮损，且血中 HLA-B$_{27}$ 阳性可作为特异性的鉴别。此外，X 线片有关节间隙增宽，骨质增生和破坏同时存在，末节指（趾）远端呈笔帽状。

蜂窝织炎 痛风急性发作时，关节周围软组织常明显红肿，如忽视关节本身的症状，极易被误诊为蜂窝织炎，后者血尿酸盐不高，畏寒发热及白细胞增高等全身症状更为突出，而关节疼痛往往不明显，不难鉴别。

假性痛风 为关节软骨钙化所致，老年人多见，最常累及膝关节，急性发作时症状酷似痛风，但不伴随血尿酸升高，检查关节滑囊时发现含焦磷酸钙盐结晶或磷灰石，X 线片示软骨钙化。

其他关节炎 痛风急性发作期须与红斑狼疮、复发性关节炎、Reiter 综合征鉴别，慢性期则需与 OA、创伤性及化脓性关节炎的后遗症相鉴别，血尿酸检查有助于诊断。

（2）肾结石 反复发作的肾结石要与原发性甲状旁腺功能亢进所致多发性结石鉴别。后者有持续性骨痛、病理性骨折、手足抽搐、放射性核素骨扫描示全身骨代谢异常，甲状旁腺激素水平明显升高，可与痛风鉴别。

2. 中医学鉴别诊断

大偻 本病典型临床表现为腰骶、胯疼痛，僵直不舒，继而沿脊柱由下而上渐及胸椎、颈椎（少数可见由上而下者），或见生理弯度消失、僵硬如柱，俯仰不能；或见关节肿痛、屈伸不利等临床表现，甚还可见"尻以代踵，脊以代头"之征象。少数病例病变早期以下肢单关节如踝、膝关节等肿胀疼痛为主要临床症状。典型病例不难鉴别，单关节发病者需与痛风仔细鉴别。

尪痹 本病女性多见，对称性、小关节、多关节肿痛，病久可见关节肿大、变形、屈伸不利，轻症患者表现为手足单关节或少关节肿痛时需与痛风鉴别。尪痹主要病机是风、寒、湿、热之六淫邪气，侵犯人体，流注关节，闭阻经络，气血运行不畅导致，痛风病机以脾肾失调、湿浊内伏为主。

手足痈病 痛风发作时典型症状表现为病变部位红、肿、热、痛，初发病例易与热毒所致肌肤痈肿疾病混淆。痛风为先天禀赋不足脾肾失调、饮食所伤导致尿酸湿浊留滞骨节筋络，蕴结化热，蒸灼气血，故关节红肿热痛而不可忍；痈病为热毒或湿热毒邪壅遏肌肤气滞血瘀、热壅肉腐成脓的疾病，两者在病情发展与治疗上迥然不同。

三、临床治疗

（一）提高临床疗效的要素

避免及去除急性痛风诱发因素，控制急性期症状并防止复发，防治慢性痛风关节外损伤。

（二）辨病治疗

（1）秋水仙碱　为急性发作期的首选药，尽早使用。秋水仙碱在治疗和预防痛风方面的卓越疗效与其抑制中性粒细胞有关。作用机制为通过秋水仙碱和微管蛋白结合，阻止微管蛋白构成微管，从而阻止中性粒细胞的趋化运动。新的痛风指南推荐用药方案为：首剂 0.5～1.0mg，1h 后再次给药 0.5mg；或者 0.5mg，每天 3 次。大多数患者的症状在服药 24～48h 缓解。常见的副作用有胃肠道反应、白细胞减少、骨髓抑制、肝功能异常等。

（2）NSAID　对于秋水仙碱治疗禁忌、无效或不能耐受，或者已发作数日的痛风可选用此类药物。此类药物主要通过抑制 COX 活性，减少前列腺素合成，从而起到抗炎、止痛、退热及减轻关节肿胀、疼痛的作用。如双氯芬酸（扶他林）25～50mg，每日 3 次；吲哚美辛 50～100mg，每日 1～2 次。

（3）糖皮质激素　上述药物无效或不能耐受时可短期内使用此类药物。糖皮质激素（简称激素）能迅速改善关节肿痛和全身症状。常用琥珀酸氢化可的松 200～300mg，静脉滴注，每日 1 次；或泼尼松 10mg，每日 3 次，症状缓解后减药停药。

（4）降尿酸药

促尿酸排泄药　促进肾脏排泄剂，主要抑制近端肾小管对尿酸的重吸收，促进其排泄。为避免大量尿酸突然进入肾脏，并且防止痛风急性发作，此类药物应从小剂量开始，逐渐增加。如苯溴马隆，排尿酸作用较强，开始剂量 25mg/d，逐渐增至 50～100mg/d。促进尿酸肠道排泄剂，如活性炭的吸附剂，注意与其他药物及食物间隔服用。

抑制尿酸生成药　目前广泛应用的只有别嘌呤醇，通过与次黄嘌呤竞争黄嘌呤氧化酶而抑制此酶的活性，减少尿酸生成。适用于 24h 尿酸排泄量超过 600mg 者，或有痛风性肾病，或不能服用排尿酸药者。也常用于放、化疗之前。开始剂量 50mg，每日 2～3 次，然后每日增加 100mg，至 200～600mg/d，分 2～3 次口服。

促进尿酸分解药物　尿酸氧化酶或尿酸酶，能催化尿酸迅速氧化变成尿囊素，在肾小管不再被吸收而排泄。拉布立酶（rasburicase）是重组 A 黄曲霉菌尿酸氧化酶，可以肌内注射或静脉使用，1000U/d，能迅速显著降低血尿酸浓度，肾或肝功能不全患者无须进行剂量调整。

（5）碱性药物　最常用的碱性药物就是 $NaHCO_3$。$NaHCO_3$ 口服后容易吸收，使尿中 HCO_3^- 浓度升高，碱化尿液，使尿酸不易在尿中形成结晶或聚集。可从口服 0.5g 每日 3 次开始，逐渐增量至 1~2g 每日 3 次，使尿 pH 值维持在 6.5 左右，同时要多喝水以保证充足的尿量。

（三）新疗法

近年来，生物制剂抗 IL-1 抗体、TNF 拮抗剂及 IL-6 受体抗体等药物在治疗痛风的研究中逐渐发展起来，且产生不同程度的疗效。然而，相关生物制剂长期使用的安全性、患者停药时机以及不同生物制剂之间的对比研究，尚缺乏足够的数据支持。相信通过学者们的不懈努力，在不久的未来，生物制剂将成为治疗急性痛风、预防发作、提高患者生活质量的新手段。

（四）辨证治疗

1. 辨证论治

（1）湿热蕴结证

治法：清热利湿，通络止痛。

方药：四妙散合草薢渗湿汤加减（苍术 10~15g，川黄柏 8~10g，川牛膝 10~15g，茵陈 8~15g，全当归 10~15g，川芎 10g~15g，虎杖 10~15g，防己 8~12g，土茯苓 15~20g，草薢 15~20g，泽泻 10~12g）。

加减：本证多见于痛风急性期，多以湿热实邪为主，关节红肿热痛，且疼痛剧烈。恶风不显著可去羌活、防风等祛风除湿药；热重于湿见舌红苔黄厚或黄燥者可合白虎汤加减，生石膏、知母用以清热坚阴；如口渴喜饮、身热心烦者，可加山栀子、金银花、连翘等清热除烦；汗多、恶风者可合桂枝、白芍和营敛阴、缓急止痛；湿热并重舌红苔厚腻者，可加黄连、龙胆草等清热燥湿，生薏苡仁等健脾除湿清热；湿盛者加白术、佩兰、茯苓、车前草；若局部肿胀不退者，可加木瓜、豨莶草、蚕沙、草薢等以利湿泄浊消肿；关节痛甚者酌情加乳香 10g、没药 10g、延胡索 12g、川楝子 12g、制附片 8g、细辛 3g 等以活血通阳、行气止痛。

中成药：新癀片、湿热痹颗粒/片/胶囊、痛风定胶囊、四妙丸等。

（2）脾虚湿阻证

治法：健脾利湿，通络止痛。

方药：黄芪防己汤加减（黄芪 20~30g，防己 10~15g，桂枝 10~15g，细辛 3g，当归 10~15g，独活 10~15g，羌活 10~15g，白术 10~15g，防风 8~12g，淫羊藿 10~15g，薏苡仁 20~30g，土茯苓 15~20g，草薢 10~15g，甘草 6g）。

加减：本证多见于无症状期高尿酸血症或痛风间歇期，或仅有轻微的关节症状，但也有患者急性发作时见脾虚湿盛的症状、舌脉。无明显关节症状者可去除细辛、独活、羌活等祛风止痛中药，湿浊甚者可加薏苡仁 20g、苍术 10g 或合平胃散、胃苓汤等加减以健脾除湿；脾虚明显可合四君子汤或补中益气汤以增强健脾益气功效；胃脘喜暖恶凉、大便不成形者可加干姜、小茴香或合理中汤加减温中健脾；兼血瘀见舌质黯或有瘀点、脉涩者，可酌加姜黄、当归、牛膝或水蛭、三棱、莪术等活血逐瘀；关节疼痛寒偏盛者加附子、细辛、桂枝等温通血脉散寒止痛，湿偏盛者加防己、木瓜等除湿通络止痛；皮下结节或痛风石者，可选用浙贝母、白芥子、穿山甲、地龙等。

中成药：补中益气丸、参苓白术丸、益肾蠲痹丸等。

（3）寒湿痹阻证

治法：温经散寒，除湿通络。

方药：乌头汤加减（川乌 6～8g，生麻黄 6～10g，生黄芪 20～30g，生白芍 10～15g，苍术 10～15g，生白术 10～15g，羌活 8～12g，姜黄 10～15g，当归 10～15g，土茯苓 15～20g，萆薢 10～20g，甘草 6～12g）。

加减：本证多见于痛风慢性期，病变关节畏寒喜暖。气短乏力明显者加党参 15g、茯苓 15g，换生黄芪为炙黄芪以益气健脾；食后腹胀、大便质稀者将生白芍、生白术换为炒制品，或加干姜 8g、肉桂 6g 温脾阳，健脾运；腰膝酸软、肢节冷痛、手足逆冷者可加仙茅 15g、淫羊藿 15g、巴戟天 12g、狗脊 12g、杜仲 12g、续断 12g 等温补肾阳，强健筋骨；肢节痛甚酌加乳香 5～10g、没药 5～10g、延胡索 8～15g、川芎 10～12g、川楝子 10g 等活血散瘀，行气止痛；久病入络、痰浊瘀血胶结形成皮下结节或痛风石者可加用浙贝母 8～10g、白芥子 10g、皂角刺 10g、生牡蛎 20g、穿山甲 10g、地龙 10g、僵蚕 10g、水蛭 10g 等消痰软坚，化瘀通络。

中成药：寒湿痹颗粒/片/胶囊、附桂骨痛胶囊、益肾蠲痹丸等。

（4）痰瘀痹阻证

治法：活血化瘀，化痰散结。

方药：桃红四物汤合当归拈痛汤加减（全当归 10～15g，川芎 10～15g，赤芍 10～15g，桃仁 15～20g，茵陈 8～12g，威灵仙 10～15g，海风藤 15～20g，猪苓 10～15g，茯苓 10～15g，金钱草 15～30g，土茯苓 15～20g，萆薢 10～15g）。

加减：本证相当于痛风慢性期，多存在痛风石形成、病变关节强直、变形、活动不利等病变，若脾肾阳虚见畏寒、肢冷、腰膝冷痛者，加熟附片 6～10g、肉桂 6g、淫羊藿 15g、仙茅 15g 或合肾气丸、附子理中丸加减温补脾肾，散寒止痛；若气阴两虚见神疲乏力，自汗气短，咽干口燥，口渴思饮，舌质淡红，边有齿痕，苔薄白或薄腻，脉沉细者，可合参芪地黄汤、二至丸等加减益气养阴；肝肾阴虚见腰膝酸痛，两目干涩，手足心热，口干思饮，大便干结，小便赤者，可合左归丸或六味地黄丸加减滋养肝肾；若小便频急、灼热、尿中有砂石可加用石韦 10g、金钱草 20g、海金砂 10g、冬葵子 10g、萹蓄 10g、瞿麦 10g 等通淋排石；血瘀明显者可加用丹参 10g、姜黄 10g、水蛭 8g、鸡血藤 15g、三棱 10g、莪术 10g 等活血化瘀通络；肢节痛甚加制川乌 5g、细辛 3g、白芍 15g、甘草 10g 通阳散寒，缓解止痛。关节肿痛日久加用炮山甲 9g、地龙 10g、僵蚕 10g、蜈蚣 2 条、乌梢蛇 10g 等虫类药破血散瘀、搜风通络之品。

中成药：瘀血痹颗粒/片/胶囊、益肾蠲痹丸等。

2. 外治疗法

中药熏洗　辨证选用中药熏药或熏洗治法，止痛，酌情选用清热利湿，通络止痛药物；脾虚湿阻证，酌情选用健脾利湿，益气通络药物；肢体关节冷痛者，酌情选用温阳散寒、温经通络药物；关节肿痛灼热者，酌情选用清热除湿，宣痹通络之品煎汤熏洗；痰瘀痹阻证，酌情选用活血化瘀、化痰散结药物。每次 40min，每日 1～2 次。可配合药浴或熏蒸类治疗器进行治疗。

中药外敷　辨证选用中药外敷法。湿热蕴结证，酌情选用清热除湿、宣痹通络之品，如金黄膏或如意金黄膏；寒湿痹阻证，酌情选用祛风散寒除湿、温经通络药物，如乌头汤制成散剂，黄酒调匀外敷，每隔 6～12h 换药一次。鉴于痛风关节疼痛主要原因为尿酸湿浊有形之邪留滞关节，关节部位气血瘀滞不痛则痛，无论寒痛、热痛，均可加用乳香、没药、延胡索、草乌等调敷患处活血行气，通阳止痛。敷药后可酌情配合热疗仪、红外光疗仪、中频脉冲等治疗。

针刺治疗　下肢取穴：主穴选足三里、阳陵泉、三阴交，配穴内踝侧取太溪、太白、大敦，外踝侧取昆仑、丘墟、足临泣。上肢取穴：主穴选曲池，配穴合谷。以主穴为主，根据部位酌加配穴，急性期发作期用泻法，缓解期用平补平泻，均留针 30min，每隔 10min 行针一次，每日或隔日一次，10 次一疗程，疗程间隔 3～5d。三棱针刺络放血：有活血祛瘀、通络止痛的功效，多在痛风急性发作时采用。取阿是穴，放血 1～2ml，每周 2～3 次。还可选用火针疗法、雷火灸、梅花针叩刺结合拔罐法等方法治疗。

拔罐疗法　疼痛部位用 2～3 个火罐，每次留罐 5min。寒证者适用。

推拿疗法　需根据临床病变部位选取相应的主穴，可视情况采用擦、推、拿、按、揉、捻、搓、摇等手法，由轻到重，循序渐进。每天 2 次，每次 20min。

穴位注射　可采用当归、丹皮酚、威灵仙等注射液在局部疼痛部位进行穴位注射，每穴注入 0.5～1ml，此法具有明显的扩张局部血管、改善神经局部营养环境、降低炎性介质和致痛物质水平的作用。

3. 辨证选择中药注射液静脉滴注

灯盏花注射液、丹参注射液、脉络宁注射液等。

4. 中成药应用

痹痛定胶囊（湿热瘀阻证不可使用） 3粒，每日3次。

湿热痹颗粒/片/胶囊 1包，每日3次。

青白通痹胶囊 2~4片，每日3次。

瘀血痹颗粒/片/胶囊 2~4片，每日3次。

痛风定胶囊 2~4片，每日3次。

5. 单方验方

外用验方 生姜60g火烧后捣烂，蘸上香油敷于痛处。生姜味辛、微温，含有挥发性姜油酮和姜油酚，具有活血、祛寒、除湿、发汗等功能，能使血管扩张、血液循环加快，促使身上的毛孔张开，可以将体内的病菌、寒气带走；香油性甘凉，能解毒生肌，《孙真人海上方》《急救危症简便验方》治疗两足痛如刀割不可忍，用生姜切片蘸香油搽痛处，随用生姜火烧热、捣烂，敷患处，不久姜干而痛止。

内服验方 山慈姑10g，水煎服。山慈姑味甘，性微辛、凉，能清热解毒，化痰散结。由于山慈姑中含有秋水仙碱成分，能有效地缓解痛风发作，在痛风发作期服用能抑制疼痛。

（五）名医诊疗经验介绍

1. 朱良春经验

国医大师朱良春创立了"浊痛痹"中医新病名，明确指出受寒受湿只是痛风发病的诱因之一，但不是主因，湿浊瘀滞内阻，才是主要病因。高度概括痛风的证候病因为"症似风而本非风""乃浊毒瘀滞使然"，认为痰湿阻滞于血脉之中，难以泄化，与血相结而为浊瘀滞留于经脉，则骨节肿痛、结节畸形，甚则溃破，渗溢脂膏；或郁闭化热，聚而成毒，损及脾肾为痛风的发病机理；凡此皆浊瘀内阻使然，实非风邪作祟。朱老提出痛风三大治疗方法：①泄浊化瘀，推陈致新；②调益脾肾，正本清源；③激浊扬清，标本兼治。朱老善用虫类药物治疗风湿病，其通闭解结功效显著，运用泄浊化瘀药与虫类药配伍治疗痛风，能明显改善症状，增强疗效。如关节灼热、焮红肿痛者，配以羚羊角粉或水牛角、广地龙清热通络；关节剧痛、痛不可近者，伍以全蝎、蜈蚣搜风定痛；关节肿大、僵硬畸形者，参以穿山甲、蜣螂虫开瘀破结；伴有结节、痛风石者，投以僵蚕、牡蛎化痰软坚；腰背酸楚、骨节冷痛者，用以鹿角霜、蜂房温经散寒，等等。在痛风浊毒痰瘀胶固、气血凝滞不宣、经络闭塞阶段，配伍虫蚁搜剔钻透、化痰开瘀之品，往往能出奇制胜，收到常规药物难以达到的疗效。

2. 胡荫奇经验

胡荫奇主任医师认为本病的发生多为先天禀赋不足，脾肾两虚，湿浊内生；或饮食、饮酒过度、嗜食肥甘厚味，脾失健运，化湿生痰；或七情所伤，肝郁气滞，横逆伤脾，内生痰浊，痰浊痹阻；或居处寒湿，或冒雨涉水，或汗出当风，外邪与痰浊搏结，阻塞脉道，发为肿痛；或局部外伤，瘀血内阻，闭阻关节经络，气血不畅，可加重经脉痹阻，诱发本病。而湿浊之邪久而不除，附于骨节，形成痰核，坚硬如石。认为本病的发生根本原因在于痰浊内生。痰郁日久化热，痰热痹阻关节发为红肿热痛。痰热痹阻气血运行，而成瘀滞；或局部外伤后瘀血内生，痰热与瘀血互结，加重疾病的发作。强调治疗宜从化痰、清热、活血着手治疗，结合痛风临床分期辨证论治。急性期多为湿热痹阻，热毒壅盛，治疗上常使用蒲公英、金银花、紫花地丁、忍冬藤、玄参、土茯苓等清热解毒；生石膏、虎杖、黄柏等清热凉血；同时配以萆薢、薏苡仁、泽泻、车前子、六一散等清热利湿；热重者加用大黄、瓜蒌、桃仁等通腑泄热。同时酌加炙鳖甲、知母等以防热盛伤阴。间歇期以湿盛瘀滞证为多见。治疗宜从利湿化痰、活血通络之法着手。用药以山慈姑、百合、徐长卿、萆薢、薏苡仁、忍冬藤、半夏、独活、威灵仙、桃仁、莪术、鸡血藤等为主。慢性期关节炎反复发作，尿酸盐结晶沉积于组织局部形成痛风石，关节漫肿难消，或关节僵硬变形，或在关节附近、耳郭等处见有结石，此期多属痰瘀阻滞经络，气血凝积之证，治疗宜化痰散结，活血通络，利湿化痰，同时加用莪术、炮山甲、皂角刺、桃仁、川牛膝、乌药、穿山龙、三七粉等活血通络，以散瘀滞。辨病用药衷中参西，临床用药常选用一些经现代药理学研究证实对风湿病具有针对治疗效果的药物，处方中加入可降尿酸、抗炎止痛的百合、萆薢两药，对尿酸钠所致的痛风性关节炎有一定的作用。

3. 焦树德经验

焦老也认为痛风的形成关键为脾肾失调。脾肾亏虚为病之本，湿热痰阻血瘀为病之标。病成之后，本虚标实相互作用形成恶性循环，日久则骨质受损、变证丛生。湿性重浊，故发病之初多在足部及下肢，病久则波及上肢。痹证日久气机不利、血行不畅、肝失疏泄、津液停聚酿生痰瘀；肾主骨生髓，肾虚则髓海不充，以致骨质破坏，关节畸形、僵硬，筋膜结节，溃破渗液；血瘀痰阻则变症多发，严重者内损脏腑，而有石淋、水肿、心悸、胸痹等复杂病变。故本病又有别于一般痹证。治疗时根据病情缓急调整用药，急性发作时多以湿热阻痹为主证，当邪盛之时，祛邪为主，迎头痛击，不留余地，并使邪归出路；待邪去正虚，病情缓解关节肿痛减轻之时以本虚为主证，运筹帷幄，缓缓以补，既补且泻，补药平和，补正而不恋邪，祛邪而不伤正，节奏分明，层次清楚，使药到病除。

四、预后转归

急性痛风性关节炎的反复发作可发展为多关节受累,并从急性期的关节局部肿胀发展为慢性期骨内痛风石造成的局部骨质缺损、关节畸形。尸检证实90%以上痛风患者可出现不同程度的肾脏损伤,但一般病情较轻,极少影响患者寿命。因此,年长的痛风患者主要的死因是心血管疾病。痛风与心血管疾病之间虽无因果联系,但有研究认为高尿酸血症是动脉硬化症及其他心脑血管疾病的不良因素之一。

五、预防调护

1. 预 防

饮食控制 应采取低热量膳食,保持理想体重。避免高嘌呤饮食,含嘌呤较多的食物主要包括动物内脏、沙丁鱼、蛤、蚝等海味及浓肉汤,其次为鱼虾类、肉类、豌豆等,而各种谷类制品、水果、蔬菜、牛奶、奶制品等含嘌呤最少。严格戒饮各种酒类,每日饮水应在 2000ml 以上,少喝汤,尤其是肉汤,最好不要碰。

避免诱因 避免暴食、酗酒、受凉受潮、过度疲劳、精神紧张,穿鞋要舒适,防止关节损伤,慎用影响尿酸排泄的药物,如某些利尿剂、小剂量阿司匹林等。

防止伴发病 需同时治疗伴发的高脂血症、糖尿病、高血压病、冠心病、脑血管病等。

积极减肥,减轻体重 避免饥饿疗法,坚持适当的运动量。

生活有规律,按时起居 注意劳逸结合,避免过度劳累、紧张与激动,保持心情舒畅,情绪平和。注意保暖和避寒,鞋袜宽松。

继发性痛风的预防 主要是积极治疗多发性骨髓瘤、慢性肾病等原发病。

2. 调 护

心理调摄 由于关节炎反复发作,常导致患者情绪不稳,焦虑不安,护理人员要及时对患者进行心理安慰,解释病情,帮助其了解痛风的病因及防治对策,增加配合治疗的信心。

饮食起居调摄 通过健康教育使患者了解常见食物的酸碱性及嘌呤含量,使之能够合理地安排日常饮食。节制饮食,控制高嘌呤食物,避免暴饮暴食。多饮水,节制烟酒、不宜喝大量浓茶或咖啡。痛风患者可用饮淡茶代替饮白开水,餐后 1h 开始饮茶为宜。

3. 护　理

急性发作期管理　急性发作期，必须严格卧床休息，并适当抬高患肢，以利血液回流，避免受累关节负重。直至疼痛缓解72h后开始适当轻微活动，促进新陈代谢和改善血液循环；对湿热蕴结型痛风患者，应力戒烟酒，避免进食辛辣刺激食物，局部配合如意金黄散、金黄膏等外敷；对寒湿痹阻型痛风患者，在季节变化时注意调节饮食起居，避免风寒湿邪外侵，发作时可局部热敷或中药熏蒸。

间歇期及慢性期护理　间歇期及慢性期，继续低嘌呤饮食，患者应注意鞋子的选择，尽量穿柔软舒适的鞋子，避免足部磨损造成感染。冬天避免受凉，室温保持在20℃～22℃，对年老体弱者应注意保暖。定期检测血尿酸值，1～3个月检测一次，以便调整用药和防治心、肾尿酸性结石。

六、研究进展

1. 病因病机

随着医疗技术水平的提高，人们对于痛风的病因病机的研究也可谓是百花齐放、百家争鸣。学者们在总结前人理论、经验的基础上，结合自身的医疗实践，对痛风病因病机进行了广泛的讨论。先天禀赋不足、脾肾亏虚、湿浊内盛、素体阳盛、脏腑蕴毒、饮食所伤是目前得到普遍认可的病因病机。鉴于高尿酸血症是痛风发病的关键，现代医家对尿酸致病有以下中医认识。谢明等[1]认为痛风属于"痹证"，而体内过多的尿酸即中医所说的"痰浊""湿浊"，故痛风的主要病因是先天脾肾功能失调，导致痰浊内生，发为痹证。刘孟渊[2]指出高尿酸血症乃湿浊之毒也，而痛风的病机是以脾肾亏虚为本，以湿浊内盛、湿痰互结为标。赵凯等[3]总结奚九一教授治疗痛风的经验，提出"脾肾两虚，内湿致痹"之观点，认为湿浊之邪是痛风发病的重要病因和病理。刘友章[4]认为本病属本虚标实，湿、热、痰、瘀为其病机。以湿浊为标，正虚为本，脾肾亏虚乃发病关键。并根据"热盛则痛，湿盛则肿"，提出"痛多属痰火，肿多为风湿"之观点。朱良春[5]提出"痛风非风"观点，认为痛风是浊毒瘀滞血中，不得泄利所致。

总之，中医学认为痛风发病是由于先天禀赋不足、脾肾亏虚、素体阳盛易感之人，平素饮食不节，酿生湿热、痰浊流窜经络，阻滞气机，影响代谢，气血运行不畅；并使脏腑功能受损，脾失健运，肾失气化，开合失司，不能分清泌浊，以致水谷不归正化，嘌呤代谢紊乱，尿酸浊毒内生，滞留体内，随血布散，泛滥横溢，流注肢体远端而沉积。若兼受风寒外邪，经络受阻，气滞血瘀，不通则痛。急性发作，关节红肿热痛。日久尿酸浊毒结聚，形成痛风石，关节僵硬畸形，甚则溃流脂膏。

2. 辩证思路

辨体质 痛风与体质密切相关，我们在临床进行痛风防治时也必须充分考虑体质的差异对痛风证候的影响。邵明伟等[6]认为痰湿体质是痛风发病的内在病理基础；唐爱华等[7]提出"粗理而肉不坚者"是痛风的易感人群，肥胖患者更容易发生痛风，在防治方面提出可以通过积极主动地控制肥胖以达到对痛风的"治未病"效果；蒋春梅等[8]等分析探讨了不同体质类型在痛风病各证型中分布的特点，结果痰湿质是痛风最常见的体质类型，其次为湿热质和瘀血质，并且痰湿质、湿热质主要常见风湿蕴热证型及痰瘀痹阻证型，而瘀血质主要分布于痰瘀痹阻证型中。在痛风病的防治方面提出应该强调个体化诊疗，即"因人制宜"的思想，并结合相关体质的特点分别采用清热、利湿、化痰、祛瘀、益气、滋阴、温阳等治疗原则以调整机体阴阳之偏颇，突出"调质拒邪""调质防变"的"治未病"思想，对于临床预防及治疗痛风病具有重要的意义。

辨病情分期 由于个体差异、病程变化等因素，疾病过程中每一时期表现出来的证候是不一样的。因此通过分析，明确病变所处的时期，及该时期的病位、病性，便可抓住辨证的实质。因此，痛风性关节炎的辨证施治，常基于分期论治的基础上，进行辨证治疗。根据痛风的病程及发作特点中医将痛风分为两期即急性期和慢性期。急性期，起病急骤，突发关节剧烈疼痛，伴局部皮温升高、肤色暗红、关节肿胀、压痛明显及其他全身症状。急性痛风以标实为主，病位在脾、肝，"肝主筋，束骨而利关节"，认为湿热痹阻证是急性痛风的基础证型，而此证亦可夹瘀、夹风、夹痰。慢性期痛风正虚邪恋，脏腑亏损，本虚主要是脾肾亏虚、肝肾阴虚，留恋之邪多为湿浊、湿热、痰湿、瘀血等，应以补肾健脾，滋养肝肾，兼以祛湿泄浊、活血消痰，方选济生肾气丸、六味地黄丸、参芪地黄汤、平胃散、四妙散、涤痰汤、桃红四物汤等为基础方，药用苍术、厚朴、陈皮、熟地黄、山茱萸、怀山药、牡丹皮、泽泻、茯苓、熟附片、桂枝、车前子、川牛膝、甘草、忍冬藤、桑枝、白芍、牛膝、乳香、生地黄等。

辨变证 痛风日久往往脏腑损伤，变生他证，常出现尿浊（蛋白尿）、癃闭、结石、关格等并发症，根据不同变证，参考内科相关病治疗。

3. 治法探讨

经过历代医家对痛风的探讨、治疗，结合现代医学对痛风病因、诱因及发病机制的认识，我们也认同中医大家朱良春关于"痛风非风"观点。虽然痛风发病特点、病变部位、证候表现与痹病相似，有风邪挟湿热、寒湿致病的，但本质上痛风是湿浊瘀滞血中，不得泄利所致。尿酸湿浊之邪随血脉流注肢节，病变肢节为尿酸结晶有形湿浊之邪阻痹，局部气血运行不畅，气滞血瘀，不通则通，血不利则为水，局部水肿出现，水湿久羁聚而成痰，终致病变肢节湿聚、血瘀、痰凝、气滞，经气不利甚，故急性期疼痛剧烈、痛如刀割不可忍。据此病机特点，我们认为急性期应尽快通利止痛为第一要务。通利之法当除湿、活血、行气、化痰，且必不忘止痛。本病湿浊之邪产生于先天禀赋不足、后天调摄失常，脾肾亏虚，肾虚不主水、脾虚不运化水液，致水湿运化失常，尿酸湿浊之邪内蕴，病久又可出现肝肾阴虚、脾肾阳虚、气阴两虚等本虚证候。因此当痛风缓解期或慢性期治疗当以扶正补虚为主，通利祛邪止痛为辅。

综上所述，我们认为痛风急性期或急性发作时急当以止痛缓解症状，祛除湿浊（湿热、寒湿），化顽痰，散瘀血，通经气等，均为"通则不痛"这一目的服务。症状缓解后要继续防止湿浊、痰瘀产生或增多，则需扶正补虚、健脾益肾、益气养阴、滋肾养肝等以减少或防止痛风反复发作。

4. 分型证治

对中医痛风相关文献的分析显示，痛风的中医证候分布显示一定的规律。任延明等[9]对 146 例痛风患者进行了问卷调查，观察得出湿热蕴结、瘀热阻滞、痰浊阻滞、肝肾阴虚分别占 23.3%、33.6%、28.8%、14.4%。周彩云等[10]对 194 例痛风患者采用回顾性分析方法，得出风湿蕴热证占 25.77%，痰瘀痹阻证占 65.02%，久痹正虚占 12.88%，其中风湿蕴热证者的年龄及病程明显小于其他两型；痰瘀痹阻证在慢性期的证型分布中占主要比例，而晚期则以久痹正虚证为主。杨梅等[11]采用文献分析的方法查阅 1994—2007 年涉及痛风中医证型方面的文献 31 篇，经研究发现，痛风的基本证型频次排列前 6 位依次为湿热证、痰瘀互结证、肝肾阴虚证、脾肾阳虚证、痰热内阻证、血瘀化热证，证候要素中频数排列前 6 位的是湿、热、血瘀、肾、痰、脾。李海昌等[12]对近年来关于痛风的中医相关研究文献进行了分析，涉及痛风间歇期、慢性期及慢性关节炎期患者 1566 例，主要证候（前 8 位）是痰瘀痹阻证、痰浊阻滞证、肝肾阴虚证、久痹正虚证、脾虚湿蕴证、痰热蕴结证、湿热蕴结证、肝肾亏虚证，并通过分析提出痰瘀痹阻证、痰浊阻滞证、肝肾阴虚证为痛风间歇期及慢性期主要证候。李海昌等[13]对近 15 年相关文献检索出符合要求的文献 85 篇，共涉及痛风间歇期、慢性期及慢性关节炎期患者累计 4791 例，主要中药（前 15 味）使用频率由高到低依次为牛膝、桑寄生、薏苡仁、土茯苓、苍术、白术、白芥子、当归、黄柏、黄芪、防己、萆薢、威灵仙、赤芍、秦艽。其中牛膝、桑寄生、苍白术、薏苡仁及黄芪健脾益肾，泄浊祛湿，为治病之本；当归、牛膝、苍白术、赤芍、黄柏、白芥子及威灵仙活血化瘀通络，燥湿化痰，为通痹治病之标。

5. 中药研究

复方中药治疗　薛莎等[14]探讨伸秦组方（伸筋草、车前子、秦皮、络石藤等中药组方)对高尿酸血症小鼠的影响及作用机制。结果显示,伸秦组方能显著降低小鼠血尿酸,在抑制黄嘌呤氧化酶、腺苷脱氨酶活性方面优于别嘌呤醇、苯溴马隆;中药组小鼠肾脏中尿酸结晶较西药组少,肾脏损害较小,综上可以得出结论,伸秦组方可以治疗高尿酸血症和痛风,并有良好的肾脏保护作用,效果优于传统西药。

杨和金等[15]对由山慈姑、七叶莲茎叶、黄柏等中药组成的复方制剂痛风液,进行了痛风性关节炎的实验研究。实验采用微晶型尿酸钠诱导的大鼠、小鼠、家兔急性痛风性关节炎模型。结果显示痛风液 3 个剂量组大鼠关节组织中的 IL-1β 和 TNF-α 水平有降低趋势,血尿酸水平介于模型组与对照组之间;在不同时间点对尿酸盐诱导的小鼠足肿胀均有显著抑制作用;家兔关节腔中的白细胞数量明显减少。表明痛风液对微晶型尿酸钠所致的急性炎症具有显著改善作用,其抗痛风性关节炎作用效果优于传统西药吲哚美辛。

单味中药治疗 王斌等[16]观察虎杖提取物对模型大鼠滑膜组织黏附分子与核转录因子表达的影响。结果发现虎杖提取物组可显著减少细胞间黏附分子(ICAM－1)和 NF-κB p65 蛋白的阳性表达面积及吸光度值,可能是通过抑制大鼠滑膜肌组织中 ICAM-1 和 NF-κB p65 的异常表达与激活来发挥对痛风性关节炎的防治作用。姚佳等[17]对大叶秦艽、麻花秦艽、粗茎秦艽、甘南秦艽、黄管秦艽和管花秦艽等 6 种秦艽镇痛和抗炎活性进行了比较,结果显示以上药物具有较强的镇痛、抗炎活性,这与中药秦艽"祛风湿,止痹痛"功能一致。廉莲等[18]以黄柏及其不同炮制品的提取物灌胃,观察黄柏样品(盐制黄柏、精炒黄柏、水煎液),对大鼠的血清尿酸、肌酐浓度及关节肿胀指数,以及对急性痛风性关节炎模型大鼠关节肿胀度的影响。结果 3 种提取物均有较好的降尿酸作用,以盐黄柏效果最好,其降尿酸水平优于秋水仙碱对照组。生黄柏、盐黄柏、炒黄柏组的大鼠足跖肿胀度明显减小,抗炎效果优于秋水仙碱对照组。因此,黄柏及其不同炮制品均能明显降低高尿酸血症模型大鼠的尿酸和肌酐水平,抑制急性痛风关节炎模型大鼠的关节肿胀。Ma 等[19]观察鸡血藤提取物对大鼠急性痛风性关节炎的影响,结果显示,与模型组相比,鸡血藤提取物能抑制大鼠急性痛风性关节炎的炎症反应,显著抑制滑膜组织中的 TNF-α 和 IL-β,并且还抑制 TNF-α 和 IL-β 的基因表达和 NF-κB 的生物活性。Yao 等[20]在蛋白芯片基础上观察穿山龙对急性痛风性关节炎的治疗作用。研究发现,穿山龙可分别上调 7 种和下调 7 种蛋白质,其中 TRAIL 蛋白和神经纤毛蛋白－2 可能是穿山龙治疗急性痛风性关节炎作用机制的关键。

七、诊疗参考

1. 诊断标准

痛风发病有其典型的症状特点及理化改变，按 1977 年 ACR 急性痛风性关节炎的分类标准诊断一般不难。但早期或初发患者常常被误诊 RA、风湿性关节炎、闭塞性脉管炎、血栓性静脉炎、蜂窝织炎等病。其误诊率高达 84.85%，专科门诊误诊率 35.85%，非专科门诊误诊率 93.82%。误诊率之高不能不引起重视。自 1977 年以来多个痛风分类标准被提出，这些标准主要适用于急性痛风性关节炎的诊断，对慢性痛风性关节炎的诊断价值不大。因此，ACR、EULAR 成立国际痛风协作组，研究制定出了新的痛风分类标准（2015）。该标准的诊断效力较高，同时适用于急性期和慢性期痛风的评估。具体参见表 7 - 2。

表 7 - 2　2015 ACR/EULAR 痛风分类标准

	标准	分类		得分
临床表现	受累关节	1. 累及踝关节/足中段的单关节或少关节炎		1
		2. 累及第 1 跖趾关节的单关节炎或少关节炎		2
	受累关节特点	1. 自诉或医生发现受累关节红肿	符合 1 个特点	1
		2. 受累关节明显触痛或压痛	符合 2 个特点	2
		3. 受累关节活动受限或行走困难	符合 3 个特点	3
	发病时间符合两点，无论是否抗炎治疗，发作周期均为典型发作	1. 24h 内天天达高峰	有 1 次典型发作	1
		2. 14d 内疼痛缓解	反复典型发作	2
		3. 两次发作间歇疼痛完全缓解		
	存在痛风石	常见于耳郭、关节、双肘鹰突滑囊、指腹、肌腱等部分		4
实验室指标	按发病 4 周内未用降尿酸药物时的血尿酸值高低	< 40mg/L（< 240μmmol/L）		-4
		60 ~ < 80mg/L（360 ~ < 480μmmol/L）		2
		80 ~ < 100mg/L（480 ~ < 600μmmol/L）		3
		≥100mg/L（≥600μmmol/L）		4
	关节液尿酸盐结晶	关节液中未发现尿酸盐结晶		-2
影像学	有症状关节	B 超出现双轨征，或双能 CT 显示尿酸盐沉积		4
	X 线片示痛风侵袭表现	发现手或足至少 1 处尿酸盐相关的侵蚀		4

注：适用标准：至少一次外周关节或滑囊肿胀、疼痛、压痛。确定标准：证实关节或滑囊存在单钠尿酸盐晶体或痛风石。分类标准：累计≥8 分可诊断

2. 症状解释

（1）急性痛风性关节炎　以春秋季发病最多，关节局部损伤、穿鞋紧、走路多、饱餐饮酒、过度疲劳、受湿冷、感染及外科手术等均可诱发急性发作。多数患者发病前无先兆症状，或仅有疲乏、全身不适、关节刺痛等。常于夜间或清晨突然发病，症状一般在数小时内发展至高峰。现关节疼痛是急性痛风性关节炎的主要临床表现。受累关节及周围软组织呈暗红色，明显肿胀，局部发热，疼痛剧烈难忍，甚至不能忍受被单覆盖和周围震动。初次发病时绝大多数仅侵犯单个关节，其中以足大趾和第一跖趾关节最为常见，其次为踝、指、腕、肘及膝关节，肩、髋、脊柱等关节少见，偶可同时发生多关节炎。痛风发作持续数天至数周后可自行缓解，仅炎症皮肤区色泽变暗及关节不适。以后进入无任何症状的间歇期，历时数月、数年至十余年后复发，多数患者 1 年内复发，愈发愈频，受累的关节亦越来越多。另有少数初次发作后无间歇期，呈慢性关节炎表现。

（2）痛风石及慢性关节炎　典型的痛风石位于耳轮，还常见于足大趾、指、腕、肘、膝等处。个别可出现在鼻软骨、舌、声带、眼睑、主动脉、心瓣膜和心肌。痛风石形状小的像芝麻，大的如鸡蛋或更大。见于起病后的某个时期，多数平均为 10 年左右。结节容易磨损破溃形成瘘管，有白色糊状物质排出，可查见尿酸盐结晶。瘘管周围组织呈慢性炎症性肉芽肿，不易愈合。已钙化和纤维化的结节一般不能够变小和消失。由于未能系统治疗，关节炎反复发作进入慢性期，引起骨质缺损及周围组织纤维化，结节由软变硬，长大增多，使关节发生僵直畸形。

（3）肾脏病变　临床上长期痛风患者约 1/3 有肾脏损害，表现为三种形式。

尿酸盐肾病　早期有轻度单侧或双侧腰痛，约 40%～50% 出现轻度水肿和中度血压升高，波动在 135～150mmHg。尿呈酸性，可有间歇或持续蛋白尿。几乎均有肾小管浓缩功能下降，夜尿多，尿比重偏低。约 5～10 年后肾病变加重，晚期肾小球功能受损，肌酐清除率下降，尿素氮升高，尿酸清除率降低，进而发展为尿毒症。约 17%～25% 的痛风患者死于肾衰竭。

尿酸性肾结石　患者尿液常呈酸性，因而尿酸溶解度降低容易形成结石，并可出现于痛风急性发作之前。男性比女性多见，多发生在青壮年，左右侧发病相似。较小的可随尿液排出，常没有感觉，尿沉渣中可见细小褐色沙砾，似鱼子；较大的结石可梗阻输尿管而引起肾绞痛及血尿，亦可因尿流不畅继发感染引起肾盂肾炎。巨大结石还可造成肾盂肾盏变形、肾盂积水。单纯尿酸结石在 X 线片上不显影，当尿酸钠并有钙盐时，X 线片可见结石阴影。

急性梗阻性肾病 急性梗阻性肾病见于血尿酸和尿尿酸明显升高时，由大量尿酸盐结晶广泛性阻塞肾小管所致；或由于白血病、淋巴瘤及恶性肿瘤化疗、放疗后，大量细胞坏死，尿酸突然增加造成。患者常表现为肾绞痛、血尿、白细胞尿。早期尿增加，尿中有多形尿酸盐结晶，尿酸清除率与肌酐清除率比值常低于 5%，血尿酸与肌酐明显升高。

3. 治疗常规

原发性痛风缺乏病因治疗，因此不能根治。治疗痛风的目的是：迅速控制痛风性关节炎的急性发作；预防急性关节炎复发；纠正高尿酸血症，以预防尿酸盐沉积造成的关节破坏及肾脏损害；手术剔除痛风石，对毁损关节进行矫形手术，以提高生活质量。

（1）一般治疗 减少高嘌呤饮食，如动物内脏、沙丁鱼、海鲜、啤酒、肉类、豌豆、菠菜，清淡饮食；增加饮水量，每天尿量宜保持在 2000ml 以上，并服用小苏打片碱化尿液，使尿 pH 值在 6.2 ~ 6.8；慎用影响尿酸排泄的药物，如某些利尿剂、小剂量阿司匹林等。

（2）急性期治疗 卧床休息，抬高患肢。同时选用以下药物。

秋水仙碱 开始时每小时 0.5mg 或每 2h 1mg 口服，至出现恶心、呕吐、腹泻等症状或关节疼痛缓解时停药。口服后 48h 或达到最大效果，但该药有明显的胃肠道刺激、白细胞降低、脱发等不良反应，出现不良反应者及肾功能不全者减少剂量。

NSAID 目前临床治疗较秋水仙碱多用于急性期痛风发作。美洛昔康、塞莱昔布、布洛芬、萘普生等药物均有效。尽可能早期大量服药控制病情，症状缓解后减量。

激素类 通常前两种药物无效、效果欠佳或不良反应不能耐受时应用，泼尼松 15 ~ 20mg/d，一般 3 ~ 4d 后症状可缓解，后逐渐停药。

（3）间歇期和（或）缓解期治疗 在间歇期及慢性期的治疗主要是维持血尿酸水平在正常范围和预防急性发作。预防治疗需用秋水仙碱，平时以 0.5 ~ 1.5mg/d 剂量使用时，可免受急性发作之苦，预防效果可达 93% 以上，也可使用 NSAID。对于经常发作痛风的患者，在每次急性发作之前，可感觉到刺痛的预兆，此时若能立即口服 0.5 ~ 1.5mg/d 秋水仙碱常可有效地预防急性痛风发作。维持正常血尿酸水平则需用促进尿酸排泄药和抑制尿酸生成药。根据痛风的发病种类给予促进尿酸排泄药物，如别嘌醇，药量要足，可终身维持；或抑制尿酸生成药物苯溴马隆、丙磺舒、苯磺唑酮（磺吡酮）等。

4. 治疗药物

（1）秋水仙碱　其作用主要是干扰吞噬尿酸盐的中性粒细胞和滑膜细胞的趋化性，以停止或减少化学因子的分泌，终止急性发作或防止发作。在急性发作的早期用药效果较好。由于效果较好而特异，因此亦用于诊断性治疗。口服后，通过小肠上段吸收，约2h达到峰浓度，半衰期约4h。秋水仙碱不与血浆蛋白结合，也不置换与蛋白结合的药物。然而秋水仙碱会在白细胞内持续存在，一直到用药后10d白细胞内药物仍可被检测出来。药物浓聚在肝脏、脾脏、肠道和肾脏。秋水仙碱在肝内代谢，主要通过胆汁和肠液分泌排泄。约20%不进行交换就经尿排出，因此存在肾脏疾病的患者应减少药物剂量。通常使用0.5mg的秋水仙碱片剂。既往认为由于治疗剂量接近于中毒剂量，因此口服时应根据个体反应逐渐加至大量。初始剂量一般为1mg，每隔1h加0.5mg或每隔2h加1mg，直到出现下述三个停药指标之一：①疼痛得到控制；②患者出现恶心、呕吐、腹泻等症状；③24h总量达6mg，肾功能不全患者每日剂量不超过2mg。秋水仙碱的大多数不良反应是剂量相关性的，而且应用一个有效的低剂量时不良反应可以消失。主要的不良反应是胃肠道症状，往往是腹泻和呕吐。长时间大剂量使用能导致吸收障碍综合征，严重的可以导致出血性胃肠炎，可伴有脱水、低钠血症、休克和弥散性血管内凝血。以往多将秋水仙碱列为痛风急性发作的首选药。然而，秋水仙碱实际上并不总是有"特效"，其原因主要与秋水仙碱的用药时机有关。另外，秋水仙碱不良反应明显，因此临床更多地选用NSAID。EULAR 2016痛风诊治指南摒弃了旧的秋水仙碱应用方法，低剂量秋水仙碱对急性痛风有效，不需要持续增加药量来达到以上停药指标。该指南建议将秋水仙碱作为急性痛风发作的一线治疗药物，在痛风发作开始的12h内使用，第1天负荷量1mg，1h后再次给药0.5mg，或者0.5mg 3次/d。同时提出可以考虑联合用药，比如秋水仙碱联合1种NSAID或者秋水仙碱联合糖皮质激素类药物。

（2）NSAID　由于秋水仙碱的毒性作用较大，所以常选用这类药物。其消除红肿热痛及改善肌肉关节功能的作用不亚于秋水仙碱。NSAID的作用机制：当细胞膜受到尿酸盐结晶刺激后释放出花生四烯酸，经COX和脂氧化酶两条途径氧化成不同的代谢产物，是致炎的重要因素。NSAID可抑制花生四烯酸代谢产物前列腺素形成，具有抗炎止痛作用。其中以选择性抑制COX-2的药物胃肠道反应较少，如塞来昔布等。传统的NSAID如吲哚美辛、阿司匹林、炎痛昔康（吡罗昔康）的胃肠反应则较大。具体见RA及相关章节。

（3）糖皮质激素　通常用于秋水仙碱和NSAID无效或不能耐受者。促肾上腺皮质激素 25U 静脉滴注或 40~80U 肌内注射，必要时可重复；或口服泼尼松 20~30mg/d，3~4d 后逐渐减量停服。然而，ACTH 或泼尼松不宜长期使用，以防发生不良反应。

（4）降尿酸药物

排尿酸药物　本类药物具有下述 3 种作用：抑制肾小管对尿酸的重吸收，增加肾小管对尿酸的分泌，增加肾小球对尿酸的滤过，其中主要是抑制尿酸的重吸收，增加其排泄。排尿酸药的最大优点是不影响嘌呤和嘧啶代谢，故适用于以下患者：① 年龄 < 60 岁者；② Ccr > 80.1/min 者；③ 尿尿酸排泄 < 4.1mmol/d(700mg/d)且无泌尿道结石者。为了防止尿路尿酸结石的形成，服药过程中，应尽量碱化尿液，维持晨尿 pH 值 6.2~6.5，并保持尿量充足。

丙磺舒(羧苯磺胺，Probenoeidum)：1950 年首先发现的排尿酸药。本品口服吸收完全，2~4h 时血药浓度达高峰，半衰期为 6~12h，血浆蛋白结合率高，代谢缓慢，单次给药后 48h 在血中仍能测得，其代谢产物如丙磺舒乙酰葡醛酸等仍有排尿酸作用，故其最大治疗作用发生于服药后数日。主要用于治疗慢性痛风，因本药无镇痛及抗炎作用，故不适用于急性痛风。一般初服 0.25g，每天 2 次，以避免突然大量排出尿酸引起结晶尿和输尿管阻塞的危险，2~3d 后增至 0.5g，每天 2 次，并根据血尿酸浓度每隔 1~2 周增加 0.5g，直至血清尿酸浓度降至正常水平，最大剂量不超过 2g/d。降尿酸过程中可发生转移性痛风发作，多发生于开始治疗的数日和数周内血尿酸浓度下降时，同时用秋水仙碱和吲哚美辛等痛风炎症干扰药可终止发作或减少发病率。有以下不良反应：本药属磺胺类，故对磺胺过敏者忌用；胃肠反应；长期服用者可产生耐受性，使治疗失败；其他如药疹、药物热、溶血性贫血等。

苯磺唑酮(Sulfinpyrazone)　为保泰松的衍生物，故有微弱的抗炎镇痛作用。排尿酸作用明显强于丙磺舒。本品口服后迅速吸收，1h 血液浓度达高峰，半衰期为 3h，血浆蛋白结合率高达，20%~45% 以原型从尿中排出，其余为副羟基代谢产物，仍具排尿酸作用。本药尚有抑制血小板聚集和延长血小板存活时间的作用。开始应用 50mg，每天 2 次，共 3~4d，继之 100mg，每天 2 次，随后每周内增加 100mg/d，直至血尿酸浓度降至正常水平，最大剂量不得超过 800mg/d，一般维持剂量 300~400mg/d，分 3~4 次服用。本药副作用和禁忌证与保泰松相同，有溃疡病史者慎用；发生尿酸结石同丙磺舒，抑制造血功能，药物耐受性优于丙磺舒。治疗失败的原因与合用水杨酸及肾功能不全有关。

苯溴马隆(benzbromarone)：本药为强有力的排尿酸药，其毒性低，对肾功能不全者其疗效优于丙磺舒和苯磺唑酮，适用于不宜应用上述排尿酸药或具有广泛痛风结节者。本品口服易吸收，服后3h血尿酸开始下降，4～5h达高峰，24h后血尿酸降低66%，作用持续48h。每晨口服40～80mg（微晶型片）或100～200mg（非微晶型片）。一般以25～100mg，每天1次维持，约90%患者可控制高尿酸血症。偶有胃肠反应、皮疹、痛风急性发作，肾小球滤过率低于20ml/min者无效。

具有双重作用的排尿酸药：a. 兼有降脂作用的排尿酸药，降脂酰胺（halofenate）通过抑制肝脏合成脂质，降低甘油三酯，同时可抑制肾小管重吸收尿酸，其排尿酸作用和丙磺舒相仿，尤其适用于伴有肥胖、糖尿病的痛风患者。b. 兼有降糖作用的排尿酸药，醋磺己脲（Acetohexamide）通过刺激胰岛B细胞释放胰岛素，减少糖原分解而具有降血糖作用，同时由于其侧链的环己基可抑制肾小管对尿酸的重吸收而具有排尿酸作用，适用于伴糖尿病的痛风患者。c. 兼有降压作用的排尿酸药，替尼酸（Tienilin acid）和茚基氧乙酸（indany-lozysreiicncid）均为利尿酸衍生物，其降压机制与噻嗪类利尿剂相同，即阻止远曲小管前段对钠和水的重吸收，从而减少血容量，降低心排量和外周血管吸力，在利尿的同时具有排尿酸的作用，适用于伴高血压的痛风患者。上述具双重作用的排尿酸药，临床应用刚刚开始，经验不多，但鉴于痛风患者常常合并肥胖、高血压、糖尿病等合并病，此类药物无疑具有重要的临床实用意义。

抑制尿酸生成药　本类药的代表是别嘌醇，其化学结构与次黄嘌呤相仿，通过竞争性抑制黄嘌呤氧化酶，使次黄嘌呤不能氧化成黄嘌呤，黄嘌呤不能转化为尿酸，从而降低血尿酸水平。本药适应证包括采用低嘌呤饮食治疗后，24h尿酸排泄量仍大于600mg（3.54mmol）者，对尿酸排泄药无效、过敏或不能耐受者，肾功能显著减退和有尿酸盐性肾病或尿酸性尿结石者，淋巴细胞增生性或较细胞增生性疾病化疗或放疗开始前，严重砂石性痛风伴有大量尿酸盐积蓄，高尿酸血症或尿酸排泄不增多亦无尿路结石者。别嘌醇口服吸收完全，半衰期1～3h，服药1～2d，血尿酸开始下降，7～14d达高效，通常3～6个月血尿酸降至正常。开始口服50mg，每天2～3次，然后每周增加100mg，最大剂量不超过1000mg/d。轻度患者平均为200～300mg/d，中度为400～600mg/d，极少需要用至700～1000mg/d，维持剂量视血尿酸水平而定，通常为100～200mg，每天2～3次。若与排尿酸药合用，剂量酌增，因为排尿酸药可促使别嘌醇的活性代谢物排出增加。本药有以下副作用：胃肠反应，中毒性肝炎或一过性谷丙转氨酶升高，骨髓抑制，溶血性贫血，急性痛风发作或黄嘌呤醇结晶沉积，变态反应（包括药疹、药物热、血管炎及类结节病样反应），少数发生严重的剥脱性皮炎等。

促进尿酸分解药物 尿酸酶，也称尿酸氧化酶，系自黑曲霉、黄曲霉等发酵液提取的制剂，能催化尿酸迅速氧化变成尿囊素，在肾小管不被吸收而排泄，从而消除尿酸在血液和组织中的潴留。用于不能口服别嘌醇的患者。对尿路结石、结节性痛风、白血病及肾功能衰竭所致的高尿酸血症有较好疗效。可肌注或静脉注射 1000U/d。不良反应主要为异性蛋白制剂引起的过敏反应。

（5）碱性药物 最常用的碱性药物就是 $NaHCO_3$。$NaHCO_3$ 口服后容易吸收，使尿中 HCO_3^- 浓度升高，碱化尿液，使尿酸不易在尿中形成结晶或聚集。可从口服 0.5g 每日 3 次开始，逐渐增量至 1~2g，每日 3 次，使尿 pH 值维持在 6.5 左右，同时要多喝水以保证充足的尿量。

（6）植物药制剂 目前尚未发现关于植物药有效成分或单体治疗痛风的临床观察，这一领域多处于实验室研究阶段，未发现有相关临床观察或疗效、毒副作用的循证研究。虽然实验室研究发现不少中药提取物对痛风模型动物关节炎或血尿酸水平有治疗作用，但缺乏临床数据支持。需要更多更深入的研究以填补中药制剂治疗痛风的空白。

5. 外科治疗

对于巨大痛风结石形成溃疡、瘘管者，应手术治疗，以改善肢体功能。手术方式包括痛风石开放切除、关节镜下痛风石清理、Keller 手术、骨水泥关节成形、植骨手术等。

6. 疗效评定标准

可参照中华人民共和国中医药行业标准《中医病证诊断疗效标准》(ZY/T001.1-94)，1994 年《中药新药临床研究指导原则》痛风相关疗效评价标准进行疗效评估。然而，本病发病及病情有显著异质性，原发性痛风往往难以治愈，反复发作后进入慢性病程，出现不同程度的关节损伤、肾脏受累。因此以上疗效评价标准似乎适于急性痛风或急性发作时的疗效评价，对于慢性病情患者的远期疗效、关节功能及骨质破坏、其他脏器受累及寿命评价无法评估。

参考文献

[1]谢明，李威. 中成药治疗痛风病现状调查[J]. 辽宁中医杂志，2006，33(4)：461-462.

[2]刘孟渊. 加味四妙散治疗高尿酸血症及急性痛风性关节炎的临床研究[J]. 辽宁中医杂志，2011，35(4)：677.

[3]赵凯，张磊，赵兆琳. 奚九一教授治疗痛风经验介绍[J]. 河南中医，2008，28(11)：30-31.

[4]侯丽颖，刘静，樊冬梅. 刘友章教授治疗痛风经验介绍[J]. 新中医，2008，40(6)：

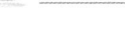

9 – 10.

[5]王亚平.朱良春对丹溪痛风学说的发展创新[N].中国中医药报,2006 – 07 – 24.

[6]邵明伟,苏友新.痰湿体质与痛风的相关性浅探[J].福建中医药,2009,40(6):52 – 54.

[7]唐爱华,李一凡.从中医"治未病"思想论痛风的防治[J].现代中西医结合杂志,2008,17(16):2451 – 2452.

[8]蒋春梅,李娟.痛风危险因素、体质类型与中医证型的相关研究[J].热带医学杂志,2011,(5):590 – 592 + 595

[9]任延明,文绍敦,洒玉萍,等.痛风中医证型病因病机调查分析[J].辽宁中医杂志,2007,34(7):872 – 873.

[10]周彩云,马芳,唐今扬,等.原发性痛风相关危险因素与中医证型的相关性研究[J].现代中西医结合杂志,2010,19(28):3577 – 3578.

[11]杨梅,李琳荣,王雪梅,等.痛风的临床文献研究[J].山西中医学院学报,2007,8(6):1 – 3.

[12]李海昌,温成平,谢志军,等.间歇期及慢性期痛风中医证候的文献研究[J].中华中医药杂志,2012,(27)10:2530 – 2534.

[13]李海昌,温成平,谢志军,等.间歇期及慢性期痛风中医方药的文献研究[J].中华中医药学刊,2013,(31)2:252 – 255.

[14]薛莎,朱琼洁,马威.伸秦组方对高尿酸血症小鼠的影响[J].中国药物经济学,2010,5(2):87 – 91.

[15]杨和金,苏梅,赵春梅,等.痛风液抗痛风性关节炎的实验研究[J].中草药,2010,41(9):1504 – 1507.

[16]王斌,侯建平,李敏,等.虎杖提取物对模型大鼠滑膜组织黏附分子与核转录因子表达的影响[J].中药新药与临床药理,2008,19(6):434 – 437.

[17]姚佳,曹晓燕,王喆之.6种秦艽镇痛和抗炎活性的比较[J].现代生物医学进展2010,10(24):4642 – 4646.

[18]廉莲,贾天柱.黄柏及其炮制品的抗痛风作用研究[J].安徽农业科学,2011,39(15):8911 – 8912.

[19]Ma Y,Zhou LL,Yan HY,et al. Effects of extacts from scandens(LOUR)Paederia MERRILL(Rubiaceae)on MSU crystal-induced rats gouty arthritis[J]. Am J ChinMed,2009,37(4):669 – 683.

[20]Yao L,Dong W,Lu F,et al. An improved acute gouty arthritis rat model and therapeutic effect of Rhizoma Dioscoreae Nipponicae on acute gouty arthritis based on the protein-chip methods[J]. Am J Chin Med,2012,40(1):121 – 134.

（朱海慧）

第八章

白 塞 病

白塞病（Bechet disease）又称贝赫切特综合征，是一种以复发性口腔溃疡、生殖器溃疡、眼炎三联征为特征的多系统疾病。本病多发生于地中海区域、中东和远东地区的青年男女，黑人无发病。男女发病率相等，但男性患者通常症状较重。中医诊断为"狐惑病"。

一、病因病机

（一）现代医学认识

本病的病因和发病机制尚不清楚，血管炎是主要的病理损伤，可能与以下几种因素有关。

感染因素　本病可能与病毒感染有关，尤其是 EB 病毒和单纯疱疹病毒感染，也有学者认为细菌感染在发病中起重要作用，我国学者认为部分患者可能与感染结核菌有关，依据是结核菌素试验（PPD）呈阳性，且抗结核治疗后病情可以缓解。

遗传因素　研究发现本病与 HLA-B$_5$ 和 HLA-B$_{51}$ 密切相关。本病有家族聚集现象，有家族史者 HLA-B$_5$ 阳性率可达 92%，HLA-B$_{51}$ 阳性的男性患者眼、皮肤、消化道受累较多，而阴性者神经系统与关节受累较多。

环境因素　本病患者组织中某些微量元素如有机氯、有机磷和铜离子含量增高，可能与职业因素或生活环境有关。

免疫异常　体液免疫异常表现为患者存在抗口腔黏膜自身抗体、抗内皮细胞抗体（AECA）、抗中性粒细胞胞浆抗体等细胞免疫异常。中性粒细胞功能亢进是本病的一个重要特征。经常同时存在的血小板功能亢进。可促发血栓形成，导致血管闭塞或坏死。

（二）中医学认识

对于本病的认识，中医学没有相应的病名，根据临床症状，多数医家将其归于"狐惑病"范畴。汉代医家张仲景的《金匮要略·百合狐惑阴阳毒病脉证治》最早记录了本病，对其病因病机、证候表现及治法、方药都作了较详细论述。篇中云："狐惑之为病，状如伤寒，默默欲眠，目不得闭，卧起不安，蚀于喉为惑，蚀于阴为狐，不欲饮食，恶闻食臭，其面目乍赤、乍黑、乍白。蚀于上部则声嗄，甘草泻心汤主之……蚀于下部则咽干，苦参汤洗之……蚀于肛者，雄黄熏之……病者脉数，无热，微烦，默默但欲卧，汗出，初得之三、四日，目赤如鸠眼；七、八日，目四眦黑。若能食者，脓已成也，赤小豆当归散主之。"隋代巢元方在《诸病源候论·伤寒狐惑候》篇载"因伤寒而变成斯疾""虫食所致""由湿热毒气所为也"。清代魏念庭在湿热、虫毒的基础上提出"虚热"的病因，所著《金匮要略方论本义》中云"狐惑者，阴虚血热之病也""直冲者，治其标也；治虚热者，治其本也"。依据《金匮要略》及历代诸医家记载，狐惑病的病因多为伤寒外感之后，余热未尽，湿热、虫毒内蕴所致，主要与中焦脾胃有关，溃疡或脓成后兼及瘀血。

近现代医家通过大量临床实践，对白塞病的病因病机进行了新的探讨，认为其发病与嗜食辛辣肥甘、感受湿热外邪、情志不遂、妇女月经周期紊乱、产后郁热、劳倦过度、体质素虚等因素有关，而病变脏腑涉及肝、脾胃、心、肾诸脏。

先天不足、后天失养是白塞病发病的内在基础　若先天禀赋不足，肾中精气匮乏，肾中阴阳失调则易受外在"毒邪"侵袭，而体弱多病；若饮食不节，多食肥甘厚腻之品，损伤脾胃则湿阻中焦，脾胃失和，脾之运化失职，湿浊内盛，内湿又易招致外湿的侵袭，而致后天脾土受损。"先天不足，后天失养"而致"毒邪"侵袭，脾肾阳虚，脾虚不能运化水液，湿困脾土。湿邪黏腻重浊缠绵，郁久化热而成湿热毒邪，湿热毒邪致使脉道不畅，气滞血瘀，而致白塞病诸症此起彼伏，时发时止，缠绵难愈，易于复发。运用健脾补肾、清热祛湿法治疗白塞病有效。可见白塞病发病与脾肾亏虚密切相关。现代遗传学研究发现白塞病有明显的地域性和种族差异性，呈现家族聚集性分布趋势，提示白塞病的发病与遗传及免疫密不可分。遗传因素致病的观点与祖国医学认为白塞病因禀受遗传于父母的先天之精不足而发病的认识相符。因此先天肾中精气不足、后天脾失健运是白塞病发病的内在基础。

湿毒、虫毒是白塞病发病的外在因素 《诸病源候论·伤寒狐惑候》则认为"虫食于喉为惑，食于阴为狐""此皆由湿毒气所为也"。在赵以德《金匮玉函经二注》中也专门指出"狐惑病，谓虫蚀上下也"。这都说明了白塞病病因与"湿毒、虫毒"有关。目前认为白塞病的病因与感染、遗传、环境及自身免疫等有关，病毒、链球菌及结核菌感染是诱发因素。中西医在对白塞病病因病机认识上是基本一致的，都认为病菌的"毒力"在本病的发病中起着重要作用而成为白塞病发病的外在条件。

湿热毒邪，攻注肝经是白塞病的病机关键 白塞病所累及部位主要为足厥阴肝经循行部位，起于足大趾，上行绕阴器，过少腹，挟胃，属肝络胆，贯胸胁，循喉咙，连于目系，上达巅顶，从目系下颊里，环唇内。湿热毒邪侵袭，循经络上下流注，日久成瘀、经络受损，以致所到之处见蚀烂溃疡、出血。湿热毒邪循肝经上损目，则目赤涩痛；循喉入唇内，则口舌糜烂，口腔溃疡；下注于阴部则见阴部皮肤起疮溃烂出血。临床白塞病多伴有口苦、胸胁不适、心烦易怒等肝气疏泄失调之象。故白塞病的病机关键之所在为湿热毒邪、攻注肝经。

毒瘀互结，血络损伤是白塞病基本病理 湿热毒邪交结不解，必然侵及血分，深入经络，气血逆乱，邪循经脉流注，以致上下俱见蚀烂溃疡。正如赵献可所云："湿热久停，熏蒸气血而成瘀浊。"此外单纯热郁、阴虚、气虚、阳虚也可造成脉络瘀阻，形成血瘀，并可累及脏腑气机，引起脏腑功能失调。

湿毒久羁正虚邪恋病情缠绵难愈 该病反复发作，缠绵难愈，若素体阳虚，或以湿邪为重者，湿易伤气阳，日久必然损伤脾肾之阳，使阳气既不能托举生肌，又不能温煦血脉，导致溃疡色淡，日久不愈，皮肤结节无色或青紫。素体脾胃虚弱，或劳倦过度，或产后，或病久正亏，气虚失于运化，血虚脉道不畅，气虚血瘀，脉络失和，肌肤失养而致溃疡形成，此起彼伏，时发时止，尤以口舌咽部为多，并可伴见头晕心悸，失眠，神疲乏力，易汗出，食少便溏，舌淡苔白，脉细。湿邪存留，逢阴虚津亏之人，湿必难去，久必化热，湿热交结，或者它病(如肺痨等)伤正，出现肝肾亏虚，又感湿邪，也可致湿热相和，内蕴成毒，而成本病，并见缠绵反复，经久不愈。

综上所述，白塞病临床多以眼、口、生殖器病变为主，其病位当在肝脾，并与心、肾相关，其发病与遗传因素、病菌感染等因素密切相关，其病机主要为湿、热、虫毒等邪气攻注，使脏腑功能失调，血络损伤、络脉瘀阻、正气虚损。其急性发作期多以湿热毒邪塞滞，脉络瘀阻为主；而缓解期则以脾胃气虚、肝肾阴虚、热郁湿遏交结不解为主。另在缓解恢复期也可出现以气血不足、脾肾阳虚等以正虚为主的表现。临床辨证论治白塞病时当把握白塞病湿热毒瘀互结，阻滞经络，弥漫充斥上下，多脏器受累，病之初期多实证，而反复迁延、邪毒久羁、耗伤正气、虚实夹杂的特点，灵活辨证，合理用药，以期取得满意疗效。

二、临床诊断

（一）辨病诊断

1. 临床诊断

白塞病临床表现复杂多样。可累及皮肤、心血管、神经系统、消化道、关节、肺、肾、附睾等组织。由于本病无特异性血清学及病理学特点，诊断主要依据临床表现。可参考白塞病国际研究协作组分类标准（1989 年）：①反复口腔溃疡 1 年内反复发作三次（经医生观察证实或患者诉说）；②反复生殖器溃疡（经医生观察证实或患者诉说生殖器有溃疡或瘢痕）；③眼部病变前和（或）后葡萄膜炎、视网膜血管炎、裂隙灯检查时玻璃体内可有细胞；④皮肤病变结节性红斑、假性毛囊炎、脓性丘疹、痤疮样皮疹（非青春期且未服用糖皮质激素者）。⑤针刺试验阳性（以无菌 20 号或更小针头，斜行刺入皮内，经 24～48h 后由医师判定结果）。

有反复口腔溃疡伴其余 4 项中 2 项以上者，可诊断为本病。其他与本病密切相关并有助于诊断的表现有关节痛或关节炎、皮下栓塞性静脉炎、深部静脉栓塞、动脉栓塞和（或）动脉瘤、中枢神经病变、消化道溃疡、附睾炎和家族史。

2. 相关检查

（1）实验室检查　实验室检查主要是一些非特异性的炎性指标，比如白细胞增多、ESR 升高、CRP 升高，同时可以发现抗人口腔黏膜抗体。

（2）影像学检查

血管影像检查　血管造影、彩色多普勒有助于诊断血管病变的部位及范围。

胸部影像表现　HRCT 或肺血管造影：肺 X 线片可表现为单侧或双侧大小不一的弥漫性渗出或圆形结节状阴影，肺梗死时可表现为肺门周围密度增高的模糊影。HRCT 或肺血管造影、同位素肺通气/灌注扫描等均有助于肺部病变诊断。

颅脑影像检查　颅脑 CT 及 MRI 检查对大脑、脑干及脊髓病变有一定帮助，急性期 MRI 检查的灵敏度高达 96.5%，可以发现在脑干、脑室旁白质和基底节处的增高信号。慢性期行 MRI 检查应注意与多发性硬化症相鉴别。MRI 可用于神经白塞病诊断及治疗效果随访观察。

（3）特殊检查

·脑脊液检查：神经白塞病常有脑脊液压力增高，白细胞数轻度升高。

·皮肤针刺反应试验阳性。

（二）辨证诊断

热毒炽盛证　高热，口舌、前后二阴多发溃疡，疡面红肿疼痛，皮肤结节红斑或痤疮，关节肿痛，面红目赤，烦渴喜饮，小便短赤，大便干结。舌红，苔黄燥，脉滑数。

肝脾湿热证　口舌、外阴溃疡，疡面红肿，覆有脓苔，目赤疼痛，畏光羞明，下肢结节红斑，时有低热，口苦黏腻，少腹胀满，男子睾丸隐痛坠胀，女子外阴痒痛、带下黄臭，小便黄赤，大便不爽或溏薄、黏液便。舌红，苔黄腻，脉弦数或滑数。

阴虚热毒证　口舌、二阴溃疡，疡面暗红，双目干涩不适，午后低热，五心烦热，失眠多梦，腰膝酸软，口干口苦，小便短赤，大便秘结。舌质红，少苔，脉细数。

气虚瘀毒证　口舌、外阴、皮肤溃疡反复发作，疮面色淡，久不收口，伴头晕眼花、面色少华、倦怠乏力、心悸失眠、易汗、纳差便溏。舌淡边有齿痕，苔薄白，脉细缓或沉细。

（三）鉴别诊断

1. 现代医学鉴别诊断

赖特综合征　本病以无菌性尿道炎、结膜炎和关节炎三联征为特征，男性患者阴部溃疡、眼炎症以及皮疹，有时难与白塞病相鉴别。但赖特综合征阴部溃疡较白塞病更深，可有旋涡状龟头炎；皮肤毛囊炎皮损后结痂，角质层肥厚，生殖器常伴有渗出性红斑样改变；系统损害不如白塞病严重，一般无胃肠道和中枢神经系统受累，口腔溃疡少见，阴部溃疡极少疼痛，有白塞病很少出现的尿道炎表现。

强直性脊柱炎（AS）　本病眼葡萄膜炎病程长，常伴有前房积脓，但一般没有类似白塞病的眼底渗出性改变，视网膜病变少见，对糖皮质激素反应较好，局部用药即可维持原有视力。口腔溃疡少见。另外，AS 骶髂关节病变常见，HLA-B$_{27}$阳性，而白塞病很少累及骶髂关节，HLA-B$_5$阳性率高。

结节病　亦为全身性疾病，都表现为眼色素膜炎、多发性关节炎、中枢神经系统受累、心血管病变、皮肤结节红斑样病变和胸部 X 线检查异常，但结节病组织学上呈肉芽肿，结核菌素试验阴性，血钙代谢异常，血清中血管紧张素转换酶升高，可与白塞病鉴别。

炎性肠病 可有眼葡萄膜炎、结节红斑、黏膜溃疡及关节症状，有时与白塞病颇难区分。肠白塞病主要位于右半结肠，病变不连续，仅偶尔累及直肠，病理学上两者亦有差别，炎性肠病肉芽肿常见，整个黏膜呈炎症性改变，淋巴细胞聚集，黏膜下纤维化。

2. 中医学鉴别诊断

口疮病 本病与白塞病均可见反复口腔溃疡，但口疮病单纯以口、舌及咽部溃疡为主，反复发生时轻时重，不伴外阴溃疡、眼病等多脏器受累表现，病情较白塞病轻且预后良好。

粉刺 白塞病常可见痤疮样皮疹，部分患者常常因皮疹就治导致漏诊或误诊。粉刺好发于青春发育期及青年男女，主要病因病机为肺经风热、肠胃湿热等郁阻肌肤腠理所致皮肤丘疹、粉刺，不伴有口腔、外阴溃疡等症状，与白塞病鉴别一般不难。

三、临床治疗

（一）提高临床疗效的要素

早诊断、早治疗、防疾病深入；根据受累脏器部位及病情严重程度制定治疗方案；重视药物的毒副作用与并发症的治疗；口服治疗与局部外用相结合。

（二）辨病治疗

NSAID 具有消炎镇痛作用。对缓解发热、皮肤结节红斑、生殖器溃疡疼痛及关节炎症状有一定疗效，常用药物有布洛芬、萘普生、双氯酚酸钠、塞来昔布等。

沙利度胺（thalidomide） 具有免疫调节及抗炎作用。可调节由 TNF-α 诱导的其他细胞分子的分泌，从而调节机体免疫。通过下调细胞黏附水平来减少白细胞的外渗，降低白细胞表面整合素亚基的合成，抑制白细胞的移行和黏附，从而减轻炎症反应。此外沙利度胺还具有抑制血管生成及抗肿瘤作用。用于治疗严重的口腔、生殖器溃疡。

糖皮质激素 对控制急性症状有效，重症患者如严重眼炎、中枢神经系统病变、严重血管炎患者可考虑采用静脉应用大剂量甲泼尼龙冲击，与免疫抑制剂联合效果更好。

免疫抑制剂 是治疗白塞病的主要药物，重要脏器受损可首选。如环磷酰胺，重要脏器损害时应选用此类药。常与肾上腺皮质激素联用。此类药物副作用较大，用药时应注意严密监测。

其　他

·TNF 单克隆抗体英夫利昔单抗（infliximab）：用于治疗复发性葡萄膜炎已有报道，仍需临床进一步观察。

·抗血小板药物（阿司匹林、双嘧达莫）及抗纤维蛋白疗法（尿激酶、链激酶）亦可用于治疗血栓疾病，但不宜骤然停药，以免反跳。

·抗结核治疗：如患者有结核病或有结核病史，PPD 皮试强阳性（51U 有水疱）时，可试行抗结核治疗至少 3 个月以上，并观察疗效。

（三）新疗法

目前有自体骨髓干细胞移植治疗白塞病的个案报道，治疗后患者临床症状得到明显改善，随访期间未再住院治疗。但该项治疗尚未得到临床长期验证，还需要对移植后的远期疗效密切随访关注。

白细胞去除疗法是一种新的吸附型血液净化技术，即通过过滤、吸附等方法选择性去除外周血液的白细胞（包括中性粒细胞、淋巴细胞和或单核细胞），从而减轻这些致炎细胞对机体的免疫攻击，同时也减少了这些致炎细胞释放的致病性蛋白酶、氧自由基及细胞因子等，达到保护器官的目的。近年来日本和欧洲国家已经有较多利用该技术有效治疗难治性炎性肠病的报道。日本的胃肠病学专家共识指出，当肠道白塞病患者存在糖皮质激素依赖或抵抗时可以使用白细胞去除疗法。

（四）辨证治疗

1. 辨证论治

（1）热毒炽盛证

治法：清热解毒，凉血养阴。

方药：清营汤加减（生地黄 10～20g，牡丹皮 10～15g，赤芍 10g，水牛角 15～30g，石膏 20～30g，知母 10～15g，青蒿 10～15g，金银花 10～15g，玄参 10～30g，黄芩 8～12g，连翘 10～15g，生甘草 6～10g）。

加减：本证多见于白塞病初期急性起病。湿甚加土茯苓 15～30g 除湿；血瘀明显者加郁金、莪术以活血通络调冲；皮肤瘙痒酌加白鲜皮、地肤子凉血祛风止痒；食欲不振者，加鸡内金 9g，炒麦芽 20g；喉痛重加马勃 8g，山豆根 10g；舌尖溃疡者加灯芯草 8g，莲子心 3g；口腔溃疡重加黄连 6g；阴部溃疡痛甚者，加滑石 15g，车前子（包煎）10g，黄柏 6g；眼炎加菊花、木贼各 9g，枸杞 10g；结节红斑加红花 9g；睾丸肿痛加炒橘核 8g，川楝子 10g；若伴所欲不遂，烦躁易怒，卧起不安，口苦咽干者，加丹栀逍遥散；若头身疼痛，恶寒发热者，肌表壅闭，火邪内郁，可合用银翘散、麻黄汤之类，以宣发郁火；若干呕欲吐，口臭甚重,脘腹痞满,大便干结者,则用承气汤攻下以釜底抽薪。

中成药:牛黄解毒丸、黄连上清丸、清热解毒口服液、蓝芩口服液、板蓝根颗粒等。

(2)肝脾湿热证

治法:疏肝健脾,清利湿热。

方药:龙胆泻肝汤合甘草泻心汤加减(龙胆草8~15g,柴胡10~15g,黄芩8~12g,黄连8~15g,炒山栀8~15g,生地黄10~20g,苦参8~15g,车前子15~30g,制半夏8~15g,当归10~15g,白芍10~15g,川牛膝10~15g,土茯苓15~20g,生薏苡仁15~30g,生甘草10~15g)。

加减:湿热蕴结证为其早期的基本证型,或偏重于肝经湿热、或偏重于脾胃湿热。肝经湿热为主者治以上方药加味,若胸闷胁痛者,加青皮、陈皮各6g,川楝子6g;偏重于脾胃湿热以口舌、胃肠道症状为主者可以上方药合泻黄散加减,或以芩连平胃散合白虎汤加减;湿热阻滞肝脾气机不畅、气滞血瘀症见溃疡日久不愈,疼痛较甚,面色晦暗,皮肤结节红斑,舌质暗有瘀斑瘀点,脉弦涩者,治以活血通络,解毒疗疮,前方辅以桃红四物汤加减;上肢关节受累加羌活12g,桂枝10g,下肢关节受累加独活12g,青风藤20g;若女性病情常于月经前后发作或加重者,可合逍遥散或丹栀逍遥散加减以疏肝解郁、健脾化湿;若外阴红痛溃烂,小便味重而黄赤者,则合用八正散、五苓散。

(3)阴虚热毒证

治法:滋阴清热,活血解毒。

方药:知柏地黄丸合四妙勇安汤加减(知母10~15g,黄柏8~15g,生地黄10~20g,龟甲15~30g,女贞子10~30g,旱莲草10~30g,玄参10~20g,金银花10~15g,当归10~15g,赤芍10~15g,牡丹皮10~15g,青蒿10~15g,生甘草6~10g)。

加减:初期多以邪实为主,湿热内蕴为患;中晚期则虚中夹实、本虚标实而见阴虚内热、脾虚湿滞、气滞血瘀之候。出现情志改变加百合15~20g,合欢皮15g;心烦失眠加酸枣仁30g,夜交藤20g;眼目干涩或干痒、视物不清者可加枸杞、菊花各10g;骨蒸潮热加地骨皮10g,银柴胡10g;若于后期出现神疲乏力,精神不振,伴腰膝酸软,盖因久病耗阴,肝肾亏虚,阴精无以制阳,虚火旺盛所致,可予女贞子、墨旱莲、玉竹、黄精滋补肝肾或合滋水清肝饮加减;若伴心烦不安,夜寐不佳,或多愤怒,或觉隐痛,或梦遗者,因用心思虑,过耗其正,心中生热,牵动少阳相火外越,或引动相火扰动精室,则合用天王补心丹,滋阴养血,养心安神。

中成药:知柏地黄丸、杞菊地黄丸、生脉胶囊、灯盏生脉胶囊等。

（4）气虚瘀毒证

治法：益气扶正，清化瘀毒。

方药：托里消毒饮加减（生黄芪15～30g，莪术8～15g，白术10～15g，茯苓10～20g，薏苡仁15～30g，金银花10～15g，金雀根10～15g，连翘15～20g，当归10～15g，赤芍10～15g，川芎10～15g，升麻10～15g，白芷10～15g，生甘草6～10g）。

加减：本证见于病情迁延期，正气已虚、毒邪羁留不去。若脾虚湿滞见溃疡久不敛口，患处溃疡面多呈平塌或凹陷状，伴有低热，倦怠乏力，头晕头疼，口干不欲饮，腹胀纳呆，大便稀溏，舌胖有齿痕苔白滑，脉细缓者，当健脾益气，除湿解毒，以上方合补中益气汤加减；溃疡久不愈合可加木蝴蝶10g，马勃6g；若无新发溃疡，溃疡已愈仍感乏力，下肢沉重者加生黄芪20～30g或合四君子汤加减；若肝郁脾虚溃疡已基本愈合，但急性期用苦寒药伤脾胃出现纳呆、便溏等症，治以疏肝健脾之逍遥散加味；过用苦寒药损伤脾胃阳气或激素撤减过程中出现脾肾阳虚表现可重用甘草，合理中汤、肉桂、附子类加减振奋脾阳、温补肾阳。溃疡日久不愈，此起彼伏，伴见神疲乏力，精神不振，面色晦暗，其人上焦常热，下焦间又觉凉，此为下焦阴分既虚，而阳分亦微有不足者，治宜金匮肾气丸。

中成药：黄芪颗粒、补中益气丸、贞芪扶正胶囊、参芪十一味片等。

在临床上，除了上述证型中成药外，还可酌选雷公藤多苷片、白芍总苷胶囊及活血通脉胶囊、血栓通胶囊、血府逐瘀胶囊、丹参片、瘀血痹片等。

2. 外治疗法

中药外敷　冰硼散、锡类散、珠黄散、外用溃疡散等外敷口腔、外阴溃疡；皮肤结节红斑可用金黄膏外敷；痤疮样皮疹、丘疹样毛囊炎可用玉蓉膏（芙蓉叶、玉竹、白芷、大贝母、落得打）水煎外洗、敷搽皮疹；皮肤溃疡者可根据疮面情况，辨证选用九一丹、八二丹、七三丹、生肌散、红油膏、白玉膏等外用。

中药含漱　中药方（金银花、野菊花、薄荷、木蝴蝶、生甘草）煎汤含漱。

中药熏洗　木贼草、薄荷、野菊花煎汤熏蒸眼部；皮肤丘疹粉刺痤疮样皮疹者可与五味消毒饮加减熏洗；黄柏、苦参、儿茶煎汤熏洗外阴；三黄汤（黄连10g，黄柏15g，大黄10g）水煎熏洗外阴或湿敷关节。

针灸治疗　根据病情，辨证取穴，并合理采用补泻手法。针刺反应严重者慎用。

3. 中成药应用

活血通脉胶囊　2粒，每日3次。

血栓通胶囊　2粒，每日3次。

血府逐瘀胶囊　2粒，每日2次。

白芍总苷胶囊　1~2粒，每日2次。

雷公藤多苷片　1~2片，每日3次。

辨证选择静脉滴注中药注射液：热毒炽盛证可选痰热清注射液、清开灵注射液等；肝脾湿热证可选苦黄注射液、苦参素注射液等；阴虚热毒证可选脉络宁注射液、生脉注射液合以痰热清注射液、清开灵注射液等；气虚瘀毒证可选黄芪注射液、贞芪扶正注射液等。各证型亦可配合苦丁、疏血通、丹参、血塞通、灯盏花注射液等活血化瘀类中药静脉制剂治疗。

4. 单方验方

· 土茯苓30~40g，水煎服。清热利湿，主治外阴溃疡，疼痛烦躁。

· 金银花10g，甘草2g。水煎漱口腔，每日5~6次。清热解毒，主治口、咽溃疡疼痛。

· 鲜败酱草200g，水煎早晚2次分服；鲜败酱草榨汁加1~2倍凉开水，加冰糖少许，多次含漱，用以治疗口腔溃疡；煎汤外洗或坐浴治疗阴中溃疡甚者。

（五）名医诊疗经验介绍

1. 沈丕安经验

沈老认为白塞病首先是一个免疫性疾病，湿热瘀毒是免疫异常的病理产物，故治疗上从"调节免疫"的角度入手，清热解毒、活血通络及补肾，改善微循环，从而调节免疫功能的紊乱。沈老对白塞病的诊治注重辨证论治，认为湿热瘀毒阻滞经络，气血痹阻不畅是白塞病的根本病机。湿热瘀毒阻滞经络，弥漫充斥上下，多脏器受累，以肝、肾为重，肝肾中病，必累及奇经八脉。提出治疗上应根据这一特点清热解毒、活血通络补肾，使气机疏达、脉络顺畅流通为主。沈老十分重视奇经八脉的作用，奇经中尤为推崇任、冲脉。白塞病的临床表现不仅累及口、眼、生殖器，还常沿血管循行累及皮肤、黏膜、关节、心血管、消化道、神经系统、肺、肾等，这一临床分布特点与奇经八脉分布相似。治疗时以口咽部症状为主者，除了注重肝肾两脏外，要补任调冲；眼部症状为主者，兼疏通阴阳两跷之脉络；外生殖器部症状为主者治疗中常以补任通阴阳维。常用入任、冲脉的生地黄、黄芩等。奇经隶属肝肾，但又依赖脾胃水谷精气以涵养，处方用药时护脾顾胃是沈丕安老师用药的又一特点。因为担心出现机体变态反应，故处方忌用虫类药物。沈老将奇经八脉辨证治疗用于白塞病，这无疑给我们提供了一种新方法、新思路。

2. 朱良春经验

朱老辨治本病注重实证分治肝脾湿热，虚证重在补益肝肾之阴，久病阳气虚损调补阳气，重视内外同治。融后世各家之长，取仲景师泻心汤重用甘草补泻兼施，寒温同用之意，结合临床经验，自拟土苓百合梅草汤，随证加味内服，配合吴萸生栀散外敷两足心涌泉穴。口腔溃疡为主，口臭干苦，口黏、身重、双目干涩，饮食不香，舌红苔薄黄腻，脉滑数者，按脾经湿热论治，土苓百合梅草汤合钱乙泻黄散加减。眼部及下阴症状为重，见双目胀痛，口苦胁胀，视物不清，下阴、口舌面溃疡，舌质红，苔黄腻，脉滑数者，治从肝经湿热，土苓百合梅草汤合龙胆泻肝汤加减。白塞病阴虚证者亦不鲜见，症见反复发作，舌红少苔，五心烦热，脉细数等，法当养阴清热，利湿消疳，以土苓百合梅草汤合一贯煎加减。病久因久用寒凉药物中气不足、脾阳受损，虚火上炎，则口腔黏膜溃疡久治不愈，用土苓百合梅草汤合附子理中汤，配合吴萸生栀散外敷，补脾温阳引火归元。朱老拟土苓百合梅草汤重用土茯苓、甘草妙意即在二药均能解激素之毒，且具有肾上腺皮质激素作用，均为递减激素之良药。

四、预后转归

白塞病的严重程度通常随时间而减轻，本病的存活期正常，唯一严重的并发症是失明；极少数患者中枢神经系统受累及大血管病变、主动脉瘤破裂和心脏受累从而导致死亡。

五、预防调护

1. 预　防

预防及治疗感染病变　鉴于本病发生可能与某些病原微生物有关，尤其是EB病毒、单纯疱疹病毒、结核菌感染有关，积极治疗及预防或减少以上病原体感染对预防本病发生或复发或加重有益。

避免或去除与本病相关的环境因素　若发现本病病情与职业或生活环境有密切关系，建议调整职业及生活环境以防止病情加重或复发。

2. 调　护

（1）心理调摄　本病为慢性疑难病，病程长，尚无有效的根治办法，易复发。患者心情烦躁，情绪低落，甚至失去信心，容易产生焦虑、烦躁、抑郁等负性情绪。要帮助患者树立战胜疾病信心，并保持心情愉快。

（2）饮食起居调摄　生活规律，注意休息，勿劳累，尽量避免感染与皮肤外伤。病情缓解期加强锻炼，提高身体素质，增强免疫功能。饮食注意清淡，多食新鲜蔬菜与水果，忌食烟酒、肥甘厚味、辛辣刺激热性食物，如生葱、生蒜、烧烤、辣椒、油炸食物、肥腻、牛羊肉、狗肉、驴肉、牛奶、海鲜、绿豆、韭菜等；多食用芹菜、马兰头等。注意保持皮肤清洁，勿挤压皮疹，皮肤局部感染溃破者，应规范换药。勤洗内衣及二阴，避免不洁或频繁性生活。

（3）护　理

心理护理　白塞病患者具有抑郁等负性情绪，主要表现为易激怒、失眠、性兴趣降低、能力下降、爱好丧失、绝望及生活空虚等。应时刻关心患者的心理状态，与患者共同研究疾病的转归，使患者充满信心，更好地配合疾病治疗与护理。同时还要做好患者家属的思想工作，给予患者更多的关心、理解和支持，满足其情感上的需要。

溃疡护理　口腔、外阴溃疡者注意养成良好个人生活习惯，勤漱口刷牙，保持口腔清洁。口腔溃疡严重者，停止使用牙刷以免进一步损伤口腔黏膜，改用消毒棉球和漱口液。应根据患者口腔溃疡程度给予半流质、流质饮食或普食，平时不宜进食过硬或温度过高的食物，以免损伤口腔黏膜。口唇干裂涂擦凡士林、液态石蜡。嘱患者穿宽松柔软棉质内裤减少局部摩擦，保持会阴部皮肤清洁。女性患者尤其要注意经期卫生，出现外阴和阴道壁溃疡加重时避免性生活；指导患者用高锰酸钾溶液坐浴早晚各一次，坐浴后涂抗生素软膏，保持创面干燥。坚持中药含漱或熏洗，以促进溃疡愈合。

眼部护理　滴眼药前先用消毒棉签清除分泌物，用生理盐水清洗后用眼药水滴眼，晚上涂眼膏并用纱布盖好，操作时注意无菌，动作要轻柔。平时避免强光刺激，不宜久看电视、电脑，外出戴防护眼镜以防光和风沙刺激。保持眼部清洁，同时多转动眼球，防止眼球粘连。

皮肤损害护理　保持皮肤清洁，剪短指甲以防抓破皮肤，避免紫外线及阳光直射。局部皮肤热敷或外敷药物，以促进炎症消散吸收，切忌挤压，勿用刺激性的清洁品及化妆品。针刺反应阳性患者可用静脉留置针，静脉穿刺时直接从静脉上方或侧方入血管易于保护静脉，要加强针眼处的消毒，对注射后皮肤发生的脓疱疹要做好消毒，避免引起感染。

关节症状护理　急性期应卧床休息，将痛肢垫高，采取舒适体位以减轻疼痛，病情稳定，疼痛减轻后可渐进式进行康复锻炼。

消化道症状护理　饮食应给予高热量、高蛋白、高维生素、易消化有营养的软食，少量多餐、少食辛辣刺激性食物，药物应在饭后服用。

神经系统症状护理　密切观察病情变化，做好患者安全护理，预防跌倒、坠床及自伤等意外发生。

用药护理　糖皮质激素及免疫抑制剂为主要治疗药物，按照医嘱正确使用药物，做好知情同意及药物相关知识宣教，密切观察药物的不良反应，严格执行无菌操作原则，预防外源性感染。告知患者按医嘱用药的重要性、勿擅自增减药量，尤其是糖皮质激素的用量。

六、研究进展

1. 病因病机

现代中医学者对白塞病的病因病机探讨颇丰。宋欣伟[1]总结历代医家学术观点，在"肝经湿热"的基础上，提出了"风火"论。指出本病病位在肝，与脾肾密切相关。多由脏腑功能失调，或素体阴虚内热，或五志过极，加之嗜食肥甘厚味、浊酒醇乳，导致湿热内蕴，肝郁化火，火热生风。主要病机为风火内扰，灼伤阴液，虚火内炽，久延成毒，蚀皮腐肉。肝失疏泄，易气郁化火，热极生风，循经炎上，损伤经络，而致一派火势燎原之象。风火内扰，久则灼伤阴津，阴液无以制阳，以致虚火内盛。病延日久，其肾必亏，而其蚀于阴，是肾不足之明证也。肾阴不足，相火妄动，伤津耗气，生风动血。刘维等[2]通过对有关白塞病辨证论治的中医药文献进行循证学分析，整理归纳分析后总结白塞病证型 20 个，其中湿热蕴毒、脾肾阳虚、肝肾阴虚、湿热壅盛等证型最为常见。证候要素中湿热占 41.4%，阴虚占 18.1%，阳虚占 12.9%。病位要素中肝、脾、肾占总频次的 94.4%。由此揭示，现代医家多认为白塞病与肝脾肾脏关系密切。正如《金匮释义》所云"狐惑病者，亦是湿热蕴毒之病"，湿热毒瘀互结是白塞病发病的病理基础，贯穿本病始终。白塞病是由脏腑功能失调，或肝郁化热，虚热内扰，或脾虚失运，水湿不化，久而化热致湿热毒蕴，或感受湿浊之气，湿毒伏藏于内，熏蒸脏腑，流注经络，上蒸损伤咽喉，下注则虫蚀二阴，搏于气血，浸于肌肤，病情迁延进一步损及阴阳，脾肾空虚，肝肾不足，循环往复，本虚标实，虚实夹杂。

2. 辨证思路

辨虚实　虽然目前医家对白塞病的辨证分型多达 20 余种，但大都从虚实两方面进行论治。高冬来[3]认为本病早期多为实证，中、晚期多为本虚标实，病变涉及肝、脾、心、肾诸脏。王新陆[4]认为本病本虚标实，先天禀赋薄弱肝肾不足，加之后天脾虚失养，复感他邪、湿热内积而致。湿热久蕴、耗气伤阴、内热鸱张会使病情进一步复杂多变，肝肾阴亏、心肾失交、脾虚气弱、湿热浸淫、脉络瘀滞实为本病发生之重要机制。本虚主要责之肝肾阴亏、脾虚气弱，标实则在于湿热浸淫、血脉瘀滞，而病机之关键在于湿热阴虚气弱。因此辨证时首先辨清病性虚实，一般初病多实，久病多为本虚标实；本虚要分阴虚、气虚、阳虚或阴阳两虚，标实主要为湿热、火毒（气火）、血瘀。临证注意标本主次、孰轻孰重。

辨脏腑　白塞病病变脏腑与肝脾关系密切，涉及心、肾等诸脏，病理基础为湿热血瘀痹阻、血络损伤。因情志过极肝郁化火乘脾致脾失健运湿浊内生者，责之于肝经湿热，临证多以眼部不适及下阴溃疡、胸胁胀痛等为主；因饮食厚重之品损伤脾胃，致湿热内生者，责之于脾胃，临证多以口腔溃疡为重，多可伴有胃肠道不适症状。临证时虽然统归于肝脾湿热，但有侧重于肝或脾之不同。此外久病可累及于心出现心悸、胸痛，累及于肾可见水肿、小便异常，累及于肺可见咳嗽、咳血、气短等，累及大小肠可出现腹泻、便血等症，累及四肢骨节可出现关节肿痛、活动不利等。临床辨证要注意兼顾脏腑受累不同选方择药。

3. 治法探讨

通过对现代医学的研究，我们知道血管炎是白塞病的重要病理基础，继而血管内血栓形成，导致血管闭塞或坏死。这一病理特点与中医认识的白塞病湿热毒邪阻滞、脉络瘀阻，血络损伤基本病机相一致，湿毒瘀血贯穿于白塞病发病的始终。抗炎、抗血小板聚集以抑制血管炎症反应及损伤是现代医学治疗白塞病的主要措施。与之相应清除湿热、泻火解毒、活血化瘀、通络则应该贯彻白塞病中医辨证治疗的始终。同时追根溯源，截断湿热火毒、瘀血产生的根源，随证选用清肝泻火、健脾除湿、滋补肝肾、益肾健脾等治法以澄清源流。总之，白塞病的治疗有谨守病机，把握本病的主要矛盾——湿热瘀毒络脉损伤，抓住本病的根本原因——正气不足（肝肾阴虚、脾肾气虚），明确病变所犯部位——在肝在脾及其他，知其所犯随证治之。

4. 分期、分型证治

陆德铭教授[5]认为本病以肝肾阴虚为本，湿热毒瘀蕴结为标，分三期论治。初期以湿毒郁热型为主，治宜清热利湿，凉血解毒；中期以阴虚血瘀型为主，治宜养阴清热，活血解毒；后期以阳虚血瘀型为主，治宜益气温阳，清热解毒活血。武希兰[6]将28例白塞病患者分为急性期和缓解期进行辨证施治，口服中药并配合外用药治疗。阴虚热毒型，主要见于急性发作者，以口腔溃疡为主，治以凉血滋阴，活血解毒，方用四妙勇安汤和导赤散加减；湿热下注型，以外生殖器溃疡为主，治以清热利湿柔肝和脾，方用龙胆泻肝汤和二妙散加减；肝肾阴虚型，多见于缓解期和后期，经治疗后，眼、口、生殖器和皮肤症状好转，但出现午后潮热等症状，治以养阴清热、滋补肝肾，方用杞菊地黄丸或知柏地黄丸和玉女煎加减；肝郁脾虚型，患者口腔、眼、生殖器溃疡已基本愈合，但急性期用苦寒药伤脾胃，出现纳呆、便溏等，治以疏肝健脾之法巩固疗效，故用加味逍遥散加减。徐育珊[7]将本病分为：热邪内瘀型（常见于急性发作期），治以清热凉血，解毒祛瘀；阴虚内热型（常见于缓解期），治以甘寒凉血，滋阴生津。刘维等[2]分析了中医药文献关于白塞病的用药共计197味，分类统计显示清热药、补虚药和活血化瘀药使用最多，占总频次的50.2%。清热药包括清热解毒药、清热泻火药、清热燥湿药等，补虚药包括补阴药、补阳药、补气药等。药物归经中十二经均有涉及，主要归肝经、心经、脾经、胃经、肺经、肾经，表明白塞病起病五脏相因，治疗应兼顾五脏，辨病辨证论治相结合。方剂统计中，成方的使用以龙胆泻肝汤、甘草泻心汤等经典方剂居多。白塞病与肝脏关系最为密切，又因湿热毒邪流注经络，临床常用清肝经湿热的龙胆泻肝汤为基本方进行加减治疗。自拟方共35首，多由清热利湿、活血解毒、益气养阴、温阳健脾等方剂化裁而来，更体现了临床上圆机活法的特点。

5. 中药研究

（1）复方中药治疗　谷占卿等[8]以化痰祛瘀方加减联合硫唑嘌呤片治疗白塞病27例与硫唑嘌呤片治疗的对照组23例，治疗2个月后结果显示，治疗组疗效优于对照组，两组治疗后CRP及IgA均较本组治疗前降低，且治疗组降低更明显。提示化痰祛瘀方加减联合硫唑嘌呤片治疗白塞病疗效显著，可提高免疫力。

彭泽深[9]应用甘草泻心汤加味治疗白塞病，对照组给予泼尼松和硫唑嘌呤治疗，结果治疗后，观察组总有效率高于对照组；两组患者口腔溃疡、生殖器溃疡、皮肤病变、关节病变、眼炎及发热等主要症状评分及血浆ESR、CRP含量均明显低于治疗前，且观察组明显低于对照组。

张永熙等[10]观察狐惑汤治疗白塞病的近期疗效及其获效机制的研究。结果显示，治疗组与对照组疗效无显著性差异，但治疗组无毒副作用。血液流变学检测结果表明，治疗前全血低切黏度、全血高切黏度、ηP、ESR、HCT、Fibg明显高于健康对照组，经统计学处理差异显著；治疗后与健康对照组比较无显著性差异。治疗前血清IgG、IgA、IgM及C3明显高于健康对照组，治疗后与健康对照组比较无显著差异。结果显示，白塞病患者存在高血黏滞度和红细胞聚集增多及体液免疫功能失调，狐惑汤治疗白塞病，临床疗效显著，无毒副作用，其获效的可能机制在于狐惑汤是通过改善微循环、改善血液黏滞度及调整免疫功能紊乱而达到治疗目的。

（2）单味中药治疗[11]

雷公藤多苷　一项研究中以白塞病患者为研究对象，选择健康者为对照组，治疗组予雷公藤多苷片30mg/d口服3个月，结果显示治疗组患者总有效率为

87.5%，治疗组治疗前 IL-4 明显低于对照组，IL-46、IL-8 明显高于对照组。而治疗组治疗后 IL-4 明显高于治疗前，IL-46、IL-8 明显低于治疗前，差异有统计学意义。治疗组患者治疗后 ESR、CRP 明显降低，差异有统计学意义。结果表明，雷公藤多苷治疗白塞病疗效较佳，且可明显改善患者的免疫功能。

土茯苓　土茯苓常用于白塞病治疗，单用或复方应用均有效。其药理研究表明具有抗血栓作用，该实验观察高、低剂量的土茯苓注射液对下腔静脉血栓及体外血栓的形成有显著抑制作用，且呈量效关系。病理组织学检查也表明土茯苓注射液有防止大鼠下腔静脉内皮损害的作用。

甘草　甘草在白塞病治疗中的作用主要为清热解毒。研究证明其具有抗炎、抗病毒、抗溃疡、抗变态反应、解毒、镇咳、镇痛、调节机体的免疫功能、提高机体内分泌调节能力等多种功效。

中医治疗白塞病取得较好疗效。但大宗病例总结较少、观察期短，研究深度、广度明显不足。文献报道多局限于临床疗效观察，对药理、药效相关研究甚少，中医药治疗白塞病的实验研究很少。因此，筛选疗效确切的中药复方，进一步从分子水平甚至基因水平探讨中药治疗白塞病的机制及疗效迫在眉睫。

七、诊疗参考

1. 诊断标准（同前不赘述）

2. 症状注释

主要症状：口腔溃疡，生殖器溃疡，眼痛，视物不清，结膜炎，皮肤结节红斑，非特异性关节痛，关节炎，神经系统损害（头疼、头晕、意识障碍及精神异常），消化道溃疡，临床表现为上腹饱胀、嗳气、吞咽困难、阵发性腹部绞痛、腹泻、便秘等严重者可有溃疡穿孔并引起消化道出血等。

复发性口腔阿弗他溃疡　口腔溃疡是诊断必不可少的临床表现，一般为痛性溃疡，可深可浅，中心有黄色坏死的基底，可单发或成簇出现，可出现于口腔的任何部位。溃疡持续 1~2 周，愈合后不留瘢痕。生殖器溃疡不那么常见，但更为特异，不侵犯龟头及尿道，可造成阴囊瘢痕。口腔溃疡反复发作，每年发作常多于 3 次，溃疡可发生在口腔的任何部位。呈米粒或黄豆大小，圆形或不规则形，边缘清楚深浅不一，底部有黄色覆盖物，周围为一边缘清晰的红晕，伴疼痛，可自行消退且不留瘢痕。生殖器溃疡发生率为 75%，病变与口腔溃疡基本相似，口腔溃疡深而大，疼痛剧，愈合慢，但复发次数少。受累部位为外阴、阴道、肛周、宫颈、阴囊、阴茎等处。

皮肤受累　包括毛囊炎、结节性红斑、痤疮样皮疹，偶尔会出现血管炎。

任何抓挠或皮内注射盐水（针刺试验）引起的非特异性皮肤炎性反应是本病常见且特异的表现。皮肤病变发生率高达98%，表现多种多样，有结节性红斑、疱疹、丘疹、痤疮样皮疹，多形红斑、坏死性结核疹样损害、浅表栓塞性静脉炎、大疱性坏死性血管炎等。其中结节性红斑最具特征性，主要见于下肢，易复发。毛囊炎样皮疹最多见，有辅助诊断价值。本病活动期患者于注射、针刺或皮肤损伤后可在局部形成水疱、无菌性脓疱或毛囊炎样皮疹，即针刺反应，具有较高的诊断特异性。

眼部受累 伴瘢痕形成和双侧全葡萄膜炎是最严重的并发症。因为它在某些情况下可导致失明。眼部的表现一般在起病时就表现出来，但也可能在发病的数年内出现。除虹膜炎外，还有一些白塞病患者出现后葡萄膜炎、视网膜血管阻塞和视神经病变。前房积脓性葡萄膜炎是一种少见但特异的表现，这是由于重力作用导致的一层可见的炎性细胞，它通常提示严重的视网膜血管疾病。眼炎可在出现口腔溃疡后数月或数年发生。部分患者可致失明，是本病致残的主要原因。最常见的眼部病变为葡萄膜炎，葡萄膜炎及视网膜血管炎是本病眼损害的特征性表现。

关节炎 白塞病关节炎是非致畸性的，可累及膝关节和踝关节。关节损害包括非特异性关节痛和关节炎，可累及四肢大小关节，两膝关节受累最多。一般呈非侵蚀性病变，但偶可出现轻微的破坏性改变。本病关节炎有自限性。在HLA-B$_{27}$阳性患者中有时可累及骶髂关节，而与AS表现相似。

静脉血栓 1/4的患者会发生浅表或深部静脉血栓。肺栓塞是少见的并发症。上腔静脉偶尔会发生阻塞，导致严重的临床表现。本病较少累及动脉，如果发生则可表现为主动脉炎、外周动脉的动脉瘤和动脉血栓。肺动脉炎表现为呼吸困难、咳嗽、胸痛、咯血，胸片显示浸润影可见于5%的患者。

神经系统受累 主要以脑实质损伤的形式出现，可伴有脑干损伤，预后很差。硬脑膜静脉窦血栓表现为头痛和颅内压升高。神经系统损害又称神经白塞病，临床表现依受累部位不同而异。可分为脑干型、脑膜脑炎型、脊髓型、周围神经型。有无脑膜刺激征及病理反射。

胃肠道受累 多表现为肠道黏膜溃疡。消化道损害又称肠白塞病，消化道任何部位均可受累，溃疡可单发或多发。有或无腹痛、黄疸，注意肝、脾的情况。

心血管损害 心脏受累较少见。可表现为心肌损害、瓣膜病变、传导系统受累、心腔附壁血栓形成、心包炎等。本病全身大小血管均可累及。动脉血管壁炎症可造成动脉扩张或产生动脉瘤样改变；也可为动脉管壁内膜纤维增生导致管腔变窄伴血栓形成。注意心律、有无心包积液、肺动脉高压，注意四肢血压、血管杂音。

肺部损害　肺损害发生率低。肺血管受累时可有肺动脉瘤形成，瘤体破裂时可形成肺血管－支气管瘘，致肺内出血。肺泡毛细血管周围炎可影响换气功能，并出现咳嗽、咯血、胸痛、呼吸困难等。注意有无胸腔积液、有无湿啰音或爆裂音。

其他　肾损害较少见，肾损害可有间歇性或持续性蛋白尿或血尿，多为一过性。肾动脉受累时可发生肾性高血压。注意有无水肿、高血压。

3. 治疗常规

（1）治疗原则　本病目前无有效的根治方法。虽然患者对多种药物均有良好反应，但停药后大多复发。治疗的目的在于控制症状，防治重要脏器损害，减缓疾病进展。

（2）治疗方法　治疗可分为局部性、全身性及外科治疗。

一般治疗　急性活动期，应卧床休息。发作间歇期应注意预防复发，如控制口、咽部感染。避免进食刺激性食物，伴病毒感染者可用阿昔洛韦等抗病毒治疗。确诊结核者应进行正规抗结核治疗。

局部治疗　口腔溃疡可局部应用糖皮质激素糊膏、冰硼散、锡类散等，毛囊炎样皮疹可用抗生素软膏，眼结角膜炎可用皮质激素眼膏或滴眼液，眼葡萄膜炎需应用散瞳剂点眼以防止炎症后粘连，重症眼炎者可在球结膜下注射肾上腺皮质激素。

全身治疗

NSAID：具有消炎镇痛作用，对缓解皮肤损害、生殖器溃疡疼痛及关节炎症状有一定疗效，常用药物有布洛芬 $0.4 \sim 0.6g$，每天 3 次，双氯芬酸 25mg，每天 3 次。

秋水仙碱：具有抗中性粒细胞趋化作用，有一定的免疫调节、抗炎效果。该药对关节病变、结节红斑、口阴溃疡、眼色素膜炎均有一定的治疗作用，剂量为 $0.5mg$，每天 3 次。常见的不良反应有腹泻、恶心、呕吐、腹痛等，也可出现骨髓抑制、神经精神病变、肝损害等。因可能致畸，故孕妇禁用。此外，可影响降压药疗效，高血压患者慎用。

沙利度胺：又名反应停，本药作用机制不明，可能与促进 RNA 的降解，降低 TNF-α 的产生、抑制中性粒细胞和单核细胞趋化与吞噬有关。可用于治疗严重的口腔、生殖器溃疡，初始用药应从小剂量开始，即 $50 \sim 100mg/d$，可逐渐加量至 $200mg/d$，少数患者最大可用至 $300 \sim 400mg/d$，部分患者用药后短期内即有效，也有患者使用 1～3 个月后才起效。病情控制后缓慢减量，每 2～4 周减 50g，维持剂量一般为 25mg/d。禁用于妊娠妇女，以免致畸。另应注意神经轴索变性的副作用，其在女性及老年患者多发。尚有便秘、体重增加、性欲减退、月经过多或闭经等副作用，偶有导致血栓形成的报道。

糖皮质激素：对控制急性症状有效，但停药后易复发。故主要用于全身症状重、有中枢神经系统病变或内脏系统的血管炎、口及外阴部巨大溃疡与急性眼部病变患者。常用量为泼尼松 40～60mg/d，症状控制即可逐渐减量。随后停药。重症患者如有严重眼炎、中枢神经系统病变、严重血管炎患者可考虑采用静脉应用大刘量甲泼尼龙冲击 500～1000mg/d，3d 为一疗程，然后改为泼尼松 60mg/d，同时配合免疫抑制剂治疗效果更好，激素性青光眼、白内障、毛囊炎以及诱发高血压、消化道溃疡、类固醇性糖尿病、骨质疏松和继发感染等副作用不容忽视。

免疫抑制剂：重要脏器损害时选用此类药物，常与糖皮质激素联用，本类药物副作用较高，用药时应注意严密监测。常用药物有硫唑嘌呤、环磷酰胺、氨甲蝶呤、环孢素 A 等（详见第一章）。另外他克莫司和匹美克莫司都是新型强效免疫抑制性大环内酯类抗生素，与环孢素一样是钙调磷酸酶抑制药。在一项多中心开放性试验中给 38 例难治性葡萄膜炎的白塞病患者以不同剂量的他克莫司治疗，治疗后例患者眼部症状得到明显改善（包括 8 例经环孢素治疗无效者）。

生物制剂：TNF-α 在白塞病的发病中起重要作用，患者的外周血中存在高水平的 TNF-α 及其可溶性受体，近年使用 TNF-α 抑制剂治疗严重白塞病已取得了肯定的疗效。

血栓栓塞的治疗：确诊有新近发生血栓的患者应积极予以溶栓、抗凝治疗。有出血倾向、脑卒中、手术、未控制的高血压，以及肝、肾功能障碍或视网膜出血性病变的患者禁用溶栓治疗。抗凝治疗不宜骤然停药，以免血凝倾向反跳。

其他：中药雷公藤制剂对口腔溃疡、皮下结节、关节病、眼炎等有肯定疗效，对肠道症状疗效较差。柳氮磺吡啶 2～3g/d 分次服用可治疗肠道病变。白芍总苷胶囊常用剂量为 600mg，每日 2～3 次。毒副作用小，其不良反应有大便次数增多、轻度腹痛、纳差等。

手术治疗 重症肠白塞病并发肠穿孔时可行手术治疗，但本病术后复发率可高达 50%，复发与手术方式及原发部位无关，故选择手术治疗应慎重。血管病变手术后也可在吻合处再次形成动脉瘤，有的患者甚至不得不接受 3 次以上的手术，故一般不主张手术治疗。眼失明伴持续疼痛者可行眼球摘除术。手术后应继续应用免疫抑制剂治疗以减少复发。

4. 疗效评定标准

一般认为白塞病的病情为发作性的，容易自然缓解，因此对其疗效判定较为困难。近期疗效判定可参考 2002 年《中药新药临床研究指导原则》的中医症状分级、疗效评价，动态观察中医证候变化。ESR、CRP、血小板计数及炎症因子变化对疗效判定有一定帮助。病变范围及重要脏器受累情况变化可提示疗效及预后，病变范围缩小，局限于皮肤、黏膜者疗效好，预后佳，累及大血管、血栓形成，以及心脏、中枢神经系统受累等，往往提示疗效差，预后不良。

参考文献

［1］徐琼，宋欣伟．宋欣伟从风火论治白塞病经验［J］．深圳中西医结合杂志，2013，23（4）：91－93.

［2］刘维，陈腾．白塞病中医证型与用药规律文献分析［J］．中国中医药信息杂志，2015，22（1）：40－42.

［3］夏惠文．高冬来副主任中医师治疗白塞病经验［J］．中医研究，2014，27（4）：38－39.

［4］王中琳．王新陆治疗白塞病经验［J］．山东中医杂志，2010，29（9）：635－636.

［5］周永康．陆德铭辨治白塞氏综合征经验［J］．实用中医药杂志，1999，15（9）：35.

［6］武希兰．浅谈中医治疗白塞氏综合征的体会［J］．天津中医，1998，15（1）：29－30.

［7］徐育珊．白塞氏综合征的中医辨证施治浅析［J］．甘肃中医，1997，10（6）：32.

［8］谷占卿，王勇，郝静敏，等．化痰祛瘀方加减联合硫唑嘌呤片治疗白塞病 27 例临床观察［J］．河北中医，2015，37（4）：494－496.

［9］彭泽深．甘草泻心汤加味治疗白塞病 12 例体会［J］．中国医疗前沿，2013，8（18）：30－31.

［10］张永熙，卢益平，李国强，等．狐惑汤治疗白塞病的临床研究［J］．中华中医药学刊，2008，26（5）：1118－1120.

［11］陈丽莉，杨芳，谢静思．中西医治疗白塞病研究进展［J］．亚太传统医药，2015，11（3）：56－57.

（朱海慧）

第九章

骨性关节炎

骨性关节炎（OA）为一种退行性病变，系因增龄、肥胖、劳损、创伤、关节先天性异常、关节畸形等诸多因素引起的关节软骨退化损伤、关节边缘和软骨下骨反应性增生，又称骨关节病、退行性关节炎、老年性关节炎、肥大性关节炎等，是一种严重危害中老年人健康的常见病、多发病。其中45～65岁的发病率为30%，65岁以上的发病率为68%。本病在中医属于"骨痹"范畴。

一、病因病机

（一）现代医学认识

OA的发生并非仅与一种因素有关。而且，关节构成成分的改变（包括胶原、蛋白多糖、软骨细胞、软骨下骨和滑膜）可能是本病发生的最初病理变化，而关节软骨的变性过程可能由多种因素诱发。

年龄　原发性OA的所有危险因素中，年龄是最强相关的因素。在影像学3～4期改变（可能已经表现出现OA的临床症状）与年龄的增加呈指数相关。但在临床症状明显的OA患者中，年龄的增加并没有导致疼痛和残疾的增加，危险系数目前尚不清楚。

OA与年龄的流行病学相关性往往使人产生一种印象，即OA是关节组织老化的结果。对于老年个体关节软骨的研究显示，单纯年龄不构成OA的病因，但却提示细胞随着年龄老化而发生的改变易于发生这种疾病。OA病程十分缓慢，早年的关节损伤若干年后才表现出OA的改变。关节生物力学上发生的与年龄相关的改变对于OA的发生也十分重要。随着年龄的增长，关节的接触面积逐渐增加，原因尚不清楚，可能与血流的进行性减少，导致骨与软骨交界处改建率降低有关。关节几何学方面的改变可能影响关节软骨的营养并改变负荷的分布，原来不承重的部位现在容易受到压力的改变。因为结缔组织的生化组成在其承受的机械负荷下可发生改变，所以因为功能需求改变所发生的正常反应极可能被错误地描述成年龄因素所致。

关节软骨基质的原发改变　尽管很少有证据支持关节软骨细胞外基质的改变是大多数 OA 的原发环节，但骨髓发育不全和多发 OA 家系中几代人中都发现有 Ⅱ 型胶原的 cDNA 上点突变，从而使这一领域成为研究热点。

软骨代谢异常　OA 软骨细胞合成与分解代谢活动与正常的软骨细胞不同。这些改变是表型上的，与环境因素无关。在这方面，最明显的是细胞的 DNA 复制能力，在骨生长停滞以后正常软骨细胞往往丧失或者被抑制。OA 关节软骨和正常人的软骨在体内合成或者分解活动的不同之处，在体外也同样存在。这些持久性的改变是属于原发性还是继发性目前尚不清楚。

创伤　如果骨折后复位不佳，或者关节表面不光滑，将很快导致 OA 的发生，如先天性髋关节脱位，反复发生的髋关节脱位和由于骨坏死导致的关节面外形改变。目前尚不知道是否更轻微的创伤可以导致 OA 的发生。尽管日常锻炼对于保持软骨结构和代谢功能十分重要，但是一些形式下反复的关节应用可以加速软骨的退变。与 OA 发生相关联的活动包括反复举重、不良的工作姿势、反复活动手关节以及一些增加关节负荷的体育运动。锻炼计划经常是治疗性的，但是应该仔细选择，避免过量。

软骨下的松质骨小梁由于具有很好的弹性，主要作为一种震荡吸收器。尽管软骨下骨的硬度主要由骨小梁决定，但是骨内液体也起着很重要的作用。当犬股骨头通过股骨颈钻孔减压时，由于改变了液体边界条件，股骨头的硬度减少了 30%。正常情况下，关节的相对面在非负重时没有接触。在负荷作用下，软骨和骨都会发生变形，大部分相对的关节面会发生接触，这种接触导致承受负荷的面积增加。过多的负荷将导致软骨下骨小梁的显微骨折，愈合时形成骨痂，并进行改建。改建的骨小梁可能较正常情况下变硬，吸收震荡的能力变弱。在这种情况下，它们不能在承受负荷的情况下正常变形，关节的接触面积减少，主要作用力就会都集中在软骨上。

软骨代谢调控的改变　体液、滑液和软骨源性的化学介质和机械刺激一样可以调节软骨细胞的合成过程。因此，胰岛素和其他生长因子对正常软骨具有一定的影响。软骨细胞代谢途径中底物的定性和定量改变、电解质浓度以及负荷的改变都可以影响正常软骨细胞合成与降解基质的比率。近来，越来越多的研究集中在前列腺素、热休克蛋白、TGF-β 和滑膜与软骨源性的 IL-1 对软骨细胞代谢的影响上。

OA 中，软骨基质成分合成的增加在很长一段时间内与降解保持同步甚至超过降解率。

关节炎性病变　过去认为，OA 与关节内炎性改变无关。因此，许多人仍称之为骨关节病，用来表述该病缺乏滑膜的改变。大多数情况下，OA 的滑膜中仅有少数淋巴滤泡分布，滑液中淋巴细胞数目少于 2000/ml，而且很少出现 RA 样的滑膜血管翳。但有时 OA 的确有滑膜炎症发生，这可能是晶体诱导的滑膜炎（碳酸钙和焦磷酸钙盐）或软骨的崩解产物在滑膜中沉积所致。关节软骨受力和酶性降解在关节表面产生的磨损颗粒，经常出现在 OA 患者的滑液中，并可以促进胶原酶和其他来自滑膜细胞和巨噬细胞水解酶的释放。尽管较 RA 中少见，但在 OA 中仍然可以见到 Ig 和补体沉积在关节软骨表浅区的胶原网架中。这提示由软骨崩解后产物作为抗原引起的免疫复合物沉积，在关节内慢性炎性反应中发挥作用。

肥胖　体重过重可增加负重关节的负荷。肥胖可以导致整个运动系统姿势和步态的改变，因此必须考虑体重对关节生物力学的影响。在人体中，肥胖与膝关节的症状性 OA 的增加有关，而与髋关节 OA 无必然关系。肥胖是 OA 发生的一个危险因素，而不仅仅是结果。肥胖患者主要表现为膝关节内翻畸形。在这种情况下，重力集中在膝关节内侧间室的软骨，所以肥胖人群最容易发生膝关节的退行性改变。

（二）祖国医学认识

本病的形成为正虚邪实之变。正虚是肾元亏虚、肝血不足、脾气虚弱等导致骨失所养，筋骨不坚，不能束骨利关节。邪实是外力所伤、瘀血内阻或外邪侵袭，经脉痹阻。邪实、正虚往往交杂兼并为患，难以截然分开。

年老肝肾不足　肾主骨生髓，髓居骨中。肾精足，则骨髓充满，骨骼强健。肝藏血主筋，肝血足则筋脉强劲，束骨而利关节。人过半百，肝肾精血渐亏，气血不足，肾虚不能主骨，肝虚无以养筋，致使筋骨失养，是本病发生的基础。此外，脾虚运化失司，则痰湿瘀阻经络，经脉不通，亦可导致关节病变，多见于肥胖少动之人。

长期慢性劳损　一时性超强度的外力包括扭伤、挫伤、撞击、跌伤等；长时间承受非超强度的外力则为劳损，通常由于姿势不正确，特定状态的持续紧张等。当这些外力作用关节以后，可引起受力最集中的局部发生气血逆乱，严重的导致筋损骨伤、血流不循常道而逸于脉外，形成瘀血凝滞、经脉痹阻，必然引起关节结构的损伤，失去滋养，久而久之，则出现退行性病变。

外感风寒湿邪　外感风寒邪气，久居潮湿之地，冒雨涉水，经肌表经络客于脊柱、关节，导致局部气血运行阻滞，均可以引起颈项酸强、肢体酸麻、腰臀胀痛等。加之年老体弱，气血不足，卫外不固，腠理不密，邪气更易乘虚内侵，闭阻经络，气不能贯通，血不能畅行，乃生成邪瘀闭阻之证。

二、临床诊断

（一）辨病诊断

1. 临床诊断

症状　大多数情况下，退行性关节疾病在临床是隐性起病。症状的出现取决于受累的关节数量的差异，疾病的持续时间、严重程度以及患者对症状的耐受程度。OA 的主要表现是疼痛。疼痛的性质较为深在，定位较差。典型的疼痛是活动后关节疼痛，而休息后缓解。随着疾病的进展，少量活动就可以引发关节疼痛，甚至表现为休息时关节的持续疼痛。在严重病例中，患者可能由于限制疼痛关节活动的保护性作用丧失，而表现夜间痛醒。

关节僵硬主要局限在受累关节，持续时间较 RA 和其他形式的炎性结缔组织关节疾病短，一般很少超过 15～30min，在早晨起来和白天不活动后更容易出现。关节疼痛和僵硬的症状与天气变化密切相关。晚期病情严重的患者可能诉有关节活动时有可闻及的骨摩擦音。随着疾病进展，关节活动受限。负重关节受累将导致关节在活动过程中突然打软。发病缓慢，部位局限，活动多则加重，休息即可缓解；晨僵时间不超过半小时；受累关节以疼痛和压痛为主，活动时关节有摩擦音，严重者可发生关节畸形。颈椎或脊椎病变可引起神经受压或刺激症状。X 线片检查有助于诊断。

体征　OA 患者的体征较多，且与病情的严重程度、疾病所处的阶段和受累的关节有关。在早期阶段，一般不易出现关节压痛，一旦出现，定位也较为分散。在以滑膜炎为主要表现时，关节压痛的范围更为广泛。在没有关节压痛存在的情况下，被动活动时关节疼痛是主要特征。关节活动时摩擦音既可能是患者的诉求，又可能在体检时触诊发现或可以听到。摩擦音的出现可能由于关节软骨磨损或关节表面不规则导致。

关节肥大是指伴随骨赘形成的骨与软骨增生性改变。继发性滑膜炎也可以造成关节肿胀。明显的关节积液并不常见，多发生在创伤后急性发作期的患者，可能与晶体沉积有关。关节活动受限主要是由于关节表面不平整，肌肉痉挛和挛缩、关节囊挛缩或骨赘、游离体导致的活动阻滞所致。晚期 OA 由于软骨丢失，关节软骨下骨质塌陷、囊肿形成和骨的过度生长而出现关节畸形或半脱位。

疾病长期处于此状态时将导致肌肉萎缩。关节纤维性强直或骨性强直导致的关节活动完全受限很少见。

在手的远端指间关节背侧出现的骨性增生称为赫伯登(Heberden)结节，而在近端指间关节相应部位的称为布夏(Bouchard)结节。

第一腕掌关节受累表现为拇指基底部局限性疼痛、压痛。症状可能提示腕关节内侧面存在狭窄性腱鞘炎，关节呈方形外观(shelf 征)。关节活动受限，伴疼痛。

第一掌指关节的退行性改变常常隐匿起病、缓慢进展，肿胀伴有疼痛。关节内侧面滑囊常常继发于创伤而产生该区域的畸形、肿胀和疼痛。关节外形常不规则，并且有压痛。

膝关节 OA 具有 OA 典型的症状和体征。患者主诉活动时关节疼痛，休息时疼痛相对缓解；长期不活动后关节僵硬；常有骨擦音。压痛范围较为分散，主动或被动活动时诱发关节疼痛。

髋关节 OA 常常隐痛，伴跛行。真正的髋关节疼痛常常沿腹股沟或位于大腿内侧。有时髋关节疼痛还会放射到臀部或沿坐骨神经区域分布，或者沿闭孔神经分支放射到膝关节。脊柱 OA 常具有典型的疼痛和僵硬。另外，患者常常主诉根性疼痛。脊柱 OA 的局部痛常常来自脊柱周围韧带、关节囊和骨膜。疼痛经常沿着局部原发病变相应的皮节区域分布。

2. 相关检查

(1)血液常规 在无并发症的 OA，血细胞的构成常常是正常的；除了偶尔急性发作时有白细胞增多外，很少有白细胞增多。血小板计数，是炎症的非特异性标志，在全身急性发作时往往轻度增高，但仍在正常范围。

(2)ESR ESR 多正常。然而，当临床上急性发作或全身多关节 OA 发生时，会有 ESR 及其他急性期反应物质的轻度升高。

(3)血清生化检查

血糖 OA 并不影响糖耐量，但糖尿病可加速 OA 病程。

血钙、磷和碱性磷酸酶 原发性 OA 的常规骨生化检测并无明显异常，但是在原发性甲状旁腺功能亢进引起的二水焦磷酸钙晶体沉积相关的 OA 改变中，血清离子钙升高，血清磷降低，高氯性酸中毒，氯/磷比大于 32，尤其是血清中放免测定的甲状旁腺激素升高。在畸形性骨炎(Paget 病)中，血清碱性磷酸酶明显升高。

(4)滑液分析 原发性 OA 中滑液分析总体上是非炎性的，但滑液的量增加，黏滞性降低，轻度或者明显的淋巴细胞增多，以及中等程度的蛋白量增加均提示轻度滑膜炎的存在。

（5）X线检查　OA早期可无异常表现，后期主要有关节面不规则、非对称性关节间隙狭窄、软骨下骨质硬化和囊性改变、关节边缘唇样变及骨赘形成、关节内游离体、关节变形及半脱位等。

3. 诊　断

按照病因学分类，OA可分为原发性和继发性两种类型。OA的诊断一般是基于临床表现和体征。由于该病不是一个系统性疾病，因此血清学检查只是用于排除其他的风湿性疾病。X线平片检查是最重要的手段。典型的X线片表现包括骨赘形成、关节间隙变窄、软骨下骨质硬化和囊腔形成。在某些关节中，例如膝关节可以在负重位置时拍片，从而观察到关节间隙缩窄的情况。可有严重的关节液贮积。典型的滑膜积液常呈清亮或淡黄色，中度或重度黏稠，白细胞数常少于$3.0 \times 10^9/L$（非感染性），也可见其他成分（如关节软骨碎片或含钙的结晶等）。

尽管根据临床、X线片和实验室检查可以很直观地对OA进行诊断，但有时表现也常常不典型。

（二）辨证诊断

肾虚髓亏型　腰腿酸软，关节疼痛无力，活动不灵活，不能久立远行，遇劳则腰脊、颈项或四肢关节疼痛更剧。舌淡红，苔薄白，脉细。辨证要点：腰腿酸软，关节疼痛无力，不能久立远行，遇劳则腰脊、颈项或四肢关节疼痛更剧。舌淡红，脉细。

肝血不足，肾阳亏虚型　关节僵硬冷痛，屈伸不利，甚则关节变形，腰膝酸软，下肢无力，足跟疼痛，形寒肢冷，口淡不渴，尿频便溏，男子阳痿，女子经期延后。舌淡胖，苔白滑，脉沉无力。辨证要点：关节僵硬冷痛，屈伸不利，腰膝酸软，下肢无力，足跟疼痛，尿频便溏，舌淡胖。

寒凝瘀阻型　骨节冷痛，疼痛剧烈，得寒加重，得热则减，夜间痛甚，伴关节冷感或麻木，功能活动受限，全身畏冷，四肢不温，舌淡暗，苔白，脉沉迟。辨证要点：骨节冷痛，疼痛剧烈，得寒加重，得热则减，夜间痛甚，舌淡暗。

气血亏虚型　关节酸痛无力，时轻时重，活动后更为明显，肢体麻木，面色少华，心悸气短，自汗乏力，食少便溏。舌质淡，苔白或薄少，脉细弱无力。辨证要点：关节酸痛无力，活动后更为明显，面色少华，心悸气短，自汗乏力，食少便溏。舌质淡，苔白或薄少，脉细弱无力。

肾虚血瘀型　腰脊或颈项四肢关节疼痛如锥刺，痛有定处而拒按，俯仰转

侧不利，形寒肢冷，小便清长，病情反复不愈，舌质紫暗，或有瘀斑，脉弦涩。
辨证要点：腰脊或颈项四肢关节疼痛如锥刺，痛有定处而拒按，形寒肢冷，小便清长，病情反复不愈，舌质紫暗，或有瘀斑。

（三）鉴别诊断

1. 现代医学鉴别诊断

如果在以上部位以外发生 OA，应该根据具体部位的表现、骨外表现以及相应的影像和实验室检查综合进行鉴别诊断，尤其在出现以下情况时：

OA 发生在非典型部位　这种情况常见于继发性 OA。

OA 伴有明显的炎性改变　尽管大多数 OA 患者缺乏炎症表现，但是炎性表现在手的侵蚀性炎性关节炎，原发性全身性关节炎中可能很突出，此时应与 RA 相鉴别。

与焦磷酸钙盐沉积有关的 OA　关节软骨中沉积有钙盐会导致关节的退行性改变。而且，退变可能很迅速，具有炎性特征；多病灶受累包括膝、腕和肩关节，临床和 X 线片表现介于原发性 OA 和 RA 之间高度提示焦磷酸盐沉积病。

发生于年轻患者的 OA，没有明显的机械或职业性创伤史　有时儿童先天性髋关节发育不良常易于合并早期 OA，而其他关节的早期 OA 发生只能用带有明显家族史的遗传性疾病来解释。

炎症后 OA　慢性、复发性炎性关节改变在炎症消退后常常残留有软骨破坏，从而不可避免地合并有 OA 改变。临床特点和 X 线片表现可能都不如原发性 OA 典型，而是带有明显的原发炎性病变特征。

与代谢性疾病有关的 OA　在骨质疏松、骨软化和 Paget 病，症状的出现可能来源于与年龄相关的改变，综合进行临床、X 线和实验评估有利于判断疾病的来源。

伴有神经症状的脊柱 OA　颈椎、腰椎 OA 常常伴有神经根受压症状，患者常常表现为上肢放射痛和下肢坐骨神经痛。这些症状需与骨质疏松导致椎体压缩性骨折、多发性骨髓瘤和肿瘤相鉴别。

2. 中医学鉴别诊断

本病主要与祖国医学中的"尪痹"相鉴别。尪痹是指具有关节变形、肿大、僵硬、筋缩肉蜷、难以屈伸、骨质受损症状的痹病。

三、临床治疗

（一）提高临床疗效的要素

首先辨明疾病轻中重　对于症状较轻的，给予一般生活调理，注意休息，可给予一般镇痛剂治疗。对于症状中重患者，应给予药物内外治疗，消除肿胀，选择较好的 NSAID 止痛治疗，并注意给予促进软骨代谢的药物进行治疗。

辨明疾病的虚实寒热　根据患者症状及病程、疾病的严重程度进行辨证，对症施治，可使得病情能更好地向良好方向发展。

中西合璧，长短互补　中药给予补虚泻实之剂，外用药物，促使病情好转，西药给予软骨保护剂及止痛剂治疗，提高患者的生活质量。

患者的疾病教育和能动性　尽管 OA 患者需要专家的长期医护帮助，但最终的结果在很大程度上取决于医生对患者的教育和动员。治疗成功的关键在于正确的治疗原则、个体化治疗方案及患者的积极参与。对于有些患者，药物治疗加上简单的康复练习简单易行，但必须向患者强调，这些简单的方法对取得良好的治疗效果十分重要。同时，患者应对 OA 有所了解，建议患者避免一些不必要的活动。

（二）辨病治疗

1. 药物治疗

在诊断早期即可开始，但主要依赖于患者的合作。治疗的原则是防治及矫正畸形。药物治疗是整体治疗的一部分，应该在清楚了解药物治疗基本原则的基础上，根据患者的需要实现个体化治疗。因此，OA 的系统治疗既要有近期目标，又要有长期目标。首先应该应用药物减轻患者的疼痛和不适，然后进行长期计划来防止或者矫正关节畸形。

NSAID 或非特异性 COX-2 抑制剂　此类药物要从小剂量开始，根据病情逐渐加大剂量。并酌情给予胃黏膜保护剂。

麻醉镇痛药　患者对使用 NSAID 或非特异性 COX-2 抑制剂有禁忌证者，可给予麻醉止痛剂，如曲马多缓释片口服治疗。

改善病情药物及软骨保护剂　此类药物具有抗炎止痛，又可保护关节软骨，有延缓关节发展的作用，如硫酸氨基葡萄糖、双醋瑞因等。

局部治疗　外用 NSAID 或关节腔内注射药物。对关节大量积液抽液后，可做糖皮质激素关节腔局部注射，不宜全身用药。对于关节腔无积液或量少者，给予关节腔内注射黏弹性补充剂如透明质酸钠，2～4ml 关节腔注射，每 1～2 周一次，共 3～5 次。

2. 外科治疗

对于经内科保守治疗未能控制症状，有关软骨明显破坏，关节狭窄强直、半脱位、脱位，有手术适应证者，可以考虑外科手术治疗，如关节镜手术或人工关节置换术。

（三）辨证治疗

1. 辨证论治

（1）肾虚髓亏型

治法：补肾益精

方药：六味地黄丸加减（熟地黄 30g，山茱萸 10g，山药 20g，茯苓 10g，泽泻 10g，牡丹皮 10g，白芍 20g，木瓜 10g，鸡血藤 30g）。

加减：颈项疼痛加葛根 20g，羌活 10g；肢体麻木加鸡血藤 30g，黄芪 30g，桑枝 30g；跟骨疼痛加牛膝 20g；上肢疼痛加海风藤 30g，伸筋草 30g；腰痛甚者加杜仲 20g，川续断 20g，狗脊 10g，巴戟天 10g。

（2）肝血不足，肾阳亏虚型

治法：调补肝肾，养血和营

方药：主骨蠲痹汤（熟地黄 15g，肉苁蓉 10g，骨碎补 15g，淫羊藿 15g，当归 10g，白芍 20g，生黄芪 15g，甘草 6g，牛膝 10g，三七粉 6g）。

加减：湿重者，去熟地黄，加薏苡仁 30g；有热者，加黄柏 10g，有寒者，加鹿角胶 10g。

（3）寒凝瘀阻型

治法：散寒活血，祛瘀散结。

方药：阳和汤加减（熟地黄 15g，白芥子 10g，麻黄 10g，肉桂 3g，炮姜炭 6g，鹿角胶 10g，制附子 10g，鸡血藤 15g，蜈蚣 2 条，细辛 3g，穿山甲 10g，威灵仙 10g，制乳香 10g，制没药 10g，甘草 6g）。

加减：痛在上肢者，加姜黄 10g，青风藤 10g，透骨草 10g；痛在腰背者，加地龙 10g，葫芦巴 10g，补骨脂 10g；痛在下肢者，加汉防己 10g，独活 10g，木瓜 10g。

（4）气血亏虚型

治法：补益气血。

方药：八珍汤加减（党参 30g，黄芪 20g，茯苓 20g，白术 10g，熟地黄 20g，白芍 10g，当归 10g，川芎 10g，甘草 6g，川续断 15g，杜仲 15g，怀牛膝 10g，五加皮 10g，独活 10g，细辛 3g）。

加减：头颈部疼痛者，加葛根 20g，羌活 10g；上肢疼痛者，加桑枝 10g，桂枝 10g，姜黄 10g；指端关节疼痛者，加豨莶草 20g，透骨草 20g；腰痛者，加狗脊 10g。

（5）肾虚血瘀型

治法：补肾活血化瘀。

方药：青娥丸合活络效灵丹（杜仲 15g，补骨脂 10g，肉苁蓉 15g，熟地黄 15g，当归 10g，川芎 10g，丹参 30g，乳香 10g，没药 10g，鸡血藤 30g）。

加减：痛在腰腿者，加乌梢蛇 10g，独活 10g；痛在腰以上者，去牛膝，加姜黄 10g；血瘀明显者，加三七片 10g，血竭 10g，苏木 10g。

2. 外治疗法

中药熏蒸　制附片 10g，白芷 10g，乳香 6g，没药 6g，伸筋草 20g，羌活 10g，独活 10g，细辛 10g，川芎 30g，桂枝 10g，透骨草 30g，威灵仙 20g。诸药放入容器中加水煮沸后，先以蒸气熏后洗，每次约 15～30min，每日 3～5 次，治疗 10d。

中药离子导入　制附子 10g，桃仁 10g，红花 10g，乳香 10g，没药 10g，土茯苓 20g，伸筋草 30g，羌活 10g，独活 10g，细辛 10g，川芎 30g，当归 10g，透骨草 30g，樟脑 10g，车前子 10g，血竭 10g，鸡血藤 30g，每次 15～30min，每日 1～2 次，治疗 15d。

针灸　膝关节肿痛者，针刺足三里、脾俞、膝眼、委中、鹤顶、犊鼻、阳陵泉、阴陵泉。踝关节肿痛者，针刺中渚、太溪、阳陵泉、照海、昆仑、委中、劳宫。腰背疼痛者，可艾灸督脉和膀胱经局部穴位及辨证取穴，配以血海、昆仑、委中、劳宫。

3. 成药应用

金乌骨通胶囊　4 粒，每日 3 次，口服。1 个月为一疗程。

强骨胶囊　1 粒，每日 3 次，口服，4 周为一疗程。

虎力散胶囊　4 粒，每日 3 次，口服。1 个月为一疗程。

疏血通注射液　6ml 加入 5% 葡萄糖液 250ml 中，静脉点滴，每日 1 次，15d 为一疗程。

血塞通粉针　每次 0.4g 加入 5% 葡萄糖液 250ml 中，静脉点滴。

（四）名医诊疗特色

钟晓凤[1]用通脉愈骨丸（熟地黄、当归、川芎等十几味中药精制而成大蜜丸），治疗 280 例，结果显效 180 例，有效 71 例，无效 29 例，总有效率 89.6%。李念虎[2]针对膝 OA 肾虚血瘀的病机，自拟补肾活血方（熟附子、熟地黄、巴戟天、仙茅、丹参）水煎服，4 周为一疗程；治疗早中期膝 OA 36 例，两个疗程后观察结果，总有效率为 88.89%。李晓春等[3]采用中药（透骨草、威灵仙、急性子、生山楂、伸筋草、乌梅、白芥子、皂角、三棱、莪术、生姜、白芷、防风、红花、麻黄、炙马钱子）熏洗后热熨治疗本病 32 例，结果显效 15 例，有效 14 例，无效 3 例，总有效率 90.63%。钱来军[4]用当归、红花、牛膝、川乌、草乌、苏木、刘寄奴、伸筋草、透骨草、骨碎补、艾叶加适量陈醋，搅拌均匀，炒热装入纱布袋中备用。用时放入蒸笼蒸热，热敷患膝周围，早晚各一次，每次敷 30min，每剂药用 2~3 次，5 剂为一疗程。治疗膝关节 OA 68 例，结果临床治愈 36 例，显效 18 例，有效 8 例，无效 6 例，有效率为 91.2%。付秀珍等[5]使用四子散(吴茱萸子、莱菔子、白芥子、苏子各 60g)药熨法治疗早期膝关节 OA，42 例中显效 25 例，有效 14 例，无效 2 例，总有效率 93%。

四、预后转归

澳大利亚阿德莱德大学的 George Mnatzaganian 等的研究显示，剧烈运动和超重是全关节置换(TJR)的风险因素，并首次提出吸烟持续时间与 TJR 风险呈负相关。11 388 名 65~83 岁男性于 1996—1999 年间随机入组，随访至 2007 年 3 月。结果发现，剧烈运动增加 TJR 风险，但关联性仅在 70~74 岁人群中表现为统计学差异性；超重是 TJR 风险增加的独立风险因素；而吸烟却降低了 TJR 风险，吸烟史超过 23 年以后，TJR 的风险降低更加显著，吸烟史≥48 年的男性的 TJR 风险比从来不吸烟者降低了 42%~51%。

五、预防调护

注意体育锻炼　患者通常会因为疼痛而减少活动，其实，活动时带来的疼痛并不会加重病情。任何一种锻炼都需要循序渐进，可通过变换体位、轻度的伸展运动，使全身关节得到活动，即可达到缓解肢体和关节僵硬的目的。

控制体重　要保持理想的体重，饮食中适量摄入富含淀粉、纤维素和维生素的食物，减少脂肪和胆固醇的摄入，避免摄入过多的糖分。

注意保暖，避免受寒　本病与天气变化有密切的关系，遇寒之后，关节疼痛加重，加之体质虚弱，外邪乘虚侵入关节，加重病情。故要注意避风寒，保暖，预防疾病复发或加重。

六、研究进展

1. 病因病机

OA 属于中医的"骨痹""痹证"范畴，病理变化以关节软骨退变为核心，骨赘形成为特征，全身各部位关节都可发生 OA，目前确切的病因病机尚不清楚，治疗方法虽多，但主要以对症治疗为主，均非特效疗法，所以，寻找一种有效、廉价、方便、无创的 OA 治疗方法，成为医学界的共识。刘献祥等认为 OA 的主要病机为本虚标实本痿标痹；因肝藏血主筋，肾藏精主骨，肝肾亏虚，精血不足，则筋骨失养，腠理空虚，易感风寒湿之邪而为痹。朱建贵认为本病以辨证为主，辨骨痹为本虚标实证。本虚为肾阳亏虚，或肾阴亏虚，或肝肾亏虚，标实为风、寒、湿、热、痰、瘀。

2. 辨证思路

辨病分期论治，是根据 OA 呈阶段性发展的病理特点，将其病理过程分为初、中、后三期，针对各期的证候特点立法、处方、用药；早期证候以瘀血阻络为主，治以活血化瘀，祛风散寒，通络止痛；中期证候以肝肾亏虚为主，治以补益肝肾，祛风通络，除湿止痛；后期证候以气阴两虚为主，治以补益肝肾，益气通络。

3. 治法探讨

(1)散寒祛湿，温经通脉

适应证及辨析：适应于寒湿阻络证。临床表现为病变关节疼痛剧烈，痛有定处，遇寒加剧，得热则缓，有明显重着感，舌质淡，苔白腻，脉弦紧。寒为阴邪，易于凝聚，阻滞气血筋脉故疼痛剧烈。若遇寒则气血涩滞更重，湿邪重浊、黏滞，故疼痛缠绵难愈，重着麻木。舌脉为湿邪留滞，寒凝血脉之象。

代表方：蠲痹汤。此方名有两个方，一个是出自清代彭国程《医学心悟》中的蠲痹汤。药物有羌活、独活、桂心、秦艽、当归、川芎、炙甘草、海风藤、桑枝、木香、乳香，方中羌活、独活、桂枝、秦艽、海风藤、桑枝祛风散寒除湿；当归、川芎、木香、乳香养血活血理气；炙甘草调和诸药。全方温而不燥，通而不伤。

另一个蠲痹汤出自宋代杨氏所著的《杨氏家藏方》，由当归、羌活、姜黄、黄芪、赤芍、防风、甘草、生姜、大枣组成。方中黄芪、当归补气血，羌活、防风祛风除湿，赤芍、姜黄活血化瘀。

加减：偏于风者加防风；偏于寒者加草乌、细辛；偏于湿者加防己、苍术、薏苡仁；痛在上肢加姜黄、威灵仙、蒺藜；痛在下肢加牛膝、木瓜、续断。

(2)清热化湿，活血通络

适应证及辨析：适应于湿热阻络证。临床表现为病变关节疼痛且灼热，或伴有发热，烦渴，舌质红，苔黄，脉滑数。热为阳邪，湿性黏滞，熏灼经脉，经脉拘急，则关节痛剧，痛处红肿。发热，烦渴，舌脉均为火热之象。

代表方1：宣痹汤。方中防己、薏苡仁、赤小豆、蚕沙祛风除湿，疏利经脉；连翘、栀子、滑石清热利湿；杏仁、半夏宣肺化湿。

代表方2：疏经活血汤。方用当归、生地黄、苍术、川芎、桃仁、茯苓、白芍、牛膝、威灵仙、防己、羌活、防风、龙胆草、生姜、陈皮、白芷、甘草。

加减：热邪伤津加生地黄、玄参；关节红肿灼热甚加金银花、虎杖、萆薢。

（3）活血化瘀，化痰通络

适应证及辨析：适应于痰瘀阻络证。临床表现为关节疼痛，病程长，骨节僵硬变形，疼痛剧烈，关节周围紫暗，舌紫暗有瘀斑，脉细涩。痹阻关节日久，气血经络瘀滞，痰瘀停于关节，故迁延不愈，骨节变形。痰瘀互结，痹阻加重，则疼痛剧烈。关节周围紫暗，舌紫暗有瘀斑，脉细涩为瘀血内阻之象。

代表方：身痛逐瘀汤合二陈汤。方中桃仁、红花、当归、川芎、牛膝活血化瘀，兼以养血；五灵脂、没药、地龙、香附祛瘀通络，理气活血；羌活、秦艽通经络，利关节；二陈汤燥湿化痰。

加减：若腰痛不已，可加川续断、杜仲；膝关节痛可加桑寄生、防己、木瓜；肩背痛可加桂枝、葛根、徐长卿。

（4）补益肝肾

适应证及辨析：适应于肝肾亏虚证。临床表现为关节痹阻日久，骨节疼痛，筋脉拘紧，运动时加剧，形疲乏力，腰膝酸软，舌质暗红或淡红，脉弦细。病久或年高体虚，肝肾不足，筋骨失养，故骨节疼痛筋脉拘紧。运动时加剧，形疲乏力，腰膝酸软，舌质暗红或淡红，脉弦细，均为肝肾不足之证。

代表方：独活寄生汤。方中桑寄生、杜仲、牛膝、干地黄，补益肝肾而强筋骨；独活、细辛、秦艽、防风，祛风湿，疏通经脉；党参、茯苓、甘草、当归、川芎、芍药，补气养血活血；桂心温通经脉。

加减：腰背痛加狗脊、羌活；膝关节痛加露蜂房、徐长卿；足跟痛加骨碎补、威灵仙。

4. 分型论治

多数学者按照中医辨证论治的原则分型治疗，常见分型有：

肝肾亏虚、气滞血瘀型 以补益肝肾、行气活血为治则。陈氏采用骨痹汤治疗本病 82 例，有效率为 96.3%。孟氏应用补肾祛瘀方加减治疗本病，有效率为 97.8%。

气血亏虚型 以益气养血为治则。吴氏应用补中桂枝汤，随症加减治疗本病 83 例，有效率为 97.6%。

脾胃气虚型 以健脾益胃、调补肝肾为治则。王氏应用石氏调中保元汤为基础方，随症加减治疗本病 118 例，有效率为 89.83%。

痰湿内阻，瘀血阻滞型 以燥湿化痰、活血化瘀为治则。陈氏应用自拟方，随症加减治疗本病 58 例，有效率为 95%。刘氏应用化痰软坚汤加减治疗本病 35 例，总有效率为 94.3%。

风寒湿痹，气血凝滞型　以散寒祛湿、活血化瘀为治则。杜氏应用寒湿痹颗粒，治疗本病281例，总有效率为94.31%。

湿热痹阻型　以清热利湿、通络止痛为治则。韩氏应用湿热痹颗粒治疗本病298例，总有效率86.2%。

朱建贵善用古方，以辨证为主，辨骨痹为本虚标实证。本虚为肾阳亏虚，或肾阴亏虚，或肝肾亏虚。标实为风、寒、湿、热、痰、瘀。治虚多用独活寄生汤、六味地黄丸、肾气丸加减。治标常用活络效灵丹、芍药甘草汤、温胆汤、桂枝附子汤、乌头汤、四妙丸加减。治疗35例，有效率为96%。

5. 中药研究

实验研究证明，中医药具有改善关节软骨退变过程中软骨组成及代谢、改善骨内微循环障碍、抑制滑膜炎症、抑制氧自由基损伤、调节异常的细胞因子水平，调节性激素水平、抑制软骨细胞凋亡等作用。运用中医药治疗OA有一定的科学依据，其作用机制亦渐趋明朗。

多数学者主张内外结合的综合疗法，以达到标本兼治的疗效。内治应按照中医辨证论治的原则分型论治，组方用药。重在调节机体的整体功能状态，即治本。以补益肝肾、补脾益气、补气活血等为基本治疗原则，常用药物为怀牛膝、杜仲、熟地黄、桑寄生、川续断、骨碎补、丹参、赤芍、当归、黄芪、党参、独活、羌活、川芎等。外治则以活血止痛、散寒除湿、温经通络为主要治疗原则，常用药物为威灵仙、透骨草、土鳖虫、乳香、没药、穿山甲、川乌、草乌、蜈蚣、马钱子、白芥子、细辛、生南星等。配合针灸、推拿、按摩、理疗、熏蒸等方法治疗。通过药物的局部热力和药力及外力等作用，改善关节微循环，降低骨内压，恢复关节功能活动，以达到治疗目的。治标的外用药可以增加病变部位局部的药量分布，增加疗效。这样既克服了口服药物的口感不佳，对消化道损害的缺点，还避免了肝肠循环，减少药物对肝脏的损害。

6. 外治疗法

OA的中医外治法分为药物疗法和非药物疗法两种。药物疗法分为浸浴法、膏贴法、药熨法、涂擦法；非药物疗法有针刺法、灸法、推拿按摩法、拔罐法、坎离砂热疗法、磁电疗法等。此外，还有泥疗、沙疗、蜂蜇法（蜂毒疗法）、温泉浴等。张氏应用通络止痛膏贴敷于患处治疗本病150例，有效率为93.3%，认为该药具有祛风散寒、活血行滞、通络止痛之功用，适于血瘀寒湿阻络证。陆氏运用活血化瘀的中药离子导入法，具有热疗和药物治疗的双重作用；热力作用可使血管扩张，促进局部血液循环，药物作用使局部药液浓度大大提高。中医药治疗OA可形成药物离子堆，更能促进药液局部吸收，形成良性循环，并认为本法具有药物和穴位刺激的双重治疗效应。王氏应用中药气疗外治退行性 OA 100 例，有效率为 77%。认为药气直接通过全身皮肤渗透深入腠理脏腑，达到散寒祛湿、活血化瘀、清热利湿、补益肝肾的作用。郑氏应用活血化瘀、祛风除湿的中药熏洗配合手法，手法牵拉可使肌肉韧带和关节受到充分伸展，从而缓解关节的压力，还可以改善局部的血液循环，促进局部组织炎性物质的吸收，促进组织的修复，治疗本病 95 例，有效率为 92.6%。

七、诊疗参考

1. 诊断标准

(1)《中国骨性关节炎诊治指南》关于膝关节和髋关节 OA 诊断标准　本诊断标准基本参照 Altman 制定的标准并经部分骨科专家讨论确定。

膝关节 OA 诊断标准　①近 1 个月内反复膝关节疼痛；②X 线片（站立或负重位）示关节间隙变窄、软骨下骨硬化和（或）囊性变、关节缘骨赘形成；③关节液（至少 2 次）清亮、黏稠，白细胞 $<2 \times 10^6/L$；④中老年患者（≥40 岁）；⑤晨僵 ≤3min；⑥活动时有骨摩擦音（感）。综合临床、实验室及 X 线检查，符合 ①＋②，或①＋③＋⑤＋⑥，或①＋④＋⑤＋⑥，可诊断膝关节 OA。

髋关节 OA 诊断标准　①近 1 个月反复髋关节疼痛；②ESR ≤20mm/h；③X 线片示骨赘形成，髋臼缘增生；④X 线片示髋关节间隙变窄。满足诊断标准①＋②＋③，或①＋③＋④，可诊断髋关节 OA。

2. 治疗方案及原则

治疗的目的在于缓解疼痛、阻止和延缓疾病的发展及保护关节功能。治疗方案应依据每个患者的病情而定。

(1)一般治疗　患者教育，物理治疗，减轻关节负荷、保护关节功能。

(2)药物治疗　主要可分为控制症状的药物、改善病情的药物及软骨保护剂。

控制症状的药物

NSAID：NSAID 是 OA 最常用的一类治疗药物，其作用在于减轻疼痛及肿胀，改善关节的活动。主要的药物包括双氯芬酸钠等，如果患者发生 NSAID 相关胃肠道疾病的风险较高，则塞来昔布及美洛昔康等选择性 COX-2 抑制剂更为适用。药物剂量应个体化，同时注意对老年患者合并的其他疾病影响。

其他止痛剂：对乙酰氨基酚对 OA 有良好的止痛作用，费用低，在国外仍广泛使用，而国内的应用相对较少。每日剂量最多不超过 4000mg。若上述方法仍不能有效缓解症状，可予曲马多治疗。该药为一种弱阿片类药物，耐受性较好而成瘾性小，平均剂量 200～300mg/d，但应注意不良反应。

局部治疗：包括局部外用 NSAID 及关节腔内注射治疗。糖皮质激素可缓解疼痛、减少渗出，效果可持续数周至数月，但仅适用于关节腔注射治疗，在同一关节不应反复注射，一年内注射次数应少于 4 次。

关节腔内注射透明质酸类制剂(欣维可、阿尔治、其胜及施沛特等)对减轻关节疼痛、增加关节活动度、保护软骨有效，治疗效果可持续数月，适用于对常规治疗效果不佳或不能耐受者。

改善病情药物及软骨保护剂　此类药物具有降低基质金属蛋白酶、胶原酶等的活性作用，既可抗炎、止痛，又可保护关节软骨，有延缓 OA 发展的作用，一般起效较慢。主要的药物包括硫酸氨基葡萄糖、葡糖胺聚糖、S－腺苷蛋氨酸及多西环素等。双醋瑞因也可明显改善患者症状，保护软骨，改善病程。

OA 软骨损伤可能与氧自由基的作用有关，近几年来的研究发现，维生素C、D、E 可能主要通过其抗氧化机制而有益于 OA 的治疗。

（3）外科治疗　对于经内科治疗无明显疗效，病变严重及关节功能明显障碍的患者可以考虑外科治疗。

关节镜手术　对有明显关节疼痛，并对止痛剂、关节内糖皮质激素注射治疗效果不理想的患者，可关节内予以大量灌洗来清除纤维素、软骨残渣及其他杂质，可减轻患者的症状。还可通过关节镜去除软骨碎片。

整形外科手术　截骨术可改善关节力线平衡，有效缓解患者的髋或膝关节疼痛。对 60 岁以上、正规药物治疗反应不佳的进展性 OA 患者可予以关节置换，由此可显著减轻疼痛症状，改善关节功能。

此外，新的治疗方法如软骨移植及自体软骨细胞移植等有可能用于 OA 的治疗，但尚需进一步临床研究。

3. OA 疗效评定标准

目前，国内关于 OA 的研究及治疗较多，但对疗效的评定标准不统一，有的按单一的功能症状或体征确定疗效，有的按国内外的相关标准确定疗效，有的按自我设计的相关信息确定疗效，说法不能统一，使学者没有一个统一的疗效评定标准进行学习研究。

郑筱萸等参照中药新药临床研究指导原则中 OA 的疗效标准拟定以下标准：显效，症状消失，关节活动不受限；有效，症状基本消失，关节活动轻度受限；无效，症状与关节活动无明显改善。王刚等根据中医病证诊断疗效标准判定疗效：治愈，症状基本消失，功能恢复，可正常工作；好转，症状明显减轻，功能基本正常，能参加一般活动；无效，治疗前后症状无明显改善。曾贵刚等依据 VAS 分别进行疼痛评估：0 分，无痛；1~3 分，轻度疼痛；4~6 分，中度疼痛；7~10 分，重度疼痛。设定疼痛改善分为 3 级：显效，局部休息痛消失，压痛及肿胀基本消失，活动时疼痛明显改善；有效，临床症状好转，压痛肿胀及活动时疼痛减轻；无效，病情无明显好转或加重。黄建萍自拟以下疗效标准：临床治愈，症状体征完全消失，关节屈伸活动范围在 0°~135°；显效，症状基本消失，无肿胀，偶尔活动时疼痛，行走无疼痛，关节屈伸活动范围在 0°~135°，不影响工作及生活；好转，症状改善，行走仍有轻度疼痛，上下楼稍感不便，关节活动稍受限；无效，症状体征无改善。

参考文献

[1] 钟晓凤. 通脉愈骨丸治疗膝关节增生性关节炎 280 例 [J]. 内蒙古中医药，2006，9 (4)：8-9.

[2] 李念虎. 补肾活血中药治疗早中期膝骨性关节炎临床观察 [J]. 中医正骨，2006，18 (10)：11-12.

[3] 李晓春，赵长伟，赵长华. 中药熏洗配合理疗治疗膝关节骨性关节炎临床观察 [J]. 中国社区医师，2006，8 (6)：49.

[4] 钱来军. 中药醋拌热敷治疗膝关节骨性关节炎 68 例 [J]. 河南中医学院学报，2007，2 (22)：63-64.

[5] 付秀珍，孙泽琴. 四子散药熨治疗 42 例膝关节骨性关节炎的观察 [J]. 光明中医，21 (8)：封四.

（张冠杰）

第十章

强直性脊柱炎

强直性脊柱炎（AS）是一种慢性进行性以中轴关节为主的炎症性疾病，主要侵犯骶髂关节、脊柱骨突、脊柱旁软组织及外周关节，并可伴发关节外表现。该病临床主要表现为腰、背、颈、臀、髋部疼痛以及关节肿痛，严重者可发生脊柱畸形和关节强直[1]，好发年龄为 10~40 岁，男多于女。多数患者的病程发展比较缓慢，有的甚至延长 10 余年，后期会出现驼背畸形、关节强直等症状。

一、病因病机

（一）现代医学认识

免疫因素　部分患者的 Ig 升高及免疫抑制剂对本病治疗的有效性，提示 AS 与免疫密切相关。有学者认为该病具有自身免疫特征，这一观点的提出来源于 AS 患者的多种抗体和细胞免疫的改变。研究发现，AS 患者骨、关节及滑膜组织内存在大量炎性 T 细胞、单核 - 巨噬细胞浸润；存在 T 细胞应答和 Th1/Th2 细胞因子平衡偏移[2]。

内分泌因素　Gooren 等[3]认为雄激素在 AS 的发病机制中可能起一定程度的作用。

然而在目前的研究中存在两种不同的声音，其中有一部分研究者[4]认为 AS 患者的血清促黄体生成激素、睾酮、雌二醇在有效治疗前后存在明显差异；另有一部分学者认为 AS 患者血清睾酮、雌二醇 - 17β 和雄烯二酮水平与健康对照组相比无显著性差异。血清睾酮水平的提高可能是由于患者服用了保泰松[5]。

遗传因素　AS 是一种遗传因素为主的多基因复杂性疾病，遗传度大于

90%。最近关于 AS 家系和孪生的研究显示，其与多个遗传基因有明显联系[6]。研究证实 HLA 基因区是 AS 易感的主要遗传位点，其中 HLA-B$_{27}$直接参与了 AS 的发病，是 AS 的原发关联成分。

细菌感染　感染被认为是 AS 发病的一个重要的诱发因素，国外有报道认为胃肠道感染和上呼吸道感染与 AS 的活动有关，国内有报道认为肺炎支原体感染与 AS 有关[7-9]。AS 患者易发生呼吸道、泌尿生殖道和胃肠道感染性疾病，也从侧面证明了细菌感染致病的观点。

（二）中医学认识

古典医籍中虽无"强直性脊柱炎"病名的记载，但依据其具体临床症状，可归属于"大偻"范畴，医籍中对脊柱病变的病因病机亦有着详尽的论述。最早可溯源至《黄帝内经》，如《素问·痹论》云："风寒湿三气杂至，合而为痹也……以冬遇此者为骨痹……骨痹不已，复感于邪，内舍于肾……肾痹者，善胀，尻以代踵，脊以代头。"《素问·调逆论》又云："肾者水也，而生于骨；肾不生则髓不能满，故寒甚至骨也……病名曰骨痹，是人当挛节也。"其后医家对本病也多有论述，如《诸病源候论·腰痛不得俯仰候》又言："肾主腰脚，而在三阳、十二经、八脉，有贯肾络于腰脊者，劳损于肾，动伤经络，又为风冷所侵，血气搏击，故腰痛也，阳病者不能俯，阴病者不能仰，阴阳俱受邪气者，故令腰痛，不能俯仰。"《备急千金要方》中指出"论曰：骨极者主肾也，肾应骨，骨与肾合。又曰：以冬遇病为骨痹，骨痹不已，复感于邪，内舍于肾，耳鸣见黑色，是其候也，若肾病则骨极……腰脊痛，不能久立，屈伸不利。"复曰："腰背痛者，皆由肾气虚弱，卧冷湿，当风所得也……"《证治准绳》中载："若因伤于寒湿，流注经络，结滞骨节，气血不和，而致腰胯脊疼痛。"《东医宝鉴》论"背伛"时说："中湿背伛偻，足挛成废，腰脊间骨节突出，亦是中湿。老人伛偻仍精髓不足而督脉虚也。"《医学衷中参西录》曰："凡人之腰痛，皆脊梁处作痛，此实督脉主之……肾虚者，其督脉必虚，是以腰疼。"综上所述，可知 AS 的病因病机是由于先天禀赋不足，肝肾内亏，督脉失养，外邪乘虚而入，深侵肾督，气血凝滞，而至筋骨失养，发为本病。其病性为本虚标实，肾督亏虚为本，风寒湿邪为标。内外因相互为病，病机错杂，迁延难愈。下面对于其病机进行系统论述。

肾虚督寒，先天禀赋不足是 AS 发病的根本内在因素　关于本病病机的论述最早追溯至《中藏经》，其明确指出本病的发生与肾有着紧密联系，尤其是肾阳的温煦作用关系更为密切，认为：先天不足，肾阳亏虚，渐而温煦作用减退，无以推动气血运行，久则经络之气不畅，加重此症；阳气亏虚，阴寒之邪又乘虚侵袭，气血津液运化失调，加重肾虚督寒；肾虚精亏，髓窍空虚，又易招致外邪入侵，种种皆导致了 AS 的发生和进展。督脉为阳脉之海，肾阳为阳脉之根，阳之根本亏虚，则督脉受累，渐成肾虚督寒之病机。

寒湿是主要病理因素，痰瘀加重病情进展　寒湿之邪借风势侵及机体，风邪清扬易去，而湿邪黏滞缠绵，寒邪凝滞收引，两者兼夹为病难除难消。寒湿凝滞经脉，阻碍气血运行，痰、饮、浊、瘀丛生，久则经脉不通，络脉瘀滞。《类证治裁》说的"久痹，必有湿痰、败血瘀滞经络"即为此意。所以说，寒湿是疾病的病理因素，而痰瘀则是加重疾病进展的主要动力。

总之，AS 是内因致病为本、外邪侵袭为标共同作用所致，肾虚督寒为内所因，外邪侵袭为外所因，内虚外实共同作用，形成本虚标实之候。《内经》有云：邪之所凑，其气必虚。肾虚督寒为内因，外邪袭人，犯所虚之地，犹如雪上加霜，可成虚者更虚，实者更实之候。肾阳愈虚，气血难行，督脉愈寒，维护不足，成为外无御寒之屏障，内无温煦之根源。气滞、血瘀、痰饮丛生，导致疾病迅速进展，由累及关节、肌肉发展至累及骨骼、脏腑之境地。

综上所述，本病病机本质为本虚标实、虚实夹杂，素体虚弱、脏腑亏虚、元阳不足是本病的主要内因，其中又以督肾亏虚为主。肾虚督寒，致卫外不密，风湿寒三邪乘虚而入，发为痹病。风寒湿成痹日久，气血津液运行不畅，产生痰瘀，痰瘀又可成为致病因素，加重脏腑亏虚，如此形成恶性循环，不断加重病情。故本病的病理性质以风寒湿邪、痰瘀痹阻为标；禀赋不足，肾虚督寒为本。基于以上理论认识，临床上应以温经除湿、补肾通络为治疗大法。

二、临床诊断

（一）辨病诊断

1. 中医诊断标准

参照《实用中医风湿病学》（王承德等主编）、中华中医药学会发布的《中医内科常见病诊疗指南》（ZYYXH/T50～135-2008）。

凡症见腰骶、胯疼痛，僵直不舒，继而沿脊柱由下而上渐及胸椎、颈椎（少数可见由上而下者），或见生理弯度消失、僵硬如柱，俯仰不能；或见腰弯、背突、颈重、肩随、形体羸；或见关节肿痛、屈伸不利等临床表现，甚还可见"尻以代踵，脊以代头"之征象，均可诊为大偻。

2. 西医诊断标准

参照 1984 年 ACR 修订的纽约标准。

（1）临床标准

·腰部痛、僵 3 个月以上，活动改善，休息无改善。

·腰椎额状面和矢状面活动受限。

·胸廓活动度低于相应年龄、性别的正常人（<5cm）。

（2）影像学标准　双侧骶髂关节炎≥2 级或单侧骶髂关节炎 3~4 级。

（3）分　级

确定的 AS　符合影像学标准和至少 1 项临床标准。

可能的 AS　符合 3 项临床标准或符合影像学标准而不具备任何临床标准（应除外其他原因所致骶髂关节炎）。

3. 相关检查

（1）体格检查　骶髂关节和椎旁肌肉压痛为本病早期的阳性体征。随病情进展可见腰椎前凸变平，脊柱各个方向活动受限，胸廓扩展范围缩小，以及颈椎后凸。以下几种方法可用于检查骶髂关节压痛或脊柱病变进展情况。

枕壁试验　正常人在立正姿势双足跟紧贴墙根时，后枕部应贴近墙壁而无间隙；而颈僵直和（或）胸椎段畸形后凸者该间隙增大至几厘米以上，致使枕部不能贴壁。

胸廓扩展　在第 4 肋间隙水平测量深吸气和深呼气时胸廓扩展范围，两者之差的正常值不小于 2.5cm，而有肋骨和脊椎广泛受累者则使胸廓扩张减少。

Schober 试验　于双髂后上棘连线中点上方垂直距离 10cm 及下方 5cm 处分别做出标记，然后嘱患者弯腰（保持双膝直立位）测量脊柱最大前屈度，正常移动增加距离在 5cm 以上，脊柱受累者则增加距离少于 4cm。

骨盆按压　患者侧卧，从另一侧按压骨盆可引起骶髂关节疼痛。

Patrick 试验（下肢 4 字试验）　患者仰卧，一侧膝屈曲并将足跟放置到对侧伸直的膝上。检查者用一只手下压屈曲的膝（此时髋关节在屈曲、外展和外旋位），并用另一只手压对侧骨盆，可引出对侧骶髂关节疼痛则视为阳性。有膝或髋关节病变者也不能完成 4 字试验。

（2）影像学检查　X 线表现具有诊断意义。AS 最早的变化发生在骶髂关节。该处的 X 线片显示软骨下骨缘模糊，骨质糜烂，关节间隙模糊，骨密度增高及关节融合。通常根据 X 线片骶髂关节炎的病变程度分为 5 级：0 级为正常，Ⅰ级可疑，Ⅱ级有轻度骶髂关节炎，Ⅲ级有中度骶髂关节炎，Ⅳ级为关节融合强直。对于临床可疑病例，而 X 线片尚未显示明确的或Ⅱ级以上的双侧骶髂关节炎改变者，应该采用 CT 检查。该技术的优点还在于假阳性少。但是，由于骶髂关节解剖学的上部为韧带，因其附着引起影像学上的关节间隙不规则和增宽，给判断带来困难。另外，类似于关节间隙狭窄和糜烂的骶髂关节髂骨部分的软骨下老化是一自然现象，不应该视为异常。MRI对了解软骨病变优于CT，但在判断骶髂关节炎时易出现假阳性结果，又因价格昂贵，目前不宜作为常规检查项目。

脊柱的X线片表现有椎体骨质疏松和方形变，椎小关节模糊，椎旁韧带钙化以及骨桥形成。晚期广泛而严重的骨化性骨桥表现称为"竹节样脊柱"。耻骨联合、坐骨结节和肌腱附着点（如跟骨）的骨质糜烂，伴邻近骨质的反应性硬化及绒毛状改变，可出现新骨形成。

（3）实验室检查　活动期患者可见ESR增快，CRP增高及轻度贫血。RF阴性和Ig轻度升高。虽然AS患者HLA-B$_{27}$阳性率达90%左右，但无诊断特异性，因为正常人也有HLA-B$_{27}$阳性。HLA-B$_{27}$阴性患者只要临床表现和影像学检查符合诊断标准，也不能排除AS可能。

（二）辨证诊断

肾虚督寒证　腰骶、脊背、臀部疼痛，僵硬不舒，牵及膝腿痛或酸软无力，畏寒喜暖，得热则舒，俯仰受限，活动不利，甚则腰脊僵直或后凸变形，行走坐卧不能，或见男子阴囊寒冷，女子白带寒滑，舌暗红，苔薄白或白厚，脉多沉弦或沉弦细。

肾虚湿热证　腰骶、脊背、臀部酸痛沉重，僵硬不适，身热不扬，绵绵不解，汗出心烦，口苦黏腻或口干不欲饮，或见脘闷纳呆，大便溏软，或黏滞不爽，小便黄赤或伴见关节红肿灼热焮痛，或有积液，屈伸活动受限，舌质偏红，苔腻或黄腻或垢腻，脉沉滑、弦滑或弦细数。

（三）鉴别诊断

1. 现代医学鉴别诊断

RA　AS与RA的主要区别是：①AS在男性多发而RA女性居多。②AS无一例外均有骶髂关节受累，RA则很少有骶髂关节病变。③AS为全脊柱自下而上地受累，RA只侵犯颈椎。④外周关节炎在AS为少数关节、非对称性，且以下肢关节为主；在RA则为多关节、对称性和四肢大小关节均可发病。⑤AS无RA可见的类风湿结节。⑥AS的RF阴性，而RA的阳性率占60%～95%。⑦AS以HLA-B$_{27}$阳性居多，而RA则与HLA-DR$_4$相关。AS与RA发生在同一患者的概率为10万～20万分之一。

椎间盘突出　椎间盘突出是引起炎性腰背痛的常见原因之一。该病限于脊柱，不侵犯骶髂关节，无疲劳感、消瘦、发热等全身表现，所有实验室检查包括ESR均正常。它和AS的主要区别可通过CT、MRI或椎管造影检查得到

确诊。

结核　对于单侧骶髂关节病变要注意同结核或其他感染性关节炎相鉴别。

弥漫性特发性骨肥厚综合征　该病多发病于 50 岁以上男性，患者也有脊椎痛、僵硬感以及逐渐加重的脊柱运动受限。其临床表现和 X 线所见常与 AS 相似。然而，该病 X 线可见韧带钙化，常累及颈椎和低位胸椎，经常可见连接至少四节椎体前外侧的流注形钙化与骨化，而骶髂关节和脊椎骨突关节无侵蚀，晨起僵硬感不加重，ESR 正常及 HLA-B$_{27}$ 阴性。根据以上特点可将该病和 AS 区别开。

髂骨致密性骨炎　本病多见于青年女性，其主要表现为慢性腰骶部疼痛和发僵。临床检查除腰部肌肉紧张外无其他异常。诊断主要依靠 X 线前后位平片，其典型表现是在髂骨沿骶髂关节中下 2/3 部位有明显的骨硬化区，呈三角形者尖端向上，密度均匀，不侵犯骶髂关节面，无关节狭窄或糜烂，故不同于 AS。

其他　AS 是血清阴性脊柱关节病的原型，在诊断时必须与骶髂关节炎相关的其他脊柱关节病如银屑病关节炎、坐骨神经痛或赖特综合征等相鉴别。

2. 中医学鉴别诊断

本病可与骨痹相鉴别，二者均有关节肿胀疼痛并运动受限。大偻为风寒湿或风湿热邪气侵袭脊柱，引起关节疼痛、晨起僵硬等不适；骨痹为肝肾亏虚、骨脉失养，或痰湿阻络、筋络不通引起关节疼痛和活动受限，临床易于鉴别。

三、临床治疗

（一）治疗原则

AS 尚无根治方法，但患者如能及时诊断及合理治疗，可以控制症状并改善预后。应通过非药物、药物和手术等综合治疗，缓解疼痛和发僵，控制或减轻炎症，保持良好的姿势，防止脊柱或关节变形，以及必要时矫正畸形关节，以达到改善和提高患者生活质量目的。

（二）辨病治疗

1. 非药物治疗

·对患者及其家属进行疾病知识的教育是整个治疗计划中不可缺少的一部分，有助于患者主动参与治疗并与医生的合作。长期计划还应包括患者的社会心理和康复的需要。

·劝导患者要谨慎而不间断地进行体育锻炼，以取得和维持脊柱关节的最好位置，增强椎旁肌肉和增加肺活量，其重要性不亚于药物治疗。

·站立时应尽量保持挺胸、收腹和双眼平视前方的姿势。坐位也应保持胸部直立。应睡硬板床，多取仰卧位，避免促进屈曲畸形的体位。枕头要低，一旦出现上胸或颈椎受累应停用枕头。

·减少或避免引起持续性疼痛的体力活动。定期测量身高。保持身高记录是防止不易发现的早期脊柱弯曲的一个好措施。

·对疼痛或炎性关节应选择必要的物理治疗。

2. 药物治疗

NSAID　这一类药物可迅速改善患者腰背部疼痛和发僵，减轻关节肿胀疼痛并增加活动范围，无论早期或晚期 AS 患者的症状治疗都是首选的。抗炎药种类繁多，但对 AS 的疗效大致相当。吲哚美辛对 AS 的疗效尤为显著。如患者年轻，又无胃肠、肝、肾及其他器官疾病或其他禁忌证，吲哚美辛可作为首选药物。吲哚美辛 25mg，每日 3 次，饭后即服。夜间痛或晨僵显著者，晚睡前用吲哚美辛栓剂 50mg 或 100mg，塞入肛门内，可获得明显改善。其他可选用的药物如阿西美辛 90mg，每日 1 次。双氯芬酸因品牌、剂型及剂量不同可参考相应的说明书使用，通常每日总剂量为 75～150mg；萘丁美酮 1000mg，每晚 1 次；美洛昔康 15mg，每日 1 次；依托度酸 400mg，每日 1 次；新药罗非昔布 25mg，每日 1 次，塞来昔布 200mg，每日 2 次，也用于治疗本病。

NSAID 的不良反应中较多的是胃肠不适，少数可引起溃疡；其他较少见的有头痛、头晕、肝、肾损伤，血细胞减少，水肿，高血压及过敏反应等。医师应针对每例患者的具体情况选用一种抗炎药物。同时使用 2 种或 2 种以上的抗炎药不仅不会增加疗效，反而会增加药物不良反应，甚至会带来严重后果。抗炎药物通常需要使用 1 个月左右，待症状完全控制后减少剂量，以最小有效量巩固一段时间，再考虑停药，过快停药容易引起症状反复。如一种药物治疗2～4周疗效不明显，应改用其他不同类别的抗炎药。在用药过程中应始终注意监测药物不良反应并及时调整。

柳氮磺吡啶　本品可改善 AS 的关节疼痛、肿胀和发僵，并可降低血清 IgA 水平及其他实验室活动性指标，特别适用于改善 AS 患者的外周关节炎，并对本病并发的葡萄膜炎有预防复发和减轻病变的作用。至今，本品对 AS 的中轴关节病变的治疗作用及改善疾病预后的作用均缺乏证据。通常推荐用量为每日2.0g，分 2～3 次口服。剂量增至 3.0g/d，疗效虽可增加，但不良反应也明显增多。本品起效较慢，通常在用药后 4～6 周。为了增加患者的耐受性，一般以0.25g，每日 3 次开始，以后每周递增 0.25g，直至 1.0g，每日 2 次，或根据病情，或患者对治疗的反应调整剂量和疗程，维持 1～3 年。为了弥补柳氮磺吡啶起效较慢及抗炎作用较弱的缺点，通常选用一种起效快的抗炎药与其并用。本品的不良反应包括消化系症状、皮疹、血细胞减少、头痛、头晕及男性精子减少及形态异常（停药可恢复）。磺胺类过敏者禁用。

氨甲蝶呤　活动性 AS 患者经柳氮磺吡啶和 NSAID 治疗无效时，可采用氨甲蝶呤。但经对比观察发现，本品仅对外周关节炎、腰背痛和发僵及虹膜炎等表现，以及 ESR 和 CRP 水平有改善作用，而对中轴关节的 X 线下病变无改善证据。通常以氨甲蝶呤 7.5 ~ 15mg，个别重症者可酌情增加剂量，口服或注射，每周 1 次，疗程 0.5 ~ 3 年不等。同时，可并用一种抗炎药。尽管小剂量氨甲蝶呤有不良反应较少的优点，但其不良反应仍是治疗中必须注意的问题，这些不良反应包括胃肠不适、肝损伤、肺间质炎症和纤维化、血细胞减少、脱发、头痛及头晕等，故在用药前后应定期复查血常规、肝功能及其他有关项目。

糖皮质激素　少数病例即使用大剂量抗炎药也不能控制症状时，甲泼尼龙 15mg/（kg·d）冲击治疗，连续 3d，可暂时缓解疼痛。对其他治疗不能控制的下背痛，在 CT 指导下行皮质类固醇骶髂关节注射，部分患者可改善症状，疗效可持续 3 个月左右。本病伴发的长期单关节（如膝）积液，可行长效糖皮质激素关节腔注射。重复注射应间隔 3 ~ 4 周，一般不超过 2 ~ 3 次。糖皮质激素口服治疗既不能阻止本病的发展，还会因长期治疗带来不良反应。

其他药物　一些男性难治性 AS 患者应用沙利度胺（Thalidomide，反应停）后，临床症状和 ESR 及 CRP 均明显改善。初始剂量 100mg/d，每 10d 递增 100mg，至 300mg/d 维持。用量不足则疗效不佳，停药后症状易迅速复发。本品的不良反应有嗜睡、口渴、血细胞下降、肝酶增高、镜下血尿及指端麻刺感等。因此对选用此种治疗者应做严密观察，在用药初期应每周查血和尿常规，每 2 ~ 4 周查肝肾功能。对长期用药者应定期做神经系统检查，以便及时发现可能出现的外周神经炎。

3. 生物制剂治疗

目前已将抗 TNF-α 单克隆抗体英夫利昔单抗（infliximab）用于治疗活动性或对抗炎药治疗无效的 AS。方法：以本品 3 ~ 5mg/kg，静脉滴注，间隔 4 周重复一次，通常使用 3 ~ 6 次。治疗后患者的外周关节炎、肌腱末端炎及脊柱症状，以及 CRP 均可得到明显改善。但其长期疗效及对中轴关节 X 线下病变的影响如何，尚待继续研究。本品的不良反应有感染、严重过敏反应及狼疮样病变等。

依那西普（Etanercept）是一种重组的人可溶性 TNF 受体融合蛋白，能可逆性地与 TNF-α 结合，竞争性抑制 TNF-α 与 TNF 受体位点的结合。国外已用于治疗活动性 AS。以本品 25mg，皮下注射，每周 2 次，连用 4 个月。治疗中患者可继续原用剂量的抗风湿药物。80％的患者病情可获改善，如晨僵、脊背痛、肌腱末端炎、扩胸度、ESR 和 CRP 等。显示本品疗效快且疗效不随用药时间延续而降低。本品主要不良反应为感染。

我国近年使用以上两种生物制剂治疗 AS 的疗效非常好。

4. 外科治疗

髋关节受累引起的关节间隙狭窄、强直和畸形，是本病致残的主要原因。为了改善患者的关节功能和生活质量，人工全髋关节置换术是最佳选择。置换术后绝大多数患者的关节痛得到控制，部分患者功能恢复正常或接近正常，植入关节的寿命90％达 10 年以上。

（三）辨证治疗

1. 辨证论治

（1）肾虚督寒证

治法：补肾强督，祛寒除湿。

方药：补肾强督祛寒汤加减（狗脊、熟地黄、制附片、鹿角霜、骨碎补、杜仲、桂枝、白芍、知母、独活、羌活、续断、防风、威灵仙、川牛膝、炙山甲）。

中成药：金乌骨通胶囊、天麻壮骨丸、尪痹颗粒（片/胶囊）、草乌甲素片、金匮肾气丸、帕夫林胶囊、昆仙胶囊、祖师麻片、益肾蠲痹丸、血塞通胶囊、七厘散、盘龙七片、痹祺胶囊等。

（2）肾虚湿热证

治法：补肾强督，清热利湿。

方药：补肾强督清化汤加减（狗脊、苍术、炒黄柏、牛膝、薏苡仁、忍冬藤、桑枝、络石藤、白蔻仁、藿香、防风、防己、萆薢、泽泻、桑寄生、炙山甲）。

中成药：二妙丸、三妙丸、四妙丸、湿热痹颗粒（片/胶囊）、知柏地黄丸、帕夫林胶囊、昆仙胶囊、祖师麻片、血塞通胶囊、七厘散、盘龙七片、痹祺胶囊等。

2. 辨证选择静脉滴注中药注射液

兼见瘀血证者，可辨证使用注射用血塞通、丹参注射液或冻干粉等；兼见颈项脊背僵痛不舒者，可辨证使用葛根素注射液等。

3. 针灸治疗

体针　根据病情，辨证选取肾俞、腰阳关、夹脊、委中、昆仑、太溪、三阴交、阿是穴等穴位，或根据疼痛部位采取局部取穴或循经取穴。针刺时根据寒热虚实不同配合针刺泻法、补法或点刺放血等。

根据病情需要，还可选用督灸疗法、雷火灸项针疗法、夹脊针疗法、穴位注射疗法、经皮穴位电刺激等治疗方法。

4. 综合强化序贯治疗

对患者进行详细全面的健康教育、关节功能锻炼及康复。根据病情及临床实际选择中药热敷、烫熨治疗和中药热罨包、中药离子导入、中药蒸气、手法按摩、红外线疼痛治疗、中药熏洗、仿真推拿手法治疗、中药药罐疗法和电磁治疗、超声药物透入、中药穴位贴敷、半导体激光照射治疗、拔罐和走罐、中药涂擦、膏摩、定向透药治疗，可配合智能型中药熏蒸气自控治疗仪、腿浴治疗器、足疗仪、磁振热疗仪、特定电磁波治疗仪、数码经络导平治疗仪、智能通络治疗仪治疗、多频率微波治疗仪、特定电磁波治疗仪、多频率微波治疗仪、特定电磁波治疗仪等设备进行治疗。

5. 其他疗法

根据患者病情及医院所具备的条件，可配合选用手法治疗；中晚期脊柱活动受限者，可选用微创治疗（针刀疗法）、带刃针疗法、钩活术疗法；脊柱或外周关节疼痛者，可选用蜂针疗法；下腰部疼痛剧烈者，可行骶髂关节内糖皮质激素注射，每年以 3 次以下为宜；膝关节红肿热痛，活动受限者，可选用双膝关节内糖皮质激素注射，每年以 3 次以下为宜；药物及保守治疗效果不佳、关节功能严重受限者，可行关节置换术治疗；脊柱过度屈曲、功能严重障碍者，可行脊柱矫形术治疗；并发骨质疏松症者，可采用针刺缓解原发性骨质疏松症疼痛技术，或选用骨质疏松治疗康复系统、骨质疏松治疗仪治疗；伴发脊柱及外周关节纤维化及骨化，可选用骨质增生治疗仪进行治疗。

（四）名医诊疗经验介绍

1. 朱良春经验

朱良春教授认为，由于先天禀赋不足或后天调摄失常，致肾督亏虚，则卫阳空疏，风寒湿热之邪乘虚侵袭，深入骨骱脊髓，肝肾精亏，肾督阳虚，使筋挛骨弱而邪留不去，痰浊瘀血逐渐形成，壅滞督脉；加之失治、误治或复感外邪，则导致病情反复发作，缠绵日久，正虚邪恋，气血周流不畅，经脉凝滞不通，此时病邪除风、寒、湿、热外，还兼病理产物痰和瘀。如继续发展，病邪深入骨骱，胶着不去，痰瘀交阻，凝涩不通，邪正混淆，使关节疼痛反复发作，终致脊柱疼痛，出现龟背畸形的虚实夹杂证候。本病的发生，肾督亏虚为正虚的一面，寒痰湿瘀痹阻经隧骨骱为邪实的一面，朱教授把握这一基本病机，倡导益肾壮督治其本、蠲痹通络治其标的治疗大法。选方根据朱老经验方加减而成，除选用补肾培本的熟地黄、淫羊藿、骨碎补、当归等温肾补气的草本之品外，又取钻透逐邪、涤痰散瘀之蜂房、全蝎、僵蚕等虫类药加用活血通络的丹参、桃仁、红花等相伍而成，全方共奏补肾益气、蠲痹通络之功效。

2. 焦树德经验

焦树德教授治疗 AS 的思路来源于《金匮要略》历节篇，重视补益肝肾，强调祛太阳之邪、督脉之邪、肝肾筋骨之邪，并适当化痰瘀开闭结，以此为治疗 AS 之要领，并自拟补肾祛寒治尪汤用于本病治疗，取得较好临床疗效，本方是以《金匮要略》之桂枝芍药知母汤为基础方，并加用补肾祛邪之品，熟地黄、白芍、附子、补骨脂、淫羊藿之用，以治历节之本，麻黄、桂枝之用，以祛太阳之邪，鹿角胶之用，通督脉壮阳气以祛督脉之邪，骨碎补、独活、伸筋草、狗脊之用，以祛肝肾筋骨之邪，炙山甲、白僵蚕之用，化痰瘀开闭结。

附补肾祛寒治尪汤：川续断 12 ~ 15g，补骨脂 9 ~ 12g，制附片 6 ~ 12g，熟地黄 12 ~ 15g，骨碎补 9 ~ 12g，淫羊藿 9 ~ 12g，桂枝 9 ~ 15g，独活 10g，赤白芍各 9 ~ 12g，威灵仙 12g，炙虎骨 6 ~ 12g（另煎），麻黄 3 ~ 6g，防风 6 ~ 10g，伸筋草 30g，松节 15g，知母 9 ~ 12g，苍术 6 ~ 10g，川牛膝 9 ~ 12g，炙山甲 6 ~ 9g。脊柱僵直、变形者，可加金毛狗脊 15 ~ 20g，鹿角胶 9g，白僵蚕 6 ~ 9g，羌活 6g。

3. 王为兰经验

王老率先提出了 AS 的病位在督脉，病机为"肾虚督瘀"的理论，倡导使用益肾通督法治疗此病，并创立了益肾通督汤等治疗 AS 的名方。其按照 AS 的发生和进展情况将此病分为急性发作期、余热伤阴期、阳虚余热未解期和肾阴阳两虚督脉瘀滞期，并创立了治疗不同时期 AS 的经验方。急性发作期 AS 治疗以清热解毒、除湿化浊的原则，选用清热解毒除湿汤。方药组成：白花蛇舌草30g，半枝莲、虎杖、金银花、连翘各 15g，土茯苓 20g，白鲜皮、牡丹皮、银藤、桂枝、川乌、生甘草各 10g。余热伤阴期 AS 治疗以清热养阴，荣筋强骨的原则，可选用养阴清热汤。方药组成：白花蛇舌草、生川续断、金银花各 15g，女贞子、炙龟甲、何首乌、生地黄、熟地黄各 20g，草河车、地骨皮、金毛狗脊、炙甘草各 10g。阳虚余热未解期 AS 治疗以温阳解毒、佐以蠲痹的原则，可选用温阳解毒汤。方药组成：紫花地丁、土茯苓、丹参、巴戟天、补骨脂各15g，熟地黄、白花蛇舌草、生鹿角、肉苁蓉各 20g，淫羊藿、沙苑子、炒杜仲、菟丝子、白芥子各 10g，炙甘草 6g。肾阴阳两虚、督脉瘀滞期 AS 治疗以补肾填精、通调督脉、强筋健骨的原则，可选用益肾通督汤。方药组成：熟地黄 20g，鹿角胶、龟甲胶、狼狗骨胶、淫羊藿、巴戟天、补骨脂、菟丝子、炒杜仲、枸杞子、山茱萸、女贞子、当归、白芍、炒白芥子、水蛭各 10g，蜈蚣 2 条，细辛 5g，降香、川乌各 6g。

四、预后转归

本病可以急性脊椎炎的轻度或中度发作，与近乎或完全静止期交替进行为特征，是一种慢性进展性疾病，应长期随诊。如治疗适当，可不致残或致残程度很轻，患者能参加正常工作，生活质量不受影响。少数患者病情难以控制呈进行性加剧，最终残废。对有难治性虹膜炎和继发性淀粉样变性的患者预后不佳。

五、预防调护

情志调护 与患者多进行面对面的沟通，给患者以耐心的开导、热心的抚慰与鼓励，帮助患者正确认识自己的病情、了解治疗的过程与方法，建立战胜疾病的信心。

生活调护 嘱患者注意保暖，并尽量选择向阳的居室居住，保持室内干燥、温暖、空气新鲜，温水洗手、洗脚，避免衣物潮湿，戒烟酒。对于有髋关节病变患者，在无负重的情况下进行肢体活动，病变严重者应使用腋拐行走。对于病情较重的卧床患者，应由护理人员协助患者在床上进食、床上擦浴、床上大小便，并保持患者身体清洁，经常帮助患者翻身，防止褥疮及坠积性肺炎的发生。

饮食调护 选择高蛋白、高维生素、营养丰富、易消化的食品，冬天还可多进些温补性食物，如牛羊肉、骨头汤等。此外本病易造成骨量丢失导致骨质疏松，应多进含钙质高的食物，如虾皮、酥鱼、奶制品等。

六、研究进展

1. 病因病机

古籍中关于本病的病机亦有较为详尽的论述，散在分布于各个时期，如《黄帝内经》《诸病源候论》《备急千金要方》《医学衷中参西录》等，现代医家在继承前人经验基础上，师古而不泥古，对 AS 的病因病机进行了丰富和发展，陈湘君[10]把本病归结于先天肾阳亏虚，督脉失养，感受寒邪为病，属于内虚与外邪共同致病。焦树德[11]认为本病的内因为肾督阳虚，外因为寒邪入侵，与足少阴肾经、任脉、督脉关系密切。朱良春[12]将本病分为前期"肾痹型"和后期"骨痹型"，前期为肾督亏虚，湿热痰瘀痹阻奇经督脉所致，后期为气血肾精亏损，督脉空虚，外邪深入经隧骨骱所致。张华东等[13]认为患者正气不足，外感风、寒、湿邪是本病发生的主要病机，随着疾病进展，耗伤气血，导致气血不足，肝肾亏虚，正虚于内，又更易感伤外邪。陈纪藩教授认为先天肾气不足是发病的关键，风寒湿邪等因素起着诱发的作用。正虚邪侵，邪恋损正，两者交替为病，贯穿于疾病的始终。其后还有多个医家提出多种不同的观点。综上所述，现代医家对于本病的认识是在继承前人基础上，呈现百家争鸣之势，仅认为本病是由于肾督亏虚，风寒湿三邪乘虚而入所致，而且认为热毒、痰浊、瘀血等亦可诱发本病，更从经络、经筋、经别等方面对其进行探析，对于本病的诊治具有极大的临床意义。

2. 辨证思路

辨疼痛　根据病情，随症加减。如活动期，邪热炽盛，入水牛角、石膏以清热泻火；肢节肿胀严重、湿滞较重者，入生薏苡仁、泽泻之品；邪热郁久伤阴，舌红苔干，入玄参、麦冬、石斛之类；久病入络，脉络不通，入桃仁、土鳖虫、全蝎、蜈蚣、僵蚕等；畏寒肢冷，肾阳已虚，入熟附片、桂枝之属。

辨僵直　僵直乃本病特征性表现，严重影响着患者的生活质量。此时均应着重整体调理，细辨其阴阳、气血、虚实、寒热之偏颇，多从督脉亏虚考虑，以血肉有情补益为佳，如鹿茸、鹿角胶、鹿角霜、熟地黄等。

3. 治法探讨

从 AS 的临床表现上看，腰骶、脊背、臀酸痛、沉重、僵硬不适为主要临床表现，与督脉关系最为密切，关于本病的论治，早在清代叶天士就进行了较为详尽的论述，认为奇经有收摄精气，调节正经气血以及维续、护卫、包举形体的作用，凡久病不愈，必延及奇经，并指出奇经用药与肝肾关系最为密切，总以调补肝肾为治疗法则，忌用刚烈之桂附，宜以血肉有情之品为主，可选用鹿茸、鹿角胶、紫河车、龟甲、鳖甲、淡菜等。

4. 分型证治

近年来关于 AS 的辨证分型论述纷杂，然其多数都围绕风、寒、湿、瘀、虚5 个方面为主，关彤[14]将本病分为七型治疗，即风湿痹阻型、寒湿痹阻型、湿热痹阻型、瘀血阻络型、肝肾不足型、气虚型、血虚型，治宜养血健脾利湿。赵永刚等[15]根据 AS 的发展过程，提出分早、中、晚三期进行治疗，早期（Ⅰ型）湿热蕴结型，中期（Ⅱ型）肝肾阴虚型，后期（Ⅲ型）阳虚瘀阻型。

5. 中药研究

（1）复方中药治疗　孔祥民等[16]按中医辨证运用补肾通痹丸、清热通痹丸治疗 AS 的临床研究发现辨证运用两种药物具有较好的临床疗效，对 ESR、超敏 CRP 具有明显改善，补肾通痹丸组成：怀牛膝 30g，杜仲 30g，续断 30g，骨碎补 30g，黄芪 60g，淫羊藿 30g，当归 30g，川芎 30g，赤芍 30g，莪术 20g，红花 20g，薏苡仁 60g，威灵仙 30g，全蝎 10g，羌活 20g，甘草 20g。以上 16 味药共 480g，粉碎成细粉，过筛，混匀，用水泛丸。干燥得干丸 450g，装瓶贮藏，每瓶 90g。清热通痹丸组成：苦参 30g，苍术 30g，萆薢 30g，黄柏 30g，炒栀子 30g，秦艽 30g，生薏苡仁 60g，土茯苓 60g，泽泻 20g，当归 30g，川芎 30g，丹参 60g，莪术 20g，全蝎 10g，乌梢蛇 20g，生甘草 20g。以上 16 味药共 510g，粉碎成细粉，过筛，混匀，用水泛丸。干燥得 480g，装瓶贮藏，每瓶装 90g，剩余药丸归入下一料药丸装瓶。

梁永成等[17]通过临床观察研究温痹丸治疗 AS 的临床疗效，经过 3～18 个月的治疗，结果达到临床痊愈 25 例，显效 10 例，有效 8 例，无效 2 例，总有效率达到 95.56%。组方：独活、狗脊、防风、当归、川芎、牛膝、桑寄生、秦艽、杜仲、白术、白芍、地龙、木瓜、黄芪、威灵仙、桂枝、千年健、细辛、甘草等制丸，每次 5g，每日 3 次。30d 为一疗程。

（2）单味中药治疗

牛膝　味苦、酸，性平，归肝、肾经。活血祛瘀，补肝肾，强筋骨，利尿通淋，引血下行。用于腰膝酸痛、下肢无力等症。牛膝既能补肝肾、强筋骨，又能通血脉而利关节，性善下走，用治下半身腰膝关节酸痛，为其专长。《本经》云："主寒湿痿痹，四肢拘挛，膝痛不可屈伸……"《日华子本草》云："治腰膝软怯冷弱，破癥结。"《本草经疏》云："走而能补，性善下行。"现代药理学研究发现，牛膝具有一定的抗凝血、活血作用，牛膝提取液有较强的抗炎消肿作用，牛膝煎剂有镇痛作用。

独活　味辛、苦，性温，归肝、肾、膀胱经。祛风湿，止痛，解表。独活辛散苦燥，善祛风湿，止痛，凡风寒湿邪痹着于肌肉关节者，无问新久，均可应用。尤以下肢之痹证为适宜。故腰腿疼痛，两足痿痹不能行走，属于寒湿所致者，本品每持为要药。《药性赋》云："味苦、甘，性平，气微温，无毒。升也，阴中之阳也。其用有三：诸风掉眩，颈项难伸，风寒湿痹，两足不仁及为足少阴之引经。"《景岳全书》云："升中有降，善行滞气，故入肾与膀胱两经，专理下焦风湿。两足痛痹，湿痒拘挛……"现代药理学研究表明，独活具有镇静、抗炎及一定的镇静作用。

杜仲　味甘，性温，归肝、肾经。补益肝肾，强筋壮骨，调理冲任，固经安胎。本品补益肝肾，故能强筋壮骨，为治疗肝肾不足，腰膝酸痛或痿软无力等病证之要药。《本经》云："主腰脊痛，补中，益精气，坚筋骨。"《名医别录》

云：“治脚中酸疼，不欲践地。”《本草纲目》曰：“杜仲，古方只知滋肾，唯王好古言是肝经气分药，润肝燥，补肝虚，发昔人所未发也。盖肝主筋，肾主骨。肾充则骨强，肝充则筋健。屈伸利用，皆属于筋。杜仲色紫而润，味甘微辛，其气温平。甘温能补，微辛能润。故能入肝而补肾，子能令母实也。”现代药理学研究表明，杜仲有抗炎的作用，能增加血液中皮质醇的分泌，同时杜仲还有抗凝血、镇静、镇痛等作用。

当归　味甘、辛，性温，归肝、心、脾经。补血活血，调经止痛，润肠。用于血虚血滞而兼有寒凝及跌打损伤、风湿痹阻的疼痛症。治风湿痹痛、肢体麻木，常配羌活、桂枝。《开宝本草》云：“味甘、辛，大温，无毒。温中止痛，除客血内塞、湿痹、中恶、客气虚冷，补五脏，生肌肉。”《本草经疏》云：“当归禀土之甘味，天之温气。甘以缓之，辛以散之润之，温以通之畅之。入手少阴、足厥阴，亦入足太阴。活血补血之要药……痹者，血分为邪所客，故拘挛而痛也，风寒湿三者合而成痹，血行则邪不能客，故痹自除也。”《景岳全书》云：“当归，其味甘而重，故专能补血；其气轻而辛，故又能行血；补中有动，行中有补，诚为血中之气药，亦血中之圣药也。”现代药理学研究发现，当归有抗炎、抗变态反应作用，有一定的抗菌作用；当归对局部组织有止血和加强末梢循环作用。

狗脊　味苦、甘，性温，归肝、肾经。补肝肾，强腰膝，祛风湿，止痛。用于腰痛，对于肝肾亏虚，兼有风寒湿邪引起的病证最为适用。《本经》云：“主腰背强，机关缓急，周痹，寒湿膝痛。”《本草经疏》云：“狗脊禀地中冲阳之气，而兼感乎天之阳气，故其味苦，其气平。”《别录》云：“甘温能养气，是补而能走之药也，入足少阴。肾主骨，骨者肾之余也。肾虚不足而为风寒湿之邪所中也，兹得补则邪散痹除而膝亦利矣。”现代药理学研究证实，狗脊中的活性成分棕榈酸具有抗炎作用。水溶性酚酸类成分原儿茶酸和咖啡酸还具有抗炎、抗风湿作用，这阐明了狗脊祛风湿止痛的药理学基础。

续断　味苦、甘、辛，性微温，归肝、肾经。补肝肾，行血脉，续筋骨。续断既能补肝肾，又能行血脉，有补而不滞的优点。《本草求真》：“续断专入肝、肾。因何以续为名，盖缘其味苦，其性温，能入肾经以补肾；又缘其味辛，能入肝经以补筋；辛能散风，风除而筋活。味兼甘，又入中州以补虚。甘味不多，补不甚专。下部血分寒滞者宜此。久服能气力倍增，血气不滞。”《神农本草经读》云：“参此以形为治，续断有肉有筋，如人筋在肉中之象，而色带紫带黑，为肝肾之象；气味苦温，为少阳、阳明火土之气化。故伤于经络，而能散之。痈疡结于经络，而能疗之。折跌筋骨有伤，而能补不足，续其断绝。”现代药理学研究发现，续断有免疫增强作用；有促进组织新生和止痛作用。

羌活　味辛、苦，性温，归肾、膀胱经。能散寒祛风，胜湿止痛。本品辛温，气雄而散，发表力强，主散太阳经风邪及寒湿之邪，故善治风寒湿邪袭表，如恶寒发热，肌表无汗，头痛项强，肢体酸痛。因作用部位偏上，故善治腰以上风寒湿痹，尤以肩背肢节疼痛者佳。《用药发象》云："治风寒湿痹、酸痛不仁、诸风掉眩、颈项难伸。"《汤液本草》云："羌活气雄，治足太阳风湿相搏，头痛肢节痛；一身尽痛者，非此不能除。"《景岳全书》云："用此者，用其散寒定痛。能入诸经，太阳为最。散肌表之寒邪，利周身项脊之疼痛，排太阳之痈疽，除新旧之风湿。缘非柔懦之物，故能拨乱反正。唯其气雄，大能散逐，若正气虚者忌用之。"现代药理学研究发现羌活挥发油有解热、镇痛、抗炎作用。体外实验表明，羌活油、羌活挥发油及羌活水煎剂对各种杆菌、金黄色葡萄球菌均有一定的抑制作用。

参考文献

[1]王月，张宝，兰发慧，等．灸法治疗强直性脊柱炎的临床应用［J］．甘肃中医，2011，24（4）：46 – 48．

[2]刘巍，方方．强直性脊柱炎病因及发病机制的研究进展［J］．山东医药，2010，50（5）：106．

[3]Gooren LJ，Giltay EJ，van Schaardenburg D，et al. Gonadal and adrenal sex steroidsin ankylosing spondylitis［J］．Rheum Dis Clin North Am，2000，26（4）：969．

[4]Tapia-Serrano R，Jimenez-Balderas FJ，Murrieta S，et al. Testicular Function in Active An-kylosing Spondylitis：Therapeutic Response to Human Chorionic Gonsdotrophin［J］．J Rheumatol，1992，19（8）：1317．

[5]Giltay EJ，van Schaardenburg D，Gooren LJ，et al. Androgens andankylosing spondylitis：a role in the pathogenesis［J］．Ann N Y Acad Sci，1999，7（22）：340．

[6]朱小泉，曾庆馀，孙亮，等．强直性脊柱炎的新易感基因识别研究［J］．遗传，2005，27（1）：1 – 6．

[7]Zochling J，Bohl-Buhler MH，Baraliakos X，et al. Infection and work stress are potential triggers of ankylosing spondylitis［J］．Clin Rheumatol，2006，25（5）：660 – 666．

[8]Martinez A，Pacheco-Tena C，Vazquez-Mellado J，et al. Relationship between disease activity and infection inpatients with spondyloarthropathies［J］．Ann Rheum Dis，2004，63（10）：1338 – 1340．

[9]冯修高，徐向进，王德春，等．肺炎支原体感染与强直性脊柱炎活动性的研究［J］．中华风湿病学杂志，2008，12（5）：336 – 338．

[10]顾军花，茅建春，周时高，等．陈湘君运用扶正法治疗强直性脊柱炎经验撷菁［J］．上海中医药杂志，2008，42（3）：16．

[11]焦树德．大偻（强直性脊柱炎）病因病机及辨证论治探讨（上）［J］．江苏中医药，2003，24

（1）：1-3.

[12]邱志济，朱建平，马璇卿．朱良春治疗强直性脊柱炎用药特色选析——著名老中医学家朱良春教授临床经验系列之二十三[J]．辽宁中医杂志，2001，28（11）：656-657.

[13]张华东，周广军，赵冰，等．强直性脊柱炎中医证型的Bath活动和功能指数评价[J]．中医药学刊，2006，24（7）：1313.

[14]关彤．辨证分型治疗强直性脊柱炎33例疗效观察[J]．湖南中医杂志，2001，17（3）：147.

[15]赵永刚，陈义华，孙维梅，等．强直性脊柱炎中医辨证施治临床研究[J]．中国航天医药杂志，2001，3（5）：3-5

[16]孔祥民，孙娜，周晓妍，等．补肾通痹丸、清热通痹丸治疗强直性脊柱炎的疗效观察[J]．中医临床研究，2015，（25）：47-49.

[17]梁永成，王琰，潘敬舜．温痹丸治疗强直性脊柱炎45例疗效分析[J]．中国医药指南，2015，13（32）：199.

（张冠杰）

缩 略 语

ACR	美国风湿病协会	ESR	红细胞沉降率
ACTH	促肾上腺皮质激素	EULAR	欧洲抗风湿病联合会
AECA	抗内皮细胞抗体	FVC	用力肺活量
AKA	抗角蛋白抗体	HAQ	健康评估问卷
ALT	丙氨酸氨基转移酶	HCV	丙型肝炎病毒
ANA	抗核抗体	HIF	缺氧诱导因子
AOSD	成人斯蒂尔病	HIV	人免疫缺陷病毒
APC	抗原提呈细胞	HLA	人白细胞抗原
APF	抗核周因子	HRCT	高分辨 CT
AS	强直性脊柱炎	ICAM	细胞间黏附分子
AST	天冬氨酸氨基转移酶	Ig	免疫球蛋白
BMT	骨髓移植治疗	IL	白细胞介素，白介素
CCP	环瓜氨酸多肽	IVIG	静脉注射免疫球蛋白
Ccr	内生肌酐清除率	LDH	乳酸脱氢酶
CK	肌酸激酶	LS	局限性硬皮病
CNS	中枢神经系统	MCTD	混合性结缔组织病
COX	环氧合酶	MRI	磁共振成像
CPK	磷酸肌酸激酶	NF	核因子
CRP	C 反应蛋白	NSAID	非甾体抗炎药
CT	计算机断层扫描	OA	骨性关节炎
DLCO	一氧化碳弥散量	PA	银屑病关节炎
DMARD	改善病情的抗风湿药	PGE	前列腺素 E
ds-DNA	双链 DNA	PPD	结核菌素试验

RA	类风湿关节炎		TG	雷公藤多苷
RF	类风湿因子		TGF	转化生长因子
Scl	硬皮病		TGP	白芍总苷
SF	血清铁蛋白		TJR	全关节置换
SLE	系统性红斑狼疮		TNF	肿瘤坏死因子
SS	干燥综合征		VAS	视觉模拟评分
SSc	系统性硬化症		VEGF	血管内皮生长因子